膳食设计与营养管理

U0284204

DIET DESIGN AND NUTRITION MANAGEMENT

组织编写 中国营养学会注册营养师工作委员会

主 编 杨月欣

副主编 马爱国 沈秀华 朱惠莲

编 者（以姓氏笔画为序）

王 竹	中国疾病预防控制中心营养与健康所	何 梅	北京市营养源研究所
毛羽扬	扬州大学旅游烹饪学院	沈秀华	上海交通大学医学院营养系
朱惠莲	中山大学公共卫生学院	陈淑蓉	北京市营养师协会
刘 娅	吉林大学公共卫生学院	姜 慧	北京联合大学旅游学院
孙建琴	复旦大学附属华东医院	徐海滨	国家食品安全风险评估中心
李 想	四川旅游学院烹饪学院	蒋 燕	中国营养学会
杨月欣	中国疾病预防控制中心营养与健康所	童光森	四川旅游学院烹饪学院
		燕宪涛	韩山师范学院烹饪与营养系

秘 书 蒋 燕 陈淑蓉

人民卫生出版社
·北京·

版权所有，侵权必究！

图书在版编目（CIP）数据

膳食设计与营养管理/杨月欣主编. —北京：人民卫生出版社，2023.4（2025.1重印）

ISBN 978-7-117-32919-4

Ⅰ.①膳…　Ⅱ.①杨…　Ⅲ.①膳食营养　Ⅳ.①R151.4

中国版本图书馆 CIP 数据核字（2022）第 037808 号

人卫智网	www.ipmph.com	医学教育、学术、考试、健康，购书智慧智能综合服务平台
人卫官网	www.pmph.com	人卫官方资讯发布平台

膳食设计与营养管理
Shanshi Sheji yu Yingyang Guanli

主　　编：杨月欣
出版发行：人民卫生出版社（中继线 010-59780011）
地　　址：北京市朝阳区潘家园南里 19 号
邮　　编：100021
E - mail：pmph @ pmph.com
购书热线：010-59787592　010-59787584　010-65264830
印　　刷：北京虎彩文化传播有限公司
经　　销：新华书店
开　　本：787×1092　1/16　印张：24
字　　数：584 千字
版　　次：2023 年 4 月第 1 版
印　　次：2025 年 1 月第 3 次印刷
标准书号：ISBN 978-7-117-32919-4
定　　价：69.00 元

打击盗版举报电话：010-59787491　E-mail：WQ @ pmph.com
质量问题联系电话：010-59787234　E-mail：zhiliang @ pmph.com
数字融合服务电话：4001118166　E-mail：zengzhi @ pmph.com

序 言

2016年8月，习近平总书记在全国卫生与健康大会上提出"要把人民健康放在优先发展的战略地位"，顺应民众关切，对"健康中国"建设作出全面部署。同年10月，中共中央、国务院印发《"健康中国2030"规划纲要》。2019年7月，国务院印发《国务院关于实施健康中国行动的意见》并成立健康中国行动推进委员会，制定《健康中国行动（2019—2030年）》，以"大卫生、大健康"为理念，坚持预防为主、防治结合的原则，聚焦重点人群，强化政府、社会、个人责任，促进"以治病为中心"向"以健康为中心"转变，加强早期干预，形成有利于健康的生活方式、生态环境和社会环境，延长健康寿命，提高人民健康水平。在健康中国行动的15个重大专项行动中，合理膳食行动作为第二大行动，明确提出合理膳食是健康的基础，要求针对一般人群、特定人群和家庭，聚焦食堂、餐厅等场所，鼓励食堂和餐厅配备专兼职营养师，加强营养和膳食指导，定期开展技能培训与考核，为不同营养状况的人群推荐相应食谱等。

"十四五"时期，我国开启全面建设社会主义现代化国家、向第二个百年奋斗目标进军新征程。实施新时代人才强国战略，亟需加强创新型、应用型、技能型人才培养，加强专业技术人才队伍建设，壮大高技能人才队伍。营养人才队伍能力建设是做好营养工作的前提和重要保障，加强我国营养人才队伍能力建设，提高其专业知识和技能，为公众提供以公众需求为中心，以证据为基础，有理论根据、有实操方法的营养和膳食指导，引导公众养成合理膳食、科学的饮食行为和生活方式日益迫切。

中国营养学会组织编写的三本教学书籍，《膳食设计与营养管理》《营养师基本技能与实践》《营养教育与营养咨询》，正是为适应现阶段我国营养师人才队伍培养应运而生。其中，《膳食设计和营养管理》涵盖了营养配餐和膳食管理的理论知识、具体技能和实操方法，是营养从业人员实践工作的重要环节，也是营养从业人员需要具备的核心技能之一，将为营养从业人员开展膳食营养指导提供科学规范的理论与实践指导，是适应社会经济发展，落实健康中国建设的重要举措。

中国营养学会理事长　杨月欣

2022年3月

前　言

营养师作为健康中国建设中的新职业,受到社会和各医疗机构、健康保健机构、幼儿园和养老机构等服务机构的高度重视。在中国营养学会的组织下,2016—2018 年,注册营养师工作委员根据国际营养师联盟的标准规划完成了营养师职业标准、教学大纲以及课程框架设置等工作。我们注意到,无论在医学院校还是食品学院等,膳食设计和营养配餐,营养教育和咨询都是稀少的教学内容。为此,中国营养学会组织编写了三本教学书籍,《膳食设计与营养管理》《营养师基本技能与实践》以及《营养教育与营养咨询》,以备营养师教学使用和考试参考。

营养师是以食物/膳食为主要手段,服务于保障人体健康的职业。膳食营养配餐是营养管理体系中的重要技能环节,具有较强的实践性和应用性。本书共八章,包括食物营养、烹饪技术和方法、团餐和个人膳食设计、餐饮卫生和营养管理等。一方面,本书从各类食物的营养特点、品质和风味,烹饪带来的食物化学变化等理论知识,丰富扩展食物内涵。另一方面,本书涵盖了营养配餐理论、编制方法、营养配餐模板、食物交换份、成分数据和计算软件、医院膳食、成本核算、餐饮管理等具体技能,有利于实践应用和技能掌握。该书是营养师学习和考试必备用书,其他职业工作者也可参考此书来学习营养配餐,特别是在医院、保健机构、幼儿园、托老机构,甚至是个人家庭护理需要,均可参考使用本书。

本书作者多为注册营养师工作委员会成员,是营养教学、实践工作主要践行者,在营养领域有着长期工作经验。本书的编写架构参考了其他国家框架,主要围绕注册营养师的教学要求。由于时间仓促,本书难免存在不足,期待各位专家、学者和广大读者批评指正。如有任何建议和问题,可通过 cns@cnsoc.com 与作者联系,或通过注册营养师官网 www.crdietitian.org 给我们留言。我们希望通过大家的努力,完善注册营养师的理论学习和实践工作。

编写组
2022 年 3 月

目 录

第一章 绪 论

现代营养学起源于 18 世纪,整个 19 世纪到 20 世纪初是发现和研究食物中各种营养素的鼎盛时期。我国约在 20 世纪开始了以食物化学和食物营养成分为先导的现代营养学研究,并于 1928 年前后首次报告了我国食物营养成分分析报告,1938 年在各地食物营养成分分析以及食物成分表编制中,在中华医学会组织下提出了我国历史上第一个营养素供给量最低值的建议。我国营养学所取得的主要成就,对于人群营养状况提高和身体素质改善起到关键作用,例如建国初期,大规模营养缺乏病的防治,对主要粮食统购统销和价格补贴等措施,以及"粮票"政策等,保证了食物合理分配和人民基本能量需要。此外还有粮食适宜碾磨度的研究、提高粗粮消化率的研究、军粮抗氧化的研究、儿童代乳品的研究、食物强化政策等。

我国古代"五谷为养,五果为助,五畜为益,五菜为充""食饮有节,起居有常,不妄作劳"等养生经典语句一直影响着后人。膳食指南和营养需要量的贡献,是现代营养学科思想的集中体现。膳食设计和营养管理是这些原则的实际应用,营养是造就一个强大民族和健康中国的重要手段。

营养科学的目的和本质,是为给予和发展当代和后代人类的营养健康潜能,以及发展、维持和享受人类生活和物质上日益多样化的环境做出贡献。从应用角度,营养学的特征和内涵简单概括为四个层次,一是孕育生命、生长发育和健康长寿的基础,食物供应、营养需要、基本人权、生命质量和身体素质保障。二是营养缺乏疾病的预防和治疗,促进和维持健康。三是相关疾病预防和营养保健,如膳食调理、喂养技术和科学配方。四是相关疾病支持和治疗,营养支持和治疗,辅助患者药物治疗、术后康复等。从系统角度,也可分为个体和群体两个层面,包括营养分析、评估、诊断、干预或治疗措施。营养科学的发展,对国家的食物生产、食品加工、国民体质改善、社会经济发展等有重要作用。

第一节 膳食营养基本概念和研究内容

饮食营养或膳食营养(dietetic)、营养(nutrition)、膳食和营养科学(dietetic and nutrition science)等不同名称,目前都存在于大学教科书中,在共同理论下,膳食营养学(dietetics)和营养科学(nutrition science)各有偏重。膳食营养学定义为"饮食在人类健康和疾病方面的实际应用"(JUDD P A, 2005 和 Medical Dictionary)。1952 年国际膳食营养协会联盟(International Confederation of Dietetic Associations)成立,"营养师"或 食疗师"(dietitian)做为一个职业蓬勃发展,同时,大大促进了 dietetics 成为一门公认的学科,并同样用来描述营养学的从业者。

最早的营养师主要关注食物的供应和膳食制作,通常被培训成为患者、儿童或老年人膳食管理的助理、家庭管家等。在过去的 50 年里,营养师的作用发生了显著变化,现在被公认为是营养照护(nutrition care)和膳食管理的职业,为需要治疗性饮食方案的患者和一般人群提供营养保健、规划和评估。

随着学科发展和融合至今,目前关于膳食营养学还是营养学,已经没有太明显的界限。从一些词典定义来分析,膳食营养学和营养学定义越来越相似;从理论和实践的偏重来看,膳食营养学更像营养学的一个专业方向,如同临床营养、妇幼营养一样。本书按照这样的理解描述概念和应用。

一、研究内容和实践

膳食营养学(dietetics)的研究内容主要包括基础理论、食物供应、人群营养和临床应用等部分。从有关文献记载和临床实际情况分析,古代《素问·脏气法时论》提出的"五谷为养,五果为助,五畜为益,五菜为充"等被大众所熟知,这也是我国食养概念较早的记载。在我国,食养基本包括日常饮食、中医养生、饮食治疗和饮食供应、饮食教育和文化等方面。长期以来,"食养""食补"等中医养生实践给大众提供了观念和文化,对我国大众健康影响深远。

1. **食物的作用** 科学认识食物是饮食营养工作的第一步,也是食物和膳食供应工作的必需技术环节。对食物的认识不仅包括营养特点,还包含感官、功效和烹饪技术等,为后期膳食制作和供应做好准备。

2. **膳食设计和供应** 不同人群的膳食设计和营养配餐是饮食营养的基本工作,不仅体现在维持人体的能量、营养素需要等,也包括正常生命活动、维持机体代谢、营养免疫和预防疾病作用等。膳食设计和营养配餐在提高人体健康素质和预防保健方面有着重要意义,是营养学的重要组成部分。

3. **饮食治疗** 饮食治疗泛指利用食物特点和饮食合理设计来治疗或辅助治疗疾病的活动。与中医的"食疗"相似,《千金要方》一书有"食治篇",后又有《食疗本草》等饮食疗法专著相继问世。但不同的是,营养学常常是整体膳食的设计,或某一个或多个营养成分的补充,而非某单一食物作用。饮食支持和治疗渗透在临床各个学科中,尤其是营养缺乏疾病治疗、慢性病控制和医院膳食治疗等,已被循证医学所证实,同时在临床广泛应用。

4. **饮食教育和文化培育** 饮食行为受个体营养素质、当地文化习俗、饮食卫生制度等影响。因此营养教育和咨询也是合理膳食的供应和执行所需要的工作范畴。没有营养教育,医疗膳食难以执行和落实,不良饮食行为也难以改变。例如将偏食、暴饮暴食、饮酒、饮料以及高油盐糖等纳入饮食教育范围,以达到健康效果。

希波克拉底(公元 5 世纪)有一句名言"让食物成为你的药物,而不要让药物成为你的食物",强调饮食是最好的预防和治疗疾病的方法。数千年的饮食文化历史表明,中华民族的饮食习惯整体是在植物性食物的基础之上,力求通过荤素搭配、粗粮细作等技术手段来实现好的营养。营养科学把"饮食"科学化、定量化、个体化。营养学基础理论和代表性学说是现代膳食设计和营养管理发展的基础。在过去的一百多年研究中,确立了氨基酸、蛋白质、糖、脂肪对组织生长和维持的重要性,随后确定多种矿物质、维生素对人体健康的必需性，分析和解释了引起营养缺乏疾病的病因，逐步形成了必需营养素、需要量、物质代谢学说和平衡膳食理论等与膳食健康相关的重要理论和概念，为膳食管理提供理论基础和手段。

二、膳食营养相关概念

科学理论体系由三个要素组成，基本概念、基本原理和具体科学规律。目前认识到的营养学主要基本概念和科学原理，包括能量、必需营养素、膳食平衡理论、物质代谢和转化理论、胚胎起源学说等。营养科学通过观察和描述食物、营养素、机体健康的内涵和特征，解释食物和营养素在人体生长发育、衰老转化、疾病发生等关键环节的自然现象和生命本质。以此为出发点，认识食物与人体健康的基本关系和规律，丰富人类遗传、体质和美好生活的科学意义。

膳食营养学（dietetic）涉及多方面知识和概念，且其发展总是与营养师职业发展和实际应用相关联。1917 年随着美国饮食协会（ADA）在美国首次正式成立，营养师成为一个新生的正式职业。在英国，第一批营养师由护士担任，第一个饮食科于 1924 年在爱丁堡皇家医院开设。英国饮食协会于 1936 年成立。该行业在其他国家发展迅速，2004 年仅在欧洲营养师协会联合会注册的营养师协会或饮食协会就有 23 个，目前在国际营养协会委员会注册的国家饮食（dietetic）或营养师（dietitian）协会已经有 56 个。

（一）膳食相关概念

概念是思维的基本形式之一，反映客观事物的一般的、本质的特征。人类在认识"饮食"过程中，把所感觉到的事物的共同特点抽出来，加以概括，就成为概念。膳食营养学的概念是科学界对食物本质的认识，是逻辑思维的最基本单元和形式。

1. **食物**　食物（food）是指能够满足机体正常生理和生化能量需求，并能延续正常寿命的物质。食品则指各种供人使用或饮用的成品或原料，包括加工食品、半成品和未加工食品，以及按照传统既是食品又是中药材的物品，不包括烟草或只作药品用的物质。

2. **食谱**　食谱（recipes）通常有两种含义，一种泛指食物调配与烹饪方法的汇总。如一日食物调配与烹饪介绍，幼儿园、养老机构的一天食谱等。另一种常指餐馆菜单（menu），包括主食、副食、加餐或零食等常用形式，也称为食谱。食谱设计（meal design）则指一次性的食谱编制工作或工作过程。

3. **膳食**　膳食或饮食（diet）一般包括定期提供给人们的所有食物和饮品的统称。饮食和膳食原则上没有区别。使用"饮食"一词，主要基于食物定义分类中，水并不在其中；而"饮食"的词义理解包含了水、饮品等，更为广泛全面。

4. **膳食营养**　膳食营养（dietetic）或膳食营养学（dietetics）是营养科学在人类健康和疾病中应用的科学。膳食营养包括食物、饮品等使用，膳食的管理，以及不同人群膳食营养计划和食品制备及烹饪有关的工作。

5. **平衡膳食**　平衡膳食（balanced diet）是指根据膳食营养素参考摄入量、居民营养与健康状况、食物资源特点等所设计的理想膳食，这个模式能最大限度的满足不同年龄阶段健康人群的生理和营养健康需要。

平衡膳食模式的内涵是食物种类多样、比例恰当和满足人体营养需要。对于 2 岁以上的健康人来说，膳食设计的理论根据是平衡膳食也就是膳食指南（dietary guidelines，DG）的基本原则。长期遵循膳食指南的平衡膳食,可以预防各种形式的营养不良,维持健康生长发育、孕育、生理功能和免疫功能、健壮和长寿。循证研究表明,平衡膳食也是预防慢性病的良策。目前,各国都把膳食指南作为营养科学转化为实用的膳食模式和指导政策的手段,旨在帮助人们做出明智的食物选择和膳食安排。

6. **合理膳食** 合理膳食(adequate diet)是指在平衡膳食的基础上,考虑到健康状况、地域资源和生活习惯、信仰等情况而调整的满足个体或群体健康需要的膳食。该膳食能较好地满足不同生理状况、不同信仰以及不同健康状况下某个阶段的营养与健康需要,包括饮食忌讳、疾病康复、体重恢复等人群的需要。对于有特别需要的疾病人群建议用合理膳食。

7. **健康膳食** 健康膳食(healthy diet)是对能达到"健康"效果膳食的统称,包括平衡膳食、合理膳食、DASH膳食、地中海膳食等。一般这样的膳食都满足食物多样、营养充足、限制油盐糖等原则。

8. **治疗膳食** 治疗膳食(therapeutic diet)被列入了老年医学名词中(2017年公布)。治疗膳食是根据患者不同生理病理情况,调整膳食的营养成分和质地,从而起到治疗疾病和促进健康作用的膳食。

与治疗膳食类似的是医院膳食。医院膳食是根据人体的基本营养需要和各种疾病的治疗需要而制订的医院患者的膳食。医院的膳食种类很多,通常可分为基本膳食、治疗膳食、试验膳食和儿科膳食等。

9. **膳食设计** 膳食设计把营养理论变为日常膳食现实。膳食设计(diet design),指遵循平衡膳食、合理营养、饭菜适口和经济合理的基本原则,对一周或一个月的"食谱"设计和创造。即根据服务对象的生理条件和身体活动,确定能量和主要营养素的需要,确定选择食物种类和搭配以及烹饪方法,定量定标的膳食安排和后期监测评价的全过程。日常多把营养配餐(nutrition design)作为膳食设计的同义语,营养配餐更侧重婴幼儿、孕妇乳母、老年人、患者等康复人群使用,强调营养合理和膳食效果。膳食设计范围更广,也常包括宴会、聚餐、节庆膳食安排等。

10. **膳食计划** 膳食计划(diet plan)常指一个团体或群体一段时间或长期的膳食安排和经济成本要求。例如人数和时间规划、食物购买和资源情况、营养需要、供应调配和调整等,总体目标是保证一段时间内食物供应和总体的能量和营养需要。膳食计划常指群体或区域的计划或规划。

11. **膳食评估** 膳食评估(dietary assessment)是指通过膳食调查方法,收集指定时间内个人或群体所消耗的食品和饮品的信息,这些信息经过编码和处理,使用食物成分数据计算能量、营养素和其他膳食成分的摄入量,评估膳食组成合理性、能量营养素是否充足、蛋白质来源是否合理等。这些评估方法也用于新的膳食设计中。膳食调查的方法一般有24小时回顾法、1~7日记录法、食物频率法、称重法等。

12. **膳食优化** 膳食优化(dietary modification)是指在食物、菜肴制备、加工和消费过程中,为提高食物中微量营养素的生物利用度,以及在商业或个人/家庭层面减少微量营养素耗损量而做出的改变。膳食优化的实践,也包括加工和烹饪方法,在一个国家可能存在很大差异,常需要因地制宜设计和推广。

13. **食物数据库** 食物成分数据库(food composition data,FCD)作为描述食物营养特征的基础科学信息,通常以规范、统一的方式,标记每100g食物营养素含量。信息包括食物名称、水分、灰分、能量、营养素、脂肪酸、氨基酸等 100 余种。这些数据来源于实验室检测和文献数据，比较准确而详细地描述农作物、水产类、畜禽肉类等人类赖以生存的基本食物的品质和营养成分含量。

在公共卫生科技数据的发展和实践中，食物成分数据是一项较早受到国际组织重视的工作。早在 1986 年，世界粮农组织（Food and Agriculture Organization of the United Nations，FAO）和世界卫生组织（World Health Organization，WHO）一起为更好的解决粮食问题并拯救营养不良儿童，发起并建立了国际食物成分合作组织（INFOODS），并相继成立 16 个地区合作组织，我国参与了东北亚地区食物成分合作组织（NEASIAFOODS）的工作，在数据规范和标准化方面积累了一些经验和体会。

（二）营养相关概念

1. **必需营养素**　人体必需营养素常指人体生长发育和健康所必需且体内不能合成或合成不足的、食物中存在的营养成分。目前已知必需营养素有 40 余种，如蛋白质、脂肪、维生素、矿物质、某些氨基酸、脂肪酸等。

1973 年 WHO 对必需营养素的定义进行了修正（表 1-1），按此至今有 42 种（表 1-2）。这一界定不但在学术上有了统一概念，也影响了科学膳食设计和制作技术发展。

表 1-1　必需和条件必需营养素概念

必需营养素	①该食物成分是机体存活、生长和健康所必需
	②该成分在食物中缺乏或比例不当可造成特异性缺乏病，严重者可致死亡
	③缺乏引起的生长不良或缺乏病只有该成分或其前体物质可以预防
	④低于该成分的标准摄入量时，机体的生长状况和缺乏症与摄入量密切相关
	⑤该成分在体内不能合成，但是其重要的生理功能在一生中都需要
条件必需营养素	①该营养素的血浆水平低于正常值
	②出现与该营养素相关的功能异常
	③补充该营养素可纠正上述表现

表 1-2　人体必需营养素

蛋白质	脂肪	碳水化合物	常量元素	微量元素	维生素	水
氨基酸	脂肪酸		钾	碘	维生素 A	
异亮氨酸	亚油酸					
亮氨酸	α-亚麻酸		钠	硒	维生素 D	
赖氨酸			钙	铜	维生素 E	
蛋氨酸			镁	钼	维生素 K	
苯丙氨酸			硫	铬	维生素 B$_1$	
苏氨酸			磷	钴	维生素 B$_2$	
色氨酸			氯	铁	维生素 B$_6$	
缬氨酸				锌	烟酸	

续表

蛋白质	脂肪	碳水化合物	常量元素	微量元素	维生素	水
组氨酸					泛酸	
					叶酸	
					维生素 B_{12}	
					生物素	
					胆碱	
					维生素 C	

2. 营养素参考摄入量 膳食设计的重要参考是营养素参考摄入量。膳食营养素参考摄入量(dietary reference intakes, DRIs)是为了保证人体合理摄入能量和营养素,避免缺乏和过量,在推荐膳食营养素供给量(recommended dietary allowance, RDA)的基础上发展起来的,每日平均膳食营养素摄入量的一组参考值。随着科学界对营养与健康研究的不断深入,DRIs 主要内容也在不断拓展和完善。首次提出称为"推荐营养素供给量"的概念是在 1943 年,美国首先提出了一系列营养素摄入量数值建议。随后欧洲和亚洲许多国家也提出了自己国家的营养素供给量建议。营养素缺乏造成的身体和智力损害,膳食成分和营养素摄入量在预防慢性病、提高机体适应能力以及延缓衰老方面的意义等诸多发现,特别是对营养素生理作用的认识,推动了营养素推荐摄入量的研究。《中国居民膳食营养素参考摄入量(2023 版)》包括四个指标:平均需要量、推荐摄入量、适宜摄入量、可耐受最高摄入量。按照功能作用,包括维持健康营养素参考摄入量,预防营养素缺乏和防止营养素摄入过量对健康的危害部分。

3. 植物化合物 食物中不属于营养素的重要植物化合物(phytochemicals)主要有植物多酚、类胡萝卜素、生物类黄酮、植物甾醇类、姜黄素、藻蓝蛋白、香菇多糖、叶绿素、类萜等。对这些物质的功能研究,多集中在抗氧化、抗炎、抗癌等广泛性功能方面。一些国家和学术组织已经开展了对部分植物化合物的功能和毒性评价,并提出建议推荐值。

4. 物质代谢 新陈代谢包括物质代谢和能量代谢两个方面。物质在体内的消化、吸收、运转、分解等与生理有关的化学过程称为物质代谢。物质代谢是生命的基本特征。因为有物质代谢,生物体内的物质合成能够产生新的原生质,能够储存和释放能量。物质代谢是一个化学过程,是不断摄入和消耗、新陈代谢的平衡过程,共同决定着生物体的存在和生命延续。人体对食物的摄取、消化、吸收、利用和营养物质分解代谢贯穿生命的始终,蛋白质、微量营养素、维生素类的辅酶、脂肪酸、氨基酸以及特异性蛋白等在人体生长发育、疾病预防和治疗中发挥作用。

5. 营养评估 营养评估(nutrition assessment)可以定义为膳食摄入、生化检查、人体测量和临床症状的综合检测和评价。常用于评估和确定受膳食摄入和营养代谢相关影响的个人或群体当前的营养状况和未来可能的营养风险。

6. 营养干预 营养干预(nutrition interventions)是用于解决个人或群体营养问题的具体措施或行动。干预措施常包括膳食改善、食物或营养补充、营养教育、行为纠正等。这些干预措施可用于个人、群体或整个社区,旨在改变营养健康等方面相关症候、不良行为、风险因素、环境条件等。

7. **营养治疗**　营养治疗或营养疗法（nutrition therapy）是利用膳食和营养综合措施的一系列计划、实施和评价措施。营养治疗以治疗或辅助治疗疾病及其并发症、改善患者预后结局和改善身体体质为目标，包括营养筛查、营养评估、营养诊断、营养干预（膳食、教育、行为纠正）、疗效监测和评价（包括随访）等，是综合营养治疗措施的具体方案。

8. **营养随访和评价**　营养随访和评价（nutrition monitoring and evaluation），这里常指个体、患者或小群体的干预、治疗后的现场随访检查和再评估。目的是确定和衡量营养干预执行或取得的效果，以及是否达到营养相关目标/预期结果，从而检验和促进营养理论与干预效果更加一致。随访和评估是一个持续、动态的过程，通过跟踪评估，确定客户营养和行为干预效果的变化，进一步确定需求或改变干预方法，以获得良好结果。

9. **营养监测**　营养监测（nutrition surveillance）指使用各种数据收集方法，持续监测某一总人群或特定群体的饮食摄入、营养状况、行为或社会环境等的综合体系，最终目标是通过动态监测，为人群营养改善、制定政策和行动计划提供科学参考。

三、膳食设计的基本理论

膳食设计和营养配餐的共性理论包含食物营养、营养素需要量、平衡膳食以及膳食与疾病关系等。

1. **食物营养理论**　除了让人们享受到美好味道，食物最基本的功能是提供人体生长发育和活动所需能量和营养素。食物里的营养成分具有提高免疫功能、调整肠内环境等营养保健作用。食物的组成成分包括宏量营养素、微量营养素、植物化合物等。食物成分表很好地诠释了食物的营养价值，也成为膳食设计的基础理论和工具。

2. **营养素需要量理论**　能量和营养素必需理论是营养学的核心理论，如前所述，人类对营养素摄入量的研究不断被充实，最终通过综合评判以"膳食营养素参考摄入量（DRIs）"的形式发布。目前我国居民膳食营养素推荐摄入量涵盖了能量和60余种营养素，为平衡膳食和营养配餐提供了基础。

3. **平衡膳食理论**　平衡膳食理论是对营养素必需理论的升华和实践化。人类每日的膳食由食物组成，从食物成分数据库可知，食物有不同的营养特点，满足人体营养需求则需要多种多样的食物。膳食的组成原则，如中国居民膳食宝塔的膳食结构，满足能量和已知营养素的需要，包括膳食纤维、饮水等其他健康成分。平衡膳食的理论即以此为基础，以满足健康人群营养需要为目标，预防营养缺乏和降低慢性病风险。

4. **膳食与疾病关系学说**　人类最早认识营养素缺乏病，是从公共卫生和临床医学的角度，与慢性病因果相关的食物与健康证据也逐渐被认识和广泛接受。食物、膳食降低慢性病发生风险的证据包括两个关键的科学决策：①在营养素或食物成分的摄入量和降低慢性病风险之间，现有证据支持因果关系；②根据现有数据和摄入反应关系，支持某食物、膳食因素与降低慢性病风险具有相关关系，且证据强度比较高。

事实上，我国早就有"药食同源""食疗""食养"等概念，在预防和治疗疾病方面积累了经验。在营养学理论中，食物支撑机体各种代谢和细胞或分子组成、支撑其生长发育和所有生命活动，并确保能量充盈和机体可塑性需求。膳食给我们更多的选择，去寻找适应处于代谢和营养关系中的人体需求，考虑构成有机体的内部生态或内生态系统之间的共生关系,特别是个性化的、不同疾病状态的,包括胃肠道内分泌细胞产生的调节物质(激素和类激素化合物)、细菌代谢产物等生命活动产物的不同和健康需求。这些营养学的理论和新发现,也是膳食设计和营养管理的理论基础。

第二节 膳食设计和营养管理

人的生命历程从胎孕、发育、成长、衰老乃至死亡,生命活动均以膳食营养为基础。没有物质交换、物质代谢就没有生命,人体经常处于摄入食物、自我更新和自我复制的新陈代谢过程中;维持膳食平衡、能量平衡、营养素平衡,人体才能正常生长发育、健康长寿。在膳食实践中,婴幼儿辅食添加、儿童膳食、老年人膳食等可能在营养需求方面各不相同,个人营养配餐和集体餐饮管理标准在技术方法上也有差别,但对于健康膳食的基本要求是一致的,在使用食物成分数据、营养评价和计算软件等方面也基本一致。

一、膳食设计的研究范围

早在古代,膳食就是应对疾患的一种疗法。虽然当时没有正式承认饮食是一门专业,但医生和哲学家们都认为,合理的饮食是身体和智力的先决条件。直到 19 世纪,随着化学的进步,营养学才有了较大的进步。早期的研究重点是食物组成、膳食组成、食疗药膳、食物限制和忌讳等,后来提出了蛋白质、脂肪和碳水化合物的日常需要量和膳食基本原则。

第二次世界大战期间,营养师(dietitian)作为一种职业得到了推动,并在战争的救死扶伤中发挥作用,当时其重要性得到了军方的认可。当今,专业的营养学会和营养师协会遍布全球,注册营养师参与健康促进和治疗,并与医生合作促进患者恢复健康,发挥了重要作用。公众对营养学的兴趣日益浓厚,以及功能性食品在预防各种饮食相关疾病方面的潜力,推动了膳食营养学专业人员日益增长。

以人群分类,膳食设计和营养管理主要涉及普通人群,特殊人群如婴幼儿、孕妇乳母、老年人,疾病人群如糖尿病人群、减重人群、肾脏疾病患者等。从膳食供应和管理角度,又可分为个体膳食、团体如托幼和学校食堂、公共餐饮以及医院膳食等。近年来基于社会需求,中央厨房、预制菜等新业态相继发展起来,有了更多工作场景和职业发展机会。

表 1-3 仅从几个方面描述膳食营养是如何服务于人类健康和社会需求,以便于读者可以感悟充实和具体化。

表 1-3 膳食营养设计的常见应用

分类	适合参考营养标准	应用场景
团体餐饮	中国居民膳食指南 学生营养餐标准 健康食堂标准	学校食堂、托幼食堂、单位食堂等集体用餐单位
公共餐饮	中国居民膳食指南	社会化餐馆、快餐店等
个体膳食	中国居民膳食指南	不同人群的咨询指导
不同人群	婴幼儿辅食添加原则	纯母乳喂养到 6 月龄

分类	适合参考营养标准	应用场景
	儿童青少年膳食指南 孕妇乳母膳食指南 老年膳食指南	
医疗机构	遵循临床营养各个指南	医院、妇幼中心、儿保机构等治疗膳食和膳食调理
家庭	中国居民膳食指南	不均匀人群,需要特别关照年幼和年老的个体
其他	低能量膳食、营养改善等标准 饮食障碍、食物成瘾等综合调理	健康管理、体重管理、养老院、心理咨询类机构

二、健康膳食基本要求和原则

国家膳食指南一般针对 2 岁以上健康人群,推荐的基本准则也是健康膳食的基本准则。膳食指南(dietary guidelines,DG)是根据营养科学原则和人体膳食营养需要,结合当地食物生产供应情况及人群生活实践提出的食物选择、膳食搭配和身体活动的指导意见。疾病人群则需要不同情况下的特别设计。

(一)基本要求

膳食设计的基本要求应遵循中国居民膳食指南,以下是《中国居民膳食指南(2022)》推荐的平衡膳食8大基本准则,覆盖了 2 岁以上的健康人群。

准则一 食物多样,合理搭配

平衡膳食模式是最大程度上保障人类营养需要和健康的基础,食物多样是平衡膳食模式的基本原则。多样的食物应包括谷薯类、蔬菜水果类、畜禽鱼蛋奶类、大豆坚果类等。建议平均每天摄入 12 种以上食物,每周 25 种以上。谷类为主是平衡膳食模式的重要特征,建议平均每天摄入谷类食物 200~300g,其中全谷物和杂豆类 50~150g;薯类 50~100g。每天的膳食应合理组合和搭配,平衡膳食模式中碳水化合物供能占膳食总能量的 50%~65%,蛋白质占 10%~15%,脂肪占 20%~30%。

准则二 吃动平衡,健康体重

体重是评价人体营养和健康状况的重要指标,运动和膳食平衡是保持健康体重的关键。各个年龄段人群都应该坚持每天运动、维持能量平衡、保持健康体重。体重过低和过高均易增加疾病的发生风险。推荐每周应至少进行 5 天中等强度身体活动,累计 150 分钟以上;坚持日常身体活动,主动身体活动最好每天 6 000 步;注意减少久坐时间,每小时起来动一动,动则有益。

准则三 多吃蔬果、奶类、全谷、大豆

蔬菜、水果、奶类和大豆及其制品是平衡膳食的重要组成部分,坚果是膳食的有益补充。蔬菜和水果是维生素、矿物质、膳食纤维和植物化学物的重要来源,奶类和大豆类富含钙、优质蛋白质和 B 族维生素,对降低慢性病的发病风险具有重要作用。推荐餐餐有蔬菜,

每天摄入不少于 300g 蔬菜,深色蔬菜应占 1/2。推荐天天吃水果,每天摄入 200~350g 新鲜水果,果汁不能代替鲜果。吃各种各样的奶制品,摄入量相当于每天 300ml 以上液态奶。经常吃全谷物、豆制品,适量吃坚果。

准则四 适量吃鱼、禽、蛋、瘦肉

鱼、禽、蛋和瘦肉可提供人体所需要的优质蛋白质、维生素 A、B 族维生素等,有些也含有较高的脂肪和胆固醇。目前我国畜肉消费量高,过多摄入对健康不利,应当适量食用。动物性食物优选鱼和禽类,鱼和禽类脂肪含量相对较低,鱼类含有较多的不饱和脂肪酸。蛋类各种营养成分齐全,瘦肉脂肪含量较低。过多食用烟熏和腌制肉类可增加部分肿瘤的发生风险,应当少吃。推荐成年人平均每天摄入动物性食物总量 120~200g,相当于每周摄入鱼类 2 次或 300~500g、畜禽肉 300~500g、蛋类 300~350g。

准则五 少盐少油,控糖限酒

我国多数居民食盐、烹调油和脂肪摄入过多,是目前肥胖、心脑血管疾病等慢性病发病率居高不下的重要因素,因此应当培养清淡饮食习惯,推荐成年人每天摄入食盐不超过 5g、烹调油 25~30g,避免过多动物性油脂和饱和脂肪酸的摄入。过多摄入添加糖可增加龋齿和超重的发生风险,建议不喝或少喝含糖饮料,推荐每天摄入糖不超过 50g,最好控制在 25g 以下。儿童青少年、孕妇、乳母不应饮酒,成年人如饮酒,一天饮酒的酒精量不超过 15g。

准则六 规律进餐,足量饮水

规律进餐是实现合理膳食的前提,应合理安排一日三餐,定时定量、饮食有度,不暴饮暴食。早餐提供的能量应占全天总能量的 25%~30%,午餐占 30%~40%,晚餐占 30%~35%。水是构成人体成分的重要物质并发挥着多种生理作用。水摄入和排出的平衡可以维护机体适宜水合状态和健康。建议低身体活动水平的成年人每天饮 7~8 杯水,相当于男性每天喝水 1 700ml,女性每天喝水 1 500ml。每天主动、足量饮水,推荐喝白水或茶水,不喝或少喝含糖饮料。

准则七 会烹会选,会看标签

食物是人类获取营养、赖以生存和发展的物质基础,在生命的每一个阶段都应该规划好膳食。了解各类食物营养特点,挑选新鲜的、营养素密度高的食物,学会通过食品营养标签的比较,选择购买较健康的包装食品。烹饪是合理膳食的重要组成部分,学习烹饪和掌握新工具,传承当地美味佳肴,做好一日三餐,家家实践平衡膳食,享受营养与美味。如在外就餐或选择外卖食品,按需购买,注意适宜份量和荤素搭配,并主动提出健康诉求。

准则八 公筷分餐,杜绝浪费

日常饮食卫生应首先注意选择当地的、新鲜卫生的食物,不食用野生动物。食物制备生熟分开,储存得当。多人同桌,应使用公筷公勺、采用分餐或份餐等卫生措施。勤俭节约是中华民族的文化传统,人人都应尊重和珍惜食物,在家在外按需备餐,不铺张不浪费。从每个家庭做起,传承健康生活方式,树饮食文明新风。社会餐饮应多措并举,倡导文明用餐方式,促进公众健康和食物系统可持续发展。

(二)调整优化的基本原则

饮食优化和调整是实际工作中经常遇到的,常指在食品和膳食制备、加工和消费过程中,为提高或解决个人 / 家庭中某一个营养问题而做出的膳食改变,以改善营养素缺乏或减少慢性病的风险因素。

例如高胆固醇的患者如何减少胆固醇和脂肪的摄入?如何提高或增加铁的摄入和吸收

利用?这里可能需要特别手段如营养素补充剂、营养强化食品等。

1. **膳食调整和优化的基本原则**　膳食调整的原则包括科学原理和科学证据原则、临床经验和临床判断的原则。按照拟达到的目标也可具体分为:

(1)给出膳食营养的基本框架;

(2)纠正某膳食营养素的缺乏,并需要超过日常营养素参考摄入量;

(3)避免膳食组分的消耗;

(4)代谢指标或临床指标改善;

(5)获得症状的恢复。

2. **常见方法**

(1)定性方法　当来访者问题不是特别严重,通常首先给出膳食指导和建议。例如选择深绿色蔬菜,而不是补充维生素 A 片。因为膳食调整更加可持续。

加工方法指导,如使用含淀粉酶的发芽谷物,以增加谷物粥的能量和营养密度;使用发芽、发酵和浸泡等过程来降低植酸含量,减少对膳食铁和锌的吸收干扰。提高生物利用度的策略可改善微量营养素的摄入和吸收,从而减少贫血。

(2)定量方法　需要了解来访者的基本情况,按照需要量和临床指标严重程度,设计膳食调整目标。

(3)带量食谱　通过控制某些因素(如胆固醇、脂肪、钠等),或提高某些因素(膳食纤维、钾等),组建能量和营养素清晰、准确的带量食谱(quantified diet)。通常严格控制的膳食还需要营养强化或营养素补充的支持。

(4)调整消耗频率　减少或提高某营养素的摄入量,也可以简单通过每天消耗次数的减少或增加来解决。这对于在外购买的包装食品或饮料等更加方便。

(三)膳食指南的意义

膳食指南是健康教育和膳食设计的基础性文件,作为专家科学共识和国家层面膳食指导,是健康教育工作者、营养师等开展相关工作的重要参考,在科学选择食物,合理搭配膳食,婴幼儿喂养、老年膳食、素食设计以及预防和减少营养相关疾病的发生等方面都有重要作用,同时也是公众营养健康信息传播之源(图1-1)。

当为特定人群膳食设计时,可根据不同年龄阶段人群的生理特点及其膳食营养素需要而制定。可参考特定人群膳食指南如孕妇乳母膳食指南、婴幼儿喂养指南(0~24 月龄)、儿童少年(2~6 岁、7~17 岁)膳食指南、老年人群膳食指南(≥ 65 岁,≥ 80 岁)和素食人群膳食指南,其中各特定人群膳食指南是在一般人群膳食指南的基础上形成建议和指导。

三、膳食营养管理技术

膳食设计和营养管理是营养师的核心技能,贯穿整体营养工作中,也是营养咨询、营养指导的必备技能。

膳食营养需要整合食品、营养、社会、商业和基础科学衍生出的理论和技术,通过在各种环境的应用、传播和发展,提供和有效管理膳食和人类营养服务,实现和保持个人的最佳营养状态。

膳食设计营养目标主要是让"服务对象"的个人和群体符合营养健康需求。一般包括健康人群、特殊人群(孕妇、乳母、幼儿、儿童和老年人等)、非健康人群(糖尿病、高血压、肾病等患者)等。

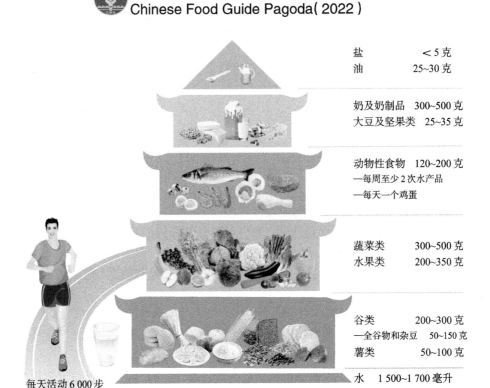

中国居民平衡膳食宝塔（2022）
Chinese Food Guide Pagoda（2022）

盐　　　　　　　＜5克
油　　　　　　　25~30克

奶及奶制品　300~500克
大豆及坚果类　25~35克

动物性食物　120~200克
—每周至少2次水产品
—每天一个鸡蛋

蔬菜类　　　300~500克
水果类　　　200~350克

谷类　　　　　200~300克
—全谷物和杂豆　50~150克
薯类　　　　　　50~100克

水　1 500~1 700毫升

每天活动6 000步

图1-1　中国居民平衡膳食宝塔（2022）

（一）食物营养和烹饪

用化学方法认识食物的组成和营养特点，是营养学研究的开始。寻找可食用资源、用火烧煮食物、药食同源的认识，都是营养学研究和膳食实践探索的开始。与植物学和农学对食物分类不同，营养学是采用类比和归纳的方法，从比较个体与个体的异同、类与类的异同着手，把具有某种共性的事物归类，同时结合对食物使用后所形成的结论性认识的一种思维方法。它可以从物质的本质进行，也可以从生物分类系统中不同的属和种结合。探讨食物的种类划分过程，有利于了解食材的营养特点及其与人体的健康关系并拓展其使用。

食物营养学研究食物的各种测定和评价技术，通过分析研究食物中营养素或其他化学成分的种类、含量、利用率等，确定或阐明其营养价值、分类以及对人体的功能作用。

1. **食物分类**　从营养学角度，食物为机体提供能量和营养，只是各类食物营养特点各有不同。按照中国居民膳食指南的膳食构成分类，可以简单分为：第1类是谷类及薯类，谷类包括米、面、杂粮，薯类包括马铃薯、红薯等，主要提供碳水化合物、膳食纤维及B族维生素等；第2类是蔬菜水果类，包括根茎、叶菜、茄果等，主要提供膳食纤维、矿物质、维生素C和胡萝卜素等；第3类是动物性食物，包括畜肉、禽类、鱼虾、蛋和奶类等，主要提供蛋白质、脂肪、矿物质、维生素A和B族维生素；第4类是大豆类、坚果类等，主要提供蛋白质、脂肪、膳食纤维、矿物质和维生素等；第 5 类是其他类别，包括纯能量物质，如植物油、淀粉等。

2. 食物化学评价方法 食物化学评价方法，常指食品营养成分的化学组成及其性质的研究。通过化学分析的方法，对食物营养成分、功能成分等进行含量分析和营养评价（nutritional assessment of food），主要包括营养素的种类、含量、组成比例等。例如植物性食物多富含碳水化合物、B 族维生素、矿物质、膳食纤维、植物化学物等，能量、脂肪、脂溶性维生素等含量较低；而动物性食物通常蛋白质、脂肪、脂溶性维生素等含量较高，碳水化合物、膳食纤维、不饱和脂肪酸等含量较低。通过分析蛋白质和脂肪酸的组成，多数动物性食物蛋白质氨基酸组成模式与人体需要模式相近，营养价值普遍较高；而多数植物性食物蛋白质氨基酸组成营养价值相对较低。植物性食物脂肪组成多为不饱和脂肪酸，而动物性食物除水产类外，多为饱和脂肪酸。植物性食物中含有丰富的膳食纤维和植物化学物，如大豆膳食纤维含量每 100g 可达 13g 左右，蔬菜类含量虽仅有 1%~2%。食物的氨基酸评分、营养素密度、能量密度等通常都是在化学分析的基础上进行计算和评价。

3. 消化吸收利用评价 每日营养素摄入量多少，与人体消化吸收和利用有关。食物吸收或利用率，如蛋白质的净利用率（NPU）：大米为 62%，面粉为 51%，大豆为 66%；而鸡蛋为 94%，牛奶为 82%，鱼类为 81%。

4. 食物功能评价方法 食物或食品的功能评价，常采用动物实验、人体试食试验、临床随机对照研究和回顾性调查的方法进行。食物或某一成分对人体营养需要的贡献以及健康效应评价比较多，例如胡萝卜素、植物固醇、膳食纤维、辅酶 Q10 等生物活性物质健康效应评价。

5. 食物烹饪加工 烹饪是人类饮食活动中，为了获得健康安全的食物所必须采取的对自然状态食物进行加工的技术，通过烹饪，不仅可以为人类提供健康美味的食物，烹饪加热更有利于人体的消化吸收，同时也为人体健康提供卫生安全的食物。

烹饪改善食物的感官性状，经烹饪加热以后，原料的特征会发生各种变化，包括色泽、风味、质地、成分、形态的变化等，这些变化直接与菜品的质量密切相关。要使菜品质量达到色、香、味、形、质、养俱佳的标准，就必须了解原料在加热过程中的变化特征，否则很难把握加热前的各种加工技法，也不能准确控制加热后的菜肴质量。

烹饪促进食物中营养素的吸收，但不合理的烹饪也可能会造成食物中营养素损失、结构破坏，甚至产生有毒或有碍消化吸收的不利物质。烹饪是杀灭食品中有害微生物的一种最古老而经典的方法，在杀灭和排除有害微生物的技术中占有极为重要的地位。

烹饪膳食的种类有很多，可根据不同的用途和人群进行分类，例如婴幼儿膳食烹饪，家庭、团体餐、宴席、医院特殊人群膳食等。作为营养评价的考虑，可食部、烹饪损失率、重量变化因子等均与膳食营养摄入有关。

（二）膳食设计和评估技术

膳食评估方法很多，一般包括三大类。第一类是对膳食本身的评价，如膳食设计和制作营养评价，通过膳食调查的摄入量评价、膳食成本、安全内容等评价。第二类是对膳食营养健康效应的评价，如生化指标测定评估、对照观察和改善、人体营养缺乏检查、体格状况检查等。第三类是长期健康效应的评估，如人群膳食和健康结局的长期追踪监测、食物干预和改善等评价手段。

1. 膳食设计工具 信息化时代，营养师亦需要一种或多种辅助器具来准确、快捷完成各项营养计算和设计工作。在临床营养、学校、养老院、幼儿园等，随着膳食营养管理和计算机的普遍，至少一种或多种软件在使用。例如营养配餐软件、临床营养筛查和评估软件、膳食调查软件等。例如，一项基于社区人口的家庭调查，辅助技术工具可以单独使用，并纳入更广泛的家庭调查或在某项普查中使用，由训练有素的营养师团队实施，现场可以出结果。

获取辅助技术的最大障碍是缺乏数据和判断标准。如果没有相关的高质量数据，信息软件师是无法完成的。

2. 膳食评估 膳食评估包括膳食设计、制作期间、摄入后的评估。膳食设计、制作期间对膳食的营养设计和评估，是改善膳食质量的前置需求，营养师常常用于指导厨师的膳食改善和实践。膳食设计评估须遵循中国居民膳食指南和不同人群营养素需要量的基本原则。一是膳食结构评估，食物多种多样，搭配合理；蔬果丰富，常用奶和大豆制品，适量的动物性食品，少些盐糖和烹饪油。食物多样提供人类能量和营养必需。二是能量和营养素评估，能量摄入以及宏量营养素和能量贡献比例、营养素摄入量和参考摄入量标准的比较。蛋白质质量评估，一般采用动植物来源分析，植物和动物蛋白质比例等为重点指标。三是烹饪方法和限制性指标的分析，烹饪方法是合理膳食、美味可口的关键。少油盐糖、安全卫生是膳食管理的重要环节；也包括对食材的了解，如常见的污染、食源性疾病以及中毒等认真学习和处理。

膳食调查常用于评估膳食摄入后人体摄入实际状况，有多种调查方法，常用的包括24小时膳食调查、三天膳食调查等。团体机构集体采购记录人数、购买和消耗，可用膳食频率法。分析和评估包括膳食结构评估、营养素含量和丰富度评估，以及总膳食质量评估（dietary quality index，DQI）或营养质量指数（nutritional quality index，NQI）评估。以膳食指南评估各国居民膳食质量的工具健康饮食指数（healthy eating index，HEI）也正在兴起。近年来，膳食采集精准化、电子化和信息化为膳食调查准确性提供帮助，相关软件计算方便快捷，营养素计算、平衡性评价以及总体质量评价变得更加容易执行。

3. 膳食营养健康效应的评价 对于不同群体、不同地区、国家间膳食质量与健康结局的比较，或各国膳食健康监测，目前主要方法仍然是膳食调查、与营养和慢性疾病相关指标、结局调查，建立了解人群体重变化，糖尿病、高血压发生率等指标。了解主要营养问题以及优化防控策略，构建新型营养动态辨识、评估与干预技术体系，及时调整基于人群营养代谢特征、差异化地域膳食模式对健康与疾病的影响及膳食指导。

评估的结果是为了发现问题和营养改善，包括膳食结构优化、膳食烹饪方法改善以及人群运动和教育，提高膳食计划和营养摄入目标的完成。

4. 长期健康效益评估 长期膳食健康效益研究目前广受关注。目前国际上通常用于评价膳食健康效应的方法，主要利用观察性研究或实验性研究，循证膳食-疾病因果关系，或确定最佳效应。上述评价法都可评价食物组及其膳食模式的健康效应，可解析多个风险因素中的主因且可针对特异性人群进行研究。然而各评价方法间存在较大差异。膳食健康效应统计分析和伤残调整寿命年评价法（disability adjusted life year，DALYs）、基于文献研究的剂量反应荟萃分析（dose response meta-analysis）和比较风险评估法（a comparative risk assessment approach）也为常用方法。

　　膳食营养健康效应评价效果存在的争议及发展方向主要有以下两方面：①在膳食摄入获取层面，居民膳食消费量评价难以准确（例如膳食调研的消费数据偏低等），导致居民营养与健康评价效应不准确。②在食物数据层面，膳食营养素摄入量估算依赖食物成分参数，常缺少当地实际食物营养成分参数；尤其是我国物种丰富，尚需要在食物成分数据库方面有所扩充。

（三）人体营养评估程序

　　根据国际经验和营养师实际工作情况，营养工作技术程序（nutrition care process，NCP）（表1-4）涵盖了营养师日常工作的过程和内容，以及NCP涉及的各种因素考虑。NCP包括4个步骤：营养评估（nutrition assessment）、营养诊断（nutrition diagnosis）、营养干预（nutrition intervention）、随访与评价（monitoring and evaluation），从四大方面概括了营养师需要掌握的技能，以及循证实践的应用，同时也是其他学科无可替代的工作内容。无论在医疗保健系统，还是社会服务体系，营养的评估都包括了对膳食和人体营养的评估和管理，使得目标群体或客户从营养服务中获益。

表1-4　营养工作技术程序（nutrition care process，NCP）

第一步　营养评估（nutrition assessment）

对来访者进行健康史、膳食调查、体格检查、家族疾病史等问询或检查，用事先设计好的问卷记录和收集信息。医疗机构营养测评包括营养调查、生化检查和体格检查，包括客户个人或群体的食物/营养素摄入史，人体身高体重以及相关体征测量，生化数据和医学测试数据结果等。来访者还可以提供自己近期的体检报告、相关生化指标、饮食记录等信息，以便营养师能够更全面了解来访者的健康情况和需求。在咨询中，营养师也会解答来访者的问题，帮助来访者消除误区。

第二步　营养诊断（nutrition diagnosis）

营养师通过以上数据和观察，根据专业知识、经验和诊断标准，对来访者的饮食和健康状况给出营养评估和诊断，如摄入不足、营养不良、肥胖或××营养素缺乏等。营养师应与来访者共同制定具体的改善方案、健康目标，包括疾病营养干预、治疗以及良好健康生活方式的建立。例如从食品选择、膳食和营养调理、身体活动等方面进行指导和建议。若需要药物治疗应转诊到其他科室或医院。

第三步　营养干预（nutrition intervention）

根据生活状况和健康风险因素，制定一周或一个月的营养解决方案，包括膳食干预、营养处方和运动处方、生活方式纠正等。方案详细标明推荐的一日三餐膳食和能量、营养素，以及如何规划每日餐食中各类食物的配比。同时，特别对于营养素补充剂、保健食品、营养强化食品的使用和运动设计等进行详细说明。根据个人情况和健康问题的紧急程度，排列优先顺序，并且和来访者一起制定回访的频率以及每个阶段需要完成的目标。最后，清楚地告知必要的饮品、食物禁忌以及整个治疗的持续时间和下一次回访时间。

第四步　随访与评价（monitoring and evaluation）

按照制定的回访或监测时间，及时了解来访者执行和改善的状况。营养师每次都应观察来访者对治疗方案的执行度，并进行相应评价和调整。随访监测和评估的目的是及时了解来访者的状态和解决方案的实施状况，以便及时做出调整。通过检查膳食记录、体重或体征状态等方式，对干预效果做出评价。营养干预和指导有效与否很大程度上取决于来访者的配合度，来访者应主动定时和营养师沟通，才能最大限度地完成营养改善效果和恢复良好状态。

第三节 膳食模式与疾病的关系

膳食设计和营养管理离不开当地饮食文化和固有模式的相互照应,方可顺利进行。膳食模式的形成受一个国家或地区的人口、农业生产、食物流通、食品加工、消费水平、饮食习惯、文化传统、科学知识等多种因素的影响。一般根据各类食物所能提供的能量及营养素满足人体需要的程度,来衡量该膳食模式是否合理。

一、常见膳食模式

根据食物的主要来源不同,一般可分为3种类型的膳食结构。

(一)动物性食物为主型

常见于欧美等经济发达国家和地区。膳食组成以动物性食物为主,年人均消费畜肉类达100kg,奶类100~150kg,此外还消费大量的禽、蛋等,而谷类消费量少,有报道仅为每年人均50~70kg。其膳食营养组成特点为高能量、高蛋白质、高脂肪、低膳食纤维。长期以动物性食物为主的饮食,优点是富含蛋白质、矿物质、维生素等,缺点是增加肥胖、高脂血症、冠心病、糖尿病等慢性病的发生风险。

(二)植物性食物为主型

常见于亚洲、非洲部分国家和地区。膳食组成以植物性食物为主,动物性食物较少,年人均消费粮食多达140~200kg,而肉、蛋、奶及鱼虾共计年人均消费仅为20~30kg。此型膳食模式与动物性食物为主的膳食结构相比,虽然较少存在"三高一低"问题,但膳食蛋白质和脂肪的摄入量较低,蛋白质来源以植物性食物为主,某些矿物质和维生素摄入不足,易增加营养缺乏病风险。

(三)动植物性食物平衡型

此类膳食构成中,植物性和动物性食物构成比例适宜,植物性食物占较大比重,动物性食食物也有适当数量,动物性蛋白质占膳食蛋白质的50%以上。这种膳食模式既可满足人体对各种营养素的需要,又可预防慢性病,一些国家和地区的饮食结构趋于此型膳食模式。

除上述3种类型之外,还有一些各具特点的膳食模式,例如地中海膳食模式、DASH(dietary approaches to stop hypertension, DASH)膳食等。地中海膳食模式由蔬菜、水果、海产品、五谷杂粮、坚果和橄榄油以及少量的牛肉和乳制品、红酒等组成,是以高膳食纤维、高维生素、低饱和脂肪为特点的膳食结构。研究发现,地中海膳食模式是维护当地居民健康的重要因素,可降低心血管疾病、2型糖尿病、代谢综合征和某些肿瘤的发生风险。DASH降血压饮食方案,由美国在1997年开展的一项大型高血压防治计划中提出。DASH膳食强调摄食足够的蔬菜、水果、低脂(或脱脂)奶,以维持足够的钾、镁、钙等矿物质的摄入,并尽量减少饮食中盐和油脂(特别是富含饱和脂肪酸的动物性油脂)的摄入量,可以有效降低高血压发生风险。因此,目前常以DASH膳食作为预防及控制高血压的饮食模式。

二、健康膳食与免疫

免疫指人体防御特定病原体、免除罹患疾病的能力。人体免疫系统由具有免疫功能的分子、细胞、组织和器官组成,广泛分布于全身,能抵御外来病原体的入侵。通常将人体的免疫功能分为特异性免疫(又称获得性免疫)和非特异性防御机制(又称先天性免疫),淋巴细胞及抗体属于特异性免疫,皮肤、黏膜、吞噬细胞属于非特异性防御机制,这两种免疫功能密切关联。

营养物质是人体构成及维持生命及健康的物质基础,也是构成免疫系统和维持免疫功能的物质基础。营养为人体组织、器官、细胞自我修复提供原材料,良好的营养才能保证人体各组织、器官、系统包括免疫系统的功能正常。如蛋白质是维持人体免疫防御功能的重要物质基础,免疫组织、器官、血浆中的抗体和补体都主要由蛋白质构成,人体摄入蛋白质的数量不足或质量低劣都会使机体免疫功能下降。维生素 A 对体液免疫和细胞介导的免疫应答起重要辅助作用,维生素 A 缺乏或不足时对特异性免疫和非特异性免疫功能均可产生显著不良影响。免疫系统细胞所含有的大量的酶需要锌进行功能调控,锌缺乏可引起免疫器官萎缩,含锌的免疫系统酶类活性受抑制,并使细胞免疫和体液免疫均发生异常。因此,平衡膳食、合理营养是保持健康,提高机体免疫力的重要保证。

三、膳食与疾病预防

营养科学为人类健康提供了坚实的理论基础和技术保证,在改善人民生活、提高人类健康水平方面其他学科不可替代。

(一)营养不良和营养缺乏病

膳食摄入不足和敏感性增加是营养缺乏病的主要原因。在不同生理阶段,如婴儿、儿童、老年、妊娠、哺乳等,个体对摄入营养素的需求变化,对营养素产生不良作用的敏感性也会发生变化。新生儿敏感性较高,因为他们处于迅速生长阶段,而且机体排泄、生物转化和排泄化学物质的能力有限。老年人随着瘦体重、肝功能、肾功能下降,对营养素不良作用的敏感性也增高。在妊娠期由于体液量及肾小球滤过量的增加,导致血液中水溶性营养素的水平下降,从而对其潜在危害的敏感性下降。

常见的营养不良包括蛋白质能量营养不良、贫血、营养素缺乏等。近年来由于经济发展和健康素养不断提高,营养缺乏病已经较好得到控制。

(二)降低慢性病风险

国内外研究表明,遵循健康膳食可以显著降低 2 型糖尿病、妊娠期糖尿病、代谢综合征、乳腺癌、冠心病和非酒精性脂肪肝的发病风险,并可降低人群全因死亡风险。

健康的膳食模式具有食物多样化,以谷类食物为主、高膳食纤维摄入、低盐低糖低脂肪摄入的特点。这种膳食模式大多摄入较高水平的水果、蔬菜、豆类及其制品、鱼类和海产品等,红肉类及饱和脂肪酸的摄入较少。健康膳食模式与人体健康关系的综合分析见表 1-5。

关于健康膳食模式可降低心血管疾病发病风险的研究,纳入 21 篇研究进行综合评价,结果提示合理膳食模式为心血管疾病的保护因素。2014 年,Marin-Guerrero 等纳入 2 项随机对照研究和 13 项队列研究(7 447 例)的系统评价结果显示,地中海膳食模式为心血管疾病的保护因素,其中 2 项随机对照研究合并结果显示,合理膳食模式可使心血管疾病发病风险降低 38%,$RR(95\%CI)$ 为 0.62(0.45,0.85)。13 项队列研究合并结果显示,合理膳食模式可使心血管疾病发病风险降低 13%,$RR(95\%CI)$ 为 0.87(0.85,0.90)。

表 1-5　健康膳食模式与降低疾病风险的证据

项目	与健康的关系	观察人群	可信等级
健康膳食模式	降低心血管疾病发病风险	中国、欧洲、美国、日本和韩国人群，共 769 723 人	B
	降低高血压发病风险	中国、韩国、巴西和澳大利亚人群，共 112 009 人	B
	降低结直肠癌发病风险	中国、欧洲、美国和日本人群，共 384 204 人	B
	降低 2 型糖尿病发病风险	中国、欧洲、美国和日本人群，共 75 376 人	B

关于健康膳食模式可降低高血压发病风险的相关危险因素研究发现，11 篇研究（其中 5 篇横断面研究来自中国人群）的综合评价结果提示健康膳食模式为高血压的保护因素。2012 年，Wang 等的研究纳入 65 140 例中国台湾体检中心体检人群（20~75 岁），结果提示相对于高摄入肉类的"西方膳食模式"，高摄入水果、蔬菜的"谨慎膳食模式"人群患高血压的风险更低，OR（95%CI）为 0.95（0.92，0.98）。2002 年中国居民营养与健康状况调查人群（23 671 例）的横断面研究发现，高摄入水果、蔬菜、坚果类的"南方传统膳食模式"与高血压患病率呈负相关，在该膳食模式上得分最高的四分位人群与最低的四分位人群相比，高血压风险下降 27%，OR（95%CI）为 0.73（0.59，0.89）。

碳水化合物的摄入量过低或过高均可能增加死亡风险。膳食中碳水化合物和脂肪的供能比与人群全因死亡风险降低有关，尤其是膳食质量较高时（富含蔬菜、水果、坚果、全谷物、豆类、鱼和 / 或瘦肉或禽类）。2019 年五大洲 18 个国家的 PURE 队列研究发现，高碳水化合物摄入量与总死亡率增加相关 [HR（95%CI）为 1.28（1.12，1.46），P=0.000 1]。而一项利用美国国家健康和营养调查（NHANES）数据的队列研究显示，低碳水化合物摄入可以增加死亡风险 [HR（95%CI）为 1.32（1.14，2.01）]。美国人群的队列研究（ARIC 队列）显示，调整了年龄、性别、受教育程度、腰臀比、吸烟、身体活动、是否患糖尿病、不同测试中心、能量摄入等参数后，碳水化合物提供的能量百分比与全因死亡率呈 U 形关联，当碳水化合物提供的能量百分比为 50%~55% 时，死亡风险最低（图 1-2）；亚组分析结果显示，50 岁以上人群碳水化合物摄入量与全因死亡率成反比。一项 meta 分析显示，碳水化合物摄入与死亡率呈 U 形关联，低碳水化合物摄入（< 40%）和高碳水化合物摄入（> 70%）都比中等摄入量具有更高的死亡风险。碳水化合物的摄入量并非越低越好，多项研究都表明碳水化合物的摄入量与死亡率可能呈 U 形关系，提示碳水化合物摄入不可过低或过高。

（三）治疗膳食

治疗膳食或医院膳食（hospital diet）是根据人体的基本营养需要和各种疾病的治疗需要而制定的医院患者膳食。根据用途，医院膳食分为医院常规膳食、特殊治疗膳食和试验膳食。

医院常规膳食，指根据疾病的病理和生理需要，通过烹调加工等方法配制的膳食，又称医院基本膳食。常规膳食包括普通饭、软饭、半流食、流食四种。

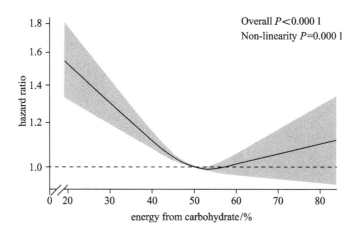

图 1-2 碳水化合物摄入量与全因死亡率关系的 U 形曲线
资料来源：Lancet Public Health, 2018.

特殊治疗膳食，指根据病情调整膳食营养素的含量和比例，以满足患者对营养素的需要，达到治疗疾病和促进康复的目的。特殊治疗膳食包括高能量高蛋白质、低蛋白质、限糖类、限脂肪和限钠（盐）膳食以及要素膳等。

试验膳食，指临床诊断和治疗过程中，短期内暂时调整患者的膳食内容，以配合辅助临床诊断或观察疗效的膳食，可分为诊断膳食和代谢膳食。

第四节 本书内容和学习重点

本书共八章，涉及的内容包括食物营养和特点、食物风味及质构、食物营养和烹饪变化、烹饪技术和工艺、食品卫生和安全、餐饮卫生和服务管理等几大部分。

本书第一章讲述学科轮廓和本书涉及的常见概念和营养膳食技术概论，第二、三、四章介绍各类食物的营养特点、品质和风味，烹饪带来的食物和成分变化等，这些知识会帮助我们深入了解各类食物及其在实践中的应用，也是营养师工作的知识基础。第四、五和六章主要讲烹饪常见技术、不同人群膳食设计和营养配餐，以及食品安全的控制等，是营养师掌握的常见技术。营养师学习重点应包括营养基本概念，膳食设计的基本理论、方法步骤，软件计算和分析总结过程，不同人群膳食设计的方法。第七章和第八章主要为食品安全、餐饮卫生和成本管理的关键点、营养管理相关重点掌握内容。这些内容均为营养师实际工作中所涉及的重要技术内容。

本 章 要 点

1. 膳食和营养相关主要概念。
2. 膳食设计和膳食优化的异同。
3. 膳食设计基本理论根据。

思　考　题

1. 膳食设计基本要求。
2. 降低慢性病风险和治疗性膳食的差别。

参　考　文　献

[1] JUDD P A. Encyclopedia of Human Nutrition[M]. 2nd edition. Amsterdam：Elsevier Ltd, 2005.

[2] 杨月欣. 中国营养科学全书[M]. 2版. 北京：人民卫生出版社，2019

[3] 中国营养学会. 中国居民膳食指南（2022）[M]. 北京：人民卫生出版社，2022.

[4] GROPPER S S, SMITH J L. Advanced nutrition and human metabolism[M]. 8th edition. Cambridge：Wadsworth Publishing, 2021.

[5] RAYMOND J L, MORROW K. Krause and Mahan's Food & Nutrition Care Process[M]. 15th edition. Amsterdam：Elsevier Ltd, 2020.

第二章 食物营养

食物是人类赖以生存的物质,不但为人类提供能量,也能提供维持机体生长、发育、活动、繁殖以及正常代谢所需的营养物质,另外还有色、香、味等满足食欲和感官需求的物质,以及具有一定生物活性成分和可能潜在危害的抗营养成分或有害成分。

大多数天然食物都是需要加工后才能食用的,因此为了加以区分,通常将未经加工的称为食物(foodstuff),将经过加工的食物称为食品(food),不过有时食品也常泛指一切食物。

食物根据来源可以分为植物性食物、动物性食物,再根据种属、加工形态、可食用部位等在人类膳食中起到的作用,分为谷类、薯类、干豆类、蔬菜类、水果类、坚果及种子类、禽畜肉类、蛋类、鱼贝虾蟹类或称水产品类、乳类以及各种辅助烹调加工的辅助材料,这些食物由于营养富集程度不同,对人类营养健康有着不同的贡献,是膳食组成的基本来源。本章将对各类食物的营养价值做出简要介绍和描述。

第一节 粮谷类和薯类

一、粮谷类

谷物一般指禾本科植物的种子,种类很多,我国食用的主要谷类有小麦和稻米,其次为称作杂粮的玉米、小米、燕麦、高粱、荞麦、大麦、薏米等。谷类食品在我国人民膳食构成中占有重要地位,称作主食。

(一)谷粒结构及特点

各种谷类种子的形态及大小有所不同,但其结构基本相似。一般可分为谷皮、胚乳和胚芽三部分(图2-1)。

1. **谷粒结构** 谷皮为种子外部的数层被覆物,主要由纤维素和半纤维素组成,并含有较高的灰分及脂肪。糊粉层系由厚壁的方形细胞构成,占谷粒的6%~7%,含有丰富的B族维生素及无机盐,有重要的营养价值。它在植物学属胚乳的外层,碾磨加工时容易与谷皮同时被分离下来而混入糠麸中。

胚乳约占全粒的83%,为谷类的主要组成部分,是由含大量淀粉粒的细胞构成,故含有大量淀粉和一定量的蛋白质。其他成分如脂肪、无机盐、维生素和纤维素

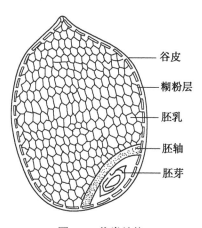

图2-1 谷类结构

谷皮
糊粉层
胚乳
胚轴
胚芽

等含量都很低。蛋白质的分布因部位而有不同,靠近胚乳周围部分较高,越向中心部分则含量愈低。

胚芽位于谷粒的一端,约占全谷粒的 2%~3%,含脂肪、蛋白质、无机盐及维生素都很丰富。胚芽由于含脂肪及纤维素很高,质地比较松软而有韧性,不易粉碎,故在磨粉中容易与胚乳分离而转入副产品糠麸中去。胚芽与胚乳相连接处为盾片部分(吸收层),维生素 B_1 特别丰富,可占到全粒中总含量的 60% 左右,加工过精时将丢失大部分或全部。

2. **全谷物** 由于谷粒外壳中的大部分组分都不能被人体消化吸收,所以当用作食品时,一般会在加工过程中将外壳除去。由于胚芽颜色较深、含油量较高且在一定的条件下会因酶的作用导致谷粒氧化酸败,在加工过程中一般也被除去。因此,谷粒中人们最感兴趣的部分是富含淀粉和蛋白质的胚乳。除去外壳和胚芽还可提高胚乳在加工食品中的功能性质。以面包为例,如果在磨制面包用面粉前不将麦麸除去,用这种面粉制成的白面包,颜色、风味和体积都会大受影响。

近年来越来越多的研究证实精制谷物不利于维持人体健康,并由此产生"全谷物"(whole grain)的概念。全谷物是指未经过精细加工或虽经初步加工(如碾磨 / 粉碎 / 压片)但仍然保留了完整谷物所具备的胚乳、胚芽、麸皮组成及其天然营养成分的谷物。各类谷物如果加工得当,均可作为全谷物的良好来源。和精制谷物相比,全谷物含有更丰富的膳食纤维、提供的能量相对较低,但保留了更多营养素,以及较为丰富的植物化学物,不仅提高了营养素密度,还有助于促进肠道蠕动,降低血糖、血脂,提高抗氧化能力,对人体有更好的健康益处。全谷物食品(whole grain food 或 whole grain products)指以全谷物为原配料制作的食品,但是原料中全谷物的配比达到多少才可声称为"全谷物食品",各国定义有所差异。Jacobs 等较早地定义了"全谷物食品"为配料中含有 ≥ 25% 全谷物或以麸皮为原料的谷物食品;美国食品药品监督管理局(FDA)则规定配料中含有 ≥ 51% 全谷物的食品才可以声称为"全谷物食品"。近二十年来中国居民营养与健康调查显示,我国居民对全谷物(即传统的"粗粮")消费明显下降,目前我国居民以食用精白米面为主,这可能增加了我国居民慢性非传染性疾病的发生风险。中国居民膳食指南建议食物以谷物为主,并增加全谷物摄入(每天摄入全谷物和杂豆类 50~150g)。

(二)谷类组成成分和营养物质

1. **蛋白质** 谷物蛋白质含量一般在 7.5%~15.0%,燕麦和青稞分别可达 15% 和 13%,由于谷类是我国人民传统主食,所以目前它仍是我国居民膳食蛋白质的主要来源。在谷类蛋白质必需氨基酸含量中,赖氨酸的含量较低,尤其是小米和小麦中赖氨酸最少。谷类蛋白质中赖氨酸为第一限制氨基酸,第二限制氨基酸多为苏氨酸(玉米为色氨酸)。它们的生物学价值比较低,除莜麦、大米及大麦生物效价可达 70 左右外,一般为 50~60(表 2-1)。小米、玉米和高粱的蛋白质还都含有过高的亮氨酸,这对氨基酸平衡更为不利。为改善谷类蛋白质的营养价值,可用所最缺少的氨基酸进行强化,或根据食物蛋白质互补作用的原理与相应的食物蛋白质共食,都可达到同样的目的。如马铃薯的蛋白质中赖氨酸很丰富,玉米蛋白质中缺乏赖氨酸和色氨酸,而小米和马铃薯中色氨酸较多。因此,把多种粮食混合食用,可以起到蛋白质的互补作用,提高谷类蛋白质的营养价值。

表 2-1 几种蛋白质的生物效价和功效比值

蛋白源	生物效价	功效比值
大米	77	1.36~2.56
小麦	67	1.0
玉米	60	1.2
大豆	58	0.7~1.8
鸡蛋	100	4.0

2. **碳水化合物** 淀粉是谷物中的主要成分,占 40%~70%,多集中于胚乳的细胞内。稻米中还有一定量的单糖,主要是葡萄糖,此外还有少量的果糖、蔗糖、麦芽糖和棉籽糖等。普通小麦籽粒中含有 2.8% 左右的糖,包括葡萄糖、果糖、半乳糖、蔗糖、麦芽糖和棉籽糖等。正常小麦籽粒中游离态的麦芽糖含量很少,而在小麦发芽过程中,小麦籽粒内的淀粉受淀粉酶的水解作用,产生大量的麦芽糖。因此,可以通过测定小麦粒中麦芽糖的含量判断小麦发芽损伤的程度。小麦胚芽的含糖量高达 24%,也主要是蔗糖和棉籽糖,其中蔗糖居多,占 60%。由于小麦胚芽内含糖量较多,而且糖又具有吸湿性,加工时如将胚芽磨入面粉,不利于面粉的保存。

谷物胚乳中纤维素的含量一般仅为 0.3% 或更少。燕麦中半纤维素水平高于大多数谷物,β- 葡聚糖的含量为 4%~6%。许多动物和人体临床试验研究结果已经证实,燕麦麸皮中的可溶性半纤维素,主要为 β- 葡聚糖物质,具有降低人体血清胆固醇的功能。稻米胚乳中半纤维素的含量很低,其成分是一种由阿拉伯糖、木糖、半乳糖、蛋白质和大量的糖醛酸构成的混合物。

3. **脂类** 谷类中脂肪含量一般都不高,约为 2%,主要集中于谷胚和谷皮部分。小麦、玉米胚芽含大量油脂,不饱和脂肪酸占 80% 以上,其中亚油酸约为 60%。

4. **维生素** 谷物或多或少都含有某些维生素,是维生素的良好来源。谷物品种不同,含有的维生素种类和数量也不同。但谷物籽粒中维生素含量很少,且绝大部分在籽粒的胚和糊粉层里面,易在加工中丢失。B 族维生素和维生素 E 是谷物籽粒中最重要的维生素。

谷物胚芽中富含维生素 E,小麦胚芽中含量最高,玉米胚芽次之。小麦胚芽中维生素 E 的含量为 30~50mg/100g,是植物原料中含量最高的,且以 α- 生育酚为主要成分,后者在体内的生理活性最高。因此,小麦胚芽成为研究开发天然维生素 E 的主要原料。

谷类为膳食中 B 族维生素,特别是硫胺素(维生素 B_1)、烟酸的重要来源。B 族维生素在小麦籽粒中的分布是不平衡的,主要集中于吸收层、胚芽和糊粉层中,纯胚乳中的含量很低。小麦粉的加工精度越高,维生素损失就越严重。谷类的烟酸有一部分为结合型存在,不易被人体利用。特别是玉米中主要为结合型烟酸,只有经过适当的烹调加工使其变为游离型烟酸,才能被人体吸收利用。大部分谷类不含维生素 C、维生素 D、维生素 A,只有黄玉米和小米含有少量类胡萝卜素,荞麦含有少量维生素 C。

5. **矿物质** 谷类一般含无机盐 1.5%~3%,主要存在于谷皮和糊粉层部分。加工后的谷物矿物质含量不高。谷物籽粒中的矿物质元素组成随谷物种类、品种、种植区域、气候条件、施肥状况等不同而不同,在籽粒中的分布也不均衡,以糊粉层中的含量最高,内胚乳中的含量最低。在谷类全部灰分中,50%~60% 为磷(P_2O_5),多以植酸钙镁盐的形式存在,出粉率高的面粉含植酸量较多,将对食物中 Ca、Fe、Cu、Se 及 Zn 等元素的吸收有不良的影响。特别在幼儿中,维生素 D 不足比较多见,植酸过多对钙等吸收的影响可能表现更为明显。

(三)常见谷物的营养特点

1. **稻谷** 较之其他谷物,稻米蛋白质的质量较优,主要表现在下列三个方面:①赖氨酸含量较高。②稻米蛋白的氨基酸配比较其他谷物合理,仅赖氨酸和苏氨酸较欠缺,其分别为第一限制性氨基酸和第二限制性氨基酸。③蛋白质利用率高。与其他谷物蛋白质相比,其生物效价和蛋白质功效比值都较高,见表2-1。

稻谷中直链、交链淀粉含量和比率是稻谷的重要品质特性。影响吸水性、膨胀性、蒸煮中固体物质的溶解性、颜色、光泽、黏弹性和米饭柔软性的主要因素是直链淀粉含量。一般直链淀粉含量低的大米膨胀率低,米饭黏性强,反之直链淀粉含量高的米膨胀率高,米饭的黏性差。一般籼米直链淀粉含量高于粳米,因此籼米饭松散黏性差,粳米则相反。但不能据此判断蒸煮品质的好坏,而只能说明不同类型米的蒸煮特点。此外蛋白质含量高的大米比蛋白质含量低的大米,蒸煮所需时间短,米饭白而疏松。不同的加工方式,对蒸煮品质也有影响。

2. **小麦** 按麦粒粒质可分为硬小麦与软小麦。不同种类的小麦其面筋、品质、出粉率、粉色均有所不同。硬麦的蛋白质含量较高,面粉强度也相应较高,可形成弹性更强的面团。由于高弹性是面团焙烤时体积大幅度膨松所必需的,因此硬麦面粉更适于制作面包。软麦的蛋白质含量较低,面粉强度较差,易形成强度较低面团或面糊,因而也更适于制作蛋糕。

面团经连续用水搓洗,淀粉和水溶性物质渐渐离开面团,可得到较纯的面筋(gluten),是小麦蛋白质吸水胀润而形成网状结构,是小麦面粉中最重要的功能性蛋白质。在所有谷物粉中,仅有小麦粉能通过发酵制作面包、馒头等食品,而面筋蛋白质正是小麦具有独特性质的根源。

3. **燕麦** 又名莜麦,营养价值很高,是一种高能量食物,其蛋白质和脂肪的含量高,被称为"耐饥抗寒的食品"。莜麦脂肪含量为小麦的 4 倍,脂肪酸中的亚油酸占 38%~46%,油酸也比大多数其他谷物多。脱壳燕麦中的大部分脂类(80%)是在胚乳中,而不是在胚芽或糠层中,这一点也是燕麦的独特性质。从脱壳燕麦的不同部位提取的脂类中,其脂肪酸组成差异不大。燕麦的蛋白质含量比小麦高,其氨基酸配比合理,脱壳燕麦的蛋白质含量通常比其他谷物高得多,大多数燕麦产品是整粒产品,含有籽粒的全部组分,由于加工过程中受到轻度的处理而保存了全部生物价。燕麦富含可溶性膳食纤维 β- 葡聚糖,此外还含有其他禾谷类作物中缺乏的生物活性物质如皂苷,具有降低胆固醇、甘油三酯,控制血糖,调节肠道,提高免疫力等生理功能。单一品种的谷类与健康关系的文献以燕麦最多,集中于研究燕麦与胆固醇、心血管疾病、肠道功能、血糖控制等。从多方面看,燕麦与其他谷物相比,在营养上显然是占优势的。

二、薯类

薯类包括马铃薯、甘薯、木薯等,是我国传统膳食的重要组成部分。他们除了提供丰富的碳水化合物、膳食纤维外,还有一定量的矿物质和 B 族维生素,兼有谷类和蔬菜的双重好处。中国居民膳食指南建议每天摄入薯类 50~100g，作为主食可取代一部分米面。

根据薯类的生物学特征和生长习性，薯类主要分类如下（表2-2）：

表2-2 薯类的主要分类

食物名称	俗名	别名	可食部分	分布地带
甘薯	红薯	番薯、地瓜、红苕	块根	热带及温带
马铃薯	土豆	洋芋、土豆、山药蛋	块茎	热带及温带
薯蓣	山药	薯药、薯芋、延章、玉延、淮山	块根	热带及温带
芋艿	芋	芋艿、芋奶、芋鬼、香芋	球茎	温带
蒟蒻	魔芋	芋头	球茎	温带
菊芋	洋姜	生姜芋、鬼芋、鬼子姜	块茎	热带及温带
木薯	木薯	树薯、树番薯	块根	热带及温带
豆薯	豆薯	凉薯、萝沙果、地萝卜、土瓜	块根	热带及温带
菊薯	雪莲果	菊薯、雪莲薯、地参果、雅贡、亚贡	块根	热带及亚热带

营养学上，食用的薯类主要是马铃薯、甘薯，因其淀粉含量丰富，可以替代主食。

（一）马铃薯

马铃薯（potato）块茎含水量为 80%，碳水化合物含量为 17.2%，主要为淀粉，蛋白含量平均约 2%，脂肪含量很低，不足 1%。维生素和矿物质含量和一般蔬菜差不多。

马铃薯可加工成食品、全粉、淀粉等经济价值较高的商品，我国加工产品主要是粉丝、粉条和粉皮等传统产品，加工量只占总产量的 10% 左右。在欧美国家，马铃薯被加工成名目繁多的各种食品，备受人们喜爱。

马铃薯龙葵素是一种弱碱性的生物碱，可溶于水，遇醋酸极易分解；高热、煮透亦能破坏其毒性。正常情况下，每 100g 土豆中含少量龙葵素，阳光暴晒后可增加，而变青、发芽、腐烂的土豆中龙葵可增加 50 倍以上，吃 0.2~0.4g 龙葵素便会中毒。龙葵素对消化道黏膜有较强刺激作用，并可降低胆碱酯酶活性而产生神经系统症状，且高剂量的龙葵素有细胞溶血作用。

（二）甘薯

一般甘薯（sweet potato）块根中约含 75% 的水分、25% 的碳水化合物（其中 5% 左右为糖分），其他为少量的蛋白质、油脂、纤维素、半纤维素、果胶、灰分等。甘薯中蛋白质含量低，为 1.1%~1.4%，但比大米、面粉中比较稀缺的赖氨酸的含量丰富。维生素 A、维生素 B_1、维生素 B_2、维生素 C 和烟酸的含量都比其他谷类食物高，钙、磷、铁等矿物元素较多。甘薯中尤其以胡萝卜素（红色薯肉）和维生素 C 的含量丰富，这是其他粮食作物含量极少或几乎不含的营养素。所以甘薯若与米、面混食，可提高主食的营养价值。和马铃薯相比，甘薯含有大约相等的热值，较少的蛋白质和维生素 C 和较多的维生素 A。

第二节 蔬菜和水果

一、蔬菜

蔬菜是人类膳食中微量营养素贡献较高的品类,其中某些重要的维生素如维生素C、胡萝卜素及矿物质十分丰富,是微量营养素的主要来源。

(一)蔬菜的分类

目前我国的蔬菜种类有上百种,其中普遍栽培的有50~60种,在同一种类中,又有许多变种,每一变种还有许多品种。关于蔬菜的定义和分类有不同标准,按照植物学的分类,蔬菜可分为多种,主要目标是区别种、纲、目等,区分植物生理形态等的差别。例如种子、被子植物,单子叶、双子叶植物,十字花科植物(豆科、茄科、葫芦科、伞形、菊科、百合、禾本科等)。按照农学的分类,参考《中国食物成分表2004》蔬菜类中的分类,将蔬菜分如下9个亚类,见表2-3。也有把野生蔬菜(蕨菜、薇菜、发菜、马齿苋、薄菜、车前草、茭蒿、沙芥、马兰、荠菜)、芽菜(绿豆芽、黄豆芽、萝卜芽、苜蓿芽)和芥菜区别开来。

表2-3 蔬菜的常见分类

类别	主要品种
根菜类	萝卜、胡萝卜、芜菁、牛蒡等
嫩茎、叶、花菜类	大白菜、小白菜、乌塌菜、紫菜苔、苔菜、花椰菜、青花菜、芥菜、菠菜、芹菜、莴苣、蕹菜、苋菜、黄秋葵、竹笋等
瓜茄类	番茄、茄子、甜椒、黄瓜、冬瓜、南瓜、笋瓜、西葫芦、菜瓜、丝瓜、苦瓜、瓠瓜、佛手瓜等
水生蔬菜类	莲藕、茭白、慈姑、荸荠、菱角
野生蔬菜	蕨菜、发菜、马兰头、香椿、苜蓿等
葱蒜类	韭菜、大葱、洋葱、大蒜等
鲜豆类	菜豆、蚕豆、豇豆、扁豆、刀豆、豌豆等
菌藻类	口蘑、榛蘑、平菇、香菇、草菇、猴头菌、木耳、银耳、竹荪等
薯芋类	马铃薯、山药、姜、芋头、豆薯、魔芋等

(二)蔬菜组成成分和营养物质

1. **水分** 正常的含水量是衡量新鲜蔬菜鲜嫩程度的重要特征,一般蔬菜中含有65%~95%的水分,多数蔬菜的含水量一般在90%以上,这使得其中营养素的含量较低,但营养质量指数不低。

2. **蛋白质** 蔬菜不是人类蛋白质的主要来源,不同种类的蔬菜蛋白质含量相差很大。新鲜蔬菜蛋白质含量通常在3%以下。在各种蔬菜中,以鲜豆类、菌类和深绿色叶菜蛋白质含量较高,如鲜豇豆蛋白质含量为2.9%,蘑菇为2.7%,苋菜为2.8%。某些蔬菜(如菠菜、豌豆苗、豇豆、韭菜、菌类蔬菜等)赖氨酸比较丰富,可和谷类发生蛋白质营养互补。

3. 碳水化合物和膳食纤维　蔬菜所含的碳水化合物包括糖、淀粉、纤维素、半纤维素和果胶等。大部分蔬菜的碳水化合物含量较低，仅为 2%~6%。蔬菜中以胡萝卜、洋葱和南瓜等含糖较多。蔬菜中主要的糖类是葡萄糖、果糖和蔗糖，其他糖类的量很少，如芹菜、西芹中的芹菜糖，豆科所含棉籽糖、水苏糖、毛蕊糖，十字花科和葫芦科所含甘露(糖)醇等。水生蔬菜如藕、菱、荸荠等蔬菜中都含有丰富的淀粉，包括直链淀粉和支链淀粉。蔬菜的成熟度与其含糖量有密切的关系，一般随着成熟度增加而含糖量增加，块茎、块根蔬菜，其含糖量反而随着熟度的增高而下降。

蔬菜中纤维素、半纤维素等膳食纤维含量较高，鲜豆类在 1.4%~4.0% 之间，叶菜类通常达 1.0%~2.2%，瓜类较低，在 0.2%~1.0% 之间(表 2-4)。纤维素与半纤维素在蔬菜的不同部位分布不均匀，主要存在于皮层、输导组织和梗中。纤维素含量少的部位，肉质软嫩，反之则肉质粗、皮厚多筋，食用质量差。在蔬菜组织中，纤维素、半纤维素、木质素、果胶等物质总是结合在一起，决定着蔬菜的质地、硬度、脆度、口感等品质指标。

表 2-4　蔬菜中的膳食纤维含量

单位：g/100g 食部鲜重

蔬菜名称	膳食纤维	蔬菜名称	膳食纤维	蔬菜名称	膳食纤维
毛豆	4.0	芥菜头	1.4	甘蓝	1.0
香菇	3.3	韭菜	1.4	大白菜	0.8
蚕豆菜	3.1	芹菜	1.4	豆薯	0.8
豌豆(带荚)	3.0	蒜黄	1.4	南瓜	0.8
豇豆	2.7	甜椒	1.4	绿豆芽	0.8
苋菜	2.2	苦瓜	1.4	马铃薯	0.7
菜豆	2.1	蕹菜	1.4	冬瓜	0.7
蘑菇	2.1	球茎甘蓝	1.3	莴笋	0.6
豌豆苗	1.9	大葱	1.3	丝瓜	0.6
茭白	1.9	茄子	1.3	番茄	0.5
竹笋	1.8	花椰菜	1.2	黄瓜	0.5
蒜苗	1.8	藕	1.2	海带	0.5
刀豆	1.8	韭黄	1.2	西瓜	0.3
荠菜	1.7	胡萝卜	1.1	琼脂	0.1
菠菜	1.7	芜菁	1.1		
芥蓝	1.6	小白菜	1.1		
草菇	1.6	萝卜	1.0		
黄豆芽	1.5	芋	1.0		

资料来源：杨月欣. 中国食物成分表. 北京：北京大学医学出版社，2019.

4. 维生素　蔬菜含有人体需要的维生素 C、维生素 B_1、维生素 B_2、维生素 B_6、烟酸及胡萝卜素，在我国目前的膳食结构中，机体所需的胡萝卜素和维生素 C 绝大多数是由蔬菜提供的。绿、黄、橙等色泽的蔬菜均含有较丰富的胡萝卜素,尤其是深色的蔬菜,如韭菜、苋菜、胡萝卜、蕹菜、菠菜、莴笋叶等含量都在 2mg/100g 以上。浅色蔬菜中胡萝卜素含量较低。维生素 C 在各种新鲜的绿叶菜中含量丰富,其次是根茎类,一般瓜类含量较少。富含维生素 C 的食物见表 2-5。

表 2-5　蔬菜中的维生素 C 含量

单位:mg/100g

食物名称	维生素 C	食物名称	维生素 C
刺梨 [茨梨,木梨子]	2 585	甜椒 [灯笼椒,柿子椒]	72
酸枣	900	芥菜(大叶)[盖菜]	72
枣(鲜)	243	番石榴 [鸡矢果,番桃]	68
沙棘	204	豌豆苗	67
苜蓿 [草头,金花菜]	118	辣椒(青,尖)	62
萝卜缨(白)	77	菜花 [花椰菜]	61
芥蓝 [甘蓝菜,盖蓝菜]	76		

资料来源:杨月欣.中国食物成分表.北京:北京大学医学出版社,2019.

含维生素 B_1 较多的蔬菜有金针菜、香椿、香菜、藕等。新鲜的绿叶菜和豆类蔬菜是核黄素(维生素 B_2)的重要来源。烟酸是蔬菜和其他食物中普遍存在但含量甚微的一种维生素。富含维生素 B_6 的蔬菜有豌豆、马铃薯、花生、白菜、绿叶蔬菜等。维生素 E(生育酚)和维生素 K 是两类脂溶性维生素,在绿叶蔬菜中有一定的含量。维生素的含量既与蔬菜的品种、栽培条件有关,因成熟度和结构部位不同而异。例如野生蔬菜维生素 C 的含量多于栽培的,而大地栽培的又多于保护地栽培的;在成熟番茄中,维生素 C 和胡萝卜素含量均高于未成熟的;在胡萝卜直根顶部和外围组织中胡萝卜素又多于直根下部和髓部。

5. **矿物质**　蔬菜水果中含有丰富的矿物质,如钙、磷、铁、钾、钠、镁、铜等,是膳食中矿物质的主要来源,对维持体内酸碱平衡起重要作用。蔬菜中含有几十种矿物质元素,其中以钾含量为最高,占其灰分总量的 50% 左右,由于钾盐能促进心肌的活动,因此蔬菜对心力衰竭及高血压有一定的疗效。含钾较多的有豆类蔬菜、辣椒、蘑菇等;蔬菜也是钙和铁的重要膳食来源。不少蔬菜中的钙含量超过了 100mg/100g,如油菜、苋菜、萝卜缨、芹菜等。绿叶蔬菜铁含量较高,含量在 2~3mg/100g 间。但某些蔬菜如菠菜、蕹菜等因含有较多的草酸,不仅影响本身所含钙和铁的吸收,而且还影响其他食物中钙和铁的吸收。因此在选择蔬菜时,不能只考虑其钙的绝对含量,还应注意其草酸的含量。草酸是一种有机酸,能溶于水,故食用含草酸多的蔬菜时,可先在开水中烫一下,去除部分草酸,以利钙、铁的吸收。含锌较多的蔬菜有大白菜、萝卜、茄子、南瓜、马铃薯等。锰缺乏也会影响发育,而植物性食品是锰的主要来源,如甜菜、包心菜、菠菜和干果等含锰都较丰富。

(三)其他物质

蔬菜中成分复杂,营养成分只是其中极少的部分而已。由于其特有的颜色、气味、形态等丰富多彩,蔬菜的成分也多种多样。

1. **硫代葡萄糖苷**　硫代葡萄糖苷(glucosinolates)简称硫苷或芥子油苷,其降解产物是异硫氰酸酯类(芥子油),是十字花科植物中特有的次生代谢产物,是构成十字花科蔬菜特殊辛香风味的主要来源,不同的异硫氰酸酯构成了十字花科蔬菜特殊风味,如白菜类的清鲜味、甘蓝类的苦味及萝卜的辛辣味,主要由不同硫苷的降解产物形成。研究发现,硫苷的降解产物可以抑制由多种致癌物诱发的癌症,还可作为天然的抗虫、抗菌剂。但是,某些硫苷会抑制动物对碘的吸收而导致甲状腺功能障碍。十字花科类蔬菜包括白菜类(如大白菜、小白菜),甘蓝类(卷心菜、花菜、西蓝花),芥菜类,白萝卜等。

2. **类黄酮**　类黄酮(flavonoids)属于植物次生代谢产物,是广泛分布在植物中的一大类多酚化合物,并常以糖苷形式存在,依结构不同可主要分为以下几类,黄酮、黄酮醇、黄烷酮、黄烷醇、异黄酮(isoflavonoid),其中后三种属于黄花素。有人也将花青苷(anthocyanin)归为类黄酮。蔬菜中主要存在 5 种形式的类黄酮,即山奈黄素、槲皮素、杨梅黄酮、芹菜苷配基、毛地黄黄酮。前三种属于黄酮醇,后两种属于黄酮。类黄酮类化合物抗氧化能力强,是一类供氢型的自由基清除剂,通过与铁络合而抑制了过氧化氢酶驱动的 Feton 反应;并且通过还原 α-生育酚自由基,使生育酚得到再生,同时猝灭了单线态氢。

3. **有机硫化物**　有机硫化物主要存在于葱属蔬菜中,如大蒜、洋葱、大葱、韭菜、韭葱等。葱属蔬菜风味组分并非原本就存在于组织中,大部分是当组织细胞破碎时,由细胞中酶作用产生。已知葱属辛辣味的主要来源为经 γ-胺盐基转肽酶及蒜氨酸酶作用而生成含硫化合物。葱和蒜在组织被破坏时散发出特有的气味,是其所含的蒜氨酸在酶作用下形成的蒜素引起的。葱蒜类蔬菜中的有机硫化物对人体具有特殊的生理效应,如在预防心血管疾病、调节血糖及免疫调节等方面。

国内外关于蔬菜总摄入或部分类别蔬菜摄入量与常见慢性病关系的研究报道是最多的,健康效果也较明确。《食物与健康——科学证据共识》对蔬菜与健康的综合评价显示,蔬菜摄入总量增加可降低全因死亡率、心血管疾病发病率和死亡率及部分癌症(食管癌、结肠癌、肝癌、鼻咽癌)的风险;在蔬菜亚类中,绿色叶菜类降低糖尿病及肺癌的发病风险,增加十字花科摄入量可降低肺癌、胃癌和乳腺癌的风险,提示该类蔬菜对癌症的预防作用优于其他蔬菜。

二、水果

水果是多汁且大多数有甜味或酸味的植物果实和种子的统称,为人体提供水分、糖类、矿物质、维生素 C、胡萝卜素、膳食纤维等营养和保健成分。

(一)水果分类和特点

按照生长期,水果分为:①乔木果树,如苹果、梨、核桃等;②灌木果树,如树莓、醋栗、越橘等;③藤本果树,如葡萄、猕猴桃、西番莲等;④多草生草本果树,如香蕉、菠萝、草莓等。通常按果实形态和生理特征等分为如下几类,见表2-6。

表2-6　水果分类和特点

分类	品种	特点
仁果类	苹果、梨、山楂等	食用部分主要由肉质的花托发育而成,子房形成果芯,果芯内有数个小型种子。相对核果而言,仁果的可食部通常较高,由于品种多,在营养上无特别共性

分类	品种	特点
核果类	桃、杏、李、梅、樱桃、枣等	大多由外中内果皮构成,外果皮较薄,中果皮肉质为主要食用部分,内果皮木质化,坚硬成核,核中有仁
浆果类	葡萄、柿子、无花果、石榴、猕猴桃、桑椹、草莓等	浆汁多,皮薄或无皮,可食部高,浆果常分属于不同科属的多种植物,其营养成分因果实不同而异
柑橘类	橘、柑、橙、柚、金橘、柠檬等	果实外皮为革质,中果皮较疏松,内果皮多形成囊瓣,我国的柑橘类水果品种较多,维生素C含量丰富
瓜类	西瓜、甜瓜、哈密瓜等	
亚热带和热带水果	菠萝、香蕉、甘蔗、火龙果、芒果、橄榄、榴莲、杨桃、椰子、番石榴、番木瓜、菠萝蜜、红毛丹、山竹、荔枝和龙眼等	生长在热带或亚热带地区,并非植物学的分类,普遍甜度较高

(二)水果的化学组成和营养成分

水果表层细胞壁外有角质和蜡质成分,可以限制水果的呼吸作用和水分的丢失。主要食用部分为薄壁细胞,其中可溶性成分主要来自植物细胞中央的液泡。中间层中所含果胶物质的黏合作用维持了组织的完整性。不溶性膳食纤维则来自细胞壁部分和厚角组织。

水果中可食部分的主要成分是水、碳水化合物、维生素和矿物质,以及少量的含氮物和微量的脂肪。此外,还含有有机酸、多酚类物质、芳香物质、色素等成分。

1. 水分 多数水果含水分达85%~90%。这使得水果在食物成分表内按每100g计,各种营养素的成分偏低。而加工过程中去掉水分的果脯中,矿物质等非水溶性营养素大大增加。

2. 碳水化合物 水果含碳水化合物较蔬菜高,在5%~30%之间,主要以双糖和单糖形式存在,蔗糖和还原糖含量为5%~20%,水果干品的糖含量可高达50%以上。由于含有糖分,水果是膳食中能量的补充来源之一。果实中的甜味来源主要是葡萄糖、果糖和蔗糖。苹果和梨以果糖为主,葡萄、草莓以葡萄糖和果糖为主。这几种糖的比例和含量则因水果种类、品种和成熟度的不同而异。除去葡萄糖和果糖,水果中其他单糖的含量甚微。除了香蕉之外,淀粉仅在未成熟水果当中存在。随着果实的成熟,其中淀粉分解,糖分含量提高,成熟后淀粉含量降至可忽略的水平。但香蕉是个例外,成熟香蕉中的淀粉含量高达3%以上。

水果中含有较丰富的膳食纤维,主要是纤维素、半纤维素和果胶,其中较为重要的是果胶。果胶是植物细胞壁当中的重要成分,起到细胞间黏着的作用。因此果胶物质的变化与水果的口感有着极为密切的关系。果胶物质在水果当中以原果胶、果胶、果胶酸三种形式存在。原果胶不溶于水,与纤维素和半纤维素结合存在,经果胶酶水解后形成果胶;果胶可溶,存在于植物汁液当中;果胶经过果胶酯酶水解,生成果胶酸,它无黏着性,微溶于水,但可与金属离子生成沉淀。未成熟果实当中含有大量原果胶,组织呈现坚硬状态;成熟过程当中原果胶逐渐水解为果胶,果实变软;过度成熟果实中的果胶被水解为果胶酸,果实过软而无法储存运输。因此,水果中果胶的含量和组分都受到成熟度的强烈影响。随着成熟度的提高,总果胶含量下降,果胶当中的不溶性组分下降,而可溶性组分增加。果胶也是水果加工品的重要成分,具有增稠、悬浮、形成凝胶等功能性质。富含果胶的水果可以制成果酱,在低 pH 值和高糖度条件下可生成弹性极佳、口感细腻的凝胶,山楂糕中的凝胶物质即为山楂中天然存在的果胶。

3. **蛋白质** 水果蛋白质含量多在 0.5%~1.0% 之间,此外还含有游离氨基酸。水果中的蛋白质主要为酶蛋白,参与碳水化合物代谢、脂类代谢等,在这些酶类之中,对品质影响较大的是果胶酶类和酚氧化酶。在果实成熟和衰老过程中,果胶酶类可使细胞壁中与纤维素和半纤维素结合在一起的原果胶水解成果胶、果胶酸以及半乳糖醛酸,水果逐渐软化。酚氧化酶催化邻二酚类物质为邻二醌,并进一步氧化缩合成为黑色素,这就是苹果等水果切开后褐变的原因所在。在水果产品的加工过程中,抑制酚氧化酶的活性是非常重要的环节。生产中采用热烫灭酶、添加二氧化硫或亚硫酸盐类酶抑制剂、调整 pH 值、螯合酚氧化酶中金属离子、隔绝氧气等方法来抑制水果原料在加工过程中的酶促褐变。此外,某些水果中含有较丰富的蛋白酶类,如菠萝、木瓜、无花果、猕猴桃等。这些蛋白酶可嫩化肉类,如木瓜蛋白酶已经成为食品工业和生化行业的重要原料。

4. **脂类** 水果中脂类物质含量很低,多在 0.1%~0.5% 之间,因此,水果不是膳食中蛋白质和脂肪的重要来源。但少数水果(牛油果、榴莲)脂肪含量较高,例如,牛油果含脂肪达10% 以上。

5. **矿物质** 水果中的矿物质含量在 0.4% 左右,主要矿物质是钾、镁、钙等,钠含量较低。在膳食当中,水果是钾的重要来源。其中一些水果含有较为丰富的镁和铁,如草莓、大枣和山楂的铁含量较高,而且因富含维生素 C 和有机酸,其中铁的生物利用率较高。

水果干制品也是矿物质的重要来源。经过脱水处理之后,果干中的矿物质含量得到浓缩而大幅度提高。杏干、葡萄干、干枣、桂圆、无花果干等均为钾、铁、钙等矿物质的膳食补充来源之一。

6. **维生素** 水果含有除维生素 D 和维生素 B_{12} 之外的几乎各种维生素,但其 B 族维生素含量普遍较低。膳食中具有重要意义的维生素是维生素 C 和胡萝卜素,但香蕉中含叶酸和维生素 B_6 较为丰富。在各类水果中,柑橘类是维生素 C 的良好来源,而且可以一年四季提供充足的鲜果和果汁。草莓、山楂、酸枣、鲜枣、猕猴桃、龙眼等也是某些季节中维生素C 的优良来源。热带水果多含有较为丰富的维生素 C,半野生水果则维生素 C 含量普遍超过普通栽培水果。然而,苹果、梨、桃等消费量最大的温带水果在提供维生素 C 方面意义不大。具有黄色和橙色的水果可提供类胡萝卜素,包括芒果、黄桃、黄杏、柿子和黄肉甜瓜等。

水果中维生素的含量受到种类、品种的影响,也受到成熟度、栽培地域、肥水管理、气候条件、采收成熟度、储藏时间等的影响,因此即使同一品种,也可能产生较大的差异。水果不同部位的维生素 C 含量也有所差异。对于苹果来说,靠近外皮的果肉部分维生素 C 含量较高,而甜瓜则以靠近种子的部位维生素 C 含量较高。

水果加工品中的维生素 C 含量有所下降,但柑橘汁和山楂汁酸性较强,可保留较多的维生素 C。干制水果中的维生素 C 破坏较为严重,但干枣中可保留一部分。

(三)其他物质

水果中还含有大量有益健康的活性物质,如类胡萝卜素、黄酮类物质、有机酸、芳香物质等。

水果中有机酸含量为 0.2%~3.0%,以苹果酸、柠檬酸和酒石酸为主,此外还有乳酸、琥珀酸、延胡索酸等,有机酸因水果种类、品种和成熟度不同而异。仁果、核果、浆果和热带水果以柠檬酸为主,蔷薇科水果则以苹果酸为主,而葡萄中含有酒石酸,一些水果中还含有少量的草酸、水杨酸、琥珀酸、奎宁酸等,无花果和蓝莓中含有少量植酸。未成熟的果实中琥珀酸和延胡索酸较多。柠檬酸酸味圆润滋美,而苹果酸酸味后味更长,各种天然有机酸的不同配比是形成水果特定风味的重要因素,酸度通常是采收加工时机的主要指标之一。从营养上来说,多数有机酸可以提供少量能量,每克柠檬酸和苹果酸所提供的能量分别为2.47kcal(1kcal=4.184kJ)和2.39kcal,酒石酸在体内代谢为乙醛酸和羟基丙酮酸而参加代谢,但几乎不产生能量。有机酸能刺激人体消化腺的分泌,增进食欲,有利于食物的消化;有机酸也使食物保持一定的酸度,对维生素 C 的稳定性具有保护作用,此外有机酸还能起到螯合和还原的作用,促进多种矿物质的吸收。

《食物与健康——科学证据共识》对水果与健康的综合评价显示,水果摄入可降低心血管病和某些癌症(包括食管癌、胃癌、结直肠癌、肾癌与胰腺癌)的发病风险,预防成年人的肥胖和体重增长,但与糖尿病、代谢综合征、乳腺癌等的发病风险没有明显的关联;增加苹果、梨和香蕉的摄入可降低某些心血管疾病的风险,高柑橘类水果摄入可降低食管癌的发病风险。文献中尚未发现水果对健康有不利影响,有些研究考虑水果摄入过多会对血糖控制不利,增加糖尿病的发病风险,因此要限制水果的摄入量。但大部分研究表明,过多的水果摄入对 HbA1c 水平、体重和腰围并无影响,不会造成 2 型糖尿病发病风险的升高。虽然我国目前尚缺乏居民水果摄入量与疾病发病风险之间较系统的研究资料,但还是鼓励中国居民增加各类水果摄入量。

第三节　豆类和坚果

一、豆类及其制品

豆类及其制品可分为三大类,一是大豆,包括黄豆、青豆和黑豆,二是大豆制品,三是其他杂豆及其制品。

(一)大豆的主要成分

大豆起源于我国,已有四五千年的历史。我们的祖先经过漫长的人工驯化,将野生大豆培育成栽培大豆。大豆籽粒是由种皮、胚(胚根、胚轴、胚芽和子叶)所构成的。种皮除糊粉层含有一定量的蛋白质和脂肪外,其他部分几乎都是由纤维素、半纤维素、果胶质等所组成,而胚则主要以蛋白、碳水化合物和脂肪为主。成熟的大豆中含淀粉很少,主要成分是蛋白质和油脂。大豆营养丰富,是人类重要的膳食成分。

1. **蛋白质**　大豆含有人体所需各种必需氨基酸,特别是富含谷类蛋白质所缺乏的赖氨酸,但是大豆蛋白缺少含硫氨基酸,限制了机体对大豆蛋白的有效利用。大豆突出的优点是蛋白含量很高,一般为 35%~40%,高于其他禽肉类、鱼虾类、蛋类等优质蛋白质的食物来源,因此大豆蛋白是来自植物的优质蛋白质。大豆蛋白质的加工性能多种多样,具有乳化性、吸水性、持水性、黏性和凝胶性、起泡性等,在食品加工中常常利用其性能加工食品,改善食品口味。

2. **碳水化合物** 大豆中的碳水化合物含量较低,主要成分为棉籽糖、水苏糖、蔗糖、毛蕊花糖、阿拉伯半乳聚糖等。成熟的大豆中含淀粉很少,仅为 0.4%~0.9%,可以忽略不计。大豆的碳水化合物中约有一半是人体不能消化吸收的棉籽糖和水苏糖,因此在计算大豆营养价值时,碳水化合物宜折半计算。水苏糖和棉籽糖,都是由半乳糖、葡萄糖和果糖组成的支链杂糖,又称大豆低聚糖,是生产浓缩和分离大豆蛋白时的副产品。由于人体内缺乏水苏糖和棉籽糖的水解酶,它们可不经消化吸收直接到达大肠内,可为双歧杆菌所利用,而具有活化肠道内双歧杆菌并促进其生长繁殖的作用。水苏糖和棉籽糖在肠道微生物作用下产气,也是豆类容易胀气的原因之一。

3. **脂类** 大豆脂肪含量高达 15%~20%,其中多为不饱和脂肪酸,占 85%,且以亚油酸含量最为丰富,同时还含有较多的磷脂。大豆油在世界范围内正成为主要的食用油。大豆油脂对大豆的风味、口感等方面也有很大的影响,大豆制品如豆腐、豆乳中都必须含一定量的油脂,才能使口感滑润、细腻、有香气,否则会感到粗糙、涩口。

4. **维生素和矿物质** 大豆中钙的含量较高,每 100g 含钙约为 200mg,其他如磷、钾、镁、铁等含量也较高,但是大豆中含有的植酸影响了钙、镁的吸收。此外,近来有些研究者认为大豆不仅自身所含铁生物利用率低,而且也影响膳食中其他食物来源铁的生物利用率。大豆中的维生素 B_1 和维生素 B_2 含量和维生素 E 较高,但除了脂溶性的维生素 E 外,大部分维生素在加工中遭到破坏。

5. **其他物质** 除了营养物质外,大豆还有多种有益健康的物质,其中比较突出的是大豆异黄酮,大豆异黄酮存在于大豆种子中,含量为 0.1%~0.2%,是具有二羟基或三羟基的黄酮类化合物,具有类雌激素作用,也称为植物雌激素,能够弥补中年女性雌激素分泌不足的缺陷,缓解因雌激素不足引起的多种症状,有降血脂、改善更年期妇女骨质疏松、预防肿瘤等功能。大豆皂苷具有多种有益于人体健康的生物学效应。大豆甾醇的摄入能够阻碍胆固醇的吸收,降低血清胆固醇。随着大豆生产、加工量的大大提高,这些本来含量甚微并作为废料未加利用的物质逐步获得开发和利用,除了大豆异黄酮、大豆皂苷和大豆甾醇外,还有大豆膳食纤维、大豆低聚糖、大豆磷脂、大豆皂苷等,大豆的保健功能也因这些物质而凸显。《食物与健康——科学证据共识》中的综合评价显示,大豆及其制品消费可降低骨质疏松、高血压、高血脂、肥胖、乳腺癌、肺癌、前列腺癌、结肠癌和胃癌的发病风险。大豆中有益健康的非营养物质有重要的预防作用。

大豆中影响营养素吸收利用的物质蛋白酶抑制剂是存在于大豆、棉籽、花生、油菜籽等植物中,能抑制胰蛋白酶、糜蛋白酶、胃蛋白酶等的物质的统称。其中以抗胰蛋白酶因子(或称胰蛋白抑制剂)的存在最普遍,对人体胰蛋白酶的活性有部分抑制作用,妨碍蛋白质的消化吸收,对动物有抑制生长的作用。在 100℃条件下蒸煮大豆 9 分钟可破坏 87% 的抑制剂活性。浸泡也可降低抑制剂的活性。所以豆类在浸泡后可用稍温和的条件加工。虽然大豆在加工成大豆分离蛋白、组织蛋白或人造蛋白肉类产品的过程中可降低抑制剂对胰蛋白酶作用的程度,但抑制剂的活性仍然会存在。大豆中含有很多酶,其中脂肪氧化酶是产生豆腥味及其他异味的主要酶类。采用 95℃以上加热 10~15 分钟,使脂氧合酶失活,或完全脱去油脂等方法,均可脱去部分豆腥味。大豆中存在的植酸可与锌、钙、镁、铁等螯合,影响其吸收利用。

（二）常见大豆制品

据统计，到目前为止，大豆制品已有几千种之多，其中包括具有几千年生产历史的传统豆制品和采用新科学、新技术生产的新兴豆制品。传统大豆制品又分为发酵豆制品（包括腐乳、臭豆腐、豆瓣酱、酱油、豆豉）和非发酵豆制品（包括水豆腐、干豆腐等）。发酵豆制品的生产均需经过一个或几个特殊的生物发酵过程，产品具有特定的形态和风味，非发酵豆制品的生产基本上都经过清洗、浸泡、磨浆、除渣、煮浆及成型工序，产品的物态都属于蛋白质凝胶。新兴大豆制品又分为油脂类制品（包括大豆磷脂、精炼大豆油、色拉油、人造奶油、起酥油）、蛋白类制品（包括脱脂大豆粉、浓缩大豆蛋白、分离大豆蛋白、组织大豆蛋白、大豆蛋白发泡粉）和全豆类制品（豆乳、豆乳晶、豆乳粉、豆乳冰淇淋、豆乳冰棍），近几年还开发研究了一些具有保健功能的豆制产品如大豆磷脂制品、大豆低聚糖、大豆异黄酮、大豆纤维等；西方人还根据自己的饮食习惯开发出新的大豆食品，如豆腐三明治、大豆干酪、大豆布丁和大豆通心粉等。

我国居民日常摄入的豆制品以传统豆制品为主，大豆经过一定程度的加工，改善了风味和口感，也去除了大部分影响消化吸收的抗营养物质，使豆制品比大豆更有营养价值。我国常见的豆制品如下：

1. **豆芽**　大豆制成豆芽后，可以合成较多维生素 C 和游离氨基酸，豆芽中所含的热量较低，水分和膳食纤维较高，日常饮食中作蔬菜食用。

2. **豆腐及其制品**　豆腐及其制品包括豆浆、豆腐脑、豆腐干、豆腐皮、百叶等。黄豆浸泡、磨浆、除渣、煮浆后即为豆浆，进一步使用蛋白凝固剂（如石膏、葡萄糖 -6- 磷酸内酯）使豆浆中蛋白凝固，加压去水即为豆腐。进一步加压去水则为豆腐干，豆腐皮和百叶。这些豆制品的营养成分与大豆相近，保留了黄豆高蛋白、高钙的营养特点，在加工中去除了大部分脂肪，因而含量低，另外，豆制品经加工后，消除了大豆中影响营养成分消化、吸收的物质，从而使大豆的消化、吸收率大大地提高，如整粒大豆蛋白质的消化率为 65%，豆腐的消化率提高至 92.96%，钙、铁、锌等无机盐的吸收率也有所提高。传统的蛋白凝固剂如石膏也含钙，使豆制品的含钙量更高。

3. **大豆发酵制品**　大豆发酵制品包括豆豉、腐乳、豆汁和黄豆酱等，都是用大豆或大豆制品接种霉菌发酵酶解后制成的。经微生物作用后的大豆发酵制品可去除某些影响营养素吸收的因子，除了独具风味外，微生物可产生维生素 B_{12}、维生素 B_6、维生素 B_2 和维生素 K 等。

4. **其他大豆制品**　腐竹是大豆磨浆烧煮后，凝结干制而成的豆制品，浓缩了大豆中的精华，主要成分为蛋白和脂肪及膳食纤维，蛋白含量高达 44.6%，脂肪和碳水化合物均为 22% 左右，是一种营养丰富又可以为人体提供均衡能量的优质豆制品。腐竹须用凉水泡发，热水泡发的腐竹易碎。有些看起来颜色特别鲜亮的腐竹，生产过程中可能添加了化学物质"吊白块"，对人体健康有害。

（三）杂豆及其制品

杂豆是指除了大豆之外的其他干豆，如红豆、绿豆、蚕豆、芸豆、花豆、鹰嘴豆等。各种杂豆类营养价值大体相似，是高蛋白、低脂肪、中等淀粉含量的作物，含有丰富的矿物质和维生素，营养价值较高。每 100g 杂豆类可提供 340kcal 的能量，与谷物相当。杂豆中的碳水化合物主要成分是淀粉，占碳水化合物总量的 75%~80%，所以中国膳食指南推荐将杂豆类作为主食的一部分。杂豆的蛋白质含量虽较大豆为低,但大大高于谷类,通常含量为20%左右。和大豆一样,杂豆中含硫氨基酸较低,其蛋白质组成中较高的赖氨酸含量可以与谷物蛋白质互补。杂豆中脂肪含量低,为1%左右。杂豆中维生素和矿物质的含量较高,富含硫胺素、核黄素和烟酸,其中硫胺素及核黄素含量均高于禾谷类或某些动物食品;钙、磷、铁、锌等矿物质的含量较高,钠含量低,是人体矿物元素的重要来源。发芽籽粒中维生素C含量丰富,可作为一年四季的常备蔬菜。食用杂豆的传统方法之一是整粒煮食,整粒的杂豆提供了丰富的膳食纤维。

　　杂豆品种繁多,食用历史悠久,常见的加工和食用方法包括:①整粒食用。整粒豆子煮饭和煮粥,可以保留全部的营养素,尤其保留了外壳中的膳食纤维、维生素和矿物质等,是最健康最值得推荐的食用方法。②制作馅料。赤豆、绿豆、蚕豆、芸豆等制作各类点心常用的馅料,也是杂豆常见的食用方法之一。这种加工方法保留了杂豆大部分的蛋白、淀粉,但去壳后精加工过程丢失了膳食纤维和部分维生素及矿物质,制馅过程通常添加精制糖和油脂,降低了营养和食用价值。③加工为粉丝、粉皮等。蚕豆、绿豆等常用来加工粉丝和粉皮,其基本工艺是将富含淀粉的原料粉碎、过滤、晒干后获得淀粉,加入明矾打浆糊,经成型后晒干。因此粉丝和粉皮的主要成分是淀粉,相当于主食,但我国居民习惯将粉丝粉条加工成菜肴食用。

二、坚果

　　坚果又称壳果,共同特点是外有硬壳,内部可食部分含水量低而脂肪含量高,富含蛋白质、各种矿物质和B族维生素。坚果仁经炒、煎炸、焙烤后作为日常零食食用,也可加工制造多种小吃。

(一)坚果的分类

　　坚果可分树坚果和种子两类,前者如核桃、栗子、榛子、松子、银杏,后者如花生、向日葵、西瓜子等。按照脂肪含量的不同,坚果可以分为油脂类坚果和淀粉类坚果。前者富含油脂,包括核桃、榛子、杏仁、开心果、松子、腰果、花生、葵花子、西瓜子、南瓜子等;后者淀粉含量高而脂肪很少,包括栗子、银杏、莲子等。富含脂肪的坚果营养素优于淀粉类坚果。

(二)坚果的营养价值

　　坚果富含脂肪,是高能量食物,也富含蛋白质、各种矿物质和B族维生素。

　　1. **脂肪**　脂肪是油脂坚果类食品中极其重要的成分,油脂含量可高达44%~70%,其中松子、澳洲坚果更高达70%,故而绝大多数坚果类食品所含能量很高,可达500~700kcal/100g,过量食用不利于控制体重。但坚果类当中的脂肪多为不饱和脂肪酸,富含必需脂肪酸,是优质的植物脂肪。西瓜子、葵花子和核桃富含亚油酸;其中核桃和松子含有较多的 α- 亚麻酸;榛子、澳洲坚果、杏仁和美洲山核桃和开心果中所含的脂肪酸当中,57%~83% 为单不饱和脂肪酸。由于坚果类富含膳食纤维类物质和蛋白质,其中所含的脂肪进入血流的速度比动物性食品要缓慢,对血脂的影响比动物性食品或仅仅摄入橄榄油等富含单不饱和脂肪酸的食品更缓慢和有效。

　　2. **碳水化合物**　富含油脂的坚果中可消化碳水化合物含量较少,多在15%以下,如花生为5.2%,榛子为4.9%。富含淀粉的坚果则是碳水化合物的良好来源,如银杏含淀粉为72.6%,干栗子为77.2%,莲子为64.2%。他们可在膳食中与粮食类主食一同烹调,制成莲子粥、栗子窝头等食品。坚果类的膳食纤维含量较高,例如花生的膳食纤维含量达 6.3%,榛子为 9.6%,中国杏仁更高达 19.2%。其中除去纤维素、半纤维素等成分,还包括少量不能为人体吸收的低聚糖和多糖类物质。因此,含油坚果类是与豆类媲美的低血糖指数食品。栗子、莲子等虽然富含淀粉,膳食纤维含量在 1.2%~3.0% 之间,但由于其淀粉结构与大米、面粉不同,其血糖指数也远较精制米面低,如栗子粉的血糖指数为 65。

3. **蛋白质** 富含油脂的坚果蛋白质含量多在 12%~25% 之间。瓜子类的蛋白质含量更高,如西瓜子含 33.2%,南瓜子含 36.0% 以上。淀粉类干果中以栗子的蛋白质含量最低,4%~5%,芡实为 8% 左右,而银杏和莲子都在 12% 以上,与其他含油坚果相当。坚果类的蛋白质氨基酸组成各有特点,见表 2-7。总的来说,坚果类是植物性蛋白质的重要补充来源,但其生物效价较低,需要与其他食品营养互补后方能发挥最佳的营养作用。

表 2-7 几种坚果类食品与大豆和鸡蛋氨基酸组成的比较

	杏仁	巴旦杏	核桃	榛子	花生仁	芝麻	鸡蛋	模式
异亮氨酸	3.9	3.0	4.1	3.4	3.3	3.7	4.9	4.0
亮氨酸	7.3	5.8	7.8	7.0	6.5	6.9	8.1	7.0
赖氨酸	3.0	1.5	3.3	3.4	3.5	3.2	6.6	5.5
蛋氨酸	0.4	1.8	2.7	1.1	1.1	3.0	2.8	3.5
胱氨酸	1.1				1.4	3.0	1.9	
苯丙氨酸	5.6	6.3	7.5	7.4	4.9	4.3	4.8	6.0
酪氨酸	2.5				3.5	3.7	3.8	
苏氨酸	2.8	2.3	3.2	2.1	2.5	3.8	4.5	4.0
色氨酸	0.9	—		—	0.9	2.0	1.7	1.0
缬氨酸	4.8	5.2	4.3	4.1	3.9	5.1	5.4	5.0

资料来源:杨春. 杏仁的营养价值与开发利用[J]. 山西食品工业,1999(2):23-25.

李科友. 苦杏仁的氨基酸营养评价[J]. 林业科技开发,2001(4):2.

4. **维生素** 坚果类是维生素 E 和维生素 B 族的良好来源。杏仁中的维生素 B_2 含量特别突出,是核黄素的极好来源。富含油脂的坚果含有大量的维生素 E。很多坚果含少量胡萝卜素,一些坚果中含有相当数量的维生素 C,如欧榛中含维生素 C 达 22mg/100g,栗子、杏仁为 25mg/100g 左右,可以作为膳食中维生素 C 的补充来源。

5. **矿物质** 由于含水量少,按每 100g 计,坚果中钾、镁、锌、铜、硒等元素含量特别高,在其营养价值中具有重要意义。含钾量在植物中仅次于豆类,而钠的含量普遍较低。镁、锌、铜、硒的含量也在植物类食物中名列前茅。一些坚果含有较丰富的钙,如美国杏仁和榛子都是钙的较好来源。总的来说,富含淀粉的坚果矿物质含量略低,而富含油脂的坚果矿物质含量更为丰富。芝麻是补充矿物质的传统食品,其中钾、锌、镁、铜、锰等元素含量均高,黑芝麻更高于白芝麻。南瓜子仁也是矿物质的植物性最佳来源之一。巴西坚果富含硒,而开心果富含碘(表 2-8)。

表 2-8 常见坚果的营养成分表（每100g可食部）

食物名称	蛋白质 /g	脂肪 /g	碳水化合物 /g	膳食纤维 /g	钙 /mg	钾 /mg	铁 /mg	锌 /mg
南瓜子仁	33.2	48.1	4.9	4.9	16	102	1.5	2.57
西瓜子（炒）	32.7	44.8	14.2	4.5	28	612	8.2	6.76
花生仁（炒）	23.9	44.4	25.7	4.3	284	674	6.9	2.82
杏仁	22.5	45.4	23.9	8	97	106	2.2	4.3
榛子	20	44.8	24.3	9.6	104	1 244	6.4	5.83
葵花子仁	19.1	53.4	16.7	4.5	115	547	2.9	0.5
腰果	17.3	36.7	41.6	3.6	26	503	4.8	4.3
核桃	14.9	58.8	19.1	9.5	56	385	2.7	2.17
松子仁	13.4	70.6	12.2	10	78	502	4.3	4.61
山核桃（熟）	7.9	50.8	34.6	7.8	133	241	5.4	12.59

资料来源：杨月欣. 中国食物成分表 [M]. 北京：北京大学医学出版社，2019.

坚果是现代常用零食及油料作物的来源，对坚果与健康的综合评价的结果发现，适量摄入坚果可降低心血管疾病、全因死亡率、高血压和女性结肠癌发病风险，改善血脂异常，而与 2 型糖尿病的发病风险无关，其中适量摄入核桃可能降低 2 型糖尿病风险。

第四节　畜、禽、水产品及其制品

根据动物来源不同，一般将肉类分为畜、禽两大类。通常意义的肉类，包括肌肉组织、脂肪组织、结缔组织、骨组织。肌肉组织，也就是"瘦肉"部分，约占 40%~60%。在组织学上分为三类，即骨骼肌、平滑肌和心肌。心肌仅来源于动物心脏；构成内脏器官、血管的肌肉多为平滑肌组织，如经常食用的猪肚、鸭胗等；而人们最常食用的瘦肉，就是骨骼肌。脂肪组织，也就是"肥肉"部分，包括内脏脂肪与皮下脂肪，不同的动物种类、产地，动物身体不同部位以及不同畜龄，体内脂肪含量也完全不同，从 2%~5% 到 40%~50% 不等。肌肉内脂肪位于肌束膜（皮下）附近，其量及分布对于造成"大理石状"肉很重要。当脂肪含量多时，肉的嫩度会增加，因其稀释肌纤维及结缔组织的量，则入口后咀嚼力便减小，同时脂肪亦有润滑作用，可降低肉与牙齿间的摩擦力。构成结缔组织的蛋白质主要有两种：胶原蛋白和弹性蛋白。在胶原蛋白中，含有非常多的脯氨酸和羟脯氨酸。这两种氨基酸的空间结构构成使得胶原蛋白非常强韧。如果肉中含胶原蛋白多时，肉会较硬。弹性蛋白主要存在于韧带中，常用作连接骨骼或关节之用。

饮食营养学科中"水产品"一般指水产动物资源，可以分为淡水水产资源和海水水产资源两种。

一、畜肉类

畜类主要有猪、羊、牛、兔等哺乳类动物。

(一)化学组成和营养价值

1. 水分 肉组织保持水分的力量称为保水力(water-holding capacity),对肉的多汁性非常重要。绝大部分的水位于肌肉纤维间及肌浆内。越肥的肉,含水量越低,幼畜肉的含水量则较多。畜类的肌肉中水分含量约为75%。猪肉的肌肉中含水量为70%~80%,牛肉不同组织水分含量差异很大,其中肌肉含水70%,皮肤为60%,骨骼为12%~15%,脂肪组织中含水量较少,因此,牛越肥,其胴体水分含量越低。牛肉中的水分含量及其保水性与牛肉及其制品的组织状态、品质甚至风味直接相关。

2. 蛋白质 畜肉中的蛋白质含量为10%~20%,因动物的种类、年龄、肥瘦程度以及部位而异。猪肉的蛋白质含量平均在15%左右;牛肉高达20%;羊肉介于猪肉和牛肉之间;兔肉、马肉、鹿肉和骆驼肉的蛋白质含量也达20%左右;狗肉约17%。

畜类不同部位的肉,因肥瘦程度不同,其蛋白质含量差异较大。猪通脊肉蛋白质含量约为21%,后臀尖约为15%,肋条肉约为10%,奶脯仅为8%;牛通脊肉的蛋白质含量为22%左右,后腿肉约为20%,腑肋肉约为18%,前腿肉约为16%;羊前腿肉的蛋白质含量约为20%,后腿肉约为18%,通脊和胸腑肉约为17%。一般来说,心、肝、肾等内脏器官的蛋白质含量较高,而脂肪含量较少。不同内脏的蛋白质含量也存在差异,畜类肝脏含蛋白质较高,为18%~20%,心、肾含蛋白质14%~17%。家畜的皮肤和筋腱主要由结缔组织构成。结缔组织的蛋白质含量为35%~40%,而其中绝大部分为胶原蛋白和弹性蛋白。猪皮含蛋白质28%~30%,其中85%是胶原蛋白。骨是一种坚硬的结缔组织,其中的蛋白质含量约为20%。家畜血液中的蛋白质含量分别为:猪血约12%、牛血约13%、羊血约7%。

肌红蛋白是肌肉所特有的一种色素蛋白质,含铁,呈红色,含量多少直接影响肉红色的深浅。红肉与白肉肌红蛋白含量差别很大,红肉含铁量高于白肉,是重要的铁来源。胶原蛋白是结缔组织中的主要成分,其氨基酸组成不全面,因而不能作为动物蛋白质的主要来源。

3. 脂类 不同种类、年龄、肥育状况、部位,脂肪含量差别很大。猪瘦肉脂肪含量最高,为6.2%;羊瘦肉为3.9%,牛瘦肉为2.3%。肉的多汁性有两种来源:在入口时,最初咀嚼的水分流出,以及其后肉中适量的脂肪刺激唾液分泌产生水分。因此,造成肉的多汁性除了其保水性外,脂肪亦很重要。家畜内脏中的脂肪含量不高,为6%以下,脑的脂肪含量高于肌肉和内脏,占10%~11%,血液中的脂肪含量很低,不到0.5%,骨中的脂肪含量为15%~21%,其中骨髓含脂肪90%以上。家畜年龄的增加对脂肪的含量也会产生影响,老龄畜类肉中的脂肪比例高于幼小畜类。

动物油脂中必需脂肪酸的含量一般较植物油低,相对而言,猪油比羊、牛脂高,禽类脂肪(鸭、鸡)又比猪油多。动物心、肝、肾和肠等内脏中的含量高于肌肉,而瘦肉脂肪含量高于肥肉。

4. 矿物质 畜肉中矿物质的含量为1%~2%,其中钾含量居第一,其次是磷。肉类中的铁以血红素铁的形式存在,生物利用率高,吸收率不受食物中各种干扰物质的影响。畜肉中锌、铜、硒等微量元素较为丰富,且其吸收利用率比植物性食品高。家畜的内脏富含多种矿物质,肝脏、肾脏和脾脏中富含磷和铁,肝脏是铁的贮藏器官,含铁量位居各内脏器官之首,家畜内脏也是锌、铜、硒等微量元素的良好来源,铜和硒的含量高于畜肉。畜血含有多种矿物质,吸收利用率高,尤其是膳食铁的优质来源。

5. **维生素** 肌肉中所含的维生素有维生素 B_1、维生素 B_2、维生素 A、维生素 E、维生素 B_6、维生素 B_{12}、烟酸、生物素、叶酸、泛酸、胆碱等。其中脂溶性维生素很少,而水溶性维生素较多,尤其是 B 族维生素非常丰富,但维生素 C 含量极微。

一般而言,畜肉是 B 族维生素的极好来源,尤其是猪肉中 B 族维生素含量特别高,硫胺素达 0.54mg/100mg,是牛肉的 8 倍、羊肉的近 4 倍。不同家畜肉中核黄素的含量差别不大,范围在 0.1~0.2mg/100mg 之间。牛肉中的叶酸含量较高,是猪肉和羊肉的 3 倍多。肉类含泛酸丰富,是泛酸的最佳来源。家畜内脏含有多种维生素。其中,核黄素、生物素、叶酸、维生素 B_{12} 及脂溶性维生素(维生素 A、维生素 D、维生素 E)都不同程度地高于畜肉。家畜的肝脏中各种维生素含量较高,特别是维生素 A、维生素 D、叶酸和维生素 B_{12},显著高于畜肉。

(二)畜肉类摄入与健康的关系

过多摄入畜肉可增加 2 型糖尿病和结直肠癌的发病风险,然而未发现畜肉与全因死亡有关系,但性别分层结果发现畜肉可导致男性全因死亡风险增加。在畜肉与心血管疾病的研究中,也未发现畜肉与心血管疾病风险的关联。但过多摄入加工过的畜肉(processed meat),即对畜肉进行烟熏、腌渍或添加化学防腐剂等制成的咸肉、腊肠、香肠、热狗、午餐肉等,可增加冠心病发病风险,每天摄入加工畜肉每增加 50g 可导致冠心病发生风险增加 42%,其原因可能与加工过程中使用的某些化学物品,如高钠、硝酸盐等有关。有研究发现,每天摄入 50g 畜肉者肥胖发病风险升高。与不摄入畜肉相比,每天摄入 250g 畜肉的人群每年体重增加 422g,5 年后体重增加大于 2kg。但也有一些研究未发现畜肉与肥胖的关联。此外,增加畜肉的摄入可降低贫血的发病风险。研究发现,每天摄入畜肉的人群比不摄入畜肉的人群血清铁蛋白高 36%。与每周摄入两次及两次以上畜肉的儿童相比,几乎不摄入畜肉的儿童会增加缺铁性贫血的发病风险。

二、禽肉类

禽类主要包括鸡、鸭、鹅、鸽子、鹌鹑等鸟类动物。

(一)化学组成和营养价值

1. **水分** 一般来说,家禽肉水分在 73% 左右。水分作为禽肉中含量最多的成分,在不同的组织中含量差异较大,其中肌肉含水可达 70%,皮肤中含水接近 60%,骨骼中为 12%~15%,脂肪组织含水最少。

2. **蛋白质** 禽肉中蛋白质约占 20%,其蛋白质的含量因动物种类、解剖部位等不同而有一定的差异。在禽肉中,鸡肉的蛋白质含量较高,约 20%;鸭肉约 16%;鹅肉约 18%;鹌鹑的蛋白质含量也高达 20%。对于肌肉来说,鸡胸肉的蛋白质含量约为 20%,鸡翅约 17%。禽类的内脏中也含有较多的蛋白质,如胗的蛋白质含量为 18%~20%,肝和心含蛋白质 13%~17%。家禽血液中的蛋白质含量分别为:鸡血约 8%、鸭血约 8%。

3. **脂类** 不同种类、年龄、肥育状况、部位,脂肪含量差别很大。禽肉中,鹌鹑的脂肪含量不足 3%,鸡和鸽子的脂肪含量类似,占 14%~17%,鸭和鹅的脂肪含量达 20% 左右。家禽的心脏含脂肪稍高一些,占 9%~12%,其他内脏的脂肪含量与家畜相似。

4. **矿物质** 禽肉矿物质总含量为 1%~2%。其中钾的含量最高,其次是磷。与畜肉相同,禽肉中铁、锌、硒等矿物质含量也较高。禽肉含钙量不高。禽类肝脏富含多种矿物质,且平均水平高于禽肉。肝脏和血液中铁的含量十分丰富,高达 10~30mg/100g,可称是铁的最佳膳食来源。禽类的心脏和胗也是含矿物质非常丰富的食物。

5. **维生素** 禽肉中维生素分布的特点与畜肉相同,脂溶性维生素较少,水溶性维生素较高(除维生素 C),尤其是 B 族维生素含量丰富,与畜肉相当。禽肉中烟酸的含量特别丰富,鸡胸脯肉含 10.8mg/100mg,高于一般肉类。此外,泛酸在禽肉等白色肉类中含量较为丰富(0.4~0.9mg/100mg)。禽类的内脏中各种维生素含量均较高,尤其是肝脏,除其维生素 B_1 的含量高于禽肉外,还富含维生素 A,维生素 B_2 的含量也明显高于禽肉。例如:鸡肝中维生素 A 和维生素 B_2 的含量分别为 10 414μg/100mg 和 1.1mg/100mg。此外,肝脏也是维生素 D 和维生素 E 的良好来源。

(二)禽肉类摄入与健康的关系

综合研究结果显示,禽肉的摄入,包括加工类禽肉与结直肠癌的发病风险无关,与 2 型糖尿病的发病风险亦无关。但与不吃炸鸡者相比,每周吃炸鸡 ≥ 2 次者,患糖尿病风险大大增加。其原因可能与加工烹饪方式(煎烤、烘烤)有关。加工过的鸡肉(炸鸡等),尤其是食用带皮鸡肉中,也可增加前列腺癌的发病风险。考虑到烤焦禽肉含有大量杂环胺和多环芳烃化学物,杂环胺和多环芳烃化学物已被证实对人体有致癌和致突变作用,因此应控制加工禽肉的消费。

三、水产品及其制品

水产品可以细分为鱼类、软体类、甲壳类等。

(一)鱼类

1. **蛋白质和含氮浸出物** 鱼、虾等水产类原料的肌肉组织含量比较高,可达到 15%~20%;肌肉纤维细短,水分含量高,组织柔软细嫩,比畜、禽类肌肉更容易消化吸收。鱼类肌肉蛋白质属完全蛋白质,利用率可达 85%~95%。鱼肉蛋白质亦可制成鱼浆制品,这些鱼浆制品主要靠肌肉本身的肌动凝蛋白形成网状的立体结构,而且具有构造稳定的凝胶性质。一些鱼类制品,例如鱼翅,虽然蛋白质的含量也很高,但主要以结缔组织蛋白,如胶原蛋白和弹性蛋白为主,这两种蛋白质中氨基酸的组成不符合人体的需要,缺乏色氨酸,属不完全蛋白质。水产动物的必需氨基酸含量与组成都略优于禽畜产品。主要水产动物和畜类肌肉的各种必需氨基酸之间的比值基本上与全蛋模式相似,因此是人类理想的优质蛋白或完全蛋白(含有人类所需的各种必需氨基酸)或平衡蛋白(不仅含有多种必需氨基酸,而且相互比例与全蛋模式相似)来源。主要水产动物的赖氨酸、精氨酸和谷氨酸等呈味氨基酸的含量与牛肉、羊肉、猪肉相似或更高(牡蛎与鱿鱼较差),因此肉味鲜美,特别是中国对虾、鲢鱼、鲫鱼、中国鳖与牛肉的呈味氨基酸含量明显高于其他种类,因此它们的肉味更鲜美。

鱼类的含氮浸出物比较多,占鱼体质量的 2%~3%,主要包括三甲胺、次黄嘌呤核苷酸、游离氨基酸和尿素等。氧化三甲胺是提供鱼类鲜味的重要物质,三甲胺则是鱼腥味的重要来源物质,还有一些有机酸常常与磷结合成磷酸肌酸,此物常略带苦味。

2. **脂类** 水产类的脂肪含量各不相同。通常,在冬季产卵和放精前,为储存较多能量,水产类脂肪含量相对较高。同样是鱼类,脂肪的含量也有很大的差异,可在 0.5%~11%,一般在 3%~5%。银鱼、鳕鱼的脂肪含量只有 1% 左右,而河鳗的脂肪含量可高达 28.4%。鱼类的脂肪呈不均匀分布,主要存在于皮下和脏器的周围,肌肉组织中含量很少。不同部位以及肌肉颜色也会影响脂肪的分布。在腹鳍附近的红色肌肉,所含的脂肪最多,其次为靠近头部的肌肉,而近尾部的白色肌肉,所含的脂肪最少。虾类的脂肪含量很低,蟹类的脂肪主要存在于蟹黄中。

鱼类的脂肪多呈液态,熔点比较低,消化吸收率比较高,可达到 95%。其中不饱和脂肪酸占 70%~80%,特别在海产鱼中,不饱和脂肪酸的含量高,用海产鱼油来防治动脉粥样硬化,具有明显的效果。但也因为鱼油中脂肪酸可含有 1~6 个不饱和双键,很容易氧化酸败。贝类、虾蟹类、鱼类和爬行类等水产动物的脂肪酸组成与禽畜产品的主要区别是,饱和脂肪酸含量占总脂肪比例低于 30%;单不饱和脂肪酸含量与禽畜肌肉相似或稍低(5.2%~37.5%);多不饱和脂肪酸的含量高(20%~50%),畜类肌肉则低(11%)。水产动物脂肪酸组成的最突出特点是二十碳五烯酸(EPA)和二十二碳六烯酸(DHA)的含量很高,分别为 2.7%~20.4% 和 1.3%~33.7%,而禽畜类肌肉则几乎不含有。EPA 为前列腺素的前驱物之一,前列腺素有抑制血浆凝固的作用。同时,这些多不饱和脂肪酸可降低血液中中性脂肪的含量及胆固醇浓度,有益于预防动脉硬化。

鱼肉的胆固醇含量不高,每 100g 鱼肉中含有胆固醇 60~114mg;但鱼子中的含量比较高,每 100g 鱼子中含 354~934mg;虾和蟹肉中胆固醇含量也不高,但每 100g 虾子中胆固醇可高达 940mg;每 100g 蟹黄中胆固醇含量也高达 466mg。

3. **矿物质** 鱼类矿物质的含量比较高,可达到 1%~2%,磷的含量最高,约占矿物质总量的 40%;此外,钙、钠、氯、钾、镁等含量也比较高;钙在小虾皮中的含量较高,可达到 2%;海产品含有丰富的碘,有的海鱼中碘的含量可达到 500~1 000μg/kg;而淡水鱼的碘含量只有 50~400μg/kg;很多海产品中还含有丰富的微量元素,例如每 100g 牡蛎含锌高达 128mg,是人类锌的良好的食物来源。

4. **维生素** 所有水产类都含有丰富的维生素,脂溶性维生素则与脂肪含量有关。鱼类是核黄素、烟酸的良好来源。高脂含量鱼类,如鲑鱼、鲭鱼,是维生素 A 的良好来源,特别是海产鱼的肝脏中维生素 A 和维生素 D 的含量特别高,因而常作为生产药用鱼肝油的来源。但有些鱼体内含有硫胺素酶,新鲜鱼如果不及时加工处理,鱼肉中的硫胺素则被分解破坏。

5. **色素** 鱼体内发现的色素主要为肌红蛋白、血红蛋白及脂溶性的类胡萝卜素。类胡萝卜素中,以还原虾青素为最重要,它是构成鲑鱼及虾等红色的主要物质。还原虾红素在虾外壳中,因与蛋白质结合,所以呈蓝紫色,一旦受热使蛋白质变形后,就立刻恢复其本色。鱼皮主要的色素为黑色素。墨鱼、章鱼等吐出的墨汁即含黑色素,将此墨汁加入面粉中制成墨鱼面,有一种特殊的风味。

(二)甲壳和贝壳类

1. **甲壳类** 甲壳类动物在我国海洋渔业捕获物中产量相当大,特别是对虾、毛虾、梭子蟹等,营养丰富,产值很高,地位更为重要。虾蟹的肉质结构同鱼类一样,为横纹肌,其营养丰富,内含脂肪、蛋白质、多种维生素和矿物质。

甲壳类特有的甘味性来自肌肉中较多的甘氨酸、丙氨酸、脯氨酸、甜菜碱等甜味成分,主体呈味成分为甘氨酸。虾肉中水溶性蛋白含量高,并带有一定的黏稠性,鲜味得以增强。

加热之后,虾的味道变差,是水溶性蛋白变性凝固的缘故。

甲壳类动物的壳中含有甲壳质,广泛存在于自然界无脊椎动物的甲壳、脊椎动物的蹄、角、昆虫的鞘翅、真菌的细胞壁中,在水产动物虾、蟹中含量丰富。一般虾蟹甲壳中蛋白占25%,碳酸钙40%~45%,甲壳质15%~20%。甲壳质含有动物性膳食纤维物质,具有多方面的生理活性。研究发现,甲壳质具有降低胆固醇、调节肠内代谢、调节血压的生理功效,并且具有排除体内重金属毒素的作用。

虾和蟹都是蛋白质含量丰富、营养价值很高的食物,其脂肪含量较低,且多为不饱和脂肪酸。虾中含有丰富的镁,对心脏活动具有重要的调节作用,能很好地保护心血管系统;其富含的磷、钙,对小儿、孕妇尤有补益功效。蟹类含有多种维生素,维生素 B_2 的含量是畜肉类的5~6倍。维生素 B_1 及磷的含量比一般鱼类高出6~10倍。除此之外,河蟹肌肉部分含有10余种游离氨基酸,其中谷氨酸、脯氨酸和精氨酸含量高于一般动物性食物。甘味是甲壳类食品特有的风味,主要来自肌肉中的甘氨酸、丙氨酸、脯氨酸、甜菜碱等甜味成分,其中主体呈味成分为甘氨酸。常见虾类、蟹类的基本营养成分见表2-9和表2-10。

表2-9 虾的营养价值(100g 虾中的营养元素含量)

营养素种类	含量	营养素种类	含量
碳水化合物	2.8g	铁	1.5mg
蛋白质	18.6g	锌	2.38mg
脂肪	0.8g	硒	33.72mg
烟酸	1.7mg	磷	228mg
维生素 A	15μg	钠	165.2mg
维生素 B_1	0.01mg	镁	46mg
维生素 B_2	0.07mg	钾	215mg
维生素 D	0.1mg	铜	0.44mg
维生素 E	0.62mg	锰	0.27mg
钙	62mg	胆固醇	193mg

表2-10 每100g 螃蟹可食性部分的基本营养成分

成分	种类	
	河蟹	海蟹
热量	431kJ	397.7kJ
蛋白质	17.5g	13.8g
脂肪	2.6g	2.3g
碳水化合物	2.3g	4.7g
膳食纤维	0g	0g

资料来源:杨月欣. 中国食物成分表 [M]. 北京:北京大学医学出版社,2019.

2. **贝壳类** 这里仅指真正的贝类(如牡蛎和蛤),不包括甲壳类(如龙虾和蟹)。贝类营养极为丰富,含有丰富的蛋白质、脂肪、糖原、矿物质等。

贝类含有动物体所需的全部必需氨基酸,氨基酸含量丰富而且平衡,其中酪氨酸和色氨酸含量比牛肉和鱼肉的含量都高,是不可多得的优质蛋白食品。表2-11为一些贝类的一般营养成分分析。

表2-11 几种贝类的一般营养成分(每100g可食部)

名称	蛋白质/g	水分/g	粗脂肪/g	碳水化合物/g	胆固醇/mg
扇贝(干)	55.6	27.4	2.4	5.1	348
贻贝(鲜)	11.4	79.9	1.7	4.7	123
鲍鱼(干)	54.1	18.3	5.6	13.7	—
牡蛎	5.3	82	2.1	8.2	100
蛤蜊	10.1	84.1	1.1	2.8	156
生蚝	10.9	87	1.5	0	94

扇贝柱与贻贝的氨基酸组成与FAO/WHO(1973)推荐的理想氨基酸模式比海珍品刺参更为接近,更易为人体吸收利用。在鸡蛋蛋白为参考蛋白所得的化学评分中,贻贝与扇贝柱的得分远高于刺参,并且动物生长实验结果表明,饲料中加入贻贝和扇贝柱带来的体重增加明显高于加入刺参的。

贝类肉质中除含有蛋白质氨基酸类营养物质外,还有一个非常显著的营养特点,即含有丰富的具有特殊保健作用的非蛋白氨基酸——牛磺酸。人体主要依靠摄取食物中的牛磺酸来满足机体需要,在某些情况下由于供应减少或消耗增加也会出现缺乏。在所有的海产品中,贝类中牛磺酸的含量普遍高于鱼类,而其中尤以海螺、毛蚶和杂色蛤中为最高,每百克新鲜可食部分中含有500~900mg。

贝类中微量元素如碘、铜、锰、锌、镍等含量非常丰富,如扇贝柱,其微量元素含量与刺参不相上下。然而,贝类具有富集重金属污染的能力,在污染水域所产贝类的安全性需要加以高度注意。

(三)棘皮动物类

棘皮动物类常指海参、海胆、海棒槌等,这类动物全部为海生,身上一般带有刺、棘或疣,是海洋中重要的底栖动物。目前,世界现存种类约5700种。

1. **海参** 海参具有高蛋白质、低脂肪的特点,含有多种人体所需的微量元素,并含有酸性黏多糖、皂苷及糖脂等特殊成分,对人体具有营养、滋补作用。海参体壁作为主要的可食部分,以胶原蛋白为主;海参中碳水化合物以多糖为主,主要存在于海参的体壁及内脏中;海参中脂肪含量较低,新鲜海参体壁中脂肪含量约为0.2%;海参中含有18种氨基酸,其中精氨酸含量很高,可改善脑神经传导作用;海参含有的活性物质皂苷可用于抗癌药物的研究和开发中;海参中也含有钙、铁、碘等10余种矿物质以及维生素B_1、维生素B_2等多种维生素。海参中含有的自溶酶,使海参正常生命活动变得紊乱时,产生强烈的自溶现象。因此,在海参加工过程中要考虑两方面因素,一方面要调整环境的因素,减缓或抑制海参体壁蛋白质的降解作用,减少海参品质的降低;另一方面要激活自溶酶,促进其降解作用,用于制备海参活性多肽等生理活性物质。

2. 海胆 海胆可食部分为生殖腺,也称海胆黄。我国主要的海胆的生殖期在 5~7 月份,在此季节生殖腺指数较高。海胆黄的组成成分受季节影响波动较大。研究发现,该季节辽宁所产的三种海胆——光棘球海胆(大连紫海胆,strongylocentrotus nudus)、虾夷马粪海胆(中间球海胆,strongylocentrotus intermedius)及黄海胆(海刺猬,glyptocidariscrenularis)均含有丰富的蛋白质、脂肪及碳水化合物(表 2-12)。此外,海胆黄中还含有类胡萝卜素、多糖及各种微量元素等对人体有益的营养成分。现代研究发现,海胆黄含有大量动物性腺特有的结构蛋白、卵磷脂等生物活性物质,具有雄性激素样的作用。

(四)水产品摄入与健康的关系

水产品与健康的关系研究多为鱼类相关研究。

1. 鱼肉摄入与心脑血管疾病 摄入鱼肉对心血管疾病影响的机制,一般认为是由于鱼肉中含有大量的不饱和脂肪酸(EPA、DHA 等),可降低心血管疾病的风险,还有最新的研究显示二十二碳五烯酸以及 EPA、DHA 转换的中间代谢产物也可降低心血管疾病相关事件的结局的发生风险。n-3 多不饱和脂肪酸的保护作用和消退因子可以降低炎症反应,从而稳定易损斑块,改善动脉粥样硬化的进程;此外,n-3 多不饱和脂肪酸还可以通过调节肝脏极低密度脂蛋白(内脏甘油三酯的主要来源)和乳糜微粒的代谢来降低甘油三酯的含量,从而改善心血管疾病。有研究发现鱼和长链 n-3 多不饱和脂肪酸的摄入量与缺血性脑卒中死亡率呈负相关,这可能与其可减少血小板聚集有关。而出血性脑卒中的相关机制尚不清楚,女性可能与长链 n-3 多不饱和脂肪酸对内皮功能影响、炎症和血脂水平的保护作用有关。

2. 鱼肉摄入与阿尔茨海默病及认知功能障碍 众多研究结果显示增加鱼肉摄入可能降低痴呆及认知功能障碍的发病风险。鱼肉中含有大量 DHA 等 n-3 多不饱和脂肪酸,主要可能通过以下途径对阿尔茨海默病患者的神经退行性症状起到一定保护作用:①调节神经元细胞膜,从而影响信号传导的速度、神经传递以及脂肪筏的形成;②减少血浆可溶性淀粉样蛋白 β 的水平;③通过增强脂类(甘油三酯)分解对心血管系统起保护作用;④大部分 DHA、EPA 的介质具有抗炎作用,进而对神经退行性变化起到保护作用;此外,还可以通过调节氧化应激、参与细胞核相关受体转录等改善阿尔茨海默病患者的神经退行性症状。

此外,DHA 是视网膜特定膜结构的重要组成部分。有研究认为,外层视网膜光感受器细胞片段在正常视觉周期内不断脱离,缺乏这类 n-3 多不饱和脂肪酸可能会引起老年黄斑变性。也有证据表明,这样的长链 n-3 多不饱和脂肪酸可防止老年黄斑变性的可能致病因素,如氧化损伤、炎症和与年龄有关的血管与神经视网膜的病理改变等。

虽然鱼肉中营养价值较高,但是由于鱼类受生活水域的环境影响,可通过食物链的生物积累和生物放大作用将重金属积聚在体内。例如汞污染水域后,可通过微生物的作用在鱼类体内转变为甲基汞,鱼类吸收甲基汞的效率极高,而清除速度却很慢,其体内的甲基汞大部分都蓄积在肌肉组织中。鱼的营养级越高、鱼龄越大,甲基汞在鱼肉中的含量也越高。对人类而言,食用这些甲基汞含量过高的鱼类将大大增加人体的甲基汞暴露风险,并对健康产生不利影响,例如 20 世纪 50 年代发生在日本的"水俣病"事件。

第五节 蛋、乳类及其制品

一、蛋类及其制品

蛋类既是人类主要的蛋白质来源,又是自然界给予人类的最好的蛋白质之一。对于家庭食用而言,蛋类不仅能单独食用,且能与其他食物配合,同时容易消化,具有显著健康效益。对食品企业而言,因其具有多种功能性,如乳化性、起泡性、增稠性等,因此在加工制品中有着广泛的应用。鸡蛋是所有蛋类中最重要的,其他还有鸭蛋、鹌鹑蛋、鹅蛋、鸽蛋、鸵鸟蛋和火鸡蛋等。它们在营养上具有共性,都是蛋白质、B 族维生素的好来源,也是脂肪、维生素 A、维生素 D 和微量元素较好的来源。

(一)蛋的结构

各种禽鸟的蛋结构十分类似,主要由蛋壳、蛋清和蛋黄三部分组成。蛋的结构与其运输和储存有很大关系(图 2-2)。

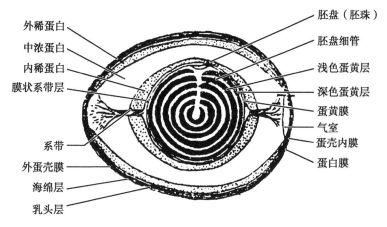

图 2-2 鸡蛋结构示意图

1. **蛋壳** 蛋壳位于最外层,是保护蛋不受外力伤害的最主要物质。在蛋壳里层有两层保护膜——蛋壳内膜和外蛋壳膜。这两层膜有助于阻止穿透蛋壳的物质进入蛋体内。

蛋壳约占全蛋重量的 10%,绝大部分是碳酸钙,还含有少量的碳酸镁、磷酸钙、磷酸镁和黏多糖。蛋壳表面呈颗粒状,且有许多小孔。这些小孔一方面是蛋内胚胎的呼吸通道,另一方面也是许多微生物进入蛋中的途径,而水分和二氧化碳也可由此逸出。在蛋壳的外层有一层角皮层,是输卵管所分泌的黏液物,能迅速干燥并黏附于蛋壳表面,造成粗糙感,当水洗或擦拭时,易被除去。

蛋壳膜的主要成分是角蛋白,外蛋壳膜与蛋壳相接,蛋壳内膜则与卵白相连。两层蛋壳膜在蛋的钝端包围出一个空间,叫气室。气室会随蛋的存放时间延长,水分蒸发而变大。

一般而言,受气温影响,禽类在气温较高时的食欲减低,食料摄取减少,以致形成蛋壳所必需的钙摄入不足,因此,夏季蛋的蛋壳较薄,而冬季蛋的蛋壳较厚,春秋两季者则居中。如禽类营养不佳,那么所产蛋的蛋壳也较薄。此外,蛋壳的颜色与禽类的品种有关而与其营养价值无关。如有些品种的鸡产下白色壳的蛋,有些则产下褐色壳的蛋,其营养价值是相同的。

2. **蛋清**　与蛋壳内膜有直接接触的就是蛋清。蛋清为白色半透明黏性溶胶状物质。分为三层:外层稀蛋清、中层浓蛋清和内层稀蛋清。

3. **蛋黄**　蛋黄由上述三层蛋清所包围,为浓稠、不透明、半流动黏稠物,由蛋钝端和尖端两侧的蛋黄系带固定在内层稀蛋清和浓蛋清之中。

（二）蛋的主要成分和营养价值

蛋清与蛋黄含有禽类生长发育所需要的全部营养素。其一般组成见表 2-12。

表 2-12　蛋清与蛋黄的相对重量与组成

	重量 /g	水分 /%	蛋白质 /%	脂肪 /%	碳水化合物 /%	灰分 /%
全蛋	50	73.7	13.0	11.6	1.0	0.7
蛋清	33	87.6	10.9	0.1	0.9	0.5
蛋黄	17	51.1	15.9	30.6	0.6	1.8

1. **蛋白质**　以鸡蛋为例,每枚鸡蛋平均可提供 6g 蛋白质。鸡蛋蛋白质为优质蛋白质的代表,其生物价高达 94,易被人体消化吸收。

（1）蛋清蛋白质:蛋清中含大量的水分(占 87%)和蛋白质。其含有的蛋白质超过 40 种,其中主要蛋白质包括卵清蛋白、卵伴清蛋白、卵黏蛋白、卵类黏蛋白等糖蛋白。

卵清蛋白含磷糖蛋白最多,占 54%,是蛋白中唯一具有游离硫氢基的蛋白质。当此蛋白质变性时,为烘焙食品的重要结构组成物。蛋在存储过程中,卵清蛋白会转变成对热较为稳定的 S- 卵清蛋白,此转变是不可逆的。S- 卵清蛋白的组成及分子量与卵清蛋白相似,但分子构造有所不同。碱性和温度较高时此转变速率较快。由于高温存储后的鸡蛋含 S- 卵清蛋白较多,用于制作糕饼制品时体积会较小,可添加新鲜蛋清来改善此缺点。

卵伴清蛋白占 13%,具有与二价或三价金属离子作用的特性。如与铁结合,会产生粉红色的复合物。蛋以生锈容器保存时产生红色,就是此原因。与铁结合,亦具有阻止需铁细菌生长的作用。卵伴清蛋白是容易变性的蛋白质,然而与金属离子结合形成复合物后,即可增加其对加热、酶类分解以及各种变性处理的抗性,因此利用此特性可提高蛋白加热的温度。

卵球蛋白占 8%。其中的溶菌酶因可水解某些细菌细胞壁中的多糖类,故具有抑菌作用。卵球蛋白与蛋的起泡性有关,如将卵球蛋白加入鸭蛋中(因鸭蛋缺乏卵球蛋白),则可促进鸭蛋白的起泡性。

卵黏蛋白是一种糖蛋白,与蛋白的黏度有关。在浓蛋清中,卵黏蛋白的含量为稀蛋清中的 4 倍。实验发现,卵黏蛋白与溶菌酶会相互作用形成复合物,其中溶菌酶有降低趋势,这可能与蛋白储藏的水样化(蛋白变稀)有关。

其他少量蛋白质包括:卵酶抑制剂(一种蛋白酶抑制剂)、黄素蛋白(脱辅基蛋白与核黄素结合者)、抗生物素蛋白(可与生物素结合,使其失去生理活性)。

（2）蛋黄蛋白质:蛋黄比蛋清要浓,其主要蛋白质是与脂类相结合的脂蛋白和磷蛋白,其中低密度脂蛋白占 65%,卵黄球蛋白占 10%,卵黄高磷蛋白占 4%,高密度脂蛋白占 16%。

蛋黄中的中低密度脂蛋白使蛋黄具有良好的乳化性质,有受热形成凝胶的性质。卵黄磷蛋白具有抗氧化能力,且有助于起泡和乳化。

2. **脂肪**　鸡蛋清中含脂肪极少,98% 的脂肪存在于蛋黄中。鸡蛋黄中脂肪含量占 30%~33%,其中中性脂肪量占 62%~65%,磷脂占 30%~33%,固醇占 4%~5%,还有微量脑苷脂类。蛋黄中性脂肪的脂肪酸中以单不饱和脂肪酸油酸最为丰富,约占 50%,亚油酸约占 10%,其余主要是硬脂酸、棕榈酸和棕榈油酸,含微量花生四烯酸和 DHA。蛋黄是磷脂的极好来源,所含卵磷脂具有降低血胆固醇的效果,并能促进脂溶性维生素的吸收。各种禽蛋的蛋黄中总磷脂含量相似,它们使蛋黄具有良好的乳化性状,但因含有较多不饱和脂肪酸,容易受到脂肪氧化的影响。鸡蛋中的固醇含量较高,其中 90% 以上为胆固醇,少量植物性固醇。

3. **碳水化合物**　鸡蛋中的碳水化合物含量极低,约为 1%,有两种状态存在:一部分与蛋白质相结合,含量为 0.5%;另一部分游离存在,含量约 0.4%。后者中 98% 为葡萄糖,其余为微量的果糖、甘露糖、阿拉伯糖、木糖和核糖。这些微量的葡萄糖是蛋粉制作中发生美拉德反应的原因之一,因此生产上在干燥工艺之前采用葡萄糖氧化酶除去蛋中的葡萄糖,使其在加工储藏过程中不发生褐变。

4. **矿物质**　鸡蛋中的矿物质主要存在于蛋黄部分,蛋白部分含量较低。蛋黄中含矿物质 1.0%~1.5%,其中磷最为丰富,占 60% 以上,钙占其中 13%。蛋黄中包括铁、硫、镁、钾、钠等。蛋中所含铁元素数量较高,但以非血红素铁形式存在。由于卵黄高磷蛋白对铁的吸收具有干扰作用,故而蛋黄中铁的生物利用率较低,仅为 3% 左右。蛋中的矿物质含量受饲料因素影响较大。不同禽类所产蛋中矿物质含量也有所差别,如鹅蛋的蛋黄和鸭蛋的蛋白中含铁较高,鹌鹑蛋含锌量高于鸡蛋,而鸵鸟蛋各种矿物质含量和鸡蛋相近。

5. **维生素**　蛋中维生素含量十分丰富,且品种较为完全,包括所有的 B 族维生素、维生素 A、维生素 D、维生素 E、维生素 K 和微量的维生素 C。其中绝大部分的维生素 A、维生素 D、维生素 E、大部分维生素 B_1 都存在于蛋黄中。蛋黄的颜色是由类胡萝卜素而来,主要为叶黄素,尤以黄体素和玉米黄质为主,其受饮食影响甚大。欧美国家常以玉米及苜蓿作为提供蛋黄色素的食物,因其色素可迅速转移至蛋黄中。蛋黄颜色的深浅与所含营养多少及种类无关,与饲料内所含成分有关。鸭蛋和鹅蛋的维生素含量总体高于鸡蛋(表 2-13)。在 0℃ 保藏鸡蛋一个月对维生素 A、维生素 D、维生素 B_1 无影响,但维生素 B_2、烟酸和叶酸分别有 14%、17% 和 16% 的损失。

表 2-13　几种禽类蛋白和蛋黄中的维生素含量(每 100g 可食部)

	视黄醇当量 /μg	硫胺素 /mg	核黄素 /mg	烟酸 /mg	维生素 E/mg
鸡蛋黄	438	0.33	0.29	0.1	5.06
鸡蛋白	微量	0.04	0.31	0.2	0.01
鸭蛋黄	1 980	0.28	0.62	—	12.72
鸭蛋白	23	0.01	0.07	0.1	0.16
鹅蛋黄	1 977	0.06	0.59	0.6	95.70
鹅蛋白	7	0.03	0.04	0.3	0.34

6. 抗微生物保卫系统　鸡蛋具有天然的抗微生物保卫系统。该系统可以分为物理及化学两方面。物理上为角皮层、蛋壳及蛋壳膜。化学上,蛋清的黏度具有保护作用。蛋清含有一些抗微生物因子,如溶菌酶、卵伴清蛋白、抗生物素蛋白、黄素蛋白、卵酶抑制剂等。这些抗微生物因子的存在,使其具有良好的保卫系统。

(三)蛋类产品

鸡蛋吃法多种多样,就营养的吸收和消化率来讲,煮蛋为100%,嫩炸为98%,炒蛋为97%,开水、牛奶冲蛋为92.5%,老炸为81.1%,生吃为30%~50%。由此来说,煮鸡蛋是最佳的吃法,但鸡蛋煮的时间过长,蛋黄中的铁离子与蛋白中的硫离子化合生成难溶的硫化铁,很难被吸收。一般认为,鸡蛋以沸水煮5~7分钟为宜。油煎鸡蛋过老,边缘会被烤焦,鸡蛋清所含的高分子蛋白质会变成低分子氨基酸,这种氨基酸在高温下常可形成有毒的化学物质。对儿童来说,蒸蛋羹、蛋花汤最适合,因为这两种做法能使蛋白质松解,极易被儿童消化吸收。我国居民常吃的加工蛋如下:

1. 皮蛋　皮蛋为我国特产,也称松花蛋、变蛋、彩蛋等。

传统皮蛋制法是用碱、食盐、茶叶、草木灰和黄丹粉等将鸭蛋腌制成皮蛋。在最初腌制的数天,蛋白的黏性会降低成水状,其后黏性开始增加并逐渐凝结,使蛋白形成有弹性的胶状物,颜色亦会增深。此种变化达到一定程度后即不再改变。此时应终结腌制过程,否则蛋体会逐渐溶解,蛋白也将再次水化。

成熟后皮蛋的蛋白表面平滑而有光泽,为透明凝胶状,呈现棕褐色或绿褐色,因此蛋中微量的葡萄糖与蛋白质在强碱下发生美拉德反应而褐变。接近蛋白表层或里层的凝胶,有时会呈现松针状结晶花纹,俗称"松花",可能是酪氨酸的结晶所致。

蛋黄在最初会因蛋白的稀化而上浮至接近蛋壳(这也是为何皮蛋传统上都是以鸭蛋制作的原因之一,因鸭蛋蛋白较稠,蛋黄上浮的情况较不严重;另一原因是其蛋壳较厚,不易破裂),之后从近蛋壳的部分开始凝固,而蛋黄内部则变成呈现深浅不同的墨绿色、草绿或茶色浆糊状固体,称之为"溏心"。若继续加以浸渍,蛋黄会逐渐凝固,变成实心皮蛋。蛋黄的色泽其外表为深绿或绿色,向内依次为黄绿色或粉绿色及墨绿色,中心应为墨绿色。此颜色为蛋黄中含硫氨基酸在强碱下分解成硫离子后,与蛋黄中金属离子结合所形成。

皮蛋加铅或加铜是为了帮助皮蛋化,且蛋凝固后不会再变成液状,提高蛋的品质。传统方法腌制的皮蛋含铅量可达2.5~4.0mg。但铅会造成中毒现象,现在采用提高碱浓度至11%~13%,或使用铜、锌、铁、锰等多种矿物质替代铅生产无铅皮蛋。用新工艺生产的皮蛋中所含铅能够降至3ppm的国家标准以下。

皮蛋的营养成分与一般的蛋相近,并且腌制的过程经过了强碱的作用,所以使蛋白质及脂质分解,变得容易消化吸收,胆固醇也减少。但皮蛋经碱处理,其中的维生素 B_1 和维生素 B_2 受到严重破坏,含硫氨基酸含量下降,镁、铁等微量元素生物利用率下降,钠和配料中所含的矿物质含量上升。

选购皮蛋时,以蛋壳无裂痕、无或少斑点、剥皮时不粘壳、蛋白上有松花、蛋黄呈溏心者为佳。

2. 咸蛋　咸蛋是鸡蛋或鸭蛋用盐腌渍后制成的产品,用鸭蛋制作者较多。具体方法有添加调味品的盐水密封腌渍、表面裹盐粉袋装密闭腌渍、加盐和草木灰的黄泥包裹鸭蛋表面腌渍等。在腌渍过程中,食盐通过蛋壳的气孔和蛋壳膜渗入鸡蛋中,越过蛋白膜和蛋黄膜,使蛋中水分含量下降、氯化钠浓度上升、水分活度下降而具备一定的保藏性能。

由于盐的作用,蛋黄中蛋白质发生凝固变性并与脂类成分分离,蛋黄中的脂肪聚集形成出油现象。腌渍水中加入白酒可使咸蛋出油增加,可能是因为酒精促进蛋白质的变性。蛋黄的颜色主要来自禽类饮食中所含的类胡萝卜素。

咸蛋制作过程中对蛋中的营养价值影响不大,只有钠含量大幅度上升。需要控制食盐摄入量的高血压、心血管疾病和肾病患者应注意不要经常食用咸蛋。

3. **糟蛋** 糟蛋是鲜蛋经糯米酒腌渍而成的产品,主要用鸭蛋作为加工原料,腌渍配料为糯米酒糟、食盐,有时需要加入红糖。

糟蛋的加工原理是酒精和鸡蛋内容物发生作用,使蛋白和蛋黄的蛋白质变性凝固,并抑制微生物生长。加工过程中加入的食盐也具有防腐和调味的作用,促进蛋白和蛋黄的凝固,并帮助蛋黄出油。因此,糟蛋可以不经加热直接食用,其营养素含量与鲜蛋差别不大。

4. **卤蛋类产品** 卤蛋是将鹌鹑蛋或鸡蛋经预煮、去壳或敲壳和卤制后,装罐或装袋灭菌制成。卤蛋产品生产中加入多种调味料,如食盐、味精、白糖、酱油、茴香、桂皮、花椒、丁香等,渗入蛋体内,使产品具有独特的香味。卤制过程中主要造成 B 族维生素的损失和钠含量的增加,蛋壳中钙和部分微量元素部分溶出,提高了蛋白部分的矿物质含量,但蛋白质和脂类等营养素基本保持稳定。

(四)蛋类摄入与健康的关系

以动脉粥样硬化为基础的心脑血管疾病是世界广泛关注的健康问题,早期人们认为来源于食物的胆固醇进入体内后转化为血液中的胆固醇,过多来自食物的胆固醇摄入将导致过多的胆固醇沉积在血管壁引发心脑血管疾病。因此,鸡蛋中较高的胆固醇含量(每 100g 鸡蛋可食部约含胆固醇 585mg,相当于 1 枚鸡蛋含胆固醇 200~300mg)引发了长期的争论,一直到现在仍然有大部分的人群,尤其是患有心血管疾病的老年人不敢吃鸡蛋,特别是蛋黄,因为其中含有较高的胆固醇。然而,关于膳食胆固醇摄入后直接导致血清胆固醇水平升高的假设并不正确。已经证实膳食胆固醇对血清胆固醇水平的影响很微弱。人群中只有15%~25% 的人属于膳食胆固醇的高反应者,而近 70% 的人属于过量膳食胆固醇摄入的低反应者。这是因为包括种族、基因、荷尔蒙以及 BMI 等因素影响人群对膳食胆固醇的吸收和转化,决定了人群对于膳食胆固醇摄入的反应不同,高反应者在摄入膳食胆固醇后血清胆固醇水平的变化是低反应者的近 3 倍。对健康个体而言,一个鸡蛋所带来的营养效益远高于其中所含有的胆固醇的影响。澳大利亚、加拿大、新西兰、韩国、印度及一些欧洲国家在他们的膳食指南中均未规定胆固醇摄入量的上限。美国膳食指南咨询委员会也发布了技术报告,其中一个重要的改变即是建议不再继续设定膳食中胆固醇摄入量的限定标准。

二、乳和乳制品

乳是哺乳类雌性动物乳腺分泌的液体,以乳作为主要原料生产的各种产品称为乳制品。因为牛乳产量大且容易获得,故目前所称的乳多指牛乳,是最主要的原料乳。乳制品品种繁多,按照我国食品工业标准体系,可划分为液体乳制品、乳粉、乳脂、炼乳、干酪、冰淇淋和其他乳制品等六大类。日常生活中常见的酸奶类产品被划分为液体乳门类中,婴儿配方乳被列入乳粉当中。乳制品分类见表2-14。

表2-14 乳制品的分类（按制造工艺划分）

分类	品种	定义
液体乳	全脂乳	乳汁经加工制成的液态产品,未脱脂
	脱脂乳	乳汁经加工制成的液态产品,分离除去部分脂肪,包括半脱脂乳和全脱脂乳
	调制乳	以乳为原料,添加调味料、糖和食品强化剂等辅料制成的调味乳,以及为特殊人群制作的配方乳
	发酵乳	以乳为原料,添加或不添加调味料等添加成分,接种发酵剂后经特定工艺制成的液态奶产品
乳粉	全脂乳粉	以乳为原料,不添加食品添加剂及辅料,不脱脂,经浓缩和喷雾干燥后制成的粉状产品
	脱脂乳粉	以乳为原料,不添加食品添加剂及辅料,脱脂,经浓缩和喷雾干燥后制成的粉状产品
	调制乳粉	以乳为原料,添加食品添加剂及辅料,脱脂或不脱脂,经浓缩和喷雾干燥后制成的粉状产品
乳脂	稀奶油	以乳为原料,离心分离出脂肪,经杀菌处理制成的产品,乳白色黏稠状,脂肪球保持完整,脂肪含量为25%~45%
	奶油	以乳为原料,破坏脂肪球使脂肪聚集得到的产品,为黄色固体,脂肪含量达80%以上
	无水奶油	以乳为原料,分离得到黄油之后除去大部分水分的产品,其脂肪含量不低于98%,质地较硬
炼乳	淡炼乳	以乳为原料,真空浓缩除去水分之后不加糖,经装罐灭菌制成的浓缩产品,质地黏稠
	甜炼乳	以乳为原料,真空浓缩除去水分之后,加糖达产品重的45%~50%制成的浓缩产品,质地黏稠
干酪	原干酪	在原料乳中加入适当量的乳酸菌发酵剂或凝乳酶,使蛋白质发生凝固,并加盐、压榨排除乳清之后的产品
	再制干酪	用原干酪再加工制成的产品
冰淇淋	乳冰淇淋	乳脂肪不低于6%,总固形物不低于30%的冰淇淋
	乳冰	乳脂肪不低于3%,总固形物不低于28%的冰淇淋
其他乳制品	乳清粉、干酪素、浓缩乳清蛋白、乳糖	如酪蛋白或乳清蛋白浓缩产品等,主要用于食品工业生产的原料,基本不直接食用

（一）乳的组成和营养成分

乳的成分与理化成分与其他食品有很大差别,具有独特的蛋白质结构和特殊的风味与口感。各种动物的乳汁在营养成分上类似。影响牛乳组成的因素包括:品种、个体间差异,泌乳期,年龄,季节,饲料,环境温度,健康情况等。因此,即使同一只牛,在不同情况下,所产生的牛乳成分亦不可能完全一样。

乳为水包油的乳状液,其连续相中有酪蛋白胶体微束,也有真溶液;乳脂肪以乳化微球形式分布。除去乳脂肪和酪蛋白胶束的水相称为乳清。牛乳中水分含量占 85%~88%,此外含有丰富的蛋白质、脂肪、碳水化合物、维生素和矿物质(表 2-15)。各种成分中,以乳糖和矿物质的含量较为恒定,也是维持牛乳渗透压的主要物质,牛乳渗透压与血浆渗透压相同。

表 2-15 乳制品的一般组成(每100g)

种类	水分 /%	蛋白质 /g	脂肪 /g	糖类 /g	钙 /mg	维生素 A/IU
全脂牛乳	87.99	3.29	3.34	4.66	119	126
低脂牛乳(2%)	89.21	3.33	1.92	4.80	122	205
炼乳	27.16	7.91	8.70	54.40	284	328
蒸发乳(全脂)	74.04	6.81	7.56	10.04	261	243
蒸发乳(脱脂)	79.40	7.55	0.20	11.35	290	392
乳粉(全脂)	2.47	26.32	26.71	38.42	912	922
乳粉(脱脂)	3.16	36.16	0.77	51.98	1 257	36
奶油	57.71	2.05	37.00	2.79	65	1 470
cheddar 干酪	36.75	24.90	33.14	1.28	721	1 059
Cottage 干酪	78.96	12.49	4.51	2.68	60	163

乳汁成分受乳牛品种和各种环境因素的影响有所波动。在各种乳汁成分中,乳脂肪变动幅度最大,蛋白质次之,而乳糖和钙的含量变化较小。在同一品种奶牛中,产乳量高、挤奶频繁的奶牛所产乳汁脂肪含量较低,反之则较高。

1. **蛋白质** 传统上将乳中蛋白质划分为两类:酪蛋白和乳清蛋白。从酪蛋白与乳清蛋白的含量比来看,人乳中的酪蛋白与乳清蛋白的含量比为 4∶6,奶牛乳、水牛乳、牦牛乳和羊乳中酪蛋白与乳清蛋白的比例相近为 8∶2;骆驼乳中的酪蛋白含量为 52%~87%,但波动较大,不过总体酪蛋白与乳清蛋白比例与反刍动物相近。

牛乳中的蛋白质含量比较恒定,为 3.0%~3.5%。牛乳蛋白质可分为酪蛋白和乳清蛋白两类。酪蛋白为一群蛋白质的组合,约占总蛋白质的 80%,是牛乳蛋白质中最主要的物质。乳清蛋白约占总蛋白质的 20%。牛乳蛋白质为优质蛋白质,生物价为 85,容易被人体消化吸收。羊奶的蛋白质含量为 3.5%~3.8%,略高于牛乳,而酪蛋白含量略低于牛奶,且以 α_{S2}- 酪蛋白为主,在胃中形成的凝块小而细软,容易消化。婴儿对羊奶的消化率可达 94% 以上。牦牛奶和水牛奶的蛋白质含量明显高于普通牛奶,为 4.56%。

(1)酪蛋白:酪蛋白为白色,不溶于水及酒精,但可溶于碱性溶液。凡在 20℃、pH4.6(酪蛋白的等电位)的条件下能够沉淀的牛乳蛋白即为酪蛋白,加酸或加碱使 pH 远离 4.6,都会使其再度溶解。酸奶和乳酪制作过程中发生沉淀的蛋白质主要是酪蛋白。它们是牛乳中疏水性最强的蛋白质。牛乳中 80% 的蛋白质为酪蛋白,它赋予牛乳独特的性质和营养。酪蛋白含有大量磷酸基,能与钙离子发生相互作用,并具有特定的三级和四级结构。

(2)乳清蛋白全乳蛋白在除去酪蛋白后残留者即为乳清蛋白。当加热到 60℃以上时,乳清蛋白会变性，变性后的乳清蛋白亦会有凝结现象发生。乳清蛋白可分为 α- 乳白蛋白、β- 乳球蛋白、血清白蛋白及免疫球蛋白。β- 乳球蛋白是乳清蛋白中最主要的物质，占乳清蛋白的 50% 左右。在乳的正常温度下，乳清蛋白溶解于乳清中。然而，如果在 90℃ 下加热 5 分钟，再将 pH 调至 4.6，则乳清蛋白随着酪蛋白而沉淀。

2. **脂类**　乳脂肪主要以脂肪球的形式存在，其直径为 1~10μm。脂肪球表面有一层脂蛋白膜，可防止脂肪球发生凝聚，也阻碍了脂酶对乳脂肪的水解。这层蛋白膜来自分泌细胞的细胞质和细胞质膜，主要成分为磷脂和糖蛋白。

牛乳脂肪含量为 2.8%~4.0%。其中水牛奶脂肪含量在各种奶类中最高，为 9.5%~12.5%。随饲料不同、季节变化，乳中脂类成分略有变化。乳脂肪以微细的脂肪球状态分散于牛乳中，每毫升牛乳中有脂肪球 20 亿 ~40 亿个，平均直径 3μm。羊奶中的脂肪球大小仅为牛奶的脂肪球的三分之一，而且大小均匀，容易消化吸收。乳脂肪是脂溶性维生素的载体，对乳的风味和口感也起着重要的作用。乳脂肪的香气成分包括各种挥发性烷酸、烯酸、酮酸、羟酸、内酯、烷醛、烷醇、酮类等。

牛乳脂肪最主要成分为甘油三酯，另外还有少量的甘油单酯和二酯、磷脂、鞘酯、固醇类，还有角鲨烯、类胡萝卜素和脂溶性维生素等，其中磷脂含量为 20~50mg/100ml，胆固醇含量约为 13mg/100ml。磷脂主要存在于脂肪球膜中或以蛋白质复合物形式存在于脱脂乳中，两种形式约各占一半。约 3/4 的胆固醇溶解于乳脂肪中，另有 1/10 组成脂肪球膜结构，其他的和蛋白质结合，溶于脱脂乳中。牛乳中已被分离出来的脂肪酸达 400 种之多，其中包括碳链长度 2~28 的各种脂肪酸，奇数碳原子和偶数碳原子的脂肪酸，直链和支链脂肪酸，饱和脂肪酸和多不饱和脂肪酸，以及酮酸、羟酸、环状脂肪酸等。偶数碳原子直链中长链脂肪酸占绝对优势，主要包括肉豆蔻酸、棕榈酸、硬脂酸、油酸等。奇数碳原子、支链脂肪酸的含量极低。

乳牛为反刍动物，细菌在牛胃中分解纤维素和淀粉可产生挥发性脂肪酸，故牛乳脂肪中短链脂肪酸（4~10 碳）含量较高，14 碳以下的脂肪酸含量达 14%，挥发性、水溶性脂肪酸达 8%。其中丁酸是反刍动物乳汁中的特有脂肪酸。这种组成特点赋予乳脂肪以柔润质地和特殊香味。牛乳中的脂肪酸一部分直接来源于血脂，其他的则在乳腺中合成。乳腺中合成的脂肪酸多为短链或中链脂肪酸，而血液来源的脂肪包括部分 16 碳脂肪酸和全部的 18 碳脂肪酸。

乳脂肪在食品中主要以三种形式被利用：在全脂牛奶中被均质化；被离心分离成奶油；或分离制成黄油。由于乳脂肪的比重比乳本身轻，具有上浮的趋势。乳脂肪经均质化可防止脂肪分层。经均质化的乳脂肪不仅脂肪球数目增加，散射光的能力增强，使牛奶显得更白，而且脂肪球表面积增加，具有高表面自由能，能将酪蛋白和少量乳清蛋白吸收于表面，防止微脂肪球的相互聚集。低温下将牛乳离心，对脂肪球破坏较小，获得的奶油较稠，且含有较多免疫球蛋白。搅拌奶油造成脂肪球膜破坏。失去脂肪球膜保护的乳脂肪便发生凝聚而上浮，同时失去乳白色，表现出乳脂肪中所溶解的类胡萝卜素的黄色，即黄油的颜色。

牛乳脂肪中，含有很多 C_4~C_{12} 的短链脂肪酸，如丁酸、己酸、辛酸、癸酸等其他食物中所没有的脂肪，故具有特殊风味。

3. **碳水化合物**　乳糖含量一般比较稳定，是原料乳中变化最小的营养成分。牛乳含有 4.6% 的乳糖 [O-β-D- 吡喃半乳糖基 -（1 → 4）-D- 吡喃葡萄糖]，占牛乳碳水化合物总量的

99.8%，有调节胃酸、促进胃肠蠕动和促进消化液分泌的作用。羊奶中的乳糖含量与牛奶基本一致。由于乳糖可促进钙等矿物质吸收，也为婴儿肠道内双歧杆菌的生长所必需，对于幼小动物的生长发育具有特殊意义。但是，有部分不经常喝奶的成年人，肠道内乳糖酶活性不足，大量食用乳制品可能发生乳糖不耐受症，表现为进食牛奶或其他奶制品后出现腹痛、腹胀、腹泻等胃肠道不耐受症状。普通牛乳经体外固体乳糖酶水解，部分乳糖可水解为半乳糖和葡萄糖，从而改善肠道的耐受性，同时产品甜度也有所提高。

4. **矿物质** 乳中矿物质主要包括钠、钾、钙、镁、氯、磷、硫、铜、铁等，大部分与有机酸结合形成盐类，少部分与蛋白质结合后吸附在脂肪球膜上。乳矿物质含量因品种、饲料、泌乳期等因素而有所差异，例如：初乳含量最高，常乳含量略有下降；发酵乳中钙含量高并具有较高的生物利用率，为膳食中最好的天然钙来源。牛乳中钠、钾和氯离子几乎完全溶于水相，而钙、磷分布在溶液和胶体两相中。钙离子浓度与酪蛋白稳定性有关。羊奶中的矿物质含量比牛奶略高，达 0.85%，其中钙、磷含量丰富，也是钙的最佳天然补充物之一。羊奶铁含量与牛奶相当，钴含量比牛奶高 6 倍。

5. **维生素** 乳中含有几乎所有种类的维生素，包括脂溶性维生素 A、维生素 D、维生素 E、维生素 K，各种 B 族维生素和微量的维生素 C。各种维生素的含量差异较大。总的来说，牛奶是 B 族维生素的良好来源，特别是维生素 B_2。寄生于牛胃的微生物是乳 B 族维生素的主要制造者，因此 B 族维生素含量较少受饲料影响。但叶酸含量受季节影响明显，而饲料中钴含量则直接影响乳维生素 B_{12} 浓度。乳维生素 D 含量与紫外线照射时间相关，与饲料密切相关的还有维生素 A 和胡萝卜素含量。放牧乳牛的奶维生素含量通常高于舍饲乳牛。

脂溶性维生素存在于乳脂肪部分，而水溶性维生素存在于水相。乳清所呈现的淡黄绿色便是核黄素的颜色。脱脂奶的脂溶性维生素含量显著下降，需要进行营养强化。由于羊饲料中青草比例较大，所以羊奶维生素 A 和维生素 E 含量高于牛奶。羊奶中多数 B 族维生素含量丰富，但叶酸及维生素 B_{12} 不足，所以不适合作为 1 岁以下婴幼儿的主食。如果用羊奶作为婴幼儿主食，易造成生长迟缓及贫血。而成年人的饮食品种丰富，可以从其他食物中获得充分的叶酸及维生素 B_{12}，因此可放心饮用羊奶。

6. **酶类** 牛奶蛋白质部分来源于血浆蛋白质，含有大量活性酶，如氧化还原酶、转移酶和水解酶。水解酶中包括了淀粉酶、酯酶、蛋白酶、磷酸酯酶等。各种水解酶可以帮助消化营养物质，对幼小动物的营养吸收具有意义。溶菌酶对牛奶的保存最为重要，牛奶中溶菌酶含量为 10~35μg/100ml，由于溶菌酶的抗菌能力，新鲜未经污染的牛奶可以在 4℃下保存36 小时之久。乳过氧化物酶是一种含血红蛋白的糖蛋白，也具有一定的抗菌作用，它与过氧化氢和硫氰酸盐共同组成了牛乳抑菌和杀菌作用体系，能够抑制革兰氏阳性菌生长，并杀灭大肠埃希氏菌等革兰氏阴性菌。牛奶中碱性磷酸酯酶是重要的热杀菌指示酶，牛乳加热后测定此酶活性可推知加热效果。酯酶是乳脂肪发生缓慢水解而酸败的原因。而蛋白酶则会分解蛋白质成肽类，造成加工不完全的牛乳呈现苦味。

7. **有机酸** 乳中的有机酸中，90% 为柠檬酸，有助于钙的分散。牛乳 pH 值约为 6.6，有机酸含量不高，其中乳牛营养状况和泌乳期是影响柠檬酸含量的主要因素。此外，牛乳中尚含有微量的丙酮酸、神经氨酸、尿酸、丙酸、丁酸、醋酸、乳酸等。牛乳中的丁酸也称酪酸，是牛奶脂肪的代表性成分之一，含量为 7.5~13.0mol/100ml，相当于每三分子甘油酯含一分子酪酸。丁酸具有抑制乳腺癌和肠癌等肿瘤细胞生长、分化的作用，诱导肿瘤细胞凋亡，抑制癌细胞转移。已知它可促进 DNA 的修复,抑制促肿瘤基因的表达,并促进肿瘤抑制基因的表达。某些肠道细菌发酵碳水化合物可以产生丁酸,对预防大肠癌的发生有益。目前已有一系列丁酸衍生物有望用于癌症的临床治疗中。丁酸与乳脂中的其他抗癌成分相互作用之后有明显增效作用。1, 25- 二羟维生素 D、视黄酸、白介素 -2 和某些酶抑制剂都可与丁酸协同作用,抑制癌细胞增殖及分化。牛乳核酸含量低,痛风患者可以食用。牛乳中大部分核苷酸以乳清酸形式存在,含量约为 60mg/L,有研究证明它具有降低胆固醇浓度和抑制肝脏中胆固醇合成的作用。

8. 其他生理活性物质 乳中含有大量生理活性物质,其中较为重要的有乳铁蛋白(lactoferrin)、免疫球蛋白、生物活性肽、共轭亚油酸(conjugated linoleic acid)、激素和生长因子等,有提高免疫能力、预防肿瘤等作用,牛乳所含激素和生长因子对新生儿可能具有重要意义。

母牛分娩后一周内的牛乳称为初乳(colostrum),其成分与常乳有较大差异。初乳黏度大,有异常的气味和苦味,乳清蛋白含量高,乳糖含量低,其中钙、磷、镁、氯等元素含量高,铁含量比常乳高 10 倍以上。初乳中含有较多初生犊牛所必需的各种免疫球蛋白。以后免疫球蛋白含量逐渐下降,乳糖含量上升到常态。母牛泌乳期即将结束时所分泌的乳质量变劣,其蛋白质热稳定性降低,pH 值上升。初乳和泌乳结束期乳均不适宜作为加工原料。

(二)乳制品

以乳作为原料生产的各种产品统称为乳制品(dairy products),其中液态乳类产品和乳粉类产品在膳食结构组成中具有重要营养意义。由于冷链运输技术的发展,液态乳类产品消费数量迅速上升。常见的加工方式有加热、发酵、成粉等。

乳制品的产品形态多种多样,按照我国食品工业标准体系,可划分为液体乳制品、乳粉、乳脂、炼乳、干酪、冰淇淋和其他乳制品六个大类。日常生活中常见的酸奶类产品属于液体乳类,婴儿配方乳则列入乳粉类,但由于它们具有重要的健康和营养意义,因此我们将它们列出,作专门介绍。

1. 液态奶 液态乳是从健康乳牛或乳羊的乳房中挤出或吸取的乳汁经加工制成的液态产品。包括全脂乳、脱脂乳、调制乳和发酵乳四类产品。

按脱脂程度,液态乳可分为全脂和脱脂产品,脱脂产品又分为半脱脂和全脱脂产品。离心法是脱脂的最常用方法。全脂乳多经过均质及杀菌过程,其非脂乳固体不得低于 8.1%,蛋白质含量不低于 2.9%,脂肪含量不低于 3.1%;半脱脂奶(低脂奶)的脂肪含量为 1.0%~2.0%,全脱脂牛乳的脂肪含量在 0.5% 左右,蛋白质标准仍为不低于 2.9%。虽然脱脂乳的脂肪含量低,但仍需经过均质化、杀菌、强化维生素(2 000IU 的维生素 A 和 400IU 的维生素 D)等步骤。目前市场上还有所谓"精品奶"和"浓厚奶",其乳脂肪含量可达 3.6%~4.5%。

按照杀菌程度来划分,没有经过调配的液态奶可以分为生鲜奶、消毒奶和灭菌奶。生鲜奶未经过消毒和灭菌,完全保留牛奶的天然状态;消毒奶经过巴氏杀菌处理,但其中的细菌芽孢并未失活,只能在 0~4℃下运输和保存。灭菌奶包括超高温灭菌乳和保持灭菌乳(UHT)。前者先经超高温杀菌,然后在无菌环境下进行灌装;后者则是在灌装密闭后,经连续 15~40 分钟的 110℃以上灭菌处理,达到商业无菌水平,可在室温下保存 6 个月以上。

消毒处理对牛奶营养价值的影响不大,其中蛋白质、乳糖、矿物质等营养成分基本上与原料乳相同,仅 B 族维生素有少量损失,但保存率仍在 90% 以上。

液态乳中还有一类相对特殊的种类——调味奶，即以乳为原料，添加调味料、糖和食品强化剂等辅料，经加工制成的液态奶。市售调味乳品种日益增多，如巧克力奶、可可奶、麦芽奶、早餐奶、果汁奶等。调味乳标准要求蛋白质含量不低于 2.3%，全脂型产品脂肪含量不低于 2.5%，低脂型产品脂肪含量为 0.8%~1.6%，全脱脂型产品脂肪含量不高于 0.4%。糖与其他风味成分的添加允许范围在 10% 左右。这类产品碳水化合物含量通常在 12%~14% 之间，高于未经调制的液态奶。

2. 发酵乳（酸奶） 发酵乳（fermented milk）是以乳为原料，添加或不添加调味料，接种发酵剂后经特定工艺制成的液态或凝乳状酸味乳制品。这类产品为细腻的胶胨状或黏稠液体，其中特征乳酸菌菌数不低于 1×10^8CFU/ml 的产品为活性发酵乳，低于这个数字或不含特征菌的发酵乳称为非活性发酵乳。

发酵乳中最普遍的产品为酸奶（yogurt），由牛奶经乳酸菌发酵而成，其中必须含有足量的活乳酸菌，不得含有任何致病菌。

普通酸奶常用发酵菌有保加利亚乳杆菌和嗜热链球菌，通常每毫升酸奶含有活性乳酸菌 10^8CFU/ml 左右，不得低于 10^6CFU/ml。一些特殊保健型酸奶含某些特殊有益菌，如各种双歧杆菌、嗜酸乳杆菌、干酪乳杆菌鼠李糖亚种等，这些菌具有在人体肠道内定植，进而抑制有害菌生长的保健效果。酸奶添加菌还包括酵母菌，乳球菌属、明串珠菌属和片球菌属等。

按成品组织状态不同，酸奶分为凝固酸奶（set yogurt）和搅拌型酸奶（stirred yogurt）两种。前者发酵形成蛋白质凝胶后未经过搅拌，后者则经过慢速搅拌，并可能添加 10% 左右的果汁和少量增稠亲水胶体等配料。根据发酵微生物的菌株不同，以及添加配料不同，酸奶产生的风味以及口感略有差异。

按成品脂肪含量，酸奶可分为全脂酸奶、部分脱脂酸奶和脱脂酸奶三类，供需要控制脂肪和胆固醇的消费者选择食用。按照成品的口味，酸奶又分为天然酸乳、加糖酸乳、调味酸乳和果料酸乳几类。天然发酵乳以脱脂或全脂乳作为主料，添加调味剂等辅料后发酵而成。非脂乳固体不低于 6.5%，蛋白质含量不低于 2.3%。果料发酵乳则添加了天然果料等配料后，再经发酵制成，产品标准与调味发酵乳相同。

3. 乳粉 乳粉是以鲜奶为原料，添加或不添加食品添加剂辅料，脱脂或不脱脂，经过浓缩和喷雾干燥后，去除乳中几乎全部自由水分制成的粉状产品。奶粉类产品水分含量在 5% 以下，具有携带方便、体积小、耐储存等优点。

牛奶经预热、均质和杀菌之后，经过薄膜浓缩，使干物质达到 40%~50%，温度 45~50℃，然后经喷嘴喷出，形成 10~200μm 的微小液滴，接触热气流而快速干燥，其中包含了无定形态的乳糖、蛋白质胶束、脂肪球和其他小分子成分。喷雾干燥需时 10~15 秒，环境温度为 150~200℃，但由于水分蒸发迅速，奶粉颗粒的实际温度仅 50~65℃，最高不超过 70℃。干燥完成后，经流化床等进行快速降温处理至 30℃ 以下后，即可进行真空充氮包装成品。现代奶粉生产工艺可以很好地保护乳清蛋白不发生变性，对奶粉的色香味和营养成分影响很小，并能够保持某些酶的原有活性。原料乳中的蛋白质、无机盐、脂肪等主要营养成分损失不大。维生素 B_1、维生素 B_2 可有 10%~30% 的损失，其中维生素 C 破坏较大。目前市场上销售的奶粉多为"速溶奶粉"。未经处理的奶粉颗粒表面有很多脂肪球，不易下沉和润湿，需在生产过程中需添加占乳粉固体物质总量 0.2%~0.3% 的卵磷脂，作为乳化剂，以利于奶粉的溶解，使之在冷水中就具有良好分散性。

按照脂肪含量和配料不同,奶粉可以分为全脂奶粉、脱脂奶粉和调制奶粉。全脂奶粉保存了原料乳中的所有脂肪成分,1g 全脂奶粉的营养成分相当于约 7g 原料牛乳所含的固体物质,其中脂肪含量不低于 26.0%。脱脂奶粉脂肪含量不超过 2.0%,其原料乳脂肪含量仅 0.1% 左右。脱脂乳中乳清蛋白稳定性差,加热时容易发生热变性而降低产品溶解度,乳清蛋白巯基暴露可产生"加热臭",因此杀菌温度应设定为 80℃,持续 15 秒,控制变性率在 5% 左右;脱脂乳粉中的乳糖吸湿性强,因此易发生结块现象,储存中需注意。调制奶粉是一类以乳或乳粉为原料,添加其他辅料,经浓缩干燥或干混制成的粉末状产品,包括全脂加糖奶粉、营养素强化乳粉和配方乳粉,按我国规定,调制乳粉的配方须经调整以适合特殊人群食用,其中乳固体不低于 8.0%。配方乳粉主要是婴儿配方奶粉,其成分与普通奶粉差异较大,以下会有详述。经过营养强化,可弥补奶粉加工过程中的维生素损失,并改善牛乳本身铁、锌、铜等矿物质含量低的问题。针对不同消费人群,还可进行不同营养素的强化。

4. 配方乳类 婴儿配方乳粉属于调制乳粉类。婴儿配方乳粉是在乳和乳制品中添加婴儿必需的各种营养素而干燥制成的乳粉。通过添加营养素或调整牛乳中某些成分,使之尽可能地接近母乳成分,因此比普通乳粉更适用于婴儿。婴儿配方乳粉的生产工艺与普通奶粉相似,只是在均质杀菌之前增加了配料混料工序。受热易破坏的维生素如维生素 B_1、维生素 C 等则在奶粉干燥过筛之后混合添加,以避免营养物质损失。

婴儿配方奶具有以下主要特点:①营养完全适合婴儿生长需要:模拟母乳成分,添加铁、铜、锰等原牛乳含量不足的微量元素,以及维生素 C、叶酸、牛磺酸等多种维生素和其他有益成分;②调整酪蛋白和乳清蛋白比例:牛奶中 80% 蛋白质为酪蛋白,而母乳中酪蛋白比例较低;通过添加脱盐乳清粉或大豆蛋白,使酪蛋白比例降低至 40;③调整脂肪组成,尤其是亚油酸和饱和脂肪酸比例:母乳中亚油酸含量高达 12.8%,而牛乳以饱和脂肪酸为主,亚油酸含量仅 2.2%,需添加顺式亚油酸至 13%,同时分离除去部分饱和脂肪酸;此外,改善脂肪分子排列,使不饱和脂肪酸尽量排列在三酰甘油分子的 Sn-2 位上,可减缓不饱和脂肪酸的氧化;④添加乳糖和低聚糖等碳水化合物成分:母乳中乳糖含量为 7% 左右,其中 α- 乳糖和 β- 乳糖比例为 4∶6;通过添加乳糖,婴儿配方乳可达到这一比例;⑤调整平衡了钙镁钠离子浓度:牛乳中总无机盐含量是母乳的 3 倍以上,钠和钙含量超过婴儿肾脏处理能力,因而采用连续脱盐工艺,可减少普通牛乳无机盐含量,保持 Na∶K=2.88,Ca∶P=1.22 的平衡状态。

5. 其他

(1)乳脂:乳脂(milk fat)是以乳为原料,分离出脂肪成分,经杀菌、脱水等加工处理(有的产品还需发酵)制成的产品,包括黏稠状的稀奶油和固态的奶油和无水奶油。

稀奶油(cream)是牛奶经过离心分离上层脂肪部分得到的产品,其中脂肪含量为 25%~45%。原料乳中脂肪比重为 0.93,其他成分比重为 1.043,经离心后,脂肪很容易与其他成分分离获得。为了保证稀奶油 pH 值接近中性,避免储藏过程中的水解和所含残留蛋白质凝固,分离后需加入熟石灰或碳酸钠中和酸度,这一工艺过程同时可增加稀奶油的钙含量。稀奶油所含脂肪球仍维持完整状态,保持了原来对光的散射能力,因此呈现为乳白色。

奶油(butter)也称为黄油,由稀奶油搅拌压炼而成,其中脂肪含量达 80%~85%。在机械力搅拌作用下,稀奶油的脂肪球膜破裂,形成脂肪团粒,失去乳状液结构。搅拌时分离出液体,称为酪乳,搅拌温度在 8~14℃之间,随季节不同有所变化。搅拌后的奶油,还需经过 2~3 次低温洗涤,再经过压炼,奶油中的水分和盐分达到均匀分布,即可成型无菌包装。奶油脂肪以饱和脂肪酸为主,所以在室温下呈现固态。所含类胡萝卜素则是奶油呈现淡黄色的原因,如果色泽过浅则需要添加天然色素胭脂树橙(annatto),用量为稀奶油的 0.01%~0.05%。奶油可分为加盐和不加盐两类,加盐奶油的盐分是在低温洗涤时添加的,可增加奶油的保藏性。奶油经乳酸菌发酵可制成酸奶油,采用的菌种包括乳酸链球菌、乳油链球菌、嗜柠檬酸链球菌、丁二酮乳链球菌等,发酵温度为 18~20℃,发酵后冷却至 8~10℃,后熟 8~12 小时即可。

无水奶油(dehydrated butter)为奶油熔融后经离心和真空蒸发除去大部分水分的产品,其脂肪含量不低于 98%,水分含量可低达 0.1%,质地较硬,保藏性好,可储藏一年以上。

人造奶油(margarine)是以奶油加植物油,或其他动物油加植物油制成,亦有使用纯植物油制成的,且目前以后者较常使用。由于植物油含不饱和脂肪酸较高,因此比较软,需要多次氢化过程以增加硬度并以此改善产品性质。但部分氢化过程产生反式脂肪(trans fat),其会造成人体冠心病与动脉硬化增加的风险,故目前法令已要求标示食品中反式脂肪的含量。

乳脂类是烹调和佐餐、糕点、焙烤类食品制作的重要原料。在 0℃下可储藏 2~3 周,−15℃下可储藏 6 个月以上。乳脂类产品脂肪含量高,是能量的良好来源。稀奶油中含有较多水相成分,包括蛋白质、维生素 B 族、钙等。奶油和无水奶油其他营养成分含量较低,制作过程除去了绝大部分 B 族维生素,但浓缩后的乳脂肪是维生素 A 和维生素 D 的良好来源。

(2)炼乳:炼乳(evaporated milk)是以乳为原料,除去水分之后经装罐灭菌制成的浓缩产品,质地黏稠,按是否添加其他成分,可分为淡炼乳和调制炼乳两类。原料乳加热至 85~100℃持续 10~25 分钟杀菌,在 40~80℃下真空浓缩除去约 2/3 水分后,经均质、装罐、115~120℃高温高压灭菌 20 分钟,即为成品淡炼乳,其中含固形物 25%~50%,蛋白质不低于 6.0%,脂肪不低于 7.5%。调制炼乳包括加糖甜炼乳、调味炼乳和配方炼乳。原料乳在 110~130℃短暂加热之后添加蔗糖,令其浓缩至产品重量的 45%~50%,即成为甜炼乳,甜炼乳蔗糖含量不超过 45%,乳固体不低于 28%,蛋白质不低于 6.8%,脂肪不低于 8.0%,甜炼乳水分活度较低,储藏性能较好,不需最后的灭菌步骤。调味炼乳可添加其他风味成分如巧克力等,也可以改变其营养成分,其中乳固体不得低于 25%。

(3)干酪:干酪(cheese)也称为奶酪,是一类营养价值很高的发酵乳制品,品种超过 2 000 种,著名品种近 400 种。联合国粮农组织(FAO)和世界卫生组织(WHO)制定的国际通用干酪定义为:干酪是以牛乳、奶油、部分脱脂乳、酪乳或这些产品的混合物为原料,经凝乳并分离乳清而制得的新鲜或发酵成熟的乳制品。

各种干酪含水量和营养素含量差异较大。按含水率分,干酪可分为特硬质干酪(extra-hard cheese)、硬质干酪(hard cheese)、半硬质干酪(semi-hard cheese)、软质干酪(soft cheese)。特硬质干酪水分含量为 30%~35%,硬质干酪为 30%~40%,半硬质干酪的水分含量为 38%~45%,软质干酪为 40%~60%,农家干酪的水分含量高达 70%~80%。硬质干酪的能量和脂肪含量高,是钙的最浓缩来源,软干酪所含蛋白质和钙稍低。但总体而言,干酪的蛋白质、脂肪含量丰富,而碳水化合物含量很低。

制造干酪的主要步骤包括凝乳、切割、反复搅拌与乳清排出、压榨成型、加盐,最后发酵成熟。其中凝乳和发酵成熟过程需分别添加凝乳酶和发酵剂。

凝乳酶通过水解酪蛋白微胶束表面的 κ- 酪蛋白,使酪蛋白微束之间通过钙桥发生凝聚,产生凝胶体,形成奶酪凝块,而部分乳清蛋白溶解于水相乳清中,在进一步的压榨过程中流失,但也有一些白蛋白和球蛋白在凝乳过程中,被机械包被入凝块。因此成品奶酪所含蛋白质绝大部分为酪蛋白,原料乳中酪蛋白的保留率接近 100%,而乳清蛋白的保留率仅一半左右。凝乳时脂肪球滞留在酪蛋白网状结构中,理论上脂肪的保留率可达 100%,但事实上为 88%~95%,其余脂肪在凝块切割时随乳清流失。大部分乳糖也随乳清流失,保留部分仅为原料乳的 3%~5%。

用于发酵的菌种主要包括乳酸链球菌、乳油链球菌、干酪乳杆菌、丁二酮乳链球菌、嗜酸乳杆菌、保加利亚乳杆菌和嗜柠檬酸明串珠菌等。经过发酵,奶酪蛋白质降解产生肽类、氨基酸和非蛋白氮成分;脂肪分解产生甘油和脂肪酸,其中的丙酸、乙酸、辛酸和癸酸是形成干酪特殊风味的主要成分;乳糖在发酵过程中起到促进乳酸发酵的作用,从而抑制杂菌繁殖。

奶酪中含有多种维生素。脂溶性维生素大多保留在蛋白质凝块中,而大部分水溶性 B 族维生素损失于乳清之中,但绝对含量不低于原料牛奶,干酪外皮部分 B 族维生素含量高于中心部分。原料乳中维生素 C 含量本来就很低,在酪化过程中几乎全部丢失。

硬质干酪是钙的极佳来源,软干酪含钙较低。镁在奶酪制作过程中也得到浓缩,硬质干酪中镁含量约为原料乳的 5 倍。钠含量因品种不同而异,农家干酪因不添加盐,钠含量仅为 0.1%,而法国羊奶干酪中的盐含量可达 4.5%~5.0%。

此外,成熟奶酪中含有较多的胺类物质,是在发酵后熟过程中游离氨基酸脱羧作用形成的产物,包括酪胺、组胺、色胺、腐胺、尸胺和苯乙胺等,其中以酪胺含量最高。

(三)乳及乳制品摄入与健康的关系

乳及乳制品是钙的主要和良好来源。美国对 2 733 例 26~85 岁成人进行队列研究发现,液态奶和酸奶合计的高摄入(18.5 份 / 周)组的股骨颈骨密度和脊柱骨密度明显高于低摄入(0.47 份 / 周)组,说明牛奶及其制品对成人骨密度增加有促进作用。

目前我国居民牛奶及其制品的消费仍属于较低水平。中国居民营养与健康调查结果显示,7~17 岁儿童和青少年的日均饮奶量从 1991 年的 3.9g 增长到 2006 年 26.7g,18~44 岁成人的日均饮奶量从 1991 年的 3.6g 增长到 2006 年的 11.8g,饮奶消费在城乡、家庭收入等方面存在显著差异。尽管人均饮奶情况总体呈现上升趋势,但仍无法满足膳食钙的需求量,更远远不及欧美等发达国家的水平。随着人们收入的增长和购买能力的提高,牛奶及其制品市场呈现出品种多样化的发展趋势,为改善我国居民膳食结构、提高生活水平做出了贡献。

第六节 食用油和调味品

人类饮食文化发展历程中,除了用于维持饱腹感的主要食材外,为了调剂口味、方便保存,利用天然食材经过提取、精炼,逐步生产出了一系列辅助材料,如食用油、调味品、酒水等,这些食物尽管属于用料较少的加工食品,但在居民日常生活中却起到了必不可少、不可替代的作用。

一、食用油

食用油,或称烹调用油,是指在食品制作过程中所使用的油脂,是人们每日膳食中不可缺少的重要组成部分,也为机体提供了能量。根据常温下的形态,一般指液态的为油,固体的为脂,其实质都是由甘油三酯组成的脂肪类物质。

(一)食用油的种类

人们在生活中接触到的食用油很多,根据原料来源、加工工艺、营养组成(主要是脂肪酸组成)以及品质等因素可以有不同的分类方法,最为常见的是根据油料来源进行的分类。一般来讲,食用油可以分为植物油、动物油(脂),和少量来自微生物的油脂(图 2-3)。植物油和动物油脂是日常生活中最常用的,根据食用油贸易信息,最主要的油料有:大豆、棉籽、花生、葵花籽、菜籽、芝麻、玉米、橄榄、棕榈、棕榈仁、椰子、黄油、猪油、鱼油、亚麻籽、蓖麻和牛油等。

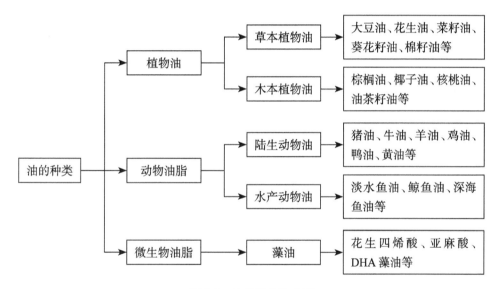

图 2-3　油的种类和来源

我国采用食用油烹调的历史记载资料很多,目前植物油已成为我国居民烹调用食用油最主要的来源。随着食用油制取工艺越来越成熟,比较常见的有压榨法和浸出法。压榨法依靠物理压力将油脂从油料中分离出来,油脂营养不受破坏。而浸出法采用溶剂油将油料充分浸泡后,经高温提取,再经"六脱"(脱脂、脱胶、脱水、脱色、脱臭、脱酸)等工艺处理获得,其特点是出油率高、生产成本低,但是营养价值有所破坏,可能发生部分双键氢化变构。近年来,为了减少食用油在高温提取过程中出现脂肪酸氧化、氢链断裂、变构等变化,也发展了低温提取工艺。成品油根据生产工艺、原油配料比例、质量等级等,可有不同的分类,比如压榨油、调和油、一级油等。

动物油脂主要来自动物体内的皮下脂肪、肌间脂肪,也有相当数量来自腹腔或其他位置。根据提取工艺,动物油脂也有进一步的分类,如经过熬制获得的白软脂,经过深度煎炸获得的黄软脂,以及色泽更深的棕软脂等,这些产品的脂质含量不能少于 90%。动物油可以直接食用,更多的是用于烘焙、烹饪、深煎,也常作为食品制备的辅助材料。

以上食用油由于脂肪酸组成不同,且具有不同的芳香类物质,无论是在风味上,还是在熔点、色泽等物化性质上,都有很大差异。

（二）食用油组成成分和营养物质

动物脂和植物油的化学结构98%以上都是由甘油三酯构成的,即不同脂肪酸按照一定方式与甘油（丙三醇）骨架结构的3个羟基位点结合酯化,也会混有少量的甘油二酯、甘油一酯、其他脂溶性组分等。由于构成甘油三酯的脂肪酸种类不同、脂肪酸连接在甘油三酯中的位置不同,可以说,每种食用油都是由不同甘油三酯组成的混合物;加上不同食用油所含有的抗氧化物质、芳香类物质也有所不同,因此食用油在物化性质、稳定性、风味上有很大差异。

1. **脂肪酸** 尽管目前已经发现了1 000种脂肪酸,但常见的用于构成脂肪的脂肪酸主要有20多种,大多数是由偶数个碳原子连成的碳链,根据碳链长度分为短链、中链、长链脂肪酸;根据碳链中含有的双键个数分为饱和、单不饱和、多不饱和脂肪酸。

每种食用油基本都是多种脂肪酸的复合物。生物体内,脂肪酸的合成与能量消耗有关,相对而言,饱和脂肪的碳链合成是最容易的;不饱和脂肪由于双键会导致碳链完全而又需尽可能维持结晶状态,因此需要消耗一定的能量,使得熔点降低。恒温动物,由于有着体温调控机制,因此在体温下能够保持油脂的液体或半固体状态就能满足物质转运,因此不需要很高的不饱和脂肪酸比例。植物由于没有体温调节机制,而需要合成更多的不饱和脂肪酸使得低温环境下油脂可以维持在可流动状态。热带植物由于生长环境温度较高,因此它们的脂质所含有的饱和脂肪比例会高于温带或寒带的植物。

表2-16列出了常见食用油中饱和脂肪酸和不饱和脂肪酸组成。

表2-16 常见食物油脂肪酸组成 单位:%

食物油	饱和脂肪酸	单不饱和脂肪酸	多不饱和脂肪酸
牛油	51	44	4
黄油	54	30	4
鸡脂肪	30	47	22
椰子油	77	6	2
玉米油	13	25	62
棉籽油	27	19	54
亚麻籽油	9	18	73
猪油	41	47	12
橄榄油	14	77	9
棕榈油	51	39	10
花生油	13	49	33
红花油	10	13	76
芝麻油	13	46	41
葵花籽油	11	20	69
核桃油	16	28	56

大部分食用油脂肪酸链长介于 C_{16} 到 C_{22} 之间，其中 C_{18} 是大多数植物油中主要含有的脂肪酸。棕榈酸、油酸和亚油酸是植物油中突出的脂肪酸，另外还可能有一定硬脂酸和亚麻酸。不同植物油所含的优势脂肪酸有所不同，因此植物油又可以根据主要脂肪酸组成分为月桂酸类、棕榈酸类、油酸/亚油酸类、亚麻酸类、植物脂、芥酸类等，不同植物油在不同分类间可能会有一定交叉（表 2-17）。动物油脂所含脂肪酸碳链范围更广。

表 2-17 根据脂肪酸组成进行的油脂分类

分类	油
月桂酸类	椰子油、棕榈仁油
棕榈酸类	棕榈油、棉籽油
油酸/亚油酸类	花生油、红花籽油、芝麻油、葵花籽油、棉籽油、大豆油
亚麻酸类	亚麻籽油、大豆油
植物黄油类	可可脂
芥酸类	高芥酸菜籽油、海甘蓝油

甘油三酯根据骨架上脂肪酸酰基的种类可以分为两类：一类是由同一种脂肪酸构成的，称为单酸甘油三酯；另一类是由两种或三种脂肪酸构成的，称为混酸甘油三酯。天然食用油几乎全是混酸甘油三酯，但是某种脂肪酸含量较高的食用油也会含有单酸甘油三酯，比如橄榄油、葵花籽油、亚麻籽油中会分别含有由油酸、亚油酸、亚麻酸组成的单酸甘油三酯。脂肪酸在甘油三酯骨架上的位置并不是随机分布的，植物油中不饱和脂肪酸主要占据 sn-2 位（图 2-4 中 R_2 基所在位置），而饱和脂肪酸更多地占据 sn-1、sn-3 位；动物油脂中，占据 sn-2 位的脂肪酸类型更多，棕榈酸可以选择性地结合在这个位置。由于脂肪酸在甘油骨架上位置与代谢吸收有关，因此现代食用油在销售过程除说明油脂来源、组成、工艺质量外，有的还会说明 sn-2 位所结合的脂肪酸构成。

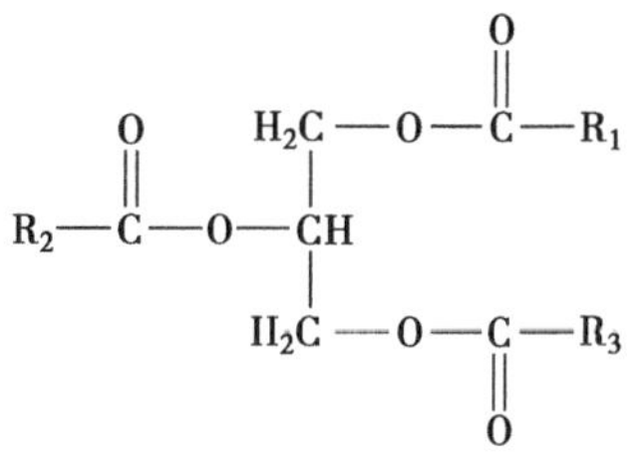

图 2-4 甘油三酯通用分子结构式

2. **磷脂** 磷脂是构成脂类物质的重要组成，主要包括甘油磷脂（如卵磷脂、脑磷脂、磷脂酰丝氨酸、磷脂酰甘油等）和鞘磷脂，在谷粒、大豆及其他油料籽仁中都会有一定含量。然而食用油在精提过程中大都被去除，因此在产品中含量很低。

3. **固醇**

固醇（又称甾醇）是食用油中非常重要的甾类化合物。动物油中主要含有胆固醇，为 90~150mg/100ml。胆固醇较为稳定，一般的食物加工中不易破坏，但在高温加热过程中会发生氧化。植物固醇主要来自植物，在分子结构上与胆固醇有所不同，常见的组分有 β- 谷固醇、豆固醇等，在体内的代谢途径和生理功能也不同于胆固醇，可以竞争性干扰人体对胆固醇的吸收，有助于降低血浆中胆固醇水平。常见食用油中植物固醇含量见表 2-18。

4. **脂溶性维生素** 食用油中含有很多脂溶性维生素，包括维生素 A、维生素 D、维生素 E、维生素 K、类胡萝卜素等，其中维生素 A、维生素 D 在鱼油中含量非常丰富，维生素 D 也少量存在于猪油、奶油、黄油中（0.7~2μg/100g）；牛油（特别是牛尾油）、羊油中会含有一定胡萝卜素和类胡萝卜素。维生素 E 的生物合成由于与光合作用有关,因此在各类植物种子及油中含量非常丰富(表 2-19);葵花籽油、橄榄油和胚芽油富含 α- 生育酚,而玉米油和大豆油主要含 γ- 生育酚和 δ- 生育酚;三烯生育酚主要存在于棕榈油中。

表 2-18 常见食用油中部分植物固醇含量(每 100g 可食部) 单位:mg

食物名称	β- 谷甾醇	菜油甾醇	豆甾醇	β- 谷甾烷醇
花生油	175.4	37.1	23.8	23.3
大豆油	180.9	60.7	58.3	15.9
菜籽油	341.5	155.0	8.0	11.4
芝麻油	370.6	109.7	42.4	65.8
橄榄油	216.4	10.6	4.1	39.1

资料来源:杨月欣. 中国食物成分表. 北京:北京大学医学出版社,2019.

表 2-19 常见食物中的维生素 E 的含量(每 100g 可食部) 单位:mg

食物名称	α- 生育酚	β- 生育酚	γ- 生育酚	δ- 生育酚	总量	α-TE
大豆油	86	18	624	220	948	157.4
葵花籽油	362	18	19	2	401	372.9
菜籽油	139	6	393	23	561	181.3
橄榄油	80	6	14	3	103	84.4
花生油	150	22	247	11	430	185.7
茶油	186	7	7	2	202	190.2
棕榈油	142	7	39	15	203	149.4
玉米油	140	10	449	25	624	189.9

维生素 K_1 的合成由于与叶绿素有关,因此在植物油中含量也相当丰富,特别是大豆油(198.0μg/100g)、橄榄油(56.0μg/100g);畜肉由于可以从饲料中摄入维生素 K_1,也可在体内有一定储存,且动物脂肪中含量高于其他组织(如肌肉),因此猪油、牛油、黄油中也会含有一定量维生素 K_1。

5. **其他** 除了以上营养成分外,食用油中还会含有一些挥发性成分、芳香成分,目前已知的主要包括醛类、烷类、酯类、醇类、酮类、酚类、萜烯烃类等化合物。这些成分经过累加、分离、协同或抑制等作用,可以客观地影响着食用油的香味和品质,一些含量较低的成分在精炼过程会被去除。亚麻籽油和花生油中检测出了糖醛,具有焦糖气味;橄榄油、花生油、亚麻籽油、葵花子油、调和油中可检出醇类物质,具有花草的香味。

(三)常见食用油的特点

各种植物油的脂肪特点。脂肪酸在各类食用油中的分布并不是固定的,而在一定范围内有所浮动,这主要是与品种、养种植环境、饲料或养料有关。

1. **大豆油** 大豆油是世界上产量最高的油脂,主要产于美国、巴西、阿根廷、中国。大豆油的主要脂肪酸有棕榈酸(7%~14%)、油酸(19%~30%)、亚油酸(44%~62%)、亚麻酸

（4%~11%）。大豆毛油中植物甾醇、维生素 E 含量较为丰富，但在精炼过程中有所丢失，同时不饱和度提高，容易发生氧化酸败；且在提纯或作为烹调油／煎炸油时会有一定氢化。

2. 花生油 由于花生种植范围较广，尤其是中国、印度、美国，因此花生油是较常用的烹调用油。花生油主要脂肪酸是棕榈酸（8%~14%）、油酸（36%~67%），还有一些 C_{20}、C_{22}、C_{24} 饱和脂肪酸和单烯酸。花生油具有独特的花生风味，氧化稳定性较高，是良好的煎炸油，由于有一定量长链脂肪酸，因此在冬天或冰箱中一般呈固态或半固态。

3. 菜籽油 菜籽油是世界上第三大油料，主要产于中国、西欧、印度、加拿大等。主要脂肪酸是棕榈酸（4%）、硬脂酸（3%）、油酸（56%）、亚油酸（26%）、亚麻酸（10%）。

传统菜籽油由于芥酸较高，一般为 20%~60%，还有芥子苷，被认为是质量不高的油。但是现代育种技术已经对品种进行了筛选，并生产出低芥酸菜籽油。总的来说，菜籽油中饱和脂肪酸占比比其他大宗油脂要少，另外研究发现菜籽油中 α- 生育酚含量较高。

4. 玉米油 玉米油主要脂肪酸是棕榈酸（9%~17%）、油酸（20%~42%）和亚油酸（39%~63%）。尽管其不饱和度较高，但是有很好的氧化稳定性，可用作煎炸油、色拉油，经工艺处理后也可作为涂抹脂。

5. 橄榄油 橄榄油是从橄榄果的果肉中提取得到的植物油，主要来自西班牙、土耳其等国家。其特点是油酸含量高（55%~83%），也含有棕榈酸（8%~20%）、亚油酸（4%~21%）。橄榄油的角鲨烯含量比其他植物油高 3~30 倍。由于橄榄油具有高含量的不皂化物，因此稳定性较高。

6. 棕榈油 棕榈油是近年来市场上常见的油脂，主要来自马来西亚、印度尼西亚。棕榈油是饱和脂肪酸含量较高的植物油（棕榈酸约含 48%，硬脂酸 4%），几乎与不饱和脂肪酸总量相等（油酸 37%，亚油酸 10%）。由于提取工艺上能够分离不同熔点的脂肪，因此可以分别得到固体棕榈脂和棕榈液脂，扩大了棕榈油的使用范围。棕榈液油可作为高质量、高稳定性的煎炸油。

7. 芝麻油 主要来自芝麻籽，是我国最古老的食用油之一，主要含有油酸（35%~54%）和亚油酸（39%~59%）。由于含有丰富的芳香物质，因此具有浓郁的香味，常作为调味用的油脂。另外由于芝麻油含有一定的维生素 E、丰富的芝麻酚、芝麻素等天然抗氧化剂，因此芝麻油有很高的氧化稳定性，也可把它加到其他油中提高稳定性。

另外，还有很多食物植物油，虽然产量不是很多，但各有特色，比如：来自稻谷米糠的米糠油，不仅含有丰富的油酸和亚油酸，还含有磷脂、植物甾醇、角鲨烯、维生素 E 等物质，具有较高的抗氧化性。来自油棕榈仁的棕榈仁油和椰子油是中链脂肪酸的主要来源，是重要的月桂酸类油脂。

8. 猪脂 猪脂是我国动物油脂中使用量最大的一种，主要来自特定内脏蓄积的脂肪或腹背部等皮下脂肪。内脏脂肪一般较硬而皮下脂肪较软。猪油饱和脂肪含量很高，具有独特风味，一般无需精制，然而根据用途不一样，可有不同的提取工艺。

9. 牛脂、羊脂 相比之下，牛肉和羊肉等反刍动物油脂中饱和脂肪含量比非反刍动物更高，尤其是硬脂酸，而亚油酸较低，因此牛脂和羊脂比猪脂更硬。由于动物受饲料饮食的影响比植物大，因此动物油脂的脂肪酸结构比植物油更具多样性，而且容易受到饲料脂肪酸配比的影响。特别是反刍动物，其所摄入的植物性饲料要反复经瘤胃中微生物消化，所以一方面使脂肪酸更为多样性，另一方面会将不饱和脂肪酸进行一定饱和转化或氢化，其油脂中会天然含有少量反式脂肪酸。

（四）食用油的物化特性和质量指标

食用油的物化特点取决于构成甘油三酯的脂肪酸,特别是脂肪酸的碳链和双键数目。

1. 物化特点

（1）结晶：熔点通常指脂肪由固体转化为液体所需的温度,熔点的高低可以决定食用油所呈现的物理形态,以及不同温度下所表现出的结晶状态。

一般来说,食物油溶化的温度与主要含有的脂肪酸种类有关,脂肪酸碳链长度越长、饱和程度越高,熔点越高。饱和脂肪酸由于具有直链构象且排列整齐,因此很容易结晶;而长链饱和脂肪含量高的油脂,在常温状态下可呈现多结晶化的固态形式。大多数植物油含有更丰富的不饱和脂肪酸,而不饱和脂肪酸由于含有双键,使直碳链发生弯曲,因此要发生结晶需要消耗更多的能量,使凝固点和熔点降低,在常温下呈液态状态。

食用油中由于混有多种甘油三酯,因此可呈现同质多晶的现象,与其热稳定性密切相关。

（2）氧化反应：脂肪酸烷基链在双键、双键相邻的烯丙基碳上易发生氧化,可导致不饱和油脂变质,产生哈喇味,降低营养价值。引起脂肪酸氧化的因素很多,其中之一就是由自由基引起的自动氧化,随着脂肪酸不饱和度增高,氧化速度有所加快。在氧存在情况下,光也可促进不饱和脂肪酸的氧化。紫外辐射可分解已经形成的氢过氧化物、过氧化物、羰基和其他含氧化物,产生自由基,从而引发自动氧化。由于油的自氧化或由于对光敏感产生的氧化都是从脂肪酸不饱和双键开始发生的,因此不饱和度较高的脂肪酸,以及含有不饱和脂肪酸较高的油脂,更易受到氧化攻击。另外一些酸性物质、氧化剂的存在,也可催化加成氧化效应。

（3）还原反应：脂肪酸中的碳碳双键和羧基也能发生还原反应。一些过渡金属,如钴、镍、铜、钌、钯、铂等可以催化双键的氢化。氢化降低了油中多烯的含量,保持或增加了单烯的含量,使双键减少,提高了氧化稳定性,但同时会伴随着顺式结构向反式转变,使熔点升高。油在精炼过程中,为防止不饱和脂肪酸在高温条件下的氧化,会进行一定适当的氢化处理。反式脂肪酸过多摄入可能对心血管系统有一定不利影响。

2. 食用油常见的质量指标 影响植物油质量的因素主要包括:脂肪酸的双键是否被氧化,产生难闻的气味;油脂原料是否受到微生物污染,释放出游离脂肪酸;不佳色泽的形成。因此在判断脂质质量时,往往会关注到以下一些指标。

（1）色泽：食用油的色泽会限制在特定场合的应用,如果色泽过深,或储存过程中色泽发生改变,要特别加以注意。

（2）游离脂肪酸：用于测量甘油三酯的水解程度,游离脂肪酸过高会降低脂质的口味、性能和可接受性。

（3）酸价：是指中和 1g 油脂中的游离脂肪酸所需要氢氧化钾的毫克数。油脂的贮存过程中,由于水分及温度的因素会产生缓慢的水解作用,生成一部分游离脂肪酸,所以测定油脂的酸价可判定油脂品质的好坏和储藏方法是否恰当,酸价越高,质量越差。煎炸过程中食用植物油的酸价会有所升高。

（4）过氧化值：由于食用油暴露在空气中时会发生自动氧化,生成初级氧化产物过氧化物,继续分解可产生低级的醛和酮等,使油脂酸臭,变苦,这种现象称油脂的"酸败"。

（5）皂化值：皂化值和下面的碘值是两个传统的指标来反映油脂的碳链长度和不饱和程度。由于脂肪和碱在加热情况下可以发生皂化,因此用每皂化 1g 油脂所需的氢氧化钾毫克数作为皂化值可以间接反映脂肪的分子质量。油脂平均相对分子质量越大,皂化值越小。

由于油脂中还含有一些不能皂化的物质，因此皂化值也可以用来鉴定油脂的种类和油脂的纯度。皂化值越高，油脂越纯。

（6）碘值：也称碘价。油脂中含有的不饱和脂肪酸，无论是处于游离状态还是以甘油三酯的形式存在，都能在双键处与卤素发生反应，因此100g油脂所能吸收碘（一种卤素）的克数，即可说明油的不饱和程度。相比之下，植物油的碘值高于动物油。表2-20列出了常见食物油的皂化值和碘值。

表2-20 常见油脂的皂化值、碘值和不皂化物含量

食用油	皂化值（单位：mg KOH/g 油）	碘价（单位：g/100g 油）	不皂化物 /%
大豆油	189~195	124~139	< 1.5
橄榄籽油	184~196	75~94	< 1.5
花生油	187~196	86~107	< 1
棉籽油	189~198	100~115	
葵花子油	188~194	118~145	< 2
亚麻籽油	188~196	170~203	< 2
椰子油	248~265	6~11	< 1.5
玉米油	187~195	107~128	1~3
黄油	210~232	26~40	< 0.5
鱼油	180~192	142~176	< 2
猪油	192~203	45~70	< 0.2
牛油	190~200	33~47	< 0.5

资料来源：Fereidoon Shahidi. 贝雷油脂化学与工艺学. 2016.

（五）食用油在烹调中作用

食用油在烹调中有着非常重要的作用，主要包括：①油的传热作用：使菜肴呈现出鲜嫩或酥脆的特点。在烹调过程中，用油脂作为传热媒介的应用很广，由于油脂的沸点较高，加热后能加快烹调速度，缩短食物的烹调时间，使原料保持鲜嫩。②改善菜肴色香味：油脂可以使菜肴呈现出各种不同的色泽。由于油温不同，可使炸制或煎制出的菜肴呈现出由浅至深的色泽。由于油温高于水蒸气的温度，因此可以迅速驱散原料表面水分，使油分子渗透到原料内部，从而改善影响菜肴风味。③调整菜肴营养组成：由于脂肪本身的营养特点，因此烹制菜肴的脂肪酸比例、甚至一些脂溶性营养成分组成会发生一定改变，从而提高了菜肴的能量和脂肪供能比。

由于食用油的物化特性，食用油在烹制和储存过程中应注意防治油脂酸败。造成油脂酸败的原因主要有两个方面：一方面是由动植物组织残渣或微生物产生的酶引发的生物性水解；另一方面是由于空气、水、阳光等作用引发的化学变化。脂肪的自动氧化是引起酸败的主要原因。油脂的酸败不仅会导致不愉快的气味，改变油脂感官形状，也会破坏不饱和脂肪酸，破坏维生素；而酸败产生的氧化物也会对机体造成一定损伤。因此保证油脂的质量安全要贯穿于加工、储存、食用的整个过程。长期储存应注意密封、隔氧、遮光、防水，并避免使用金属容器进行存放；开封后的油脂应尽可能在短期内食完，每次用后盖好盖子。烹调过程为了减少不饱和脂肪酸的变构，尽可能减少反复高温长时间烹调。

二、调味品

调味品是烹调中常用的辅助材料,可以帮助厨师调节菜肴的色香味。按《中华人民共和国国家标准调味品分类》(GB/T 20903—2007)中的定义,调味品是指"在饮食、烹饪和食品加工中广泛应用的,用于调和滋味和气味并具有去腥、除膻、解腻、增香、增鲜等作用的产品"。在我国,调味品可根据国家标准将终端产品分为 17 个大类,分别为:食用盐、食糖、酱油、食醋、味精、芝麻油、酱类、豆豉、腐乳、鱼露、蚝油、虾油、橄榄油、调味料酒、香辛料和香辛料调味品、复合调味料以及火锅调料等。除食用盐、食糖和味精三类调味品的成分相对单一,芝麻油和橄榄油成分构成相对固定外,其余调味品的成分组成和/或制作工艺等均较为复杂。

(一)食用盐

食用盐是一种非常古老的调味品,也是对人类而言最为重要的调味品。结晶食盐的出现有力地推动了人类文明的发展,在人类文明史上占有重要的地位。食用盐是从海水、地下岩(矿)盐沉积物、天然卤(咸)水获得的以氯化钠为主要化学成分、经过加工获得的可用于食用的盐。

1. **盐的理化性质**　盐的主要成分是氯化钠,同时含有少量水分和杂质及其他铁、磷、碘等元素。氯化钠的化学式为 NaCl,是白色无臭的立方结晶或细小结晶粉末,味咸。氯化钠熔点 801℃,沸点 1 465℃,易溶于水和甘油,室温下在水中的溶解度为 35.9g,如果有氯化氢的存在,溶解度可有所降低。氯化钠微溶于乙醇(酒精)、丙醇、丁烷,几乎不溶于乙醚和浓盐酸;如果氯化钠和丁烷互溶可变为等离子体,分散在乙醇中可以形成胶体。氯化钠稳定性比较好,其水溶液呈中性;在潮湿的环境中,会有一定潮解。

2. **盐的生理作用**　对于人类而言,食用盐之所以如此重要,很大程度上是因为其为人体提供了每日所需的绝大部分的钠离子和氯离子,维持了肌肉细胞与神经细胞正常的电生理活动和内环境的电解质平衡,并对多种外分泌体液(如胃酸、呼吸道黏液等)的正常生理功能的形成起到了促进作用。

除生理所需之外,盐在调味和食品保鲜方面是非常重要的组分之一。在古代由于保鲜技术有限,盐常作为可以抑制食物腐败变质的保鲜剂使用。因为盐可以人为制造出晶体渗透压极高的高渗环境,能渗透到原料组织内部,一方面可以析出材料表面水分,降低水分活度,可抑制绝大多数微生物的生长与繁殖,由此来延缓食物因微生物生长繁殖而造成的腐败,达到延长食物的保存期限的目的;另一方面可以增加细胞内蛋白的持水性,促使部分蛋白质发生变性,从而调节原料的质感,增加其脆嫩度。因此中国传统饮食文化衍生出诸如咸肉、咸鱼、咸菜、火腿、酸菜等一系列具有独特风味的腌制食品,并在烹饪中发挥了巨大作用。

尽管食用盐具有非常重要的作用,过量摄入食用盐还是会带来健康风险。按《中国居民营养与慢性病状况报告(2015)》中提到的情况,中国居民平均每人每天食用盐消耗量为10.5g,大幅超过 WHO 建议的每人每天 6g 以内的推荐摄入量。过量摄入食用盐可导致钠离子的摄入量超过正常的生理需要量,若长期过量摄入,可使得盐敏感人群的血压调节出现异常,导致高血压病。同时,盐腌食品和高盐饮食也被认为是胃癌和肾脏疾病的风险因素,因此对食用盐用量的控制是十分有必要的。

3. **市场上盐的种类**

(1)精制盐:精制盐是指海盐、矿盐、井盐等原盐经过净化、加工提炼精制的盐。精制盐技术要求较高,一级盐氯化钠含量不得少于 99.30%,二级盐不得少于 98.50%。

（2）碘盐：为了消除国民碘营养缺乏症，从 1994 年起我国开始实施食盐全面加碘项目，强化的碘化物主要为碘酸钾，也可能是碘化钾。碘酸钾的化学性质相对稳定，而一旦碘化物经氧化后，碘分子会从碘盐中逸脱。因此，为了防止碘盐中的碘分子氧化，一般都在碘盐中加入了一定比例的稳定剂，以尽量延长碘盐的有效期。由于碘元素本身的化学性质非常活泼，容易在风吹、日晒、潮湿、受热等外界因素干扰下挥发，因此碘盐的贮存使用中要有所防范。除了无机碘外，目前市场上也有强化海藻碘的精制盐，海藻碘属于有机碘，稳定性更好。

（3）低钠盐：由于越来越多的研究证据指出，过高的钠摄入与高血压、心血管病患病风险密切相关，因此减少盐摄入的呼声越来越高。2013 年 1 月 31 日，世界卫生组织发布了新的食盐摄取指南。低钠盐中氯化钠和氯化钾按 7∶3 的比例进行混合，钾的加入减少了盐中钠的总量，而适当的钾有助于人体钠钾平衡，降低高血压、心血管疾病的风险。但对于有高钾药物服用者或肾功能不全、高血钾患者，需谨慎选用。

（二）食糖

食糖是现代食品加工业和日常饮食中常见的甜味剂，主要来源于甘蔗及甜菜等糖料作物，经压榨、过滤、精制和结晶等工艺制得纯度不同的产品。人类食用食糖，特别是蔗糖的历史也相当悠久，见于史册的最早记录可追溯至公元前 8 世纪。

1. 糖的种类和成分组成　比较早的用于制作甜味的原料主要来自蜂蜜；随着提取和纯化工艺的进步，提取糖并制成不同用途的糖的工艺已经非常成熟，并广泛用于食品工业和烹调。

（1）精制糖：比较常见的有白砂糖、绵白糖，是从甘蔗或甜菜中提取的糖，属于纯碳水化合物，化学结构为蔗糖，纯度可达 99%，只提供能量，几乎没有其他营养物质。喝咖啡用的方糖是用白砂糖压制成块制成。

（2）红糖：是没有经过精炼的糖，蔗糖含量为 94% 左右，会含有一定铁、铬及少量其他矿物质。

（3）饴糖：是由玉米、大麦、小麦、粟或玉蜀黍等粮食经发酵糖化而制成的糖，结构为麦芽糖。

（4）葡萄糖：尽管葡萄糖并不常见，但在人们发生低血糖救急之时常可用到。

（5）糖浆：随着食品工业的发展，为了方便保藏、增加甜味、提升消费愉悦感、增大体积、帮助褐变等目的，很多食品会用到糖浆，不同来源的糖浆所含的糖组分是有所不同的。淀粉糖浆、麦芽糖浆主要是麦芽糖或麦芽糊精；玉米糖浆、果葡糖浆主要含有葡萄糖、果糖、蔗糖。麦芽糖浆的水分含量稍高，糖密度小于白糖、红糖。

（6）蜂蜜：虽然不属于食糖的范畴，但是在用途上常作为糖的替代品使用。蜂蜜中的糖分主要为蔗糖，占到 75% 左右。

2. 糖的理化特性　在理化特性方面，糖的共同特性是亲水性极强，易溶于水，可形成具有高渗透性的高浓度溶液，可用作防腐剂和保湿剂。在相同质量分数下，溶液相对分子质量越小，渗透压越大，因此单糖渗透压约为双糖的 2 倍，而渗透压越高对食品保存效果越好。糖的来源和含量水平还会影响结晶、黏度、保湿性等特性。

甜味是糖独特的风味，以蔗糖为基准物，表 2-21 列出了各类糖的比甜度。其中果糖是甜度最高的，糖浆随着水解度增加，甜度也相应升高。

在营养成分的特点上，以蔗糖为代表的食糖大多是比较纯净的碳水化合物，除碳水化合物外，其他营养成分物质的含量均非常低，属于营养价值较低的食物，仅能向人体提供能量而无法提供其他人体必需的营养素。大量摄入食糖,可导致能量摄入超过生理需要,引起热能摄入过剩,进而引起脂肪堆积而导致超重与肥胖的发生。而且,由于蔗糖属于双糖,由一个葡萄糖和一个果糖构成,在体内容易消化和吸收,血糖生成指数较大,食用后可以对血糖产生较大的冲击,对于糖耐量已经受损的人以及糖尿病患者来说,食糖特别是食用蔗糖对于维持血糖水平的稳定和控制病情是非常不利的。此外,大量摄入食糖还会导致龋齿,特别是牙齿较为稚嫩的儿童。

为了减少糖的摄入,目前很多糖醇类物质被提取出来。糖醇是结构上带有羟基的糖类物质,同样具有甜味,但其代谢吸收与糖有所不同。

表 2-21　糖的比甜度

物质	比甜度	物质	比甜度
蔗糖	1.00	木糖醇	1.00
果糖	1.50	果葡糖浆(转化率16%)	0.80
葡萄糖	0.70	果葡糖浆(转化率42%)	1.00
半乳糖	0.60	淀粉糖浆(葡萄糖值42%)	0.50
麦芽糖	0.60	淀粉糖浆(葡萄糖值52%)	0.60
乳糖	0.27	淀粉糖浆(葡萄糖值62%)	0.70
麦芽糖醇	0.68	淀粉糖浆(葡萄糖值70%)	0.80
山梨糖醇	0.50		

(三)发酵类调味品及味精

属于发酵类调味品的有酱油、酱类、食醋、豆豉、腐乳、鱼露、蚝油及虾油,它们的共同特点就是使用富含蛋白质的原料(如大豆、鱼虾、小麦等),经过微生物的发酵作用制作而成的具有鲜味的调味品。在烹饪或佐餐的过程中使用这一类调味品,可使得菜肴增加鲜味,丰富用餐者的味觉体验。其原理是利用微生物的酶作用降解原料中的蛋白质成分,使大分子的蛋白质被分解为分子量较小的肽类物质和氨基酸,进而在口腔中呈现出鲜的味觉。

根据其原料的不同,发酵类调味品的营养成分也有相当大的差异。以大豆为原料制作的酱,蛋白含量比较高,可达 12%;以小麦为原料制成甜面酱蛋白质含量在 8% 以下。酱油中由于含有少量糊精和还原糖,增加了一定黏稠性,不同品种糖含量可从 1%~10% 不等;甜面酱中糖含量可高达 20%。由于经过了发酵,这些调味品中不同程度地含有一定量 B 族维生素和矿物质,比如维生素 B_1、维生素 B_2、烟酸、维生素 B_{12}。发酵类食品都加入了大量的食用盐,用以防腐,因此往往都含有较多的钠盐。酱油中氯化钠在 12%~14% 之间,酱类在 7%~15%。

1. **酱油**　酱油是以小麦、大豆及其制品为主要原料,接种曲霉菌种,经发酵酿制而成。豆、麦等原料经过微生物和酶的作用,原料中的蛋白质降解生成氨基酸、多肽等含氮物质;淀粉分解为双糖和单糖;部分糖类发酵产生醇和有机酸,并进一步生成具有芳香气味的酯类;氨基酸与糖类通过美拉德反应生成芳香物质和类黑素,使其具有较深的颜色。

常见的酱油产品有生抽、老抽、复制红酱油、白酱油、甜酱油、美极鲜酱油、辣酱油、加料酱油、铁强化酱油等。酱油具有赋味、增色、增香、除异解腻等调味作用,同时,因为酱油营养极其丰富，主要营养成分包括氨基酸、可溶性蛋白质、糖类、酸类等，也具有一定的营养价值。酱油的咸味来自氯化钠。酱油中所含的氯化钠在 12%~14% 之间，是膳食中钠的主要来源之一。减盐酱油氯化钠含量较低，含盐量约为 5%~9%。

2. **食醋** 醋是以粮食为原料酿造成的含醋酸液态酸味调品，其色泽为琥珀色、红棕色（不包含人工合成醋），酸味柔和，稍有甜味，澄清，浓度适当，无悬浮物、沉淀物，具有特殊香气。一级品总酸含量 ≥ 5.00g/100ml，二级品总酸含量 ≥ 3.50g/100ml。与酱油相比，醋中蛋白质、脂肪和碳水化合物的含量都不高，但却含有较为丰富的钙和铁。一般将醋分为酿造醋（如粮谷醋、酒精醋、糖醋、酒醋、果醋等）和调配醋（如白醋）。

食醋的主要成分是醋酸，还含有丰富的钙、氨基酸、琥珀酸、葡萄酸、苹果酸、乳酸、B 族维生素及盐类等对身体有益的营养成分。烹调菜肴时可增加菜肴的鲜、甜、香等味道。在炒菜时加点醋，不仅使菜肴脆嫩可口，去掉腥膻味，还能保护其招牌营养素。醋还有使鸡骨鱼刺软化，促进钙吸收的作用。

醋有很好的抑菌和杀菌作用，能有效预防肠道疾病、流行性感冒和呼吸道疾病。醋可消化脂肪和糖，适当地喝醋，不仅可以减肥，还可以促使营养素在体内的燃烧和提高热能利用率，促进身体健康。醋能抑制和降低人体衰老过程中过氧化脂质的形成，减少老年斑，延缓衰老；醋有利尿作用，能防止尿潴留、便秘和各种结石疾病；醋能降低血压，软化血管，减少胆固醇的积累和降低尿糖含量，防止心血管疾病和糖尿病。

3. **料酒** 料酒以黄酒为主，是用糯米、大米、黍米为主要原料，通过酒药、麦曲的糖化发酵，最后经压榨而制成的。料酒的成分除水、乙醇之外，还含有一定量的糖类、氨基酸、有机酸等有机成分和少量的矿物质，其酒精含量低。这些其他成分的存在，使得烹饪中添加了料酒后，菜肴的滋味变得更加柔和、更适口，香气更加和谐、浓郁。同时菜肴中因添加了料酒后，少量的氨基酸和糖类在烹调加热过程中将会发生的美拉德反应，也对菜肴的香气和颜色起到了辅助作用。

4. **味精、鸡精** 味精是谷氨酸钠的结晶体，是以粮食为原料，经特殊细菌发酵产生的物质。鸡精是谷氨酸钠、核苷酸和肉类提取物、香辛料等组成的调味料。

由于这些物质都是一种钠盐，因此在应用时除了考虑调味本身，也要注意控制钠盐总的用量。

其他调味品，如香辛料和香辛料调味品、复合调味料以及火锅调料等，由于其成分往往非常复杂，因此我们不能对其进行一概而论的评价。但值得注意的是，这一类调味品中，很多产品中也会添加有食用盐、食糖或食用油脂等作为辅料。因此，在使用这些调味品时，我们也应该考虑注意其中盐、糖及油对我们膳食结构的影响，以免其带来相应的负面健康作用。

（四）酒类

酒类是一种含有乙醇的饮料，根据工艺不同可分为发酵酒、蒸馏酒和配制酒。日常生活中常见的啤酒、黄酒、葡萄酒、米酒属于发酵酒；白酒多属于蒸馏酒；苹果酒、威士忌酒属于配制类。

1. **成分组成** 酒中所含的成分物质因品种和工艺而差别很大，除水以外，最主要的成分是乙醇，一种供能物质之一，每克乙醇可提供 29kJ 的能量，乙醇在酒中的含量由 1%~60% 不等。其他成分因酒各异。

2. **分类**

（1）发酵酒：发酵酒或称酿造酒，是以谷物、薯类、水果等为底物，经过糖化、发酵后，使糖转化为乙醇,黄酒、葡萄酒、啤酒都属于发酵酒。

黄酒是用谷物经发酵酿制的一类酒,是我国非常传统的一类酒饮料。黄酒的固形物最少为20g/L,高的可达200g/L,主要是糊精和葡萄糖;另外还含一定量的蛋白质或氨基酸(可超过1.2g/L)、有机酸、甘油。由于黄酒的主要原料是糯米、黄米、玉米,且酿制过程中时间短、温度低,因此含有一定量B族维生素和矿物质。

啤酒是最常饮用的酒类,以水为主,含有二氧化碳,具有清凉性和发泡性。啤酒里的乙醇含量为3%~6%(V/V)。含糖量约34g/L,主要是糊精,也会有少量果糖、蔗糖、戊糖。啤酒中蛋白质含量约为4g/L,也会含有少量B族维生素和矿物质。

葡萄酒:葡萄酒顾名思义是以葡萄为原料酿制的,有比较丰富的能源物质,如,乙醇含量约为10%~16%,是由水果发酵产生的,因葡萄品种和工艺不同而口味各异;碳水化合物包括葡萄糖、果糖、戊糖、树胶等;含有一定有机酸,包括酒石酸、苹果酸、琥珀酸、柠檬酸等。葡萄酒中除了含有一定维生素和有较为丰富的钾、镁、磷等元素外,还会有一些葡萄皮或葡萄籽中特殊的物质,如单宁、色素、芳香物质等。

(2)蒸馏酒:蒸馏酒同样是以高粱、玉米、红薯、稗子、米糠等淀粉质原料和糖为底物,但是和发酵酒不同的是,在发酵之后,为了产生更高的酒精度需要进一步地蒸馏。我国的茅台、汾酒,国外的威士忌、白兰地、朗姆酒等都属于蒸馏酒。

由于色泽为无色,我国的蒸馏酒称为白酒,种类繁多,按酒精度可以分为高度酒(>40%)、中度酒(20%~40%);按香型分为清香型、浓香型、酱香型。白酒除了含有少量钠、铜、锌等元素外,并不像发酵酒那样含有更多的维生素、矿物质以及碳水化合物等。

(3)配制酒:配制酒由于工艺问题,品种较多,且归类不是很清晰,比如未用原汁酒而采用勾兑制成的白酒、改制酒、露酒、花色酒、蜜酒等,都统称为配制酒。配制是酒以发酵酒或蒸馏酒为原料,添加了香料、糖分或由其他物质制成的酒,如苹果酒。

3. 酒的安全问题 由于酒的生产经历了一系列复杂的生物化学和物理化学过程,因此会带入或产生一些有害物质。

(1)甲醇:主要来自原料的果胶,在制作过程中,果胶高的原料在酶或酸、碱作用下,分解为果胶酸甲醇;或者采用黑曲霉做糖化发酵剂或糖化温度过高、时间过长也会增加甲醇含量。由于甲醇可在体内缓慢蓄积,对视神经毒性最强,因此要加以注意。

(2)杂醇油:杂醇是乙醇以外高沸点的醇类物质混合物,包括正丙醇、异丁醇、异戊醇等。杂醇油是制酒发酵过程中,原料蛋白或酵母菌体蛋白水解后,生成的氨基酸态氨,脱羧后生成的醇。尽管微量杂醇油可以形成酒的芳香气味,但是由于杂醇油的碳链比乙醇高,而碳链越长毒性或麻醉力越强,而且在体内的分解氧化的代谢时间越长,可使中枢神经系统充血,引起头痛,因此国家标准规定杂醇油含量不得超过0.01g/100ml。

(3)其他:还应注意控制甲醛、氰化物等有毒害物质。

(沈秀华 王 竹 冯 一 蒋 燕)

本 章 要 点

1. 食物的分类。

2. 各类食物的营养特点。

3. 各类营养成分的主要食物来源。

思 考 题

1. 简述谷物营养特点及其对膳食的贡献。
2. 提供蛋白质的主要食物有哪些？
3. 膳食中脂肪的主要来源有哪些？
4. 植物油的脂肪酸特点有哪些？
5. 乳品的营养特点有哪些？

技 能 操 作

实地考察超市和菜市场，了解如下内容并撰写调查报告：
1. 各类食物的营养特点。
2. 不同种类食物提供的食品标签信息。
3. 比较同类食品标签，从营养和食品安全角度，提出你的看法和建议。

参 考 文 献

[1] 葛可佑. 中国营养科学全书 [M]. 北京：人民卫生出版社，2004.

[2] 福克斯，卡梅伦. 食物科学的化学基础 [M]. 北京：科学出版社，1983.

[3] 阚建全. 食品化学 [M]. 北京：中国农业大学出版社，2016.

[4] 中国营养学会. 中国居民膳食营养素参考摄入量 [M]. 北京：科学出版社，2013.

[5] 杨月欣. 中国食物成分表 [M]. 北京：北京大学医学出版社，2019.

[6] 沈秀华. 食物营养学 [M]. 2 版. 上海：上海交通大学出版社，2020.

[7] 中国营养学会. 食物与营养——科学证据共识 [M]. 北京：人民卫生出版社，2016.

[8] BETTY CROCKERS. Cookbook[M]. New York：Houghton Mifflin Harcourt Publishing company，2016.

[9] 施明智. 食物学原理 [M]. 台北：艺轩图书出版社，2016.

[10] SHAHIDI FEREIDOON. 贝雷油脂化学与工艺学 [M]. 王兴国，金青哲，译. 北京：中国轻工业出版社，
     2016.

[11] 孙志慧. 食物营养速查全书 [M]. 天津：天津科学技术出版社，2013.

[12] 杜荷. 食物营养安全与国民健康 [M]. 北京：军事医学科学出版社，2013.

[13] 张家林. 第一营养全书 [M]. 北京：中医古籍出版社，2006.

[14] 王红勇，姚雪梅. 虾蟹生物学 [M]. 北京：中国农业出版社，2007.

第三章 食物风味及质构

人们对食物的要求不仅注重食物的营养,还希望食物具有良好的色、香、味以及其他良好的感官性能。

食物的风味主要是指在品尝食物时,人的味觉器官、嗅觉器官、视觉和触觉神经等对其的感觉和印象。良好的食物会使人们在感官上获得愉快,能够增进食欲,有助于消化,提高人体对食物营养素的利用率,间接地增加食物的营养功能。

中国烹饪自古以来对美食的描述,就有色、香、味、形的说法。直到 20 世纪 80 年代,由于"烹饪热",人们才觉得在色、香、味、形之外,还有一些由笼统的"口感"一词不能概括的性质。在近代食品科学中,关于食物的口感,早已判定为其结构所决定,并应用"质构"或"质地"这个词对此做了准确的描述。食物质构产生的触觉,和味觉、嗅觉、视觉、营养等一起都受到生产者和消费者的重视。

第一节 食物的气味

食物的气味是很重要的感官指标。它是食物风味的一个重要组成部分。食物的香气是由其所含有的香气成分所形成。一般来说,香气成分是指在食物中能产生或能组合生成香气,并且具有已经确定的化学组成和结构的化合物。

一、嗅觉的基本概念

嗅觉是一种基本感觉。产生嗅觉的前提是空气中必须存在能够飘逸的载有气味的微粒。当这些载有气味的微粒作用于嗅觉器官时,挥发性物质刺激鼻腔的嗅觉神经,并通过神经纤维传导到大脑的中枢神经而引起的感觉就是嗅觉。

嗅觉比视觉原始,比味觉复杂。在人类没有进化到直立状态之前,原始人主要依靠嗅觉、味觉和听觉来判断周围环境。随着人类转变成直立姿态,视觉和听觉成为最重要的感觉,而嗅觉等退至次要地位。尽管现在嗅觉已不是最重要的感觉,但嗅觉的敏感性还是比味觉敏感性高很多。最敏感的气味物质,例如甲基硫醇,只要在空气中的浓度达到 1.41×10^{-10} mol/L 时,人就能够感觉得到;而最敏感的呈味物质——马钱子碱的苦味,其浓度也要达到 1.6×10^{-6} mol/L 浓度才能感觉到。嗅觉感官能够感受到的乙醇溶液的浓度要比味觉感官所能感受到的浓度低 24 000 倍。

食物的味道和气味共同组成了食物的风味,它影响着人类对食物的接受性和喜好性,同时对内分泌亦有影响。因此,嗅觉与食物有密切的关系,是我们对食物进行感官分析时所使用的重要指标。

（一）嗅觉生理

从图 3-1 可以看出,从外鼻孔进入的是鼻子直接感觉的结果,而从内鼻孔进入的则有可能是牙齿咀嚼或口腔内搅动而产生的气态小分子。因为味和香总是同时存在于食物之中,有时很难区分。味觉和嗅觉之所以是化学性感官,就因为它们是通过感知溶解或蒸发的物质分子而发挥作用的,这些物质分子与感觉器官发生关系,并在器官的膜内发生化学反应,刺激神经传递,将信息传送到大脑,然后产生知觉。食物进入口腔后,通过牙齿咀嚼或口腔内搅动而产生气态小分子,通过鼻咽通路可加强对食物气味的感知。一方面由于口腔的加热,以及由于舌头及面部运动而搅动食物,从而加强了芳香物质的挥发。另一方面当咽下食物时,由咽部的运动而造成的内部高压,使充满口腔中的香气进入鼻腔,从而加强了嗅觉强度。因为味觉与嗅觉的关联,使得我们在品尝食物时能够获得对它的整体风味感觉。

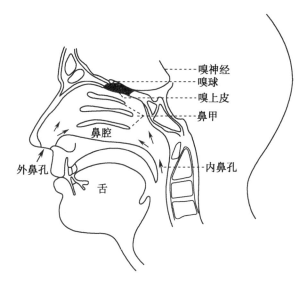

图 3-1　人的鼻腔与口腔构造图

（二）嗅觉的特点

嗅觉的特点包括敏锐性、个性差异、易疲劳性、相互掩盖和抑制倾向等。

1. **敏锐性**　人的嗅觉相当敏锐,具有察觉许多极低浓度有效气味的能力。一些风味化合物即使在很低的浓度下也会被感觉到,有些呈嗅物质在极低的浓度下就能被感知。训练有素的专家能辨别 4 000 种以上不同的气味。这点现在仍然超过化学分析中仪器方法测量的灵敏度。我们可以检测许多重要的、在 10 亿分之几浓度水平范围内的风味物质。

由于嗅觉对于区分强度水平的能力相当差,因此相对于其他感觉而言,测定的嗅觉差别阈值经常很大。对于未经训练的个体辨别或标识气味类别能力的早期试验表明,人只能可靠地分辨大致 3 种气味强度水平。从复杂气味混合物中分析识别其中许多成分的能力也是有限的。我们往往是将气味作为一个整体形式而不是作为单个特性的堆积加以感受。人的嗅觉也会因人的病理变化而发生变化,称为病态嗅觉。

2. **个性差异大**　不同的人嗅觉差别很大,即使嗅觉敏锐的人也会因气味而异。对于同一种气味物质的嗅觉敏感度,不同人具有很大的区别。有的人甚至缺乏一般人所具有的嗅觉能力,我们通常叫它为嗅盲,这是由遗传产生的。就是同一个人,嗅觉敏锐度在不同情况下也有很大的变化。某些疾病对嗅觉就有很大的影响,如感冒、鼻炎都可以降低嗅觉的敏感度。环境中的温度、湿度和气压等的明显变化,也都对嗅觉的敏感度有很大的影响。通常认为女性的嗅觉比男性敏锐。

3. 易疲劳、适应和习惯 持续的刺激易使嗅觉细胞产生疲劳而处于不灵敏状态,如人在闻香水时间稍长后就不觉其香,同样,长时间处于恶臭气味中也能忍受。古语"入芝兰之室,久而不闻其香;入鲍鱼之肆,久而不闻其臭"就是指的这个道理。一般情况下,较平常的气味持续约 1~2 分钟,人就可适应,即使较为强烈的气味,经过 10 分钟也能适应。因为一种气味的长时间刺激,可使嗅球中枢神经处于负反馈状态,感觉受到抑制,产生对其的适应。这说明嗅觉细胞易产生疲劳而对该气味处于不灵敏状态,但对其他气味并不疲劳。另外,注意力的分散会使人感觉不到气味;时间长,也会对该气味形成习惯。因为嗅觉的疲劳、适应和习惯这三种现象是共同发挥作用的,因此彼此之间很难区别。

4. 相互掩盖和抑制的现象 气味性质相互影响的方式还不清楚,但气味混合物在性质上与单一化合物的性质会有很多相似之处。例如,对一个二元混合物的气味剖析得到的结果同单一成分的气味剖析结果非常相似。虽然风味感觉的强度有所不同,但如果混合物种类很多,就可以产生一种全新的风味。例如:合成的番茄味是由多种化合物混合而成的;咖啡香气由几百种物质构成,其中许多物质单独存在时是没有任何咖啡味的;用气相色谱法分析红烧肉的香味时也发现,某些关键物质在单独存在时没有任何红烧肉的香气,但在混合物中就会产生红烧肉香气。

5. 混合抑制消除的现象 混合抑制消除是指在几种不会合成新的成分的混合物中,鼻子对其中一种成分的气味适应后,会使得另外成分的气味变得非常突出。研究发现,有些物质可以很容易地被从混合物中区别出来,而另外一些物质则不太明确。如果鼻子对已知物质疲劳了,另外一些物质可能就会显现出来,使得未知物质更容易被确认。嗅觉的抑制和消除现象是感官检验需要考虑的重要问题,这也是感官检验应该在无气味的环境中进行的理由。如果检验环境中有气味,经过短时间后,嗅觉系统对环境中的任何气息都会变得麻木,如果该气味出现在所检产品中,检验人员就会对它们没有反应,而对于其他风味或香味,则会由于抑制效应的消除而有过于强烈的反应。

6. 阈值随身体状况变动 嗅感物质的阈值受身体状况、心理状态、实际经验等人的主观因素的影响尤为明显。当人的身体疲劳、营养不良、生病时,可能会发生嗅觉减退或过敏现象,这时会感到食物平淡不香。如人患萎缩性鼻炎时,嗅黏膜上缺乏黏液,嗅细胞不能正常工作造成嗅觉减退。女性在月经期、妊娠期或更年期可能会发生嗅觉减退或过敏现象等,这也说明人的生理状况对嗅觉也有明显影响。心情好时,敏感性高,辨别能力强。正常情况下,实际辨别的气味越多,越易于发现不同气味间的差别,辨别能力就会越高。

7. 香与臭不是绝对的 这不仅是对不同生物物种而言,气味对同一生物物种的感受也因气味的浓度而有所改变。如麝香对于人而言,低浓度时香,高浓度时臭。有些气味在低浓度时无害或有益,高浓度时可能有害。香与臭的定义在词典中解释得非常笼统,称"好闻的气味曰香,不好闻的气味曰臭,香与臭相反"。目前气味学对香与臭的定义有很重要的补充:"对某生物有益的气味称为香,对其有害的气味称为臭。"

(三)气味的评价

对于气味的评价,人们常常是通过一些评价参数来表达的。

1. 阈值　嗅感的阈值是指嗅觉器官感觉到气味时嗅感物质的最低浓度。

影响嗅感阈值的因素有呈香成分的分子结构、物理性质、化学性质等,还和呈香成分量的多少、是否集中与分散等因素有关(如吲哚在浓度高时呈粪便臭,而浓度低时则呈茉莉香);还有气温、湿度、风力、风向等自然环境因素;以及人的身体状况、心理状态、生活经验等因素。其中人的主观因素尤为重要,所以才有同一种香料有时会出现两个或更多的阈值的现象。

和呈味物质一样,不同的嗅感物质产生的气味不同,相同的气味嗅感强度也不同。同样可以使用阈值的概念评价嗅感的强度。

阈值既可以采用空气稀释法,也可以采取水稀释法测定,单位分别用浓度 mg/L、g/kg、mol/m^3 和 mg/kg、μg/kg 等表示。

2. 浓度　虽然嗅感物质在食物中的含量远低于呈味物质浓度,但是在比较和评价不同食物的同一种嗅感物质的嗅感强度时,也使用嗅感物质的浓度。

3. 香气值　香气值也称为芳香值、香味强度嗅感值。任何一种食物的嗅感,并不完全是由嗅感物质的浓度高低和阈值大小决定的。有些组分虽然在食物中的浓度高,但如果其阈值也大时,它对总的嗅感作用的贡献也就不会很大。

在评价和判断一种嗅感物质在体系的香气中的作用时,应将嗅感物质的浓度和阈值综合考虑,故提出香气值的概念。

嗅感物质浓度与其阈值之比值就是香气值,即

$$香气值(FU) = 嗅感物质浓度 / 阈值$$

若食物中某种嗅感物质的香气值小于 1.0,说明这个食物中该嗅感物质没有嗅感,或者说嗅不到食物中该嗅感物质的气味(表 3-1)。香气值越大,说明越有可能成为该体系的特征嗅感物质。

表 3-1　一些物质的嗅觉阈值

名称	嗅觉阈值 / (mg · L^{-1})	名称	嗅觉阈值 / (mg · L^{-1})	名称	嗅觉阈值 / (mg · L^{-1})
甲醇	8	硫化氢	1×10^{-7}	乙酸戊酯	5
乙酸乙酯	4×10^{-2}	甲硫醇	4.3×10^{-8}	癸醛	0.1
丁香酚	2.3×10^{-4}	乙醇	1×10^{-5}	2- 甲氧基 -3- 异丁基吡嗪	2×10^{-3}
柠檬醛	3×10^{-6}	香叶烯	16	1, 3- 二硫杂茂苯丙吡喃	4×10^{-4}

二、食物香气的形成

影响食物香气形成的因素有多种,食物香气的形成既与原料自身所含有的香气成分有关,又与食物在烹调过程中的变化有关,但主要与后者有关。烹饪加工过程中的加热方式、调香料的应用、油脂的应用等都能对其产生影响。因为绝大多数食物香气的形成依赖于烹调师在烹调过程中应用不同的烹饪方法和调香技术。

(一)食物在烹饪加工中产生的香气

菜肴、面点等所有食物,由原料经过加工、烹制、调配等技术措施以后,风味物质的种类和含量都大量增加及变化,香气成分则更是如此。现分述如下:

1. 畜禽肉类制品的香气　研究发现,因美拉德反应、氨基酸热降解、脂肪热氧化降解以及硫胺素的热降解而得到的反应产物是畜禽熟肉制品和菜肴香气的主体。仅以熟牛肉而言,起重要作用的化合物就达到 40 种,它们的特征成分见表 3-2,而风味物质总数在 240 种以上。

表 3-2　熟牛肉香气的特征成分

类别	具体成分
硫化物	甲硫醇、乙硫醇、硫化氢、二甲硫醚、2- 甲基噻吩、四氢噻吩 -3- 酮、2- 甲基噻唑、苯噻唑、3,5- 二甲基 -1,4- 三噻戊烷、5,6- 二氢 -2,4,6- 三甲基 -5- 三噻烷基甲硫氨酸、2- 甲基 -3- 甲硫基呋喃、3- 羟基 -2- 丁硫醇、2- 甲基 -3- 呋喃硫醇、2- 甲基 -3- 呋喃基二硫化合物、2,5- 二甲基 -4- 羟基 -2,3- 二氢噻唑 -3- 酮、2,5- 二甲基 -2,4- 二羟基 -2,3- 二氢噻唑 -3- 酮
氮化物类	2- 甲基吡嗪、2,3- 二甲基吡嗪、2,5- 二甲基吡嗪、2,3,6- 三甲基吡嗪、2,3,5,6- 四甲基吡嗪、2- 乙基吡嗪、5- 甲基 -2- 乙基吡嗪、2,5- 二甲基 -3- 乙基吡嗪、2- 乙基吡啶、2- 戊基吡啶、乙酰吡啶
呋喃类	2- 戊基呋喃、二甲基呋喃、三甲基呋喃、6- 甲硫基糠醛、4- 羟基 -5- 甲基 -3(2H)呋喃酮、4- 羟基 -2,6 二甲基 -3(2H)- 呋喃酮、2,4- 二甲基 -4- 羟基 -3(2H)- 呋喃酮、2,5- 二甲基 -4- 羟基 -3(2H)- 呋喃酮、2,5 二甲基 -3(2H)- 呋喃酮、5- 甲基 -2- 糠醛、2- 甲基环戊酮

熟猪肉的香气成分与牛肉多有相同之处,但以 γ- 内酯和 δ- 内酯居多,不饱和的羰基化合物和呋喃类化合物含量也较多。

熟羊肉的香气成分主要受羊脂肪的影响,含硫和含氮的成分与牛肉相似。

熟鸡肉的特征香气是硫化物和羰基化合物。

畜禽肉类制品的香气成分与热处理方式有很大的关系,所以同一块肉,用不同的烹调方法加工,则其风味也会不同。

2. 鱼、贝类制品的香气　鱼、贝、虾、蟹气味的有关成分是胺类、酸类、羰基化合物和含硫化合物,还有少量的酚类和醇、酯等。这些成分经加热煮熟后会产生很大的变化,熟鱼所含的挥发性酸、含氮化合物和羰基化合物构成了诱人的香气。但不同品种的鱼,其香气组成的变化很大。而烤鱼、熏鱼等则主要因调料的加入改变了其风味成分。

甲壳类和软体类水生动物熟制后,非挥发性的味感成分的风味效果远大于嗅感成分。例如章鱼、乌贼、贝类等的鲜味是由氨基酸、肽、酰胺和琥珀酸等成分共同作用的结果,但不能因此忽视嗅感作用。蒸煮螃蟹的香气成分是某些羰基化合物和三甲胺;牡蛎、蛤蜊的头香成分是二甲硫醚;煮青虾的特征香气成分有乙酸、异丁酸、三甲胺、氨、乙醛、正丁醛、异戊醛和硫化氢等;海参、海鞘类香气特征成分为 2,6- 壬二烯醇、2,7- 癸二烯醇、辛醇、壬醇等。

3. 蔬菜烹煮时的香气　大多数蔬菜都要烹熟后才能食用,即使是生食品种,有时也要烹熟。可是一经烹熟后,其香气成分将会发生显著的变化。例如刺激性气味很强的百合科蔬菜洋葱、韭葱、细香葱、大蒜、韭菜、芦笋等，在烹煮受热后，特征气味的含硫化合物都要降解，香辣催泪的气味下降。而十字花科的洋白菜、花椰菜、芥菜、小萝卜和辣根等的特征香气成分异硫氰酸酯也因受热而分解成腈类产物，并促使其他含硫化合物的降解和重排。茄科的番茄、柿子椒、马铃薯等受热烹调后，某些氨基酸特别是蛋氨酸分解产生了硫醇、硫醚等新的香气成分。马铃薯烹调后含有的芳香气味成分近50种，有 $C_2 \sim C_{10}$ 的饱和与不饱和的醛和酮、芳香醛和酮，$C_3 \sim C_8$ 的饱和与不饱和的醇，芳香醇、橙花醇和香叶醇等萜类醇，以及硫醇、硫醚、噻唑等含硫化合物，此外还有一些含氮化合物和呋喃类化合物等。伞形科的胡萝卜、芹菜等在烹熟以后风味变化也很大，例如烹熟的芹菜含有较多的甲醇和乙硫醇。烤紫菜的头香成分达40多种，主要的是羰基化合物、硫化物和含氮化合物。

食用菌类的香气特别浓郁。例如蘑菇挥发物中就有1-庚烯-3-醇、2-庚烯-4-醇等醇类、糠醛、茴香醛等羰基化合物，肉桂酸甲酯、茴香酸甲酯等酯类，乙酰胺、苯甲醛氰醇等含氮化合物，硫氰酸苯乙酯、异硫氰酸苄酯等含硫化合物。新鲜的香菇并无明显的香气，但经过干燥加工的干香菇有诱人的香气。

4. 瓜果及其制品的香气 水果如果受热，其香气成分会发生降解，与生鲜状态有显著差异，所以天然果汁在食品加工中都需要再行调香。

经过加热，坚果类的香气变化很大，例如栗子、核桃、榛子、香榧子等，更典型的是咖啡、可可、甜杏仁和花生。以花生为例：生花生仁的香气成分主要是由己醛、辛醛和2-壬烯醛产生的青豆香气，而炒花生的香气成分有300余种，以羰基化合物为主要成分，还有多种吡嗪类化合物。

5. 粮食类制品的香气 稻米和小麦粉是我国人民的主食，大米饭和面食是最值得研究的对象。

大米饭刚煮好时，有一股诱人的香气，过去认为是 H_2S、CH_3CHO 和 NH_3，后来对新蒸煮的米饭顶空成分分析结果证明，其挥发性成分有40种，主要是低分子质量的醇、醛、酮类化合物，有 $C_2 \sim C_{10}$ 的醛、反-2-庚烯醛、反-2-反-4-癸二烯醛、异戊醛、苯甲醛和苯乙醛等，$C_7 \sim C_{10}$ 的2-酮、6-甲基-5-庚烯-2-酮等，$C_5 \sim C_7$ 和 C_9 的醇、1-辛烯-3-醇等，还有苯、萘以及乙酸乙酯、呋喃类和苯酚类化合物，而且还有脂肪酸、内酯、缩醛、噻吩、噻唑、吡啶、吡嗪、吲哚、喹啉等，总数在150种以上。稻米的特殊品种香米，有人报道其香气的关键成分是2-乙酰基-1-吡咯啉，其阈值为0.0 001mg/kg，具有爆玉米花的香气，在香米中的含量是普通米的10倍。

米糠也有特殊的香气，已鉴定出其挥发性成分有250种之多，有烷烃、烯烃、芳香族化合物、醇类、醛类、酮类、酯类和内酯类、酸类、酚类、乙缩醛类、呋喃类、吡啶类、吡嗪类、喹啉类、噻唑类、噻吩类等。而对米饭香气贡献最大的是酮类化合物，用完全去掉米糠的精白米所煮的米饭，其香气是很淡薄的。

小麦本身的挥发性成分种类较少，主要是 $C_1 \sim C_9$ 的饱和醇，$C_2 \sim C_{10}$ 的醛类和2-庚烯醛、2,4-癸二烯醛等，$C_3 \sim C_7$ 的脂肪酮类，还有乙酸乙酯、二甲苯、萘、二甲基萘等。但是其特殊香气的成分还不清楚。对小麦面粉的香气研究也不多，中国人喜吃的面条、馒头、包子等的香气研究也不多，而面包、糕点、饼干等有相当多的数据。虽然这些都是国外的研究成果，但是很值得中国烹饪工作者朝着这个方向努力。

玉米的挥发性组分已经鉴定出60多种，主要是 $C_1 \sim C_9$ 的饱和醇类和不饱和的顺-4-庚

烯 -2- 醇及 1- 辛烯 -3- 醇，饱和的 C_2~C_9 的醛类和 2，4- 癸二烯醛等，4- 庚烯 -2- 酮、香叶基丙酮和 C_6~C_9 的饱和的脂肪族甲基酮类，月桂烯、苧烯等萜烯类和 2- 戊基呋喃。但特征香气也未定。经过烘烤后变化很大，有相当多的吡嗪等含氮杂环化合物出现。

　　生大豆在干燥状态下挥发性成分较简单，主要有 C_1~C_7 的饱和醇和 1- 辛烯 -3- 醇，C_1~C_8 的饱和醛和反 -2- 己烯醛、苯甲醛等醛类，丙酮、2- 庚酮和 3- 辛酮等酮类，甲酸乙酯、乙酸乙酯等酯类；苯、甲苯和二甲苯的芳烃，脂肪酸类，胺类等。生大豆磨碎后有豆腥气味，其主要成分是己醇、己醛、乙基乙烯基酮等，而烘炒大豆的香气则以 12 种吡嗪类化合物为主，还有糠醇、癸醛、苯乙醛、5- 甲基糠醛、愈创木酚和 N- 乙酰基吡咯等。

　　中餐中常用的红豆沙，在其原料生红豆中并没有明显的香气，但煮烂后有特殊的香气，其主要成分是 3，5- 二甲基 -1，2，4- 三硫环戊烷、2，4- 二甲基二噻嗪、2，5- 二甲基噻吩、四氢噻吩和 4- 甲基 -2- 甲氧基苯酚等。

　　对于烹饪行业而言，烘焙食物和油炸食物是非常多的，它们的特征香气也是很复杂的。因为涉及碳水化合物、油脂和氨基酸与蛋白质的热分解，还有其他调辅材料的影响，相关的研究也未能广泛开展，所以我们就不再讨论了。

（二）油脂对食物香气形成的作用

　　经油脂烹调制成的菜肴面点，其香气都很浓郁，食用时更觉香气扑鼻。这是因为油脂起着一种保香剂的作用。油脂能够溶解很多香味物质。在烹制菜点过程中，菜点所产生的香味成分有很多已转移到了油脂中，从而在食用时达到满意的效果。味觉和嗅觉这两方面同时作用，使得我们在品尝美味食物时产生满口生香、余味无穷的愉快感觉。这种效果在热制热吃（这也是中国菜肴食用时的一大特点）的过程中，显得尤其突出。因为温度的升高加强了芳香物质的挥发。例如一碗温度很高的鸡汤，上面漂浮着一层油脂，从外观上看，看不见鸡汤的热气蒸腾，而且鸡汤的香气也不那么浓郁，然而当用勺子在鸡汤内搅动后再食用时，鸡汤的温度之高和香气之浓郁均可明显地表现出来。

　　基于大部分香气物质具有亲脂性，并且能很好地溶解于油脂中的这一原理，烹饪中常常将一些香辛料与油脂一同熬炼成香气强烈的调香油脂，例如将花椒、五香、丁香、葱等香味调料与植物油一同熬炼后，产品的风味各异，分别形成各具一格的花椒油、五香油、丁香油、葱油等。它们都各自具有强烈的芳香，尤其是适用在冷菜、凉拌菜及某些面点和小吃中使用，以达到增香、调香的效果。在使用这些调香油时，要注意尽可能避免在高温或在加热时间较长的情况下使用，否则香气的挥发速度加快，减弱了应有的呈香效果。

　　用中国传统的烹调技法生产葱姜油、花椒油、辣椒油等是食用油脂香化处理的典范。其特点是以香辛料为香化剂，处理温度一般在 120℃ 左右。如果需要获得更丰富的香化，必须使用各种油溶性香精或香料。而采用工业化方法生产有烹调风格的香化油脂时，则是在 50℃ 左右的温度下，用各种油溶性香精或香料调配出所希望和要求的香型和风格，所用的香精香料被油脂吸收。因为在可能的情况下，采用低温对保护芳香成分和获得最佳质量有利。但是目前的香精香料尚不能调配出中国传统烹调技法所产生出的那种香化特征，也就是说炝葱姜油、花椒油、辣椒油等的香化技术是目前工业化生产所不可替代的。因此我们可以通过这两种技法的组合运用，实现优势互补，突出各自特点，以满足不同的消费要求。

　　另外，在烹饪过程中为了增加一些菜肴的香气，我们常在菜肴即将出锅或出锅后淋上一些香味较浓的油脂,如麻油、葱油、花椒油、蒜油、鸡油等。例如在"红烧鳗鱼"出锅时淋入麻油可去腥增香;"榨菜肉丝汤"出锅时滴上几滴麻油则香气四溢;还有"麻辣豆腐"淋入花椒油,"鸡油菜心"淋入鸡油等,都能使成菜的香气各具特色,别具一格。应用淋油的方法来增加菜肴的香气也需注意三点:一是淋入的油脂要与原料的香气和谐;二是淋入的油脂不能影响成菜的色泽;三是淋入的油脂不能掩盖原料本身的香味。

三、烹饪中常用的香料

中餐厨师最喜爱用的调香原料基本上都是食用香料植物。早在 2 500 多年前就有文字记载,而且受中医"药食同源"思想的影响,这些香料植物几乎都是中草药。被称为香辛料的植物组织都具有明显芳香气味,精油含量高,并且几乎都有保健功能。当今,天然食用植物香料正得到越来越多的烹饪工作者的青睐。无论是在中式烹调还是在西式烹调中,我们都可以看到各种各样的食用植物香料在被使用。虽然各种香气不可简单的加和,但却会产生一定的遮掩作用和增香作用。遮掩作用即某些气味在混合香中会互相遮掩,以香遮臭。而增香作用,即加入少量某种食用香料后,使得香气的强度发生了较为明显的变化及提升。在烹饪加工中,对于一些无香味或香味不足的菜肴,我们往往通过添加某些香味较浓的食用香料来增强香味。

(一)食用植物香料

食用植物香料又称为食用香辛料,这是由于食用植物香料的不少品种兼有辣味,故多将此类调料称为食用香辛料,简称香辛料。食用香辛料是可用于各类食物加香调味,能赋予食物以香、辛、辣等风味,并有增进食欲作用的植物性物质的总称。人们生活中用于菜肴和食物调味的有特殊香味的植物几乎都属于天然香料植物。我国利用食用植物香料调味的历史源远流长,早在公元前 551 年就有了相关文字的记载。在传统的烹饪行业中,对于食用植物香料的运用则显得更加广泛。人们以茴香、花椒、桂皮、姜、丁香、辣椒、芥末、杏仁等香辛料为主体香料,与食用油脂巧妙地调和,构成中国烹饪的特色复合风味。最早人们是用天然食用香料物质来掩盖食物存放期间产生的异味,而现在是利用各种天然食用香辛料在食物中的赋香、矫臭、抑臭及赋予辣味等功能,不仅产生出变换无穷的美味,而且有增进食欲的效果,使人的胃口大开,更成为人们的嗜好因子,有些甚至是地区、民族饮食的标志。另外,很多天然食用香辛料还具有着色、防腐、抗氧化等功能。

目前已被国际组织确认的天然食用香辛料有 70 多种,通常使用含香最浓的植物部位。较为常见的有葱、姜、大蒜、辣椒、八角、茴香、肉桂、花椒、胡椒、小茴香、洋葱、丁香、草果、橘皮、白芷、薄荷、砂仁、肉豆蔻、芫荽、月桂叶等等。在烹饪加工过程中往往需要添加适量的香辛料,用以改善或增加菜点的香气,或掩盖原料中的不良气味,如腥气、膻气、臭气等。烹饪中如果恰当地使用了香辛料,菜点的香气有时会大大超过原料固有的香气,形成一种综合香气,使人产生愉快感。此外,各种香辛料在加热的条件下,挥发性更强,香气更浓郁,这是因为加热可以促进香气物质的挥发。因此,正确了解和使用香辛料,可以使菜点获得良好的香气,有助于刺激进餐者的食欲。

烹饪中经常使用的香辛料种类繁多(表 3-3),大多使用的是天然香辛料,包括它们的鲜、干原料制品。但在面点的制作中,尤其是西式糕点中,有时也用一些香料制品以及食用香精。近几年来,我国许多城市还流行着一些新鲜的果香型风味菜肴。

表 3-3 香辛料的大致分类

类别	具体香辛料
香味调味料	胡椒、辣椒、芥末、山葵菜、姜等
香和味均具备的香辛料	肉豆蔻、肉豆蔻衣、肉桂、丁香、洋葱、大蒜、香芹、花椒、小茴香、多香果等
以香气为主的香辛料	百里香、洋苏叶、月桂、小豆蔻、芫荽、牛至等
以颜色为主的香辛料	红辣椒、姜黄根、藏红花等
其他香辛料	酒、醋、麻油、酱类、糟等

对于烹饪中使用的香辛料,不同的香辛料使用的部位也各不相同,如茎、根、皮、花蕾、叶子、种子等。有些是干燥后的原料(大部分属于这一类),如八角、茴香、丁香、桂皮、花椒等。有的则是使用新鲜的原料,如姜、葱、蒜(它们也常常被归类于蔬菜类中)等。在使用香辛料时,可以有多种加热方式。对于长时间加热的烹调方法,可以直接投入香辛料,与原料同时加热。对于炒、爆、烧等烹调法,通常用炝锅的形式,先将这些香辛料投入加有底油的热锅内,煸炒出香味后再放原料进行烹调。另外还可以用来熬制或浸制葱油、葱汁、姜汁、蒜汁后再使用。还可以将香辛料直接切细后加入原料中,如凉拌冷菜类常采用此法。此外还有一些则是用数种香辛料混合制成,如咖喱粉、五香粉等。在使用这些调料时,加热时间宜短,因为香气很容易挥发,加热时间长效果就差。几种常见食用香辛料的风味特征见表 3-4。

表 3-4 几种常见食用香辛料的风味特征

名称	特点	各种特性及其强度						
		辣味	芳香	苦味	甘味	脱臭性	着色性	防腐性
胡椒	强烈芳香并具麻辣味	强烈	强			强		强
芥末	刺激性香气并有辛辣味	强烈						强
小豆蔻	樟脑型香气而微苦	强	强烈	强				
花椒	香、有麻辣味	强烈	强			强		
肉桂	芳香而有刺激性	强	强烈		强			
丁香	强烈芳香有麻辣味	强	强烈			强		
小茴香	芳香浓郁		强烈		强	强		
芫荽	特殊芳香		强烈		强			
洋苏叶	强烈芳香及凉苦味		强	强		强		
月桂叶	清香		强	轻微		强		
砂仁	芳香浓醇而清凉		强	强				

(二)香辛料的使用形式

香辛料在使用时主要有三种形式,即完整香辛料、粉碎香辛料和香辛料提取物。目前在烹饪中常用的是完整香辛料、粉碎香辛料,即食用香料植物的原来形态或者粉末产品。有研究证明,在传统的烹调方法中使用香辛料提取物对菜肴进行科学的调味,其调味效果与传统的香辛料(完整香辛料、粉碎香辛料)相比,在置信度95%时有显著性差异,调香效果明显优于传统的调香方式。而且,可将提取物根据传统调味配方进行复合,并通过一定的工艺进行粉末化,具有无渣、味浓、速溶性好、使用方便等优点,应用前景非常广阔。

1. **完整香辛料**　完整的香辛料是指其原形保持完好,不经任何加工,这样不仅用它来增香,而且还可利用其口感和视觉的特点,使食物具有特色。当然有的情况下,我们在使用的时候,也用纱布袋将植物香料包裹起来再使用,这样可以更好地满足菜肴品质的需要。使用完整香辛料的缺陷是在使用时香气成分释放缓慢,香味不能均匀分布和完全释放在食物中。

2. **粉碎香辛料**　粉碎香辛料是指完整香辛料经过晒干、烘干等干燥过程后,再粉碎成颗粒状或粉末状,使用时直接添加到食物中。使用粉碎香辛料的优点是香气释放速度快,味道纯正。其缺点是有时会影响食物的感官,如在食物中分布粗糙,影响食物口感。

因为香辛料单独使用,香气和口味比较单调、生硬、不协调,因此在更多的情况下,是多种香辛料一起混合使用。由于粉末状的香辛料更易混匀、使用方便、效果更好等优点,人们也发明了专用的复合香辛调味料,也称混合香辛料。利用其特殊的混合香气,取得的调香效果更好。代表性品种有西餐的咖喱粉、中式的五香粉以及墨西哥的辣椒末和日式七味辣椒等。此外还有为了适应现代快节奏生活和餐饮方便化而开发出的越来越多的各种餐桌调味盐和调味酱。粉碎香辛料中用量最大的是黑胡椒,特别是美国人食用较多,而欧洲人偏爱白胡椒。胡椒粉有碎粒状及整粒状等,粒子大小随各地食用习惯而定。

3. **香辛料提取物**　香辛料提取物是指香辛料通过蒸馏、萃取等方法,将香辛料的有效成分提取出,通过稀释后形成液态油,或是通过喷雾干燥等方法制成粉末状,直接加到食物中。这是目前较先进的调味形式,它不影响被调味食物的感官状态。

另外,采用食品级丙二醇、异丙醇、甘油和油脂作稀释剂,对精油、油树脂进行稀释,就形成香辛料香精。对于油溶性的精油、油树脂,经乳化处理就成为香辛料乳液;使用环糊精、树胶、明胶等将其包裹包埋保护起来,经喷雾干燥还可以制成微胶囊化制品,可以防止精油香气的挥发损失和使油树脂更加稳定,有利于使用和贮藏,但是成本较高。此外,还有香辛料煎液、速溶香辛料等。

(三)咸味香精

如今咸味香精正在餐饮行业中悄然兴起,出现了诸多餐饮专用的咸味香精,其品质相当高,使用效果也在不断提高。烹饪中把咸味香精添加在各种卤菜、烧、烤、烩类等菜肴以及羹、汤、面食、米线、火锅中,都能使其香味十分浓郁。从餐饮行业来看,对于咸味香精,短短的几年,烹饪工作者从没有听说过,到尝试使用,一直到现在的餐馆较普遍使用,使用情况已经发生了很大的改变。尤其是大型中式餐饮连锁企业中常常使用,已普遍为消费者接受和喜爱。例如鸡粉调味料、浓缩鸡汁调味料、鲜味酱油、麻辣鲜、排骨味王、肉味王、卤肉料、饺子料、包子料、炖肉料、火锅底料、肥羊底料、各种蘸料和涮料等。

咸味香精(savory flavoring)是20世纪70年代兴起的一类新型香精。"咸味香精"这个名词是从国外引进的"舶来品",英语原文为"savoryflavor",指的是开胃菜肴的风味是咸的、香辣的、美味可口的、味道极佳。然而许多人认为把"savory"理解为"咸味风味"的翻译似乎更加准确。为了更深入地了解人们对"savory"的理解，英国一家香料公司作过一个调查，将146种与"savory"有关联的香气描述列出，供被调查者挑选。经过统计，以下10种描述排在最前面：①油炸鸡肉；②烹调的肉制品；③调味品；④大蒜和洋葱；⑤辛辣的；⑥温暖的；⑦黑胡椒；⑧烟熏样；⑨奶酪样；⑩烟熏鲱鱼样。由此可见，所谓咸味食物，就是具有上述风味的食物，包括用各种牛肉、猪肉、鸡肉、羊肉、鱼肉、海鲜等做成的食物；以及番茄酱、洋葱、大蒜、炸薯条、各种香辛料、烧烤肉、烟熏肉、烟熏鱼、火腿、香肠、奶酪等。因此所谓咸味香精，也就是为了模仿各种咸味食物的风味而开发的香精。

厨师在烹饪中用何种肉作为烹制菜肴的原料，常常可以选用相应肉香味的咸味香精，例如：用牛肉原料做菜就用牛肉香精；用猪肉原料做菜就用猪肉香精。质量好的咸味香精在使用后，可以明显改善菜肴的风味，香气逼真醇和，咸味香精的香味和口感与菜肴十分协调。目前，中国餐饮业已经进入了连锁化发展的轨道，而大型的快餐连锁企业在制作大批量的菜肴时，往往需要用到各种咸味香精，有些品种的咸味香精使用频率和使用量还很高。

现在，咸味香精已从原来主要通过鸡精、鸡粉之类的产品为餐饮业服务，转向为根据餐饮企业的要求有针对性地研发出特色更加明显的餐饮专用咸味香精。有专家认为：中餐连锁化为咸味香精提供了新的发展机遇，未来的一二十年，中国咸味香精还将保持较高的增长速度，将会有更多的餐饮专用的精品的咸味香精出现。同时，随着咸味香精生产和使用量的扩大，人们对使用咸味香精后是否会影响食物安全的关注程度也在不断加深，有关安全性方面的研究也正在相继开展。

第二节　食物的味道

民以食为天，食以味为先。以味为核心是中国烹饪的显著特征之一。中国菜肴历来以味为本，中国烹饪非常讲究菜肴的味和调味。

一、味觉的基本概念

味觉是人的一种本能感觉。我们把用肉眼看得见的食物送入口腔，再通过口腔进入消化道的这个过程所引起的生理感觉定义为"味觉"。这种定义实际上是一种广义的味觉，因为其中包含着心理味觉（如形状、色泽等）、物理感觉（如软硬度、触觉、冷热、黏稠、咀嚼感等）和化学味觉（如咸味、甜味、酸味、苦味、鲜味、辣味等）这三种不同的味觉。因此广义的味觉是这三种不同的味觉的综合体现。我们在日常饮食中单纯由舌头所感到的味觉属于化学味觉。它是食物中的呈味成分作用于味的感觉器所引起的感觉。

（一）味的分类

对于味的分类，如果从生理学的角度来进行分类，可以把味分为甜味、酸味、苦味、咸味这4种基本味。有时也将这4种味称为"四原味"或者"四种单一味"。但是由于不同的国家和民族饮食习惯和生活习惯的不同，以及风味爱好的差异，对味的分类也就产生了一定的区别。例如，中国、日本两国把味分为5味，欧美各国分为6味，而印度则分为8味。具体的味别可见表3-5。

表3-5 味的分类表

国家或地区	具体味别	味的类数
中国	甜、酸、咸、苦、辣（鲜）	5味
日本（1）	咸、酸、甜、苦、辣	5味
日本（2）	咸、酸、甜、苦、鲜	5味
欧美各国	甜、酸、苦、咸、辣、金属味	6味
印度	甜、酸、咸、苦、辣、淡、涩、不正常味	8味

4种基本味觉是甜、酸、苦、咸，虽然有人提议将其他一些味觉（金属味、涩味和鲜味）也加到这一基本味觉中来，但这4种基本味觉对于大多数味觉体验的表达已经足够了。

除了上述常常遇到的甜、酸、苦、咸、鲜味以外，我们有时也会遇到清凉味、碱味、金属味等其他味。

（二）味觉生理

食物的味是多种多样的，它主要由食物的呈味成分所决定。要感受到食物的味，必须通过人体的味觉器官。味觉器官主要由味感受体和味觉的神经构成。味觉是由味蕾感受到的。味蕾（图3-2）主要分布在舌头表面，味蕾的顶端有一个小孔，称为味孔。食物的各种味道都是由食物中可溶性呈味成分溶于唾液，或食物溶液接触舌头表面的味蕾，再进入味孔，通过收集和传递信息的神经感觉系统传导到大脑，经大脑的综合神经中枢系统的分析处理和识别，使人产生味觉。

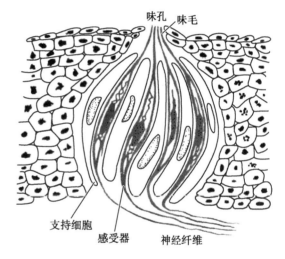

图3-2 味蕾的结构图

味觉涉及味蕾对溶解在水或唾液中呈味分子的刺激辨别。味蕾上的味孔与口腔中的液体相接触。一般认为呈味分子与味孔或其附近的微丝相接触。味觉细胞通过一个突触间隙与初级感觉神经相连，神经递质分子的信息被释放进入这一间隙以刺激初级味觉神经，并将味觉信号传递到大脑较高级的处理中心，最终由大脑得出是什么味的判断。

呈味的大致过程：

呈味分子→接触舌头表面→味蕾→进入味孔→刺激味觉神经→神经脉冲→传导至中枢神经→大脑判断→得出味感

（三）味的阈值

在品尝食物的味道时，我们往往要衡量呈味物质对味觉神经刺激的强弱，或者要用大小不同的数值来表示呈味物质的味觉强度和味觉范围。在对食物的味进行研究时，在数量上要对食物和呈味物质的味觉强度和味觉范围进行量度，以保证描述、对比和评价的客观性和准确性。所谓味的阈值，是指把人可以感觉到某种特定味的最低浓度称为某种呈味物质的阈值。阈值中"阈"的意思是生理上指刺激的划分点或是临界值的概念。在表示呈味物质的味觉强度和味觉范围时,我们常用味的阈值来表示呈味物质的呈味能力大小。

在实践中,测量阈值的人会发现观察者反应转变的水平点会有变化。经过多次测量,即使对单一个体也会有可变性。在递增和递减试验中,即使是相同的试验组,人们转变反应的水平点也会不同。当然,人群间也有差别。这些导致了定义阈值的一般经验法则的确立总是有一些随意性,因此我们将检测到50%次数的水平定义为阈值。例如,我们感到食盐水是咸的,可是把它稀释至极淡就与清水感受不到区别了,也就是说,感到食盐水咸味的浓度一般必须在0.08%以上,这种浓度在不同的人和不同的试验条件下,也存在着差别。阈值的获得就是在许多人参加评味的条件下,有半数以上的人感到有咸味的浓度,称之为咸味的阈值,也称最低呈味浓度。

阈值愈低,说明人对它的感受性愈高,敏感程度愈高。一般来讲,通常呈现咸味、甜味的呈味物质的阈值比较高,而呈现酸味和苦味的呈味物质的阈值则比较小。对于呈味物质,阈值小也就是最低呈味浓度低,而阈值小的呈味物质即使浓度加以较高稀释,但仍还能感觉到其味道(表3-6)。

表3-6　几种常见呈味物质的阈值(25℃)

名称	味道	阈值/$(mmol \cdot L^{-1})$
蔗糖	甜	0.5
食盐	咸	0.08
柠檬酸	酸	0.002 5
盐酸奎宁	苦	0.000 1
谷氨酸钠	鲜	0.03

一般来讲,舌尖对甜味最敏感,舌尖和舌尖的前两侧边缘对咸味最敏感,舌头的两侧中部(即舌头靠腮的两侧)对酸味最敏感,舌头的根部对苦味最敏感(图3-3)。

(四)呈味物质与水溶性的关系

人要对一种物质产生味觉,其先决条件是这种物质要能够溶解于水,即呈味物质必须是水溶性物质。例如把一块十分干燥的糖块放在刚刚用滤纸擦干的舌头上时,人是不能感到糖的甜味的。只有当糖溶化于唾液时,我们才能感觉出它的甜味来。所以一切呈味物质都必须是水溶性的。只有溶解在水中的呈味分子才能刺激我们的味觉神经。完全不溶于水的物质是不可能产生味觉的。

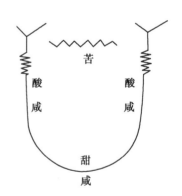

图3-3　舌头味觉敏感部位示意图

味蕾与呈味物质接触时,是呈味物质溶解在舌表面以后,通过舌头味蕾上的味孔进入味蕾内才能引起味觉。因为味觉感受器是化学受纳器,所接收的是化学信息,只有溶解的分子才能激活它。舌头由于唾液的分泌而保持湿润,所以溶于液体和唾液中的呈味物质能够激活味觉受纳器细胞。另外,由于味觉感受器细胞在舌面的分布不均匀,所以品尝过程中,我们要在口中不停地咀嚼食物,通过咀嚼运动和舌头的搅动,让溶解的呈味物质与味觉感受器细胞充分接触,从而能更好地感受到食物的味道。

二、影响味觉的因素

(一)年龄对味觉的影响

婴儿的味蕾随着月份的增加而有所变化。10个月的婴儿味觉神经纤维就已经成熟了,能辨别出咸味、甜味、苦味和酸味来。婴儿在哺乳期时,其味蕾就分布得很多了。随着年龄的增长,味觉将逐渐地衰退。日本研究人员对从幼儿到老人的不同年龄层次的人进行了味觉试验。在甜味报告中,以砂糖作为甜味剂,成人的甜味阈值是1.23%,小孩则为0.68%。试验说明小孩对糖的味敏感性是成人的两倍。而不同年龄层次的人群对食盐的咸味敏感性变化不明显。幼儿对苦味极敏感,而老人对苦味则较为迟钝。年龄到50岁左右,味觉敏感性衰退的迹象更加明显。但对不同的味,其敏感性衰退有差异。老年人对酸味的敏感性衰退不明显,但甜味降低50%,苦味仅剩30%,咸味仅剩25%。

一个人的舌头上有轮廓乳头8~12个,外形较大。而在一个轮廓乳头内含有若干个味蕾,在不同的年龄阶段所含的味蕾数是不同的。而一个人的舌体上味蕾数目的多少,能够反映出某人对味觉敏感强度的大小。味觉衰退的原因正是味觉器官味蕾数随年龄的增大而减少。一般来讲,年龄增长到50岁以上,舌体上味蕾的存在数量就会相应减少,人的味觉敏感程度会有较为明显下降的趋势。儿童和青少年舌体上的味蕾数目较老年人多,故他们的味觉敏感程度较高。老年人因味蕾的逐渐萎缩使得味蕾数目减少,所以味觉敏感程度较迟钝。据测定,舌头上一个轮廓乳头所包含的味蕾数目从33个到508个不等,平均为250个。年龄到50岁以后,味蕾的数目逐渐下降,到70岁以后,味蕾的数目变化较大,可由200个减少到88个左右。

另一方面,人到了老年以后,唾液分泌也大为减少。而人的唾液不仅能起到湿润食物和溶解食物的作用,而且还具有随时洗涤口腔的作用。洗涤口腔可以使味蕾不容易受其他外来物质的影响,以达到更精确地辨别食物之目的。老年人由于味蕾数目和唾液的分泌这两个生理因素随着年龄的增加而降低,因此与青少年相比,其味觉敏感度大为减退。有时老年人甚至对咸味都失去了正确的判断,将咸味与酸味错误地等同起来。

(二)温度对味觉的影响

食物温度的高低对人的味觉也会产生一定的影响。人在不同的温度品尝同一种食物时,对味的感觉是有差异的。这是因为食物中的可溶性呈味成分对味觉神经刺激的强弱与品尝食物时的温度之间存在一定的联系,导致人对食物的味感判断上有强弱之分。

产生味感时最能刺激味觉神经的食物温度在10~40℃之间,其中又以30℃时为最敏感。试验表明在低温(0℃)和常温(25℃)这两种不同的食物温度时,人对产生酸、甜、咸、苦几种基本味感的阈值是有着明显差异的。其具体阈值的数据可见表3-7。

在低温和常温时,人之所以会产生上述四种基本味的味感强度上的差异,可能是由于:食物内的呈味成分在溶解或被唾液浸润后,呈味分子与舌头上的味蕾相接触,从味蕾进入味孔后刺激味觉神经,从而产生味感。如果食物的温度在一定范围内升高,那么品尝时食物中各种呈味分子的运动速度也相应地加快,使得口腔中食物的呈味分子与味蕾的接触概率增多,进入味孔的呈味分子数量也就增多,对味觉神经的刺激就会增强,最终判断得出的味感强度就大。

表3-7　五种基本味感的阈值

呈味物质	味别	阈值	
		常温25℃/%	0℃/%
盐酸奎宁	苦味	0.000 1	0.000 3
食糖	甜味	0.5	0.8
柠檬酸	酸味	0.002 5	0.003
食盐	咸味	0.08	0.25
谷氨酸钠	鲜味	0.03	0.11

在烹饪实践中,我们对于那些适用于冷吃的菜肴,制作时可以有意识地将口味调得偏重一些,以弥补由于品尝时因温度低而产生的口味不足。实际上这也就是提高了菜肴溶液中呈味物质的浓度,从而增强刺激味觉神经的作用,提高了食物中呈味物质的呈味强度,但这必须以不影响人们品尝食物的舒适感为限。

(三)溶解速度和浓度对味觉的影响

由于呈味物质只有溶解之后才能被感知,溶解速度显然对味感是有影响的。因此产生味觉的时间就有快有慢,味觉维持的时间也有长有短。通常呈味物质溶解快的味感产生得就快,但消失得也快。比如蔗糖较容易溶解,味觉的产生、消失也快;较难溶解的糖精与此相反,其甜味感产生得慢,而持续得时间较长。

呈味物质的浓度不同则味感不同,只有适合的浓度才有愉快的味感。不同呈味物质的浓度与味感的关系是不同的。通常任何浓度的甜味都是愉快的;任何单一的苦味几乎总是让人难以接受。低浓度的酸味和咸味令人愉快;而高浓度的酸味和咸味则会使人感到难受。另外,在可以感知的范围内,呈味物质的浓度与味感强度呈正比关系,即浓度高则对人的味觉感受器的刺激强度也高,味感强度大。

(四)食物黏稠度对味觉的影响

黏稠度是影响食物质量的重要因素。黏稠度是物理现象,是对物质外观的直接反应。良好、适当的黏稠度使食物看上去具有一种浓厚感、真实感,虽然只是外观表象,但是黏稠度对食物的口感来说,是一个非常重要的影响因素。因为食物讲究色、香、味、形、质俱佳,尤其是对中国菜肴而言。

黏稠度影响食物的风味:黏稠度高可以延长呈味成分在口腔内黏着的时间,给较弱的味感以更多的感受时间,同时降低了呈味成分从食物中释放出来时的速度;对于过强的味感还可以给予一定程度的抑制。这些作用都有益于味蕾对滋味的良好感受。但是食物的黏稠度必须适当,黏稠度过高后味不净,有糊住嗓子、非常难受的感觉;而黏稠度较稀,则味感会迅速消失,使人觉得食物的风味不完整、不细腻、不丰满。可见适当的黏稠度可以做到锦上添花、提升品质,给人以满足的愉快感。黏稠度决定于食物的特征、传统风格、消费对象、食用方法等因素。食物黏稠度的调整是食物调味的重要组成。高档菜品"一品鱼翅""红扒鲍鱼"汤汁的良好黏稠度,是菜肴口味、色泽的重要表现方面,要求汤汁浓稠、附着性强、回味浓厚。烹制"蟹粉豆腐羹"时用蟹油、淀粉勾芡，使蟹粉、豆腐黏性增强，主料、配料、调味料附着、混合在一起，形成口感厚重、鲜美的效果，令菜肴色、香、味、形、质俱佳。

勾芡是中国烹调的基础技术之一。烹调中运用极为广泛，许多菜肴在烹制过程中，都要经过勾芡。勾芡能使菜肴的汤汁黏稠度增大，使芡与菜肴的汤汁有机融合在一起，具有明显的滋润口感和提鲜增味的作用，从而有利于菜肴美味感的形成。勾芡后黏稠度高的菜品可以延长呈味成分在口腔内黏着的时间，特别是给软弱的味感更多的感受时间。例如"黄鱼鱼肚羹"，恰当黏稠度的羹在口腔中能被品味出鲜美的味道。如果不进行勾芡，而是制作成"黄鱼鱼肚汤"，在口腔中产生的味感就会轻淡得多，同时味感也会迅速消失。

（五）油脂对味觉的影响

油脂不起直接的呈味作用，其对味感的影响是间接的、隐性的。

油脂在口腔中的触觉是受诸多影响因素支配的，如油粒的大小，舌头表面形成油膜的厚度、溶解性、扩散性、乳化性等。在我们品尝含有油脂的食物时，之所以感觉到它的味道，实际上是因为含有油脂的乳化液或是混浊液对我们的味觉神经产生作用。当水溶性的呈味物质与油脂形成乳化液（有时是形成混浊液）后，这些乳化液或混浊液将会粘连在菜肴或面点上，在我们进食时对味觉产生影响。

如果调味品的水溶液与油脂形成了混浊液，分散的均匀性将比乳化液低，这种现象在烹调菜肴时常见。这种混浊液只要静置时间稍长，油脂与菜肴的汤汁之间即会分层，含有调味品的混浊液会粘连在菜肴上，食用时立即可以品尝出菜肴的滋味。这实际上相当于调味品溶液在起作用。油脂的存在只不过是丰富了这种味感，使汤汁的味感显得不那么单调。这种呈味感觉与水包油型的乳化液呈味时的感觉有些相似。

经过油脂烹调的菜肴或面点更令人觉得美味可口的另一原因，是舌头的表面有油脂存在会使食物中的部分呈香物质向着嗅觉感受器发生移动，从另一侧面丰富了味感。

三、食物中常见的味

（一）咸味

咸味是一种非常重要的基本味。食物中的咸味物质主要是氯化钠。

咸味在烹饪调味中的作用是举足轻重的，人们常将咸味称为"百味之首"。咸味食物是人们食物中最重要的组成部分。咸味是中性盐所表现出来的味感，或者说咸味在食物中是矿物质的信号。具有咸味的物质并非只限于食盐（氯化钠）一种，在化学上属于中性盐的物质有许多种。从众多的具有咸味的盐来看，氯化钠是最为理想的咸味物质。其钠离子产生咸味，而氯离子产生的副味最小，同时它对钠离子影响也最小，所以氯化钠的咸味最纯正。氯化钠在极稀的浓度时，会呈现出微甜味；而在浓度较大时，则呈现出纯咸味。其他盐以及氯化物虽有咸味，但是不纯正，有其他杂味，使人感到咸味不正，尤其是苦味，其中以氯化镁、硫酸镁、碘化钾的苦味最为突出。

烹调时用盐必须适量。菜肴中食盐的添加量必须恰到好处，才会使人觉得口感舒服。过量的食盐不仅会影响菜肴的口味，而且会产生高渗透压，不利于人体健康。据生理科学家测定，人可以感觉到食盐咸味的最低浓度是 0.1%~0.15%；而感到最舒服的食盐溶液的浓度是 0.8%~1.2%。所以我们制作汤类菜肴时，基本就是按这个用量添加食盐。煮、炖食物的食盐浓度一般控制在 1.5%~2%。菜肴中许多其他味的产生也必须有食盐的参与，例如鲜味的呈现就不能缺少食盐的参与。在没有食盐存在的情况下，味精的鲜味是不能完美体现的，所以食盐是味精的助鲜剂。又如酸甜味的菜肴，也必须要用少许食盐进行调味，否则单纯酸甜口味的菜肴在口感上是不完美的。

（二）甜味

甜味，也称"甘"，属于基本味之一。甜味在烹饪中的作用很重要，它与其他味的关系也十分密切。许多菜肴的味道中都呈现出一定程度的甜味，从而使菜肴甘美可口，味道多样。

食物中的甜味物质称作甜味剂。其中天然甜味剂可以分为糖质甜味剂和非糖质甜味剂两类。糖质甜味剂可以根据其化学性质的不同分为糖类和糖醇类，糖醇是糖经加氢（还原）后制得的。非糖质甜味剂也可分为配糖体和蛋白质两类。

甜味剂的分类情况如图 3-4 所示：

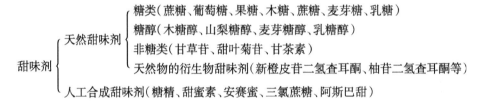

图 3-4　甜味剂分类情况

有些甜味剂属于非糖物质，却具有很甜的味道，如糖精、木糖醇、甜味菊苷、甘草苷等。这些非糖物质具有甜度高、热量低等优点，并且大多具有医疗保健作用。随着全球性"富裕症"（即高血压、心脏病、糖尿病）的流行，非糖甜味剂具有广阔的发展前景。非糖甜味剂，按其来源和组成可分为四类，即：合成甜味剂（如糖精）；非糖天然甜味剂（如甜味菊苷）；天然衍生物甜味剂（如蛋白糖）；糖醇甜味剂（如木糖醇）。

我们在烹饪中常用的甜味调料主要有红糖、白糖、冰糖、麦芽糖、糖精等。有时甘草和甜叶菊苷等也用于某些菜肴和面点之中。红糖、白糖、冰糖和绵白糖的主要甜味成分都是蔗糖。因此，烹饪中蔗糖是最重要的甜味调料。

甜味的高低称为甜度。它是衡量甜味剂甜味的重要指标。目前普遍以蔗糖作为比较的相对标准，即以 5% 或 10%（质量分数）的蔗糖溶液在 20℃时的甜味为 100（也有人定为 1），然后再与其他甜味物质在同样浓度条件下，由同一批人多次品尝，结果经统计分析获得相对甜度的数据。表 3-8 是以蔗糖的甜度定为 100 作为标准，在与其他各种糖及甜味物质比较时得出的相对甜度。

在未成熟的水果中，多数碳水化合物以天然淀粉的形式存在。某些水果初时淀粉的浓度很高，结构也比较紧密，例如香蕉，但在储存过程中，水果中的淀粉在酶的作用下发生水解，产生出一定量的葡萄糖、果糖、蔗糖和短链的低聚糖，淀粉含量降低，改变了水果的质构和口感，使水果甜味增加，口感变得脆甜或质软而甜，这是水果的酶促后熟变化。

表3-8　几种甜味剂的相对甜度

名称	相对甜度	名称	相对甜度
乳糖	16~27	蔗糖	100
麦芽糖	32~60	果糖	114~175
木糖	40~70	葡萄糖	74
甘露醇	70	转化糖	80~130
麦芽糖醇	75~95	糖精	20 000~70 000
甜叶菊苷	25 000~30 000	甘草	20 000~30 000

　　山芋经过烘烤后会变得又甜又香,这与山芋本身所含的酶有着密切的关系。山芋中有一种酶称为"β-淀粉酶",它能够将山芋体内的淀粉逐渐水解成麦芽糖,而麦芽糖是一种具有甜味的糖。因此我们有时把"β-淀粉酶"称为"糖化酶"。当山芋在烘烤时,随着外界的温度慢慢地传入山芋内部,糖化酶的活性逐渐增大。当山芋内部的温度增至35~40℃时,糖化酶的活性最强,将山芋淀粉水解成麦芽糖的速度也最快。在山芋烘烤成熟的整个过程中,据测定有20%以上的淀粉被糖化酶水解成麦芽糖,从而使得山芋变甜。

　　冬季里的青菜食在嘴里有一种微甜的感觉。这是因为冬季的气温很低,青菜的细胞组织里大部分都是水分,很容易结冰而造成青菜的死亡。为了适应低温环境,保存自己,青菜利用体内的一部分淀粉转化分解为小分子的糖,提高了细胞组织的浓度,降低了溶液的结冰点(凝固点)。天气愈冷,转变成小分子的糖愈多,细胞组织的浓度就愈高。这样细胞中溶液的浓度提高后,增加了青菜的抗寒能力,就不容易发生结冰现象。冬季里青菜体内的糖分增多,实际上是青菜适应低温环境而继续生存的一种本能表现。

（三）酸味

　　酸味是舌黏膜受到氢离子刺激而引起的感觉。所以凡在溶液中能电离出氢离子的物质都是酸味物质。

　　酸味能给人以爽快、刺激的感觉,具有增强食欲的作用。在食品加工中使用酸味剂,有一定的防腐效果,还有助于溶解纤维素及钙、磷等物质,既可帮助消化,增强营养素的吸收,又具有一定的杀菌解毒功效。因此只要在食物中适当添加酸味剂,就可予人以爽快刺激的感觉;同时还能帮助消化液分泌,激活消化酶,进而起到增进食欲、促进消化的作用。

　　食物中常见的酸味物质有醋酸、柠檬酸、乳酸、苹果酸、酒石酸、富马酸、琥珀酸、抗坏血酸、葡萄糖酸等。

　　食醋是烹饪中常用的一种调味原料,主要成分是醋酸。食醋的味酸而醇厚,液香而柔和。在常见的烹饪酸味调料中,食醋的用量最大,用法最多。

（四）鲜味

　　能够呈现鲜味的物质很多,大体可以分为三类:即氨基酸类、核苷酸类和有机酸类。主要的鲜味成分有L-谷氨酸钠、5'-肌苷酸钠、5'-鸟苷酸钠、L-半胱氨酸硫代磺酸钠、L-天门冬氨酸、琥珀酸、口蘑氨酸、鹅膏蕈氨酸等。

　　在欧美国家常常将鲜味物质称为风味强化剂或增效剂,并不把鲜味看作独立的味觉。鲜味虽然不同于酸、甜、咸、苦这四种基本味,但对于中国烹饪的调味来说,它是最能体现菜肴鲜美味的一种十分重要的味,应该看成是一种独立的味。

菜肴的鲜味是由一定量的鲜味物质所致。膳食中以肉类、鱼类、可食性菌类以及新鲜蔬菜为原料烹制成的美味佳肴,之所以呈现出各自的鲜美滋味,其主要原因就在它们的物质组成中含有不同数量、不同种类的鲜味成分。这些鲜味成分是构成菜肴鲜味的基本要素。

目前市场上作为鲜味调料商品出现的主要是谷氨酸类和核苷酸类。如味精的主要成分是谷氨酸钠;鸡精的主要成分是谷氨酸钠、肌苷酸钠、鸡肉粉。

(五)辣味

严格地说,辣味不是真正的味。因为辣味并不是通过我们的味觉感受器所感觉到的一种味。辣味是对我们人体任何部位所产生的一种刺激感或刺痛感,应该属于触觉范畴。辣味可以强烈地刺激舌和口腔的味感神经,同时又会刺激鼻腔,从而产生刺激性的感觉。有时这种感觉可以扩散到身体的其他部位。

喜爱单一辣味的人并不多,但是喜欢辣味与其他味结合起来形成的复合味的人却很多。商店里的特色辣酱品种越来越多就是最好的证明。辣味已经是地区饮食风俗和习惯的标志之一,像四川的麻辣、云贵的直辣、湖南的干辣、西北的酸辣,都说明辣味与其他呈味物质的复合,才是辣味调味的关键所在。

辣味与人类脑部对辣椒类香辛料的感觉反应有关。辣椒类的辛辣成分一接触到舌和口腔中的味觉神经末梢,神经末梢中的传递物质就会将这种火烧般的刺激和疼痛的信息迅速传递到脑部。脑部的直接反应是身体受了伤,为了免除外来物的进一步侵袭,则不断释放出一种叫内啡肽的物质。与此相对应,全身处于戒备状态:心跳加速、口腔内分泌物增多、呼吸频率加快、胃肠道蠕动加剧、全身出汗、血液循环加快。内啡肽是一种天然止痛剂,由于辣椒不会对身体造成任何伤害,因此在不断释出内啡肽后会使人感到轻松兴奋,产生了食用辣椒后的快感。

食物中常见的辣味物质有辣椒中的辣椒碱、花椒中的花椒素、胡椒中的胡椒碱,以及黑芥子苷、大蒜素等。

辣味在烹调中有增香、去异味、解腻和刺激胃口、增进食欲的功效。它有祛风御寒、治疗伤风感冒等功能,在消化器官内还具有杀菌的作用。适度的辛辣味作为五味之一,是许多食物中不可缺少的特有风味,在食物调味中有着极其重要的作用。

辣味调料大都来源于植物,如辣椒、胡椒、姜、蒜、葱等。它们是产生辣味的最初始和最基本的原料。人们对不同的辣味调料所感受的辣味程度强弱不等,其辣味调料按辣味强度大小可排列如下:

$$\text{热辣刺鼻辣} \longrightarrow$$
$$\text{辣椒、胡椒、花椒、生姜、蒜、葱类、芥末}$$

(六)苦味

苦味是中国传统五味(酸、甜、咸、苦、辣)之一种,属于基本味。在自然界中有苦味的物质要比甜味物质多得多。许多食物有苦味,如茶、咖啡和可乐饮料中的苦味物质是咖啡因,可乐饮料和巧克力中的可可碱,柚子或者葡萄果皮中的柚皮苷,啤酒中的酒花律草酮类,苦瓜中的苦瓜苷,苦杏仁中的苦杏仁苷,莲子中的莲心碱、异莲心碱,银杏中的银杏萜内酯,等等。苦味成分大多都有药理作用,可以调节生理功能。当苦味与甜、酸或者其他的味感调配得当时,起着丰富和改善食物风味的特殊作用,使食物的风味复杂化。

日本学者认为:苦味是危险性食物的信息。这种说法不无道理,因为凡是过于苦的食物,人们对其都有一种拒食的心理。苦味最初是动物在长期进化过程中形成的一种自我保护机制,因为多数天然的恶臭和苦味物质含有毒性,特别是腐败和未成熟的食物。在日常生活中遇到的有:发霉食物中产生的各种苦而有毒的霉素;蛋白质和氨基酸被细菌分解生成又臭又苦又有毒性的腐胺、尸胺、酪胺或者色胺;鲜肉发生腐败时,其中的 5'- 核苷酸降解为有苦味的次黄嘌呤;油脂氧化后生成多羟基化合物及胆碱等苦味物质;烧焦的食物中含有致癌的并带有苦味的苯并芘;等等。所以动物往往会本能地厌弃有恶臭和苦味的食物。但是这种本能反应现在却妨碍了人们的判断,有些味苦的物质不仅没有毒,反而对身体有益,多数苦味剂都具有药理功能。黄瓜瓜蒂部位的苦味源于葫芦素,日本人认为该成分有抗癌作用。

常见主要苦味物质如下:

1. 生物碱类　生物碱是植物界广泛存在的含氮碱性化合物,大多数都具有含氮的杂环。植物来源的苦味物质以生物碱类为最多,例如茶碱、咖啡碱、可可碱,它们都属于嘌呤的衍生物,又如具有极苦味的盐酸奎宁,是热带植物金鸡纳树皮中的生物碱,故又名金鸡纳碱。还有大家熟知的烟草中的尼古丁等,都属于人们常识范围内的生物碱。

2. 糖苷类　糖苷类是许多果蔬表皮和水果核仁中常见的苦味物质,存在于杏仁、银杏(白果)中的苦杏仁苷就是最常见的品种。

苦杏仁苷有明显的止咳平喘功效,但因其中的氰基部分(—CN)有毒,所以白果、苦杏仁等不宜多吃。

3. 啤酒中的苦味物质　啤酒的苦味来自其配料啤酒花。啤酒花是由菊科植物的雌花经水蒸气蒸馏而得。其中主要的苦味物质是结构复杂的 α- 酸。

4. 胆汁　动物的胆汁是一种色浓而味极苦的有色液体。它由动物的肝脏分泌后贮藏在胆囊中,颜色从金黄色到深绿色不等,这主要决定于胆色素的种类和浓度。胆汁中的苦味成分主要有三种,即胆酸、鹅胆酸和脱氧胆酸。

胆汁的味极苦,因此动物宰杀时,都极力避免胆囊破损。

四、味与味之间的相互作用

在制作菜肴的调味过程中,我们常常需要在同一菜肴中加入两种或两种以上的不同调味料。这时菜肴所呈现出来的味,已不再是单一的味,而是复杂的综合味。单一味可数,复合味无穷。由于食物或菜肴中不同的呈味物质与呈味物质之间会产生一系列的相互作用,这些相互作用对调味过程中味觉的变化必将产生一定的影响。

(一)对比作用

把两种或两种以上不同味觉的呈味物质以适当的数量混合在一起,可以导致其中一种呈味物质的味感变得更加突出,称之为味的对比现象。例如,我们在 15% 的蔗糖溶液中加入 0.177% 的食盐,其结果是这种蔗糖与食盐组成的混合溶液要比原来的蔗糖溶液显得更加甜。烹饪行业中常讲的"要得甜,加点盐",形象而又贴切,就是指这种味的对比现象在调味中的具体应用。又如,味精只有在食盐存在的情况下才能显示出鲜味。如果不加食盐,不但毫无鲜味,甚至还有某种腥味的感觉产生,给人以不愉快的味感,这是鲜味与咸味之间的对比作用,也属于味的对比现象在实际中的应用。

（二）相乘作用

把同一种味觉的两种或两种以上的不同呈味物质混合在一起,可以出现使这种味觉猛增的现象,我们称之为味的相乘作用。例如在研究甜味剂时,发现甘草酸铵本身甜度为蔗糖的 50 倍,但与蔗糖混合后共享时,发现其混合后溶液的甜度竟然增加到蔗糖的 100 倍。可以看出这种甜度的增加并非是简单的甜味加和,而是甜味的相乘作用。又比如,科研人员发现在鲜味剂中的味精与肌苷酸、鸟苷酸之间也具有味的相乘作用现象。当我们把 95g 味精与 5g 肌苷酸相混合,这两种不同的鲜味剂混合后所呈现的鲜味相当于 600g 味精所呈现的鲜味强度。很明显这种鲜味强度的剧增也不是简单的鲜味加和,而是鲜味的相乘。

在烹调中我们为了增强菜肴的鲜味,也常常运用这种味的相乘作用。如在制作某些炖、煨的菜肴时,经常要选用数种以上的不同原料,将富含肌苷酸的动物性原料（如鸡、鸭、猪蹄髈、猪骨、鱼、蛋等）与富含鸟苷酸、鲜味氨基酸、酰胺的植物性原料（如竹笋、冬笋、香菇、蘑菇、草菇等）混合在一起进行炖、煨,利用这些原料中不同的鲜味物质之间所发生的鲜味相乘作用,使得整个菜肴的鲜美味在很大程度上有所提高。

（三）相消作用

把两种不同味觉的呈味物质以适当的数量相互混合后,可使其中每一种呈味物质的味感要比它单独存在时所呈现的味感有所减弱,这种现象即为味的相消现象。食盐、砂糖、奎宁、醋酸这四种呈味物质分别呈现咸、甜、苦、酸四种不同的味觉。把其中任何两种呈味物质以一定浓度的溶液形式适当进行混合后,会使其中任一种呈味物质的味感比其单独存在时的味感弱。例如,酱油中含有 16%~18% 的食盐和 0.8%~1.0% 的谷氨酸,咸鱼中含有 20%~30% 食盐和一定量的肌苷酸。如果单纯地品尝 18% 或者 20% 的食盐溶液,确实感到非常咸。但事实上,酱油和咸鱼虽然含盐量很高,但我们在品尝时感觉到咸味的强度,比起单独品尝 18% 或者 20% 食盐溶液却要小得多。这是由于在酱油和咸鱼中除了存在有较多的食盐成分以外,还存在着一定量的谷氨酸钠、肌苷酸等鲜味成分,它们之间将会产生一种味觉相互缓和、减弱的作用。

（四）转化作用

由于受某一种味觉的呈味物质影响,使得另一种味觉的呈味物质其原有的味觉发生了改变,这种现象称之为味的转化作用（有时也称作变味作用）。例如,当我们尝过很咸的食盐或苦味的奎宁后,立即饮些无味的冷开水,这时就会觉得原本这无味的冷开水有甜味产生的感觉,这就是味的转化现象。又如,非洲有一种灌林的果实称为"神秘果",这种果实被人食入以后,再去品尝具有酸味的食物,反而使人产生甜味的感觉,原有的酸味却消失了。其原因是这一种"神秘果"的果实中有一种糖蛋白,即使是在百万分之二的极低浓度下,这种糖蛋白也能使得酸味物质转变为持续几小时的甜味。

第三节　食物的色泽

食物的色泽是评价食物质量的标准之一。因为不良色泽的食物,不管其营养价值如何高,也难以为消费者所接受。食物的色泽能使人产生食欲,是鉴别食物质量优劣的一项重要感官指标。

一、视觉的基本概念

食物之所以产生颜色,是因为其分子结构中含有一定数量的发色团。含有这些发色团的物质,在可见光中显现出不同颜色,称为色原体。各种食物呈现出不同的颜色,是因为各种色原体对光线的选择吸收不同。如果只吸收某种波长的光或在不同程度上吸收各种波长的光,则各种食物就表现出各种不同的颜色,而它的颜色就是未被吸收的光波所反映的颜色(即被吸收光波颜色的互补色)。如果吸收的光其波长是在可见光以外,那么这种食物是无色的。如果吸收的光为绿色,那么人们所能看到的颜色是紫色,因为紫色是绿色的互补色。

引起视觉的感受器官是眼,它由折光系统和含有感光细胞的视网膜等部分组成。人眼可见光的波长是 370~740nm;在这个波长的范围内,人脑通过接收来自视网膜的传入信息,分辨出视野内物体的轮廓、形状、颜色、大小、远近和表面细节的不同亮度和色泽等情况。自然界形形色色的物体以及文字、图形等,通过视觉系统在人脑得到反映。据统计,在人脑获得的全部信息中,大约有95% 以上来自视觉系统,因而眼无疑是人体最重要的感觉器官。

人眼的基本结构如图 3-5 所示。除了控制眼球运动的眼外肌和起保护、营养作用的巩膜、脉络膜等结构外,视觉传入信息的产生与眼球正中线上的折光系统和位于眼球后

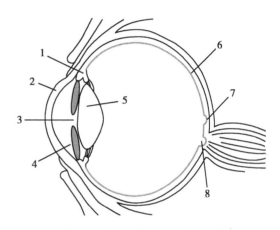

1.睫状肌;2.角膜;3.瞳孔;4.虹膜;
5.晶状体;6.视网膜;7.黄斑区;8.视乳头

图 3-5　眼球结构示意图

部的视网膜有关。由角膜、房水、晶状体、玻璃体构成了眼内的折光系统,使来自眼外的光线发生折射,最后成像在视网膜上。视网膜中含有对光刺激高度敏感的视杆和视锥细胞,能将外界光刺激所包含的视觉信息转变成为电信号,并在视网膜内进行初步处理,最后以视神经纤维的动作电位的形式传向大脑。

二、食物中的色素物质

食物色素按来源的不同可分为天然色素和人工合成色素两大类。天然色素指从天然生物原料中得到的提取物。植物色素,如叶绿素、红花色素、栀子黄色素、葡萄皮色素、辣椒红素及胡萝卜素等;动物色素,如血红素、虫胶色素及胭脂虫色素等;微生物色素,如红曲色素、维生素 B_2 等。人工合成色素指通过人工合成方法得到的产物,如苋菜红、胭脂红、柠檬黄、日落黄等。

(一)卟啉类色素
典型的卟啉类色素包括植物组织中的叶绿素和动物组织中的血红素。

1. 叶绿素　叶绿素是高等植物和其他所有能进行光合作用的生物体含有的一类绿色色素，是由叶绿酸、叶绿醇、甲醇组成的二醇酯，绿色来自叶绿酸部分。叶绿素不溶于水，易溶于有机溶剂，常用丙酮、乙醇等有机溶剂从含有叶绿素的植物中提取。叶绿素是一切绿色植物的绿色来源，在植物活细胞中叶绿素是与蛋白质结合存在于叶绿体。当细胞死后，叶绿素即从叶绿体内游离出来。游离的叶绿素很不稳定，对光、酸、碱、热等因素敏感，会产生各种衍生物：一是叶绿素分子的中心镁离子由两个质子取代生成褐色的脂溶性脱镁叶绿素；二是叶绿素中的植醇被羟基取代成为绿色的水溶性脱植醇叶绿素；三是脱镁叶绿素环上甲酯基中的酮基转为烯醇式，形成了比脱镁叶绿素色泽更暗的焦脱镁叶绿素；四是脱去镁和植醇而形成橄榄绿水溶性色素。

2. 血红素　血红素是动物肌肉和血液中的主要色素，可溶于水。肌肉中的肌红蛋白和血液中的血红蛋白都是血红素与球状蛋白结合而成的结合蛋白。动物肌肉的红色主要来自肌红蛋白（70%~80%）和血红蛋白（20%~30%），在活的动物体中血红蛋白和肌红蛋白分别发挥着氧气转运和储备的功能。

动物屠宰放血后肌肉颜色的 90% 以上是肌红蛋白产生的。肌肉组织中肌红蛋白的含量因动物种类、年龄和性别以及部位的不同差异很大。肌红蛋白及其他的各种化学形式是肉类产生颜色的主要色素，但并不是肌肉中唯一的色素，肌肉中还有少量其他色素，如细胞色素、维生素 B_{12} 和黄素蛋白，只是这些肌肉色素含量很少，不足以呈色，所以新鲜肌肉的颜色主要由肌红蛋白决定。

血红素的卟啉环中的铁可以是 Fe^{2+}（还原态）或 Fe^{3+}（氧化态）。当 O_2 存在时，紫红色的肌红蛋白（Mb）和分子氧结合为鲜红色的氧合肌红蛋白（MbO_2），这一过程称为氧合作用，它不同于肌红蛋白中低价铁被氧化（Fe^{2+} 转变为 Fe^{3+}）成高铁肌红蛋白（MMb）的氧化反应。肌红蛋白和氧合肌红蛋白都能发生氧化，使 Fe^{2+} 自动氧化成 Fe^{3+}，产生褐色的高铁肌红蛋白（MMb）。

新鲜肉呈现的颜色，是氧合肌红蛋白、肌红蛋白和高铁肌红蛋白三种色素不断地相互转换产生的，这是一种动态和可逆的循环过程。这种转换受到氧气分压的强烈影响：高氧分压有利于形成鲜红色的 MbO_2，而低氧分压有利于形成 Mb 和 MMb。

（二）类胡萝卜素

类胡萝卜素最早发现于胡萝卜中，因其分子中含有多个双键，故又称多烯类色素。类胡萝卜素是自然界最丰富的天然色素，大部分存在于高等植物中，卵黄、虾壳等动物材料中也富含类胡萝卜素。类胡萝卜素和叶绿素往往同时存在于陆生植物中，其黄色常常被叶绿体的绿色所覆盖。当叶绿体被破坏之后，类胡萝卜素的黄色才会显现出来。

类胡萝卜素按其化学结构和溶解性质可以分成两类。一类为胡萝卜素类（即叶红素类），为共轭多烯烃，溶于石油醚，微溶于甲醇、乙醇，不溶于水，如番茄红素、α- 胡萝卜素、β- 胡萝卜素及 γ- 胡萝卜素等；另一类为叶黄素类，为共轭多烯烃的含氧衍生物，含氧的取代基包括羟基、环氧基、醛基和酮基，溶于甲醇、乙醇和石油醚，如叶黄素、玉米黄素、辣椒红素、藏红花素、虾黄素等。

在植物组织的光合作用和光保护作用中，类胡萝卜素起着重要的作用，它是所有含叶绿素组织中能够吸收光能的第二种色素。类胡萝卜素能够淬灭或使活性氧失活，因此起到光保护作用。植物的叶和根中存在的某些特定的类胡萝卜素，是脱落酸的前体物质，脱落酸是一种化学信使和生长调节剂。

（三）多酚类色素

多酚类色素在自然界分布广泛，是植物中水溶性色素的主要成分，含有多个酚羟基，并有一个基本母核苯并吡喃，又称苯并吡喃衍生物。根据多酚类色素结构上的差异，可以分为花青素类色素、类黄酮色素、无色花青素、单宁四种类型。

1. 花青素类色素 花青素以糖苷形式存在。糖类常见的是葡萄糖、阿拉伯糖、鼠李糖、半乳糖和木糖。

花青素的颜色常随 pH 值的变化而变化，这是因为在花青素母核的吡喃环上氧原子为四价，具有碱性，而酚羟基上的氢可以解离，具有酸性。因此在不同 pH 值下花青素有不同的结构，呈现不同色彩。

花青素类色素易与金属离子络合，络合物的颜色不受 pH 值影响。在加工中利用这一点可以增加花青素的稳定性。同时在加工时，富含花青素的食物不宜接触铁器，须装在特殊涂料罐或玻璃瓶内。花青素对光、温度敏感，易受氧化剂、还原剂等影响而变色。

2. 类黄酮色素 自然条件下，类黄酮的颜色从浅黄到无色，很少有鲜黄色，但遇碱时变成明显的黄色。原因是在碱性条件下 C—O 键断裂，形成开环的查耳酮型结构，颜色由浅黄变成深黄；酸性条件下，查耳酮又恢复闭环结构，颜色复原。

一些原料如马铃薯、稻米、小麦面粉、芦笋、荸荠等在碱性水中烹煮变黄，也是由黄酮物质在碱作用下形成查耳酮结构引起，黄皮种洋葱变黄的现象更为显著，在花椰菜和甘蓝中也有变黄现象发生。因此，在果蔬加工中要用柠檬酸调整预煮水的 pH 值来控制类黄酮色素的变化。

3. 无色花青素 无色花青素又称原花色素，是一类无色化合物，但在食物加工过程中可转变成有颜色的物质。

无色花青素在酸性条件下，加热水解产生儿茶素和表儿茶素，它存在于苹果、梨、柯拉果、可可豆、葡萄、高粱、荔枝、沙枣、山楂属浆果和其他果实中。原花色素具有很强的抗氧化活性，同时还具有抗心肌缺血、调节血脂等多种功能。

无色花青素在食物中的重要作用在于它能产生收敛性，可以使苹果汁这类化合物产生特征的口味，它会增加许多水果和饮料（例如柿、蔓越橘、橄榄、香蕉、茶和葡萄酒等）的风味和颜色。另一方面，这类化合物的邻位羟基在水果和蔬菜中可引起酶促褐变反应和在空气中或光照下降解，生成稳定的红褐色衍生物，并使啤酒及葡萄酒产生浑浊和涩味。这是由于其中原花青素的 2~8 个聚合体与蛋白质作用的结果。

4. 单宁 单宁又名单宁酸、倍单宁酸（鞣酸），通常称为鞣质。它是植物中一类具有鞣革性能的物质，属于高分子的多酚化合物。单宁易被氧化，易与金属离子反应生成黑色物质。单宁会使食物具有收敛性的涩味，并能产生酶促褐变反应，其作用机制尚不完全了解。

单宁的结构很复杂，都是由一些含酚羟基的单体缩合而成。食物中单宁可以分为两种类型：一类是缩合性单宁，在稀酸作用下单宁不但不发生分解，反而会进一步缩合为高分子；另一类是水解单宁，包括倍单宁和鞣花单宁，在较温和的条件下（如稀酸、酶、煮沸等），它可被水解为构成分子的单体，然后这些单体又互相缩合成酯、酐或苷等新化合物。鞣花单宁为没食子酸和鞣花酸的聚合物。

（四）其他天然色素

1. 红曲色素　红曲色素来源于红曲米，是一组由红曲霉菌丝分泌产生的微生物色素。它是糯米、粳米经红曲发酵制得，也可以由深层发酵生产制得。

红曲色素不溶于水，但在培养红曲菌时，若把培养基中的氨基酸、蛋白质和肽的含量比例增大，便可以得到水溶性的红曲色素，这可能是红曲色素与蛋白质之间形成了溶于水的复合物。

红曲色素在烹饪应用中主要有以下几个优点：

（1）对酸碱稳定：红曲米和红曲色素的颜色不像其他天然色素容易随酸碱条件的变化而发生明显改变。

（2）耐热性能好：红曲米和红曲色素对热比较稳定，在一般的烹饪温度下其颜色不会发生改变。

（3）耐光性较好：红曲米和红曲色素对日常光线是比较稳定的，但在太阳光强烈照射下有一定程度的色泽减弱。

（4）着色性好：红曲米和红曲色素对原料的着色性好，尤其是对蛋白质或含蛋白质较多的原料着色性更好，并且着色后很难用水洗去。

（5）安全性好：自古以来未发生过一例因食用红曲米或红曲色素染色的食物而中毒的事件。动物试验也表明，食用含有红曲色素制成的食物均未发现任何急性和慢性中毒的现象。

2. 姜黄色素　姜黄素在碱性时呈红褐色，在中性和酸性环境下呈黄色。当有铁离子存在时，姜黄素会发生变色现象。姜黄素有一种特殊的味道和芳香气。姜黄素耐还原性和染着性强，对蛋白质和富含蛋白质的原料染着性更强。姜黄素的缺点是耐光性、耐热性和耐铁离子性较差。姜黄素在烹饪中常用于某些糕点的制作，如绿豆糕、京八件等的着色。

将姜黄洗净晒干后，磨成粉末即可得到姜黄粉。姜黄粉为橙黄色的粉末，有胡椒样芳香，品尝时稍有苦味。姜黄粉是我国民间传统的食用天然色素之一，自古以来就作为咖喱粉以及在腌制黄色萝卜条、萝卜丁等食物中添加，以起到增香和着色的作用。姜黄粉在糕点制作中一般不用，这是因为它的辛辣气味太浓烈，会影响糕点的风味。姜黄粉可少量用于某些香辣气较浓的菜肴中，主要是起调色增香的作用。

3. 甜菜红素　甜菜红色素是一种红紫色的结晶状粉末。可溶解于水，微溶于乙醇。水溶液的颜色呈红色至紫红色。在酸性和中性环境下比较稳定，在碱性环境下则稳定性较差。它的着色性好，但是耐光性、耐热性差。随着加热温度的升高其颜色就愈显得不太稳定。但是在维生素 C 存在的条件下可变得稳定。加入适量的糖有防止其褪色的作用。甜菜红色素与其他的天然食用色素相比，具有以下的特点：易溶解于水，无异味、异臭，不耐热，但可经受短时间的高温加热。一般来说，甜菜红色素在烹饪加工或贮存过程中比较稳定，并且具有十分迷人的玫瑰色或草莓色的鲜艳颜色。

烹饪中甜菜红色素主要用于制作某些特殊肉类菜肴的上色和糕点的着色。它可作为草莓色使用，色调鲜艳，着色均匀，颜色比较稳定，着色后的效果较好。使用中要注意用甜菜红着色的菜肴或糕点应尽量缩短其加热的时间，否则颜色会减弱。甜菜红色素的使用量完全可以根据菜肴或糕点的正常需要来定，不做任何限制。一般在肉类菜肴中的使用量为 1~2g/kg，在糕点中的添加量为 0.5~4g/kg。

（五）人工合成色素

人工合成色素又称为食品着色剂。在烹饪中加入人工合成色素后，可使菜点的色泽美观，改善其感观性状，增进人的食欲。人工合成色素是用化学方法合成而得到的染料，一般都存在着不同程度的毒性，不宜长期使用。天然食用色素比人工合成色素安全性高，对人体健康无甚影响。随着人们对健康和营养问题愈来愈关注，今后将向着充分利用安全性高的天然食用色素的方向发展。

烹饪中常见的用于食物着色的人工合成色素有苋菜红、胭脂红、柠檬黄、靛蓝等。

为了获得众多的颜色，我们用一些基本色素进行调配拼色。理论上由红、黄、蓝三种基本色素（即三原色）可以调配出各种不同的颜色来，但由于天然食用色素本身存在的一些缺点，拼色很难以不同的天然色素按一定比例来进行调配，常常只能单独使用天然色素。因此，拼色的色素以食用合成色素为多。拼色所用的三种基本色有红色的，如苋菜红、胭脂红、赤鲜红；黄色的基本色有柠檬黄、日落黄；蓝色的基本色有靛蓝、亮蓝。这些基本色以不同的比例进行混合调配，即可产生出五彩缤纷的各种颜色，以满足不同的色彩需要。

色彩调配法：

（1）基本色：红　黄　蓝　红　黄
　　　　　　　＼／＼／＼／＼／

（2）二次色：　橙　绿　紫　橙
　　　　　　　　＼／＼／＼／

（3）三次色：　　橄榄　灰　棕褐

总之，在进行混合色素溶液的调配时，应充分考虑到所用色素的各种性能以及它们之间的相互影响关系。如果一时配制混合色素溶液心中无数，可用少量色素先行做些试验，待有了一定的把握后，再用于菜肴或糕点的着色。

三、烹饪加工中常见食物颜色的变化

原料在烹饪加工或储藏过程中，受热、酸、酶、光等因素的影响，经常会发生颜色变化的现象。

（一）叶绿素的变化

含有叶绿素的绿色蔬菜在加工和储藏中，受外界因素的影响，叶绿素会发生变色。对此我们可以采取针对性的方法来进行保色护绿。

1. **控制pH值护绿**　在烹制绿色蔬菜时，可将蔬菜用适量弱碱液（如小苏打溶液）处理，然后进行高温烹饪，可保持其绿色。因为弱碱处理后，提高了蔬菜的pH值，以防止发生脱镁反应；另外叶绿素在加碱并加热处理后，其结构中甲醇和叶绿醇被分离出去，生成鲜绿色的叶绿酸盐。但加碱不可过多，否则会影响食物风味，破坏原料中的维生素C。

2. **焯水护绿**　烹饪中的焯水就是应用75℃左右的热水烫漂，使绿色蔬菜中能够分解叶绿素的酶失活，并排除蔬菜组织中的氧气及有机酸，减少了脱镁叶绿素的生成，基本可保持其蔬菜的鲜绿色。在工业生产中，将氢氧化钙或氢氧化镁用于热烫液既可提高pH值，又有一定的保脆作用，但是即使这样仍未取得商业成功，由于组织内部的酸并不能得到有效而长期的中和，所以一般在两个月以内，罐藏蔬菜的绿色仍会失去。

3. **短时高温护绿**　烹调蔬菜时经常采用旺火速炒的方法。因为短时高温不但能显著减轻蔬菜在烹调中的绿色破坏程度,而且能使维生素和蔬菜的风味得到更好的保留。

(二)血红素的变化

动物被屠宰放血后,由于对肌肉组织的供氧停止,新鲜肉中的肌红蛋白保持其还原状态,肌肉的颜色呈稍暗的紫红色(肌红蛋白的颜色)。当肌体被分割后,随着肉与空气的接触,肉表面的还原态肌红蛋白与氧气发生氧合反应生成鲜红色的氧合肌红蛋白(中间部分仍为紫红色),产生人们熟悉的鲜肉色。随着存放时间的延长,在有氧或氧化剂存在时,血红素中的 Fe^{2+} 被氧化为 Fe^{3+},生成棕褐色的高铁肌红蛋白。因此当新鲜肉在空气中久置时,随着分割肉在空气中放置时间的延长,肉色就越来越转向褐色,褐色就成为主要颜色。

事实上,刚切开的肉表面由于与充足的氧气接触,肉色就是鲜红的,此时肉表面下虽有一定量高铁肌红蛋白生成,但看不出来。随着肉的贮放,高铁肌红蛋白生成量加大。高铁肌红蛋白生成量的加大有两个原因:一是因为有少量好氧菌开始在肉表面生长,使氧气分压有所降低;二是高铁肌红蛋白逆向转化为肌红蛋白是通过肉内固有的还原性物质(比如谷胱甘肽、巯基化合物等)的还原作用来实现的。但当这些还原物质逐渐被耗尽时,高铁肌红蛋白的生成量就会因逆转停止而增加。

鲜肉在烹饪加热时会迅速变色,是因为加热时温度的升高和氧分压的降低,都促进了肌色原和高铁肌色原的产生。这两种产物中肌红蛋白的球蛋白部分已变性,后者的血红素已被氧化。特别是后者,它的褐色显著地改变了肉色。

肉在储藏过程中有时会变为绿色,其原因有二:一是过氧化氢与血红素中的 Fe^{2+} 和 Fe^{3+} 反应生成绿色的胆绿色素,使肌红蛋白形成胆绿蛋白;二是细菌繁殖产生的硫化氢在有氧存在下,能使肌红蛋白形成绿色的硫肌红蛋白。这些反应物在肉中出现被认为是微生物生长的结果。

火腿、香肠等肉制品在腌制时,常用硝酸盐或亚硝酸盐作为发色剂,利用特定的化学反应使肉中原有的色素转变为亚硝基肌红蛋白、亚硝基高铁肌红蛋白、亚硝基肌色原。亚硝基肌红蛋白(NOMb)呈鲜红色,性质不稳定,但加热后能形成稳定的粉红色的亚硝基肌色原。此外,腌制时强氧化剂亚硝酸盐也能使肌红蛋白中的血红素最初呈氧化态,形成高铁肌红蛋白,形成亚硝基高铁肌红蛋白(NOMMb),所以腌肉制品的颜色更加鲜艳诱人,并且对加热和氧化表现出更大的耐性。

(三)类胡萝卜素的变化

如果单就颜色的稳定性而言,由类胡萝卜素作为主要色素的原料,其颜色在多数加工和储藏条件下是相当稳定的,变化只是轻微的。例如加热胡萝卜会使金黄色变为黄色,西红柿加热会使红色变为橘黄。但在有些加工条件下,由于类胡萝卜素在植物受热时从有色体中转出而溶于脂类中,从而在组织中改变存在形式和分布,在有氧、酸性和加热条件下类胡萝卜素可能降解。受热时组织的热聚集或脱水等,也严重影响着含类胡萝卜素食物的色感。例如虾青素在鲜虾壳中与蛋白质结合就形成虾壳中的蓝色,当虾煮熟后,蛋白质与虾青素的结合被破坏,虾青素就被氧化为砖红色的虾红素。

(四)食物的褐变

有些原料在烹饪加工过程中会发生褐变现象。如苹果、桃、梨、土豆、茄子等去皮和切片后变成褐色;食物在烘烤中形成的金黄色等都属于褐变现象。

褐变在食物中是最广泛的颜色变化,其中有些褐变是人们所需要的,如熏烤类菜肴出现的棕褐色、焙烤糕点出现的金黄色等。但也有许多褐变是不受人们欢迎的,如蔬菜、水果等出现的褐变,不仅会影响它们的外观,而且风味及营养价值等都会受到影响。

根据发生机制的不同,食物的褐变主要分为酶促褐变和非酶褐变两大类型。

1. 酶促褐变 酶促褐变多发生在水果、蔬菜等新鲜植物性原料(如苹果、马铃薯、香蕉等)中,当它们受到机械损伤(如去皮、切开、压汁)或处于异常的环境变化(如受冻、受热)下,在氧化酶的催化下进行氧化便发生颜色转深、变褐的现象,称酶促褐变。

(1)酶促褐变的机制:生活中往往可以看到一些新鲜果蔬经削皮、碰伤后,原来洁白的颜色就会逐渐变色。由白色变为浅色,再由浅色变为褐色,我们称为锈色。时间愈长,变色愈深。常见的果蔬如藕、马蹄、土豆、茄子、芦笋、苹果、梨、香蕉等均会发生这种褐变现象。

究其原因,是上述所列的果蔬体中含有酚氧化酶和酚类物质。当原料削皮或碰伤后,原料与空气中氧发生接触,这时酚氧化酶就会在氧的帮助下,催化酚类底物发生化学反应,从而产生锈色。褐变现象的产生必须同时具备三个条件,即酚氧化酶、酚类物质和氧气。这三个条件必须同时存在,缺一不可。而有些果蔬体中由于无酚氧化酶或酚类物质的存在,就不会发生褐变现象,如橘子、香瓜等。

在有氧气的情况下,能发生酶促褐变的果蔬,遇到下列情况便会导致酶促褐变,从而产生出锈色。

1)果蔬贮存:受冻、受热。

2)果蔬运输:压伤、碰伤。

3)果蔬预加工:削皮、切片、切丝等。

(2)防止果蔬酶促褐变的方法:由于果蔬发生锈色必须同时满足酚氧化酶、氧气和酚类物质这三个条件,缺一不可。根据这一原理,我们只要破坏其中任何一个条件,褐变即可以控制。烹饪加工过程中,我们常用下面的方法来达到防止果蔬产生锈色之目的。

1)浸水隔氧:将剥皮或切片、切丝后的原料放入冷水中,使其与空气中的氧隔离,便可不发生锈色。

2)焯水处理:将经刀工处理后的新鲜果蔬放入90℃以上的热水中烫漂一定的时间,也可达到防止变色的目的。这是因为酚氧化酶在高温下受到破坏,失去活性,故不能起催化变色的作用。

3)加酸:加酸法的原理是利用酚氧化酶的活性必须在一定的酸碱范围之间才能很好地发挥作用。加酸以后,破坏了酚酶的最佳酸碱环境,降低了酚氧化酶的活性,从而达到了防止果蔬变色的目的。例如,我们常把经刀工处理过的原料(如藕片)用白醋拌一下,这样就可以防止其发生锈色。

2. 非酶褐变 酶促褐变是在生物酶的催化下进行的生化反应,而非酶褐变则是典型的纯化学反应。但这类反应不像酸碱中和反应那么简单,它们往往是由一系列子反应连续进行的较长过程。

(1)美拉德反应:美拉德反应是烹饪加工中能使食物产生香气和颜色发生变化的主要反应之一。例如烤面包、红烧鱼、红烧肉、烤鸭等食物的风味形成和颜色变化均与此反应密切有关。

1912年,法国化学家美拉德(Maillard L C)发现,当把甘氨酸和葡萄糖的混合物加热时,有香味产生而且颜色变为褐色,人们便把这种反应称为美拉德反应。后来进一步研究发现,凡是氨基化合物(如蛋白质、肽、氨基酸、胺等)和羰基化合物(如醛、酮、单糖、还原性低聚糖、多糖水解物等)在加热条件下经过缩合、聚合后,都会形成深色的香气物质。

烹饪原料中几乎都含有氨基(来源于蛋白质)和羰基(来源于糖或油脂氧化酸败产生的醛、酮)。所以美拉德反应是在菜肴、点心的烹饪加工中以及食物长时间的贮存中普遍发生的一种反应。鱼和肉的腌制品在贮存中发生的"油烧"发红色的现象,其本质也是美拉德反应的结果。

美拉德反应受外界因素的影响较大,主要有 pH 值、温度、水分和氧气等。美拉德反应在中性偏酸的条件下最易进行。温度必须达到 30℃以上,反应才能明显加快。当食物中的水分含量达到 30% 时,反应的速度最快。美拉德反应一定要在有氧气存在的条件,才能迅速地发生。

(2)焦糖化反应:在没有任何含氨基化合物存在的情况下,单一组分的糖在 120~150℃的高温下,也能发生降解、缩合、聚合等反应,从而形成黑褐色的焦糖色素(俗称糖色),称为焦糖化反应,这也是非酶褐变的一种。焦糖化反应在酸、碱条件下均可进行,但速度不同。糖在强热的情况下生成两类物质:一类是糖的脱水产物,即焦糖(酱色);另一类是裂解产物,即一些挥发性的醛、酮类物质,它们进一步缩合、聚合最终形成深色物质。至今为止,科学研究尚不能确切解释焦糖反应的机制,焦糖的结构组成也尚未被完全认识。

焦糖色素是无定形的胶状物质,溶于水呈红棕色。它是我国调味品工业和餐饮业所使用的古老着色剂——焦糖色。它由挥发性低分子化合物和非挥发性高聚物组成。焦糖色素的呈色物质是高聚物,约占固形物的 25%;焦糖色素的气味主要来自低分子的醛、酮类挥发物质。但如果加热温度过高或时间过长,便会产生令人厌恶的焦烟气味和苦味。

需要指出的是:焦糖色素的生产原料就是单一组分的糖,可是也有少数不良企业在原料中加入氨水或铵盐等来提高产量,这实际上是变相的美拉德反应,而且会产生致惊厥剂4- 甲基咪唑,损害食用者的神经系统。

(3)抗坏血酸的氧化褐变:除了美拉德反应和焦糖化反应之外,还有一种非酶褐变也是常见的,这就是抗坏血酸(维生素 C)的氧化作用。

抗坏血酸氧化引起的褐变有两种情况:一是抗坏血酸氧化成脱氢抗坏血酸,随即进行水解、脱羧、失水而生成糠醛,生成的糠醛进一步缩聚便生成结构复杂的有色物质,这是蔬菜水果类食物在有氧条件下变色的原因之一。二是脱氢抗坏血酸可与氨基酸或其他氨基化合物发生羰氨反应的褐变。

影响抗坏血酸氧化褐变的因素有氧气、温度、环境的 pH 值和抗坏血酸的浓度等。抗坏血酸氧化褐变需要氧的参加,温度也可以加快反应速度,同时也取决于环境的 pH 值与抗坏血酸的浓度。在中性或碱性溶液中脱氢抗坏血酸的生成速度较快。在 pH 值低于 5 的酸性溶液中,抗坏血酸氧化生成脱氢抗坏血酸的速度较缓慢,并且反应是可逆的。金属离子也能促进抗坏血酸的氧化褐变的速度。铜、铁离子的影响较大,所以用铜、铁容器盛放的果汁容易引起褐变。

在烹饪加工和贮藏过程中,食物并不是只发生一种褐变现象,如制作烤肉、红烧肉、红烧鱼等过程中,既有美拉德反应,又有焦糖化反应。所以原料在烹饪加工和贮藏过程中的褐变过程错综复杂,褐变产物也是多种多样。

第四节　食物的质构

质构(texture)原意是指纺织物的组织结构、手感和外观。17世纪60年代,"质构"一词开始用于描述"与其自身组成及形成要素相关联的任何物质的构造、结构或属性"。随着对食物感官研究的深入,人们对食物从入口前到接触、咀嚼、吞噬时的印象,需要有一个语言的表述,于是借用了"质构"这一用语。质构一词目前在食品物性学中已被广泛用来表示食品的组织状态、口感及美味感觉等。研究食品质构的表现、质构的测定和质构的改善等,逐渐成为一门学问,称为食品质构学。

一、质构的基本概念

(一)食品质构的定义

"质构"一词开始用于食品领域时,通常用来描述某些食品的特定性质,如 Ball 等早年将肉的质构分为"视觉质构"和"触觉质构",前者指眼睛可以看到食物的宏观状态,后者指用口腔感觉到的光滑性、细腻度等。虽然早期的质构定义只针对个别食物,不具有普遍性,但现在人们认为,"质构"一词适用于所有食品且具有一致的含义。

20世纪60年代起,许多研究者对食品质构进行了定义。1962年,Matz 提出了一个经典的质构定义,认为"食品的质构是除温度感觉和痛觉以外的食品物性感觉。它主要由口腔中皮肤及肌肉的感觉来感知"。后来 Kramer 又提出手指对食品的触摸感也应属质构的表现。ISO(国际标准化组织)提出的食品质构是指"力学的、触觉的,可能还包括视觉、听觉的方法能够感知的食品流变学特征的综合感觉"。国家标准《感观分析　术语》(GB/T 10221)对食品质构的定义是:用机械的、触觉的方法或在适当条件下用视觉的、听觉的接受器可接收到的所有产品的机械的、几何的和表面的特性。

虽然迄今对食品质构尚没有统一和明确的定义,但可以看出,食品质构是与食品的组织结构和状态有关的物理量,是与以下三方面感觉有关的物理性质,即①用手或手指对食品的触摸感;②目视的外观感觉;③口腔摄入时的综合感觉,包括咀嚼时感到的软硬、黏稠、酥脆、滑爽等。由此可见,食品的质构是其物理特性并可以通过人体感觉而得到感知。

(二)食品的风味与质构

提到食品的风味,人们总是想到酸、甜、苦、辣等味感,而这些味感取决于食品的化学组成。最新研究表明,在决定食品美味的因素中,食品的物理性质甚至占有更重要的位置。松本等人曾对16种常见食品进行了消费者的心理调查(图3-6)。他们把食品美味的影响因素分为物理因素和化学因素,物理因素包括:软硬、黏稠、酥脆性、滑爽感、形状、色泽、温度等;化学因素包括:甜、酸、苦、咸、涩、香气等。结果发现除了酒、果汁、腌渍菜等少数几种食品外,约有三分之二的食品,决定其美味感觉的主要是物理因素,尤其是米饭、豆腐、汤圆、饼干等食品,化学因素对其美味的影响只占20%左右,而物理性质的影响占70%左右,且物理性质中影响美味的主要是这些食品的质构,如食品的破断强度、黏稠性、流动性、颗粒大小和形状、弹性等。

近年来,越来越多的研究关注食品质构的生理功能,如咀嚼对健康的影响。研究发现,咀嚼具有一定质构性质(咬劲)的食物,不仅对促进人牙周组织、腭骨、腮关节、脸部和头部全体肌肉、骨骼的发达及成长具有重要影响,而且还与改善脑部血液流通、循环有密切联系。此外,针对一些老人、特殊人群的吞咽困难,研究食品质构的改善也有重要意义。

(三)研究目的

食品可以通过加工改变其质构,改变和改善原材料的固有特性,增加其食用价值和商品价值。如小麦原始特性表现为硬度大、质构坚硬、口感和消化吸收性不好,但通过加工制成面粉,再制成各种面制品如面包等,则完全改变了其原始特性,变成人们喜爱的食品。面包与小麦或面粉相比,具有人们嗜好的质构,易于消化吸收的特性,并且具有了不同的商品价值。因此,研究食品质构可以达到以下几个目的:

1. 了解食品的结构和组织特性。

2. 了解食品在贮藏、加工、烹饪和食用过程中所发生的物质变化。

3. 改善食品的质构及感官评价。

4. 为实际生产高品质和功能性好的食品提供理论依据。

5. 明确食品质构仪器检测和感官评价的关系。

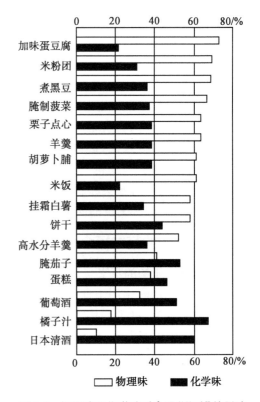

图 3-6 物理味和化学味对食品"美味"的影响

二、食品质构的分类

在食品质构的分类方法中,Szczesniak 和 Sherman 分别提出的分类方法得到了大多数人的赞同。

(一)Szczesniak 的分类方法及质构评价术语

根据客观上能够测定的因素,对质构进行分类。如表 3-9 所示,Szczesniak 把食品质构的感觉特性分成机械特性、几何特性和其他特性三大类,对各种特性又按进食的感觉过程分成一次特性和二次特性,并且定义了各个参数的物理意义(参见质构评价术语)和它们所对应的惯用语。Szczesniak 分类的特点是把食品质构的习惯用术语(主观性质)和客观上能够测定的各种性质进行了对比,且能够用他自己设计的质构测定仪把各种客观性质全部测定出来,其分类又称为质构多面剖析法(texture profile)。

表中质构评价术语的定义如下:

硬度(hardness, firmness):表示使物体变形所需要的力。

凝聚性(cohesiveness):表示形成食品形态所需内部结合力的大小。

黏性(viscosity):表示液态食品受外力作用流动时分子之间的阻力。

弹性(springiness):表示物体在外力作用下发生形变,当撤去外力后恢复原来状态的能力。

表 3-9 Szczesniak 对质构的分类

特性	一次特性	二次特性	习惯用术语	标志食品和强度范围
机械特性	硬度凝聚性	酥脆性	柔软、坚硬	软质干酪（1）　冰糖（9）
			酥、脆、嫩	玉米松饼（1）　松脆花生糖（7）
		咀嚼性	柔软 - 坚硬	黑麦面包（1）　软式面包（7）
		胶黏性	酥松 - 粉状 - 糊状 - 橡胶状	面团（40% 面粉）（1）
				面团（60% 面粉）（7）
	黏性		松散 - 黏稠	水（1）　炼乳（8）
	弹性		可塑性 - 弹性	
	黏附性		发黏的 - 易黏性	含水植物油（1）　花生酱（5）
几何特性	粒子的大小、形状和方向		粉状、砂状、粗粒状、纤维状、细胞状、结晶状	
其他特性	水分含量		干的 - 湿的 - 多汁的	
	脂肪含量	油状	油腻的	
		脂状	肥腻的	

黏附性（adhesiveness）：表示食品表面和其他物体（舌、牙、口腔）附着时，剥离它们所需要的力。

酥脆性（brittleness）：表示破碎产品所需要的力。

咀嚼性（chewiness）：表示把固态食品咀嚼成能够吞咽状态所需的能量，和硬度、凝聚性、弹性有关。

胶黏性（gumminess）：表示把半固态食品咀嚼成能够吞咽状态所需的能量，和硬度、凝聚性有关。

粒状性（granularity）：表示食品中粒子大小和形状。

柔软（soft）：表示受力时对变形抵抗较小的性质（触觉）。

硬（firm，hard）：表示受力时对变形抵抗较大的性质（触觉）。

脆（short）：表示一咬即碎的性质（触觉）。

粉状的（powdery）：表示颗粒很小的粉末状或易碎成粉末的性质（触觉和视觉）。

可塑的（plastic）：去掉作用力后变形保留的性质（视觉）。

砂状的（gritty）：表示小而硬颗粒存在的性质（触觉和视觉）。

粗粒状的（coarse）：表示较大、较粗颗粒存在的性质（触觉和视觉）。

纤维状的（fibrous）：表示可感到纤维样组织且纤维易分离的性质（触觉和视觉）。

细胞状的（cellular）：主要指较有规则的空间组织（触觉和视觉）。

结晶状的（crystalline）：形容像结晶样的群体组织（触觉和视觉）。

干的（dry）：表示口腔游离液少的感觉。

潮湿的（moist）：表示对口腔中游离液既不觉得少，又不感到多的样子。

多汁的（juicy）：表示咀嚼中口腔内的液体有不断增加的感觉。

油腻的(oily):表示口腔中有易流动,但不易混合的液体存在的感觉。

肥腻的(greasy):表示口腔中有黏稠而不易混合液体或脂膏样固体的感觉。

(二)Sherman的分类方法

Sherman认为,人对食品的感觉评价应是在包括烹调在内的一系列摄食过程中进行的,人对食品力学性质的感觉是在动态流动过程中进行的。因此,他将人的整个摄食过程分为四个阶段,即入口之前的感觉、口中的最初感觉、咀嚼中的感觉和咀嚼后的感觉,他提出的食品质构分类如图3-7所示。从图中可知,咀嚼过程中对食品的不同质构特性有相应的感觉,在摄食过程中,主要通过口腔咀嚼的动态过程评价食品的质构。

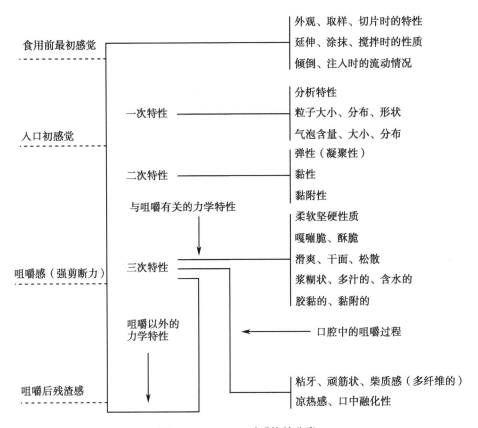

图3-7 Sherman对质构的分类

三、食品质构的评定

在食品质构评定领域,通常把对食品质构的感官评定称为主观评价法;把用仪器对食品质构定量的评价方法称为客观评价法(图3-8)。感官评定可以分为口腔感觉和非口腔感觉(身体其他部位感觉)。仪器测定可以分为直接检测和间接检测,直接检测是直接测量与质构有关的参数;间接检测是指测量与一个或几个质构指标直接相关的其他物理量(表3-10)。

(一)食品质构的感官评定

食品质构的感官评定主要通过口腔的触压觉、视觉和听觉来感知食物软硬、酥脆、弹性、水分含量、颗粒感、耐咀嚼性、脆性、颜色、破裂声响等。食品质构的感官评定是最直

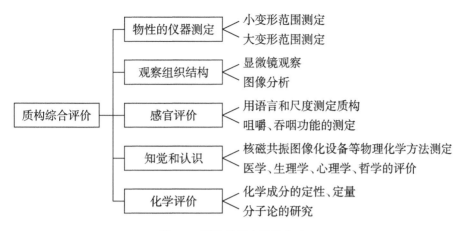

图 3-8　质构的综合评价方法

表 3-10　测定食品质构的方法

感官评定		仪器测定	
口腔感觉	非口腔感觉	直接检测	间接检测
机械特性	手指感觉	基础检测	光学检测
外形	手的触觉	经验检测	化学检测
化学特性	其他	模仿检测	听觉检测
			其他

观、使用最早的质构评价方法,它是其他质构评价方法的基础和基准。食品质构感官评价的原理如图 3-9 所示。

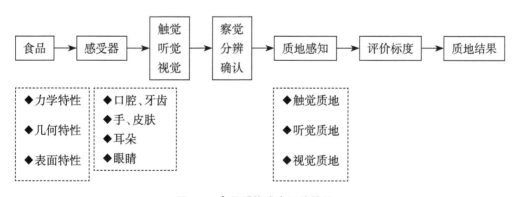

图 3-9　食品质构感官评价的原理

食品质构感官评定的主要程序有:①根据食品质构评价的目的,确定待评价样品的数量、种类以及取样和制样的方法;②根据待评价样品的质构性质,确立评分标准等级或者描述词汇类别,作为评价的依据;③对评价人员进行生理、心理测试检验,根据食品质构评价的目的进行筛选,为筛选合格的评价员进行评价知识培训和评价练习;④选择合适的评价分析方法如差异检验、描述分析和情感试验等;⑤准备质构评定所需的场地、仪器用具,对样品的编号以及评价实验的安排组织,实施评价过程;⑥评价过后,对数据进行处理如相关性分析、方差分析等,对结果进行定性或定量分析。

(二)食品质构的仪器测定

感官评定是检测食品质构最直接的方法,但检测结果受多种因素的影响,尤其人为因素影响较大,试验结果的可靠性、可比性较差。而借助于客观手段对食品品质进行分析评判,具有一定的科学性和可比性。随着社会的发展,人们期望通过一套准确的量值来表述有关质构的感官概念,这就需要准确表述物性概念、统一测试方法及精确的量化测量仪器。因此,不少学者研究用客观方法把人们所能感觉到的质构特性表现出来。精确定义食品质构概念并通过仪器测量物理性质以反映制品的质构,在二十世纪三四十年代得到了较大的发展,成为质构测定的发展方向。

食品质构的仪器测量是通过仪器、设备获取食品的物理性质,然后根据某些分析评价方法将获取的物理信号和质构参数建立联系,从而评价食品的质构。食品质构测量仪器按测量的方式可分为专有测量仪器、通用测量仪器。专有测量仪器又可分为压入型、挤压型、剪切型、折断型、拉伸型等;按测试原理可分为力学测量仪器、声音测量仪器、光学测量仪器等;按食品的质构参数可分为硬度仪、嫩度计、黏度仪、淀粉粉力仪等。食品质构仪器测量的原理如图3-10所示。

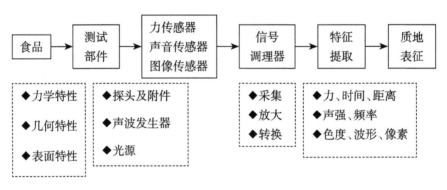

图3-10　食品质构仪器测量的原理

1. **仪器测定方法**　目前,食品质构的仪器测定方法可以分为基础力学测定、经验测定和模拟力学测定。基础力学法一般测定具有明确力学定义的参数,测出的值具有明确的物理学单位,如黏度、弹性率、强度等。基础力学测定虽有许多优点(如定义明确,数据交换性强,便于对影响这一性质的因素进行分析等),但对于质构的评价来说,它却很难表现出感官评定反映的食品综合力学性质,如面团的软硬度、肉的嫩度等,这些性质很难用某一个单纯的力学性质表达。经验测量法是根据测试经验,测量一些与食品质构性质相关性较好的参数,但这些参数的物理含义一般不很清晰。模拟测量法是模拟食物在加工过程中的变化来进行测量的,它可以看作是经验测量的一个亚类,它不同于基础测量,在质地评价中用得不多。经验测定或模拟力学测定的测定范围不像基础力学测定那样,变形保持在线性变化的微小范围,其为破坏性测定,其变形是非线性的大变形。

实用的食品质构测定仪器很多,一般按变形或破坏的方式可分为七类:压缩破坏型、剪断型、切入型、插入型、搅拌型、食品流变仪和剪压测试仪等。随着科技的发展,现在许多不同试验可以通过更换探头和夹具在一台仪器上实现,如万能测试仪、质构仪等(图3-11)。

质构分析仪主要包括主机、专用软件、备用探头及附件。食品的多项物理性能指标,如物料的强度、耐压性、可延展性、拉伸性、黏性、剪切性等都与受力作用有关,质构分析仪根据不同的物性测试要求设计出相应的承力装置(即模具),围绕着距离、时间、作用力三者进行测试和结果分析,反映的主要是与力学特性有关的食品质构特性,其测定结果有较高的灵敏度和客观性,并可对结果进行准确的数据化处理,从而避免人为因素对食品质构评价结果的主观影响。

2. **质构分析**　质构分析(texture profile analysis, TPA)是与感官分析并行的质构剖面分析的客观方法,Szczeniak 在 1963 年定义质构参数并首先使用,1978 年Bourne 在 Instron 测试仪上两次压缩标准形状样品,实践

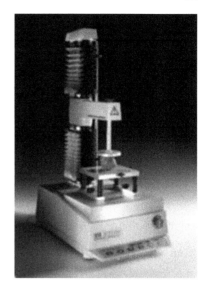

图 3-11　食品物性仪(质构仪)

了 TPA 方法。TPA 是在将质构看作多元参数特性的基础上发展起来的。为了获得理想的研究结果,一个具有多元参数的质构剖面最好在同一个形状较小、性质均一的样品上取得(图 3-12)。这种测试模拟人的牙齿运动,往复地压缩两次可咬的食品,进而从力 - 时间曲线上分析可得一系列质构参数,而这些结果通常与感官评定的结果具有很好的相关性。

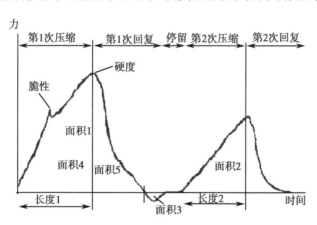

图 3-12　TPA 原理与典型图形

食品的机械质构特性可以分为首要参数如硬度(hardness)、黏聚性(cohesiveness)、弹性(springiness)、回复性(resilience)和黏附性(adhesiveness),进而分为次要参数如脆性(fracturability/brittleness)、咀嚼性(chewiness)和胶着性(gumminess)。

硬度:硬度值指第一次穿冲样品时的压力峰值,硬度值不一定发生在刺入的最深处,尽管对于大多数样品情况如此。

黏聚性:指样品抵御第二次穿冲变形而相对于第一次探头穿冲的程度,其度量方法是用第二次穿冲的用功面积除以第一次的用功面积(面积 2/ 面积 1)。

弹性:弹性指产品本身在第一次穿冲过程中变形后的"弹回"程度。而这种"弹回"是

在第二次穿冲时测量的,所以两次穿冲下压动作的间歇时间十分重要,必须保证产品已"弹回"到最大限度,弹性度量有多种方法,但最具代表性的是第二次穿冲的测量高度同第一次测量的高度的商(长度2/长度1)。

回复性:其计算方法是用第一次穿冲中的"收回"阶段的面积除以下压穿冲阶段的面积。回复性不是总通过 TPA 测试计算的,它可通过一次单独的穿冲测试完成,但探头"收回"速度必须同下压穿冲速度相同(面积5/面积4)。

脆性:不是所有的样品都会脆性破裂,但当样品发生脆裂时,脆性点出现在探头第一次冲向样品过程中坐标图上的第一个明显峰值处(这里压力出现下降)。

胶着性/黏牙性:用于半固体产品,其计算公式为:硬度 × 黏聚性。

咀嚼度:用于固体产品,其计算公式为胶着性 × 弹性。

目前,TPA 方法在食品特性研究中得到普遍认可和广泛使用,在某些时候这种分析方法也被严格检验和细致修改:其一,改变参数定义以适合其命名;其二,改变参数命名以适合其定义。

3. 质构分析仪在食物质构测定方面的应用

(1)在小麦粉制品中的应用:不同筋力的小麦粉可加工成不同类型的食品。糕点用筋力弱的小麦粉,面条和馒头等中式蒸煮食品使用中等筋力的小麦粉,而面包类食品适合筋力强的小麦粉。以往对不同筋力的小麦制品的评价主要采用感官评定的方法。随着食品质构仪器测定的发展,质构分析仪被用于食品品质评价,分析样品的色泽、坚实度、弹性、黏着性和脆性等,食品质构仪可将感官指标转化成具体的、可量化分析的数字指标,从而为小麦粉食用品质的评价提供了新的技术手段。

面包的 TPA 表明,硬度值、胶着性、咀嚼性、弹性值、黏性值等指标与面包的品质密切相关,硬度值、胶着性、咀嚼性这三个指标数值越大,面包吃起来就越硬,缺乏弹性、绵软、爽口的感觉;弹性值、黏性值越大,面包吃起来柔软又筋道、爽口不黏牙。利用质构仪对馒头等中国传统主食食品进行评价,其测试方法与面包相同,主要评价指标分别是硬度值、弹性值、黏聚性、胶着性、咀嚼性,这些指标对馒头品质的影响也与面包相同。

(2)在肉制品中的应用:自从 1926 年 Warnen 发明了测量肉制品质构的仪器以来,肉的质构测量已从模糊的感官评价过渡到使用仪器进行准确的量值表述。从那时起相继出现了大量测量质构的机械,当时被称为 Texturometer,随着计算机技术的发展,大量软件的开发应用使质构的测量也转向了精确化、准确化和快速化。

蒋予箭等选择球形探头,通过一次压缩法试验,测定冷却猪肉的弹性,可判断肉的品质以及冷藏肉的新鲜程度。

谢碧秀等采用 TPA 法研究了酱油、白糖、食盐对粉蒸肉质构的影响,发现带皮肥肉和瘦肉的硬度和耐嚼性随着酱油的增加而增加,无皮肥肉的弹性、凝聚性和回复性变化较大;白糖对带皮肥肉的硬度、弹性、回复性和瘦肉的耐嚼性影响显著;食盐对带皮肥肉的硬度和回复性、无皮肥肉的弹性和回复性影响不显著。

(3)在水产品中的应用:近来,水产品的加工日益受到关注,对水产品质构的研究也日益深入。Alasalvar 使用柱型探头进行鱼片质构测定,发现同样厚度的鱼片,从头到尾的硬度逐渐降低。在储存过程中,随着时间的延长,相同部位的鱼片的硬度逐渐降低,且使用物性分析仪测定与感官和化学的结果有良好的一致性。

向怡卉等使用质构仪监控盐渍海参水发过程,发现海参的黏性和咀嚼性保持着高度的相关性,咀嚼性参数为硬度、凝聚性和弹性三者乘积,热水发制的海参质地、口感优于经冷水发制的海参。

董志俭等采用TPA法分析了南美白对虾在蒸制过程中的质构变化,发现随着蒸制时间的延长,虾肉的硬度、咀嚼度、回复性和黏聚性升高。

此外,质构分析在鱼糜、火腿肠、肉鸡、月饼等食品的加工及果蔬等原料的保鲜领域得到了越来越广泛的应用。

(三)食品质构的生理学检测

食品质构的仪器测定法和感官评定法各有其优点,但都有一定的局限性。如:仪器测定法无法模拟与检测咽部和舌部等口腔复杂的运动及综合感觉,也无法实现在咀嚼速度和咀嚼温度条件下的检测。而感官评定法中,由于咀嚼中质构的变化比风味或气味的变化快,一般来说评审员的回答速度跟不上质构的变化速度。因此,近几年开始采用生理学方法来研究在人们摄食过程中的食品物性变化。

生理学方法检测是把传感器贴在口腔中的不同部位,测定口腔中的牙、舌、上颚等部位所受的力或变形随时间的变化规律;利用肌电图或用下颚运动测定仪等手段对人们的咀嚼和吞咽过程进行运动分析,从而得到能够表达质构的客观数据。

生理学方法检测有以下优点:①可识别个体差异;②可实现易食性的数字化:对易食性、咀嚼性、易吞性等感觉性质,其差别可用生理学方法检测的数据来表示;③可观察摄食过程中的变化:不同食品在咀嚼初期用生理学方法检测的质构差别较大,但越到后期差别越小。

(毛羽扬 曹 晖)

本 章 要 点

1. 食物颜色的形成原因;食物中主要天然色素的性质及烹饪过程中的颜色变化。
2. 影响味觉的各种因素;常见味的主要性质及相互间的作用。
3. 嗅觉的特征;食物香气的形成途径及影响因素。
4. 质构的感官评定和仪器测定;质构分析仪的应用。

思 考 题

1. 脱皮果蔬"锈色"产生的原因是什么?
2. 什么是甜度?
3. 何谓美拉德反应? 美拉德反应的影响因素有哪些?
4. 什么是质构分析(TPA)?

技 能 操 作

一、嗅觉辨别实验

(一)实验目的

嗅觉是辨别各种气味的感觉。嗅觉的感受器位于鼻腔最上端的嗅上皮内,嗅觉的感受物质必须具有挥发性和可溶性。嗅觉的个体差异很大,有嗅觉敏锐者和迟钝者。嗅觉敏锐者也并非对所有气味都敏锐,会因不同气味而异,且易受身体状况和生理的影响。本方法可作为测量实验者的嗅觉灵敏度的实验。

(二)样品、试剂及器具

1. **标准香精样品** 柠檬、苹果、茉莉、玫瑰、菠萝、草莓、香蕉、乙酸乙酯、丙酸异戊酯等。

2. 具塞棕色玻璃小瓶、辨香纸。

3. **溶剂** 乙醇、丙二醇等。

(三)实验原理

1. **基础测试** 挑选三四个不同香型的香精(如柠檬、苹果、茉莉、玫瑰),用无色溶剂(如丙二醇)稀释配制成1%浓度。以随机数编码,让每个实验者得到4个样品,其中有两个相同,一个不同,外加一个稀释用的溶剂(对照样品)。实验者应有100%选择正确率。

2. **辨香测试** 挑选10个不同香型的香精(其中有2~3个比较接近、易混淆的香型),适当稀释至相同香气强度,分装入干净棕色玻璃瓶中,贴上标签名称,让实验者充分辨别并熟悉它们的香气特征。

3. **等级测试** 将上述辨香实验的10个香精制成两份样品,一份写明香精名称,一份只写编号,让实验者对20瓶样品进行分辨评香。并填写下表:

标明香精名称的样品号码	1	2	3	4	5	6	7	8	9	10
你认为香型相同的样品编号										

4. **配对实验** 在实验者经过辨香实验熟悉了评价样品后,任取上述香精中5个不同香型的香精,稀释制备成外观完全一致的两份样品,分别写明随机数编码。让实验者对10个样品进行配对实验,并填写下表:

嗅觉辨别实验记录

实验名称:辨香配对实验 　　　　　　　　　　实验日期:

实验者:

经仔细辨香后,填入上下对应你认为两者相同的香精编号,并简单描述其香气特征。

相同的两种香精的编号					
它的香气特征					

(四)结果分析

1. 参加基础测试的实验者最好有100%的选择正确率,如经过几次重复还不能察觉出差别,则不及格。

2. 等级测试中可用评分法对实验者进行初评,总分为100分,答对一个香型得10分。30分以下者为不及格;30~70分者为一般评香员;70~100分者为优秀评香员。

3. 配对实验可用差别实验中的配偶试验法进行评估。

（五）注意事项

评香实验室应有足够的换气设备，以1分钟内可换室内容积2倍量空气的换气能力为最好。

二、四种基本味觉实验

（一）实验目的

通过对不同试液不同浓度的品尝，学会判别基本味觉（甜、酸、咸和苦）和程度，并且对感官鉴定有初步了解。

（二）样品和试剂

1. 蔗糖（甜）

2. 柠檬酸（酸）

3. 硫酸奎宁（苦）

4. 氯化钠（咸）

以上均为分析纯。

（三）玻璃器皿和材料

1. 4只250ml和12只1 000ml容量瓶分别盛4种母液和12种试液。

2. 50ml烧杯12只，100ml和600ml烧杯各一只（仅对每位实验者而言）。

3. 5ml、10ml、20ml、25ml和50ml移液管各2支。

4. 25ml和50ml量筒各一支。

5. 洗瓶、滴管、吸球、漏斗、样品匙和记录笔。

6. 清水（尽可能无味，否则会影响味觉实验，本实验中采用超纯水）。

7. 电子天平一台。

（四）母液的配制

1. **蔗糖溶液（母液A）** 称量50g蔗糖置于250ml容量瓶中，加入清水溶解固体，并且稀释至刻度，其浓度为20g/100ml。

2. **NaCl溶液（母液B）** 25gNaCl置于250ml水中（浓度为10g/100ml）。

3. **柠檬酸溶液（母液C）** 2.5g柠檬酸置于250ml水中（1g/100ml）。

4. **硫酸奎宁溶液（母液D）** 0.05g硫酸奎宁置于250ml容量瓶中，加入一部分水。在水浴中加热（70~80℃），边加热，边摇动至固体完全溶解，加水至刻度，冷却至近室温。其浓度为0.02g/100ml。

（五）试液配制

1. **蔗糖试液（0.4g/100ml和0.6g/100ml）** 取20ml和30ml母液A分别置于1 000ml容量瓶加水至刻度。

2. **NaCl试液（0.08g/100ml和0.15g/100ml）** 取8ml和15ml母液B分别稀释至1 000ml。

3. **柠檬酸试液（0.02g/100ml、0.03g/100ml和0.04g/100ml）** 取20ml、30ml和40ml母液C分别稀释至1 000ml。

4. **硫酸奎宁试液（0.000 5g/100ml、0.000 2g/100ml、0.000 4g/100ml和0.000 8g/100ml）** 取2.5ml、10ml、20ml和40ml母液D分别稀释至1 000ml。

（六）试液号码的随机化

对于每个试液杯（50ml烧杯），先取一个三位数（例如267、961等），然后随机样品顺序。根据所列顺序和数码，对每个试液的味觉做出判断，重复实验。

（七）实验内容

1. 在实验者面前放有各种不同浓度并且具有标号的试液杯。本实验的任务是判别每个试液的味道。当试液的味道低于你的分辨能力时，以"0"表示，例如水；当实验者对试液的味觉判别犹豫不决时，以"?"表示；当实验者肯定自己的味觉判别时，以"甜、酸、咸"或者"苦"表示，如此重复。

2. 盘中有 12 个试液杯，各盛约 30ml 试液。漱口杯内盛约 30ml 清水，水温约 40℃。吐液杯用来盛漱口液和已被品尝过的试液。实验记录形式如下表。

试液号	味觉
132	酸
368	0
705	苦
486	苦
520	?
379	甜
⋮	⋮

3. 先用清水洗漱口腔，再喝一小口试液含于口中（请勿咽下！）。由于各种味觉敏感区域在舌上不同部位，因此应该作口腔运动使试液接触于全部舌头。辨别味道后，吐去试液，记下结果（试液杯号码必须与实验记录对应一致）。

4. 更换另一批试液，重复上述实验步骤，记录结果。

注意：每个试液应该只品尝一次。若判别不能肯定时，可以再重复。但是品尝次数过多会引起感官疲劳，敏感度降低。

味觉实验记录

姓名_____ 日期_____

号码	味觉	味感程度

注：味感程度表示"++++、+++、++、+、0"。

（八）注意事项

1. 溶液配制时，水质非常重要，须用"无味中性"水。

2. 加热在水浴中进行。

3. 每份被品尝的试液体积取 20~30ml 较为适宜，为此 1 000ml 试液可供 15 位实验者使用（15×30×2=900）。

4. 所用的玻璃器皿都须无灰尘、无油脂，应用清水洗涤（不可用其他液体，如肥皂液）。玻璃器皿可在干燥烘箱内烘干，但须无味，否则会传入玻璃器皿。如果用毛巾擦干玻璃器皿，须用无皂味的毛巾。如果干燥烘箱不合适，移液管可放在架上自然干燥。但不要为了速干而用乙醇去洗，这会影响试液的味道。

5. 品尝试液应有一定的顺序（如从左至右）。在品尝每个试液前一定要漱口（20~30ml 清水），水温约40℃较适宜。吐液后用餐巾纸擦干口角。

三、粉蒸肉的质构测定

（一）实验目的

1. 了解质构分析仪在食品质构评价中的作用。

2. 观察原辅料和制作方法对粉蒸肉质构的影响。

（二）实验原理

食品质构是与食品的色、香、味、外观、营养并列的食品品质属性之一，是一组源于食品结构要素的力学性质，这些性质依靠感官（主要是口腔）感知，它与食品在外力的作用下所产生的变形、流动、断裂等现象有关。

本实验选用粉蒸肉作为考察不同配料对食品体系影响的模型体系。配料的变化和制作方法的变化将赋予粉蒸肉不同的质构和口感。

本实验应用质构分析仪对粉蒸肉进行全质构分析，了解粉蒸肉的硬度、弹性和咀嚼性。

（三）基础配方

猪五花肉（带皮）	200g	黄酒	6g	大米	23g
胡椒粉	0.22g	桂皮	0.36g	八角	0.6g
丁香	0.36g	姜粉	0.3g	味精	0.8g
酱油	4.5g				

（四）实验内容

1. 粉蒸肉制作步骤

（1）米粉的制作：将大米淘净，沥干水分，在炒锅中焙炒 30 分钟至黄色，出香味，粉碎，过 20 目的分样筛。

（2）切片：将猪五花肉洗净切成长约4cm、宽约2.5cm、厚约1.0cm的片。

（3）腌制：生姜洗净、切片，烘干后粉碎；桂皮、八角、丁香等粉碎；将沥干水分的切片猪肉与各辅料拌匀，腌制。

（4）蒸制：将拌匀辅料的猪肉，皮贴碗底，整齐地码在碗内，蒸制。

2. 样品配方和制作方法的变化

（1）原辅料基础配方不变，腌制 60 分钟，蒸制 40 分钟，猪五花肉的肥瘦比分别为 5∶5，6∶4，7.5∶2.5。

（2）原辅料基础配方不变，腌制 60 分钟，蒸制 40 分钟，白糖的添加量分别为 0.2g，0.4g，0.6g，0.8g，1g，1.2g。

（3）原辅料基础配方不变，腌制 60 分钟，蒸制 40 分钟，食盐的添加量分别为 0.8g，1g，1.2g，1.4g，1.6g，1.8g。

（4）原辅料基础配方不变，腌制 60 分钟，蒸制 40 分钟，加水量（以原辅料总质量为基础）分别为 10%，15%，20%。

（5）原辅料基础配方不变，肥瘦比 6∶4，酱油 4.5g，食盐 1.2g，白糖 0.8g，加水量 15%，蒸制时间 40 分钟，腌制时间分别为 45 分钟，60 分钟，75 分钟。

（6）原辅料基础配方不变，肥瘦比 6∶4，酱油 4.5g，食盐 1.2g，白糖 0.8g，加水量 15%，腌制时间 60 分钟，蒸制时间分别为 40 分钟，50 分钟，60 分钟。

3. 用质构分析仪对粉蒸肉进行全质构分析。TPA 探头类型：HDP/VB；测前速度：2.0mm/s；测中速度：2.0mm/s；测后速度：10.0mm/s；压缩程度：50%；间隔时间：5 秒；负载类型：auto-5g；数据收集率：200pps。每个样品测定 3 次。

（五）思考题

1. 基础配方中白糖和食盐的不同用量对粉蒸肉的质构有什么影响？
2. 腌制时间和蒸制时间的变化对粉蒸肉的质构有什么影响？

参 考 文 献

[1] 曹雁平. 食品调味技术 [M]. 2 版. 北京：化学工业出版社，2010.

[2] 孙宝国，陈海涛. 食用调香术 [M]. 3 版. 北京：化学工业出版社，2017.

[3] 黄梅丽，王俊卿. 食品色香味化学 [M]. 2 版. 北京：中国轻工业出版社，2008.

[4] 毛羽扬. 烹饪化学 [M]. 3 版. 北京：中国轻工业出版社，2010.

[5] 毛羽扬. 烹饪调味学 [M]. 北京：中国纺织出版社，2018.

[6] 冯涛，刘晓艳. 食品调味原理与应用 [M]. 北京：化学工业出版社，2013.

[7] 斯波. 复合调味技术及配方 [M]. 北京：化学工业出版社，2011.

[8] 宋焕禄. 食品风味化学 [M]. 北京：化学工业出版社，2008.

[9] 李里特. 食品物性学 [M]. 北京：中国农业出版社，2010.

[10] 李云飞，殷涌光，徐树来. 食物物性学 [M]. 北京：中国轻工业出版社，2009.

[11] 张佳程，刘爱萍，晋艳曦. 食品质地学 [M]. 北京：中国轻工业出版社，2010.

[12] 董志俭，王庆军，黄静雅，等. 南美白对虾蒸制过程中水分状态及质构的变化 [J]. 中国食品学报，2015，15（2）：231-236.

[13] 谢碧秀，何会，宋哲，等. 酱油、白糖、食盐对粉蒸肉质构特性影响的研究 [J]. 食品工业科技，2008（11）：133-137.

第四章 烹饪中营养成分的变化

人类从食物中摄取营养以满足生理需要和维持健康。烹饪是人类饮食文明和摄取食物营养重要的环节。合理烹饪则是人类合理膳食、获得充足营养的重要前提。食物营养成分的含量除了受到食物种类、生长环境、收获时节等的影响，很大程度上还受到贮藏、烹饪加工的影响。食物在烹饪加工过程中受到浸泡、碾磨、搅拌、加热、酸、碱、盐、氧化、食品添加剂等理化作用影响，成品菜点中的营养成分的含量、风味物质和消化吸收率均随着温度、溶剂（水、油）以及时间长短变化，发生不同程度的变化。学习烹饪过程中营养成分流失、破坏、产生有害物质等变化的原理、影响因素等，认识和理解食物以及其成分在烹饪过程中，从生到熟的变化，掌握科学合理地保存、烹调食物的方法，从而令我们能够平衡美味与营养，达到合理营养、合理膳食的目的。

第一节 烹饪中蛋白质的作用及变化

蛋白质是由其基本组成单位氨基酸通过肽键等化学键的结合形成的一类有机大分子。它是一切生命的物质基础，因此所有的生物食物均含有蛋白质。人类的食物中，除了母乳当中的免疫蛋白和少部分小肽以外，基本上都是以氨基酸作为提供人类营养素和能量的基本单位，所以蛋白质的理化性质和氨基酸的理化性质对富含蛋白质食物的烹调、生物利用率、真消化率等至关重要。

合理地烹饪加工有利于蛋白质食物去除毒性、杀菌和灭酶、提高消化率、改变食品的感官性状等。

蛋白质的加工特性有溶解性、水合性、黏度、凝胶性、乳化性、发泡性等，这些性质均可影响食品的感官特性以及营养价值。学习烹饪过程中蛋白质的加工特性和变化，有利于更好、更合理地烹调蛋白质食物，提高其营养价值。

一、蛋白质的两性解离作用及变化

蛋白质具有游离的 α- 羧基和 α- 氨基，类似于氨基酸，是两性物质。在酸性溶液（pH 值 < 7）中负离子基团（—COO^- 等结合 H^+）电离减弱，而正离子基团（—NH_3^+ 等）的电离程度增强，使蛋白质偏于带正电荷；在碱性溶液（pH > 7）中，正离子基团（—NH_3^+ 等结合—OH^-）的电离受阻，而负离子基团（—COO^- 等）的电离程度增加，使蛋白质偏于带负电荷。当某种蛋白质溶胶处于某一 pH 值时，蛋白质正、负离子基团的电离能力相等，[正离子]=[负离子]，溶液呈电中性，这时溶液的 pH 值称为该蛋白质的等电点（pI）。不同蛋白质表面的正、负离子基团数目不同,所以等电点也不同,如肉中肌球蛋白的等电点为5.4,卵清蛋白是4.6,血红蛋白为6.8等。蛋白质在等电点时溶解度最小,易从溶液中析出。制备凝固型酸奶就是利用这一原理,把pH值调节到酪蛋白的等电点4.6左右,使酪蛋白凝固析出。

蛋白质在等电点时不仅溶解度最小,黏性和水化能力也最弱,蛋白质易发生凝结。例如刚宰杀的动物胴体,经过一段时间后,由于酶等的作用,肌糖原酵解产生乳酸和ATP分解产生的无机磷酸等酸性物质增加,pH下降,哺乳动物的pH一般可降低至5.4~5.5之间,达到肌球蛋白的等电点,肌肉蛋白质的溶解度最小,由原来的溶胶状态变为凝胶状态。结合其他因素的共同作用,造成肉体的僵硬,就是常说的"肉类僵直期"。此时的pH对微生物,特别是对细菌的繁殖有较强的抑制作用,但是僵直期的肉难于咀嚼、不易消化、滋味欠佳,因炖煮时肉中的蛋白质析出使肉汤混浊,缺乏肉汤特有的香味,在机械加工时也要消耗较多的能量。需要再经过一系列的变化,pH值进一步升高达到成熟期,才可以使肌肉组织松软、切面多汁、易于煮烂和咀嚼。

现代肉品卫生及营养学提倡的排酸肉(冷鲜肉),就是一种在冷却状态下排酸使肉品成熟的工艺。排酸过程中,核蛋白三磷酸腺苷分解最终产生磷酸和次黄嘌呤,使肉的香味增加;蛋白质中肌球蛋白在酶的影响下产生谷氨酸,增加了肉的鲜味和营养,同时成熟期的延迟使肌肉组织的纤维结构发生变化,肉质柔软有弹性、好熟易烂、口感细腻、多汁味美,吸收利用率也高。

二、蛋白质的胶体作用及变化

蛋白质是高分子化合物,其相对分子质量很大,小的可达1万以上,大的甚至有数百万以上,故分子的体积也大,已经达到胶粒的范围(1~100nm),不能在水中形成溶液。所以蛋白质的"溶液"是胶体液。

(一)蛋白质溶胶和凝胶及其转化在烹饪中的应用

蛋白质在生物体内常以溶胶和凝胶混合状态存在,例如蛋清是蛋白质溶胶,蛋黄是蛋白质凝胶;肌肉中肌肉纤维是蛋白质凝胶,而肉浆内的蛋白质为溶胶状态。

1. 蛋白质溶胶在烹饪中的应用 一些蛋白质分子的表面存在很多亲水基团,亲水性很强,能分散在水中形成性质比较稳定的高分子"溶液",统称为蛋白质溶胶。烹饪中常见的蛋清、血、牛奶、肉冻汤、豆浆等均属于蛋白质溶胶。蛋白质溶胶的黏度较大,随着分子量的增加,黏度增大,黏度也与蛋白质的浓度成正比,与温度成反比。蛋白质溶胶具有较强的吸附能力,制汤工艺中清汤的吊制就是利用了这一特性,用斩碎的鸡肉蓉泥加入到原汤(毛汤或高汤等)中,吸附原汤中未被水解水溶的细小颗粒(一般直径在4~10μm),在加热的过程中鸡肉蓉泥的蛋白质溶胶凝固上浮,从而使汤汁清澈,制备清澈见底、口味清鲜醇厚的清汤,以用于高级清汤类菜肴(如开水白菜、清汤燕窝等)。又如煮骨头汤时,在加热过程中原料中的杂质被血球蛋白分子吸附,随着蛋白质受热凝固,形成蓬松的沫(即俗称的浮沫、血污)而上浮,然后再去除浮沫,可利用此性质去除杂质和异味。此过程会造成水溶性蛋白质的损失。

2. 蛋白质凝胶在烹饪中的应用 蛋白质凝胶可看成水分散于蛋白质所形成的具有半固体性质的胶体,其具有一定的形状、韧性和弹性。烹饪原料中大多数蛋白质以凝胶状态存在,如新鲜的鱼肉、禽肉、畜瘦肉、皮、筋、水产动物、豆腐及面筋制品等。新鲜的蛋白质原料可以干燥失水缩小体积,得到具有多孔结构的干凝胶。如干鱼鳔、干海参、干贝、燕窝、鱼翅等。吸水后又可以变成柔软而富有弹性的凝胶。

3. 蛋白质溶胶、凝胶的转化在烹饪中的应用　蛋白质溶胶在酶、氧气、温度、酸、碱等因素的影响下可以与凝胶相互转化。如豆浆(溶胶)在凝固剂($MgCl_2$、$CaSO_4$、葡萄糖 -δ- 内酯等)和加热的作用下凝结成豆腐(凝胶),鲜奶(溶胶)在乳酸菌的作用下凝结成奶酪(凝胶),肉皮(凝胶)经长时间加热后溶成肉冻汤(溶胶)等。

蛋白质溶胶转变成凝胶的应用在烹饪中非常普遍,凝胶类食物持水性越大,其润滑性越大,越利于蛋白质的消化吸收,如水蒸蛋比炒鸡蛋的生物利用率高。但是一些转化往往存在出水的问题,造成水溶性蛋白等营养素的损失。如传统的凝固剂($MgCl_2$、$CaSO_4$)在加工豆腐时会有黄浆水流出的情况,而现代的有机凝固剂葡萄糖 -δ- 内酯等就可以避免此问题。葡萄糖 -δ- 内酯在常温下缓慢水解,加热时水解速度加快,水解产物为葡萄糖酸。葡萄糖酸可使蛋白质凝固沉淀。用葡萄糖 -δ- 内酯制得的豆腐由于无黄浆水的排出,可溶性成分损失小,提高了营养价值,同时质地细嫩,口感滑爽度也优于普通豆腐。

(二)蛋白质的水化作用

蛋白质的水化是通过蛋白质的肽键和氨基酸侧链与水分子之间的相互作用而实现的。蛋白质分子的极性基团吸引水分子形成水化膜,从而使蛋白质分子体积增大,分子间互相交结的网点增多,促使蛋白质的黏度加大。蛋白质分子的极性基团越多,它的水化作用就越强,体积和黏性就越大。

1. 影响因素　水化作用进行的程度,还与原料分子间内部结合的强度、溶液的 pH 和渗透压、原料的浸泡时间、环境因素等条件有关。

2. 蛋白质的水化作用在烹饪中的应用

(1)干凝胶的溶胀:干凝胶类蛋白质吸水后不溶解,在保持水分的同时,赋予制品以强度和黏性,称为蛋白质的膨润性。干凝胶在一定条件下吸水溶胀,使体积复原、变软,从而利于烹饪加工。墨鱼干、鱼鳔、海参、干贝、燕窝、鱼翅等干货的涨发就是利用了干凝胶的溶胀原理。

当蛋白质处于相对分子质量比它小的溶液中时,小分子物质就进入高分子的蛋白质中去,导致高分子化合物的体积胀大,超过原来的数倍或数十倍。以墨鱼干的涨发为例阐述这个道理:当干墨鱼与水溶液接触时,由于水分子是比蛋白质分子小得多的低分子化合物,水分子进入蛋白质分子间的速度比蛋白质分子扩散到水溶液中的速度快得多,又由于蛋白质分子结构复杂,不定型,多为卷曲或螺旋状、水分子进入蛋白质后,能将这些分子结构慢慢张开,水分子进入得越多,被伸开的蛋白质分子就越多,干墨鱼涨发后的体积越大。若升高水溶液的温度,蛋白质的溶胀速度就会加快,水分子占据蛋白质的空间也就越充分,墨鱼的涨发质感也越佳,从而变得软嫩易消化。

实际生产过程中,单纯的水发墨鱼等速度较慢。为了满足快节奏的饮食生活需求,往往在发制的时候向溶液中加入纯碱(碳酸钠,浓度 5% 左右)或者 NaOH(浓度 0.4%~0.6%)等物质。碱性溶液中的 OH^- 破坏蛋白质的一些副键,使墨鱼肌肉纤维结构发生松弛,有利于碱水的渗透和扩散,同时碱能促使油脂水解,减少油脂对水分扩散的阻碍,加快了渗透与扩散的速度。另外,碱水中的带电离子与蛋白质分子上的极性基团相结合,增加了蛋白质分子的电荷量,使蛋白质的亲水性大大增强,蛋白质的吸水速度加快,体积膨胀也较快。但是高 pH 的溶液,使蛋白质变性水解,进而溶解,而使部分蛋白质损失,同时也破坏了部分维生素。碱的涩味能破坏墨鱼的风味,碱发后的原料要充分漂洗将碱洗净。

注意 OH⁻ 具有强腐蚀作用,渗透能力强,碱发时不能贪图速度而任意加大碱的浓度,也不要碱发过度,以免已浸润的蛋白质水解,原料变得糟烂不易成型。这样,不仅不符合原料涨发的工艺要求,而且也降低了涨发后食物的营养价值。

（2）水调面团的形成:水调面团大部分是由小麦、黑麦、大麦等的面粉在室温下与冷水一起混合和揉搓形成的,其具有黏稠性、弹性和可塑性,其中小麦粉的这种能力最强,所以小麦粉做成的面点种类也最丰富。小麦面粉中的蛋白质 80% 为麦醇溶蛋白和麦谷蛋白,两者的含量接近,总称为面筋蛋白,而且两者均不溶于水。当面粉与水混合时,水分子首先与蛋白质分子表面的亲水基团互相作用形成水化层,面筋蛋白开始水化,随着水的不断加入,蛋白质进一步吸水溶胀,同时水分子以扩散的方式向蛋白质分子内部渗透,膨胀了的蛋白质颗粒互相连接形成面筋,随着不断的揉搓,面筋蛋白颗粒转变成薄膜时,二硫键也使水化面筋形成了黏弹性的三维蛋白质网络,即蛋白质骨架。同时面粉中的淀粉粒和其他面粉成分均匀分布在蛋白质骨架之中,从而形成了湿面筋凝胶,即水调面团。常温下小麦面粉中的面筋蛋白吸水量可达到其自身干重的 1.8~2.0 倍,而淀粉的吸水量很小,所以面筋蛋白对面团的性质起决定性作用。

冷水面团静置(保湿环境下)一段时间后,水分进一步向蛋白质内部渗透,蛋白质的溶胀更为彻底,形成致密的网络结构,这时面筋的筋力很好,可以形成俗称"手套膜"的效果。如果在水调面团时加入少量的食盐,可以增加蛋白质表面的电荷,提高蛋白质的水化能力,吸水量增加,并通过不断揉面揣面、摔打面团等操作,使各种副键不断地形成,面筋网络的连接点更多,形成的网络更密、更紧,面团的筋性更强,黏性和弹性增加,并具有一定的延展性,如陕西扯面。

另外,在调制冷水面团时不仅可以加入少量的盐,还可以加入少量的碱(碳酸钠等),这样不仅筋性好,淀粉也可以部分水解成糊精,从而增加了面团的黏性,同时蛋白质分子结构在碱的作用下发生部分破坏,使分子内一些基团暴露,更有利于网络的形成,使面团既有筋性,又有延伸性,才能拉扯成细如发丝的一窝丝拉面,兰州拉面(调制面团时加入蓬灰,蓬灰的主要成分是碳酸钾)就是其中的代表作,面条粗细均匀,口感顺滑、筋道。

但应当引起注意的是,在碱性条件下,蛋白质中的半胱氨酸(胱氨酸)或羟基氨基酸可发生相应的理化变化,产生脱氢丙氨酸残基。该残基还可与赖氨酸反应生成赖丙氨酸,使可利用的赖氨酸含量降低,从而降低蛋白质的营养价值。

三、蛋白质的变性作用及变化

蛋白质变性是指在某些理化因素作用下,蛋白质分子内部原有的高度规则的排列发生变化,原来在分子内部的一些极性基团暴露到分子的表面,从而导致蛋白质理化性质改变并使蛋白质丧失原有的生物功能的现象。蛋白质变性现象是蛋白质在烹饪加工中最重要和最常见的一种变化。

（一）受热变性作用及变化

加热是引起蛋白质变性最常见的物理因素。蛋白质受热变性是在烹饪工艺中最常见的变性现象,蛋白质受热后其分子的空间结构改变,导致变性现象发生,如蛋清在加热时凝固,瘦肉在烹调加工时收缩变硬,都是由蛋白质遇热后变性而引起的。

不同的蛋白质变性温度不同,一般在45~50℃时开始变性,温度越高,变性的速度就越快。当温度升高到80℃以上时,一些保持蛋白质空间构象的氢键等次级键发生断裂,破坏了肽链分子间的特定排列,原来在分子内部的非极性基团暴露在分子的表面,多肽链伸展开使结构变得松散,松散的多肽链之间可借副键的作用互相聚集并缠绕在一起,发生凝结、沉淀,即蛋白质发生了变性。所以,食物再加热灭菌时,其中心温度要求达到80℃以上并保持一段时间,来使食物中的微生物蛋白质变性失活,达到灭菌消毒的效果。变性的蛋白质持水性减弱,水分从食物中脱出,食物体积缩小、重量减轻。

1. 热变性的益处

(1)杀菌和灭酶:热加工是食物保藏最普通和有效的方法。加热使蛋白质变性,从而杀灭微生物和钝化引起食物败坏的酶,相对地保存了食物中的营养素。

(2)提高蛋白质的消化率:热变性的蛋白质分子中,维持天然结构的副键被破坏,多肽链伸展开来,使结构变得松散,这样便于蛋白酶等的作用,易于消化吸收,从而提高蛋白质的消化率。生鸡蛋、胶原蛋白以及某些来自豆类等油料种子的蛋白质等,若不先经加热使其变性则难以消化。例如生鸡蛋蛋白质的消化率仅50%,而熟鸡蛋蛋白质的消化率可以达到97%以上。蔬菜和谷类的热加工,除了软化纤维性多糖、改善口感外,也提高了蛋白质的消化率。

据报道,热处理过的大豆,其营养价值大大超过生大豆。例如生大豆粉的蛋白质功效比值(PER)为1.40,而加压蒸煮后的大豆粉的PER为2.63。当添加一定量的蛋氨酸后,其PER值更加提高(表4-1)。实验证明,大豆的加热处理以100℃,1小时或121℃,30分钟,其营养价值最好。

表4-1　热处理[①]和添加蛋氨酸对大豆蛋白质功效比值的影响

项目	蛋白质功效比值[②]	项目	蛋白质功效比值[②]
生大豆	1.40	生大豆 +0.6% 蛋氨酸	2.42
热处理大豆	2.63	热处理大豆 +0.6% 蛋氨酸	2.99

注:①115℃,20分钟;②大鼠。引自:Tannenbaum S R,1979.

(3)破坏有害成分:有些食物含有天然的有害成分,严重影响其营养价值。加热可破坏食物中的某些有毒物质、酶抑制剂和抗维生素等有害成分,而使其营养价值大为提高。例如,小麦中的α-淀粉酶抑制剂(α-amylase inhibitor),大豆的胰蛋白酶抑制剂(trypsin inhibitor)和植物血细胞凝集素(phytohemagglutinin)等都是蛋白质类型的物质,它们都对热不稳定,加热就可以变性、钝化而失去作用。许多其他谷类食物如黑麦、荞麦、燕麦、大米和玉米等也都含有一定的胰蛋白酶抑制剂和天然毒物,均可因加热而破坏。据报道,用生菜豆喂动物时,因其中的胰蛋白酶抑制剂和植物血细胞凝集素的毒性作用,可致动物死亡。将该菜豆加压蒸煮后,由于上述有害物质的破坏,蛋白质消化率增加、蛋白质功效比值显著上升(表4-2)。但是,若过度加热,则其营养价值反而下降。

表 4-2 热加工对菜豆蛋白质质量的影响

蒸煮时间[1]/分钟	蛋白质功效比值[2]	蒸煮时间[1]/分钟	蛋白质功效比值[2]
0(生豆)	*[3]	60	0.89
10	1.31	90	0.92
20	1.35	120	0.88
30	1.29	150	0.78
40	1.20	180	0.63

注:① 121℃加热蒸煮,未预先浸泡。

②蛋白质的功效比值:是指实验期内,动物平均每摄入1g蛋白质所增加的体重克数。又称为蛋白质效率比值。

③*生菜豆中胰蛋白酶抑制剂和植物血细胞凝集素的毒性作用致动物死亡。

此外,加热还可以破坏黄花菜秋水仙碱,降低河豚鱼肝中的河豚毒素(tetrodotoxin, TTX)、花生中黄曲霉毒素等。

(4)改变食品的感官性状:含有蛋白质和糖类的食品进行热加工时,可因热加工所进行的羰氨反应(美拉德反应)致使发生颜色褐变或呈现良好的风味特征而改善食品的感官性状,如烤面包的颜色、香气,让人更有食欲。

总之,适当的热加工可以去除有害物质,提高食物蛋白质的营养价值。这主要是使蛋白质变性、易于消化和钝化毒性蛋白质等的结果。此外,还可以改善食品的感官性状,刺激消化液的分泌。但是,热处理温度过高或时间过长均可降低 PER,引起不耐热的氨基酸和胱氨酸含量下降和可利用赖氨酸的含量下降等,从而降低蛋白质的营养价值。

2. **蛋白质的凝固作用及变化** 蛋白质的凝固(protein congelation),结絮后的蛋白质仍可溶解于强酸和强碱中。如再加热则絮状物可变成比较坚固的凝块,此凝块不易再溶于强酸和强碱中,这种现象称为蛋白质的凝固作用。各种蛋白质由于本身结构不同,凝固温度也不相同。结构比较松散的蛋白质凝固温度较低;结构比较紧密的蛋白质其凝固温度较高。蛋白质的凝固在烹饪中具有广泛的作用:

(1)焯水去血污:焯水是烹饪中常用的一道工序,可排除动物性原料中的血污,解除部分腥腻、膻味。原料焯水去异味时,应采用冷水下锅,蛋白质热变性凝固缓慢,原料内部的血污、异味溶出得多,焯水就会收到较好的效果。如果采用沸水(或热水)下锅,原料表面的蛋白质骤然受到高温刺激,立即变性、凝固而收缩,使表面孔隙闭合,原料内部的血污、异味不易除尽,达不到理想的焯水目的。

(2)制作美味高汤:在制作高汤时,原料应冷水下锅,以控制蛋白质热变性和凝固的过程,通过缓慢地加热,使细胞的内容物在蛋白质凝固和原料收缩的缓慢过程中充分浸出,这样制作出的高汤味道鲜美、浓郁,更会增加菜肴的美味。相反,如果沸水(或热水)下锅,原料表面的蛋白质骤然受到高温刺激,立即变性、凝固而收缩,使表面孔隙闭合,会阻碍内部呈香物质的溶出,因此得不到鲜美浓郁的高汤。平时家庭煲汤的原理也是如此。

(3)有助于鲜嫩肉类菜肴的烹调:对于很多动物类菜肴来说,口感老嫩程度是评价其质量的重要标准。肉质老嫩是由蛋白质的持水性所决定的。处于成熟期的动物肉类,蛋白质的持水性较高,在受热过程中,肉类蛋白质变性,持水性会降低,其质地会由嫩逐渐变老。尤其是含结缔组织较多的肉类,受热时不仅肌纤维中的蛋白质变性,持水性降低,而且胶原蛋白变性,大幅度收缩,自身弹性韧性增强,并将肉内的水分排挤出去,使肉变得特别老韧。由此可见,温度改变了蛋白质的空间结构,引起蛋白质持水性改变,影响肉质老嫩程度,蛋白质变性的速度和成熟时持水的多少跟火候和加热的时长有很大关系。经过初加工的鱼、肉在烹制前用沸水烫一下或在较高温度的油锅中速炸一下,原料表面受到骤然的高温,原料表层的蛋白质迅速热变性凝固,表面孔隙闭合,可保持原料中的营养成分,减少水分损失,最终烹制出鲜嫩的菜肴。例如"滑炒里脊丝"中加工后的肉丝,由于体表面积大,烹制时热很快传递到原料内部,蛋白质很快变性成熟,达到刚刚断生时出锅,此时肉丝鲜嫩多汁。如果肉丝断生后继续加热,则会干缩脱水,变得老、柴,适口性变差。

对于大型的肉类原料的嫩化烹调,就要选择低温烹调,如白斩鸡的制作采用了"浸"的烹饪方法,目的就是在90℃左右的低温下慢慢地成熟。温度过高,鸡肉蛋白质随着温度的上升变性会更大,持水能力变弱。

(4)有助于食物的定型:食物良好的色香味形是引起头期消化液分泌的重要因素。蛋白质热变性、凝固是蛋白成熟的重要标志,同时也决定着成品的型。例如将直刀法剞好十字花刀的生鱿鱼片放入沸水锅中,其蛋白质受热迅速变性、凝固,并且由于蛋白质收缩程度不同,最后就形成了美观的卷筒形状。

麦谷蛋白的结构紧密,凝固温度在72℃左右,并形成面制品的造型。在蒸馒头时,要等水沸腾了,大量蒸汽上腾时才将生面坯上笼,高温蒸汽使坯中气体很快膨胀,而面粉中的面筋蛋白依靠筋力将气体包住,使体积很快增大,到达凝固温度时面筋蛋白凝固,使馒头形成海绵状(或蜂窝状)松软的结构,便于食用和消化。如果火小,上蒸汽很慢,表面的温度较高,蛋白质逐渐变性凝固,而内部温度升得慢,气体来不及膨胀就定型了,蒸出的馒头小而硬,口感较差。

(二)有机溶剂变性作用及变化

常温下在蛋白质溶液中加入大量的有机溶剂,如乙醇、丙酮等,能引起蛋白质的变性作用。乙醇等极性有机溶剂的亲水性大于蛋白质分子,它们可以与大量水分子缔合,使蛋白质分子表面的水化膜逐渐消失,这些物质称为脱水剂。当脱水剂破坏了蛋白质的水化膜后,蛋白质分子相互碰撞,在分子亲和力作用下聚合形成大颗粒,溶液发生浑浊甚至产生絮状物,继而变性沉淀析出。在食物加工时选择可食用的乙醇作为使蛋白质变性的有机溶剂。例如,醉腌类的菜肴就是利用乙醇使蛋白质变性的原理制作的。醉腌是用酒和盐作为主要调料,以鲜活及卫生的水产品为原料,通过酒浸醉而死,不用加热,即可食用,如醉虾、醉蟹等。

(三)碱变性作用及变化

松花蛋是用新鲜鸭蛋等浸泡在用碱、盐、茶叶、草木灰等配成的配料水中20天左右制作而成的。浸泡在碱水中的禽蛋,碱的作用使部分埋藏在蛋白质内部的羧基、酚羟基和硫基离子化,这些离子化基团暴露至水环境中,造成多肽链的散开而变性,蛋白中的部分变性蛋白质又分解成氨基酸。氨基酸的化学结构有一个碱性的氨基—NH_2和一个酸性的羧基—COOH,浸泡液中碱性的物质,如石灰、碳酸钾、碳酸钠等,它们透过蛋壳上的蛋孔,与蛋内的氨基酸反应生成氨基酸盐。这些氨基酸盐不溶于蛋白,以一定几何形状结晶出来,形成了漂亮的松花。

但是,蛋白质用碱处理可使许多氨基酸发生异构化从而降低营养价值。氨基酸构型分D型和L型,除蛋氨酸和甘氨酸外,人体一般只能利用L型氨基酸。蛋白质水解,蛋白质中的氨基酸基本都是L型的,但碱处理水解得到的氨基酸是D型和L型的消旋混合物。所以碱处理过的蛋白质其生物利用率会降低。此外还有碱水致嫩牛肉、大豆人造肉等都会存在这样的问题。

(四)机械变性作用及变化

挤压、振动、高速搅拌和均质等机械因素可使食物蛋白质分子组织变松弛,也就是从有规则的紧密结构变成开链的、无规则的排列形式,促进了蛋白质分子间的相互结合而凝固,或者是相互穿插缠绕结在一起而导致蛋白质变性,如用搅拌器或筷子不停地搅打鸡蛋清,使蛋清起泡成形就是机械作用使蛋清白蛋白变性所致,即俗称的鸡蛋清(蛋白)的打发。在蛋糕的制作和炒蛋白中均需用到蛋白的打发。

(五)低温变性作用及变化

低温处理也能导致某些蛋白质的变性,如一些蛋白质在低温时聚集或沉淀。冻结状态下,蛋白质周围的水与其结合状态发生了变化,这种变化破坏了一些维持蛋白质原构象的力,同时由于水化层的破坏,蛋白质的一些基团就可相互直接作用,蛋白质会聚集或者原来的亚基会重排。此外,大量水形成冰后,剩余水中的无机盐浓度大大提高,这种局部的高浓度盐也会使蛋白质发生变性。一般低温冷冻的蛋白质的持水性和口感也会变差。

(六)辐射变性作用及变化

电磁辐射对蛋白质的影响因波长和能量大小而异。紫外辐射、γ射线辐射和其他电离辐射能改变蛋白质的构象,也能使氨基酸残基氧化、共价键断裂、离子化、形成蛋白质自由基以及它们的重新结合和聚合。如果辐照仅引起蛋白质构象的改变,那么将不会显著影响蛋白质的营养质量;如果辐照导致了蛋白质分子中氨基酸残基的变化,那么蛋白质的营养质量可能就受到了损害。所以辐照的计量和时间需要严格控制。

(七)重金属离子变性作用及变化

蛋白质可与重金属离子,如Zn^{2+}、Cu^{2+}、Hg^{2+}、Pb^{2+}、Fe^{3+}等作用,产生不溶性的蛋白盐沉淀。所以,一般由胃、肠道引起的铅中毒、汞中毒等重金属中毒,可食用大量牛奶、豆浆等高蛋白食物,使之与毒性金属离子结合沉淀,呕吐或排泄出来,从而起到解毒的作用。

四、蛋白质的水解作用及变化

蛋白质能在酸、碱、酶的作用下发生水解作用。变性了的蛋白质更易发生水解反应,在加热时也能发生水解。蛋白质在水解时初级结构中的肽键被破坏,形成一系列的中间产物,如朊、肽等,其最终的产物是氨基酸。

蛋白质→朊→多肽→二肽→氨基酸

蛋白质的水解产物,随着反应程度和蛋白质的组成不同而变化,单纯蛋白质水解的最终产物是α-氨基酸;结合蛋白质水解的最终产物除了α-氨基酸以外还有相应的非蛋白质物质,如糖类、色素、脂肪等。

（一）加热水解作用及变化

蛋白质加热变性后水解反应加快，水解生成的低肽和氨基酸增加了食品的风味，同时肽和氨基酸与食物中其他成分反应，进一步形成各种风味物质。氨基酸呈味阈值低，但是呈味性强。低聚肽对食物味的作用是使食物中各种呈味物质之间变得更协调。同时核蛋白中的部分核酸也被水解成具有鲜味的核苷酸，这就是含蛋白质较多的原料长时间烹制后鲜香且味浓郁的原因。所以蛋白质属于原料中的风味前体物质。

例如，将富含蛋白质的牛肉在 100℃左右的微沸状态下长时间加热（如煮、炖），可使可溶性蛋白质充分溶出，然后肌肉蛋白质水解，产生肌肽（丙氨酸 - 组氨酸）、鹅肌肽（β- 丙氨酸 -1- 甲基组氨酸和 β- 丙氨酸 -3- 甲基组氨酸等）低聚肽，形成牛肉汁特有的风味。所以中火或小火长时间炖肉或制汤，肉质及汤汁中水解的小肽、氨基酸更多，会格外鲜美，还能提高蛋白质的消化吸收。

动物的骨、皮、筋和结缔组织中的蛋白质，主要是胶原蛋白，经长时间煮沸，有部分可被水解为明胶。胶原蛋白在水中受热变性，其蛋白质纤维束分离，水解成结构比较简单的可溶性的白明胶，且失去其强度。胶原蛋白转变成明胶的速度虽然随着温度的升高加快，但只有在接近 100℃时才转变迅速，并且与沸腾的状况有关，沸腾越剧烈转变越快。胶原蛋白分解成明胶能使肉质嫩化。明胶是由长短不等的多肽组成，它可溶于热水中，冷却时因各多肽间生成大量氢键而结成网状结构，并凝固成富有弹性的凝胶。因此，明胶凝胶体具有热可逆性，即加热时熔化，冷却时凝固。这一特性在制作肉皮冻等食物中得到应用。在烹制含有蹄筋、肉皮等结缔组织较多的原料时，由于这些原料中含有较多的胶原蛋白，所以需要经长时间加热，使胶原蛋白尽可能水解为明胶，才能使烹制出的菜肴柔软、爽滑，便于人体吸收，否则胶原蛋白是很难被人体利用的。

（二）蛋白酶水解作用及变化

蛋白水解酶（proteinase）是催化多肽或蛋白质水解的酶的统称，简称蛋白酶。广泛分布于动物、植物以及细菌当中，种类繁多，在动物的消化道以及体内各种细胞的溶酶体内含量尤为丰富。蛋白酶对机体的新陈代谢以及生物调控起重要作用。蛋白酶按水解底物的部位可分为内肽酶以及外肽酶，前者水解蛋白质中间部分的肽键，后者则自蛋白质的氨基或羧基末端逐步降解氨基酸残基。在烹饪加工中常用到的是植物蛋白酶，如菠萝蛋白酶、木瓜蛋白酶和无花果蛋白酶等，常用于肉的嫩化和啤酒的澄清。蛋白酶嫩化的牛肉纤维被破坏，持水性强、口感软嫩，利于蛋白质的消化吸收。

（三）酸水解作用及变化

蛋白质在酸的作用下水解即为酸水解。用酸水解会造成某些氨基酸（如必需氨基酸——色氨酸）被破坏，含有酰胺基或羟基的氨基酸会被彻底水解，但所得产物仍均为 L 型的构型，跟人体蛋白酶水解后的构型一致。在食品工程中，蛋白质的酸水解被用来制作化学酱油和生产某些氨基酸。

（四）碱水解作用及变化

蛋白质在碱的作用下水解即为碱水解。碱水解会使多数氨基酸被破坏，而且所得产物是 D 型和 L 型的消旋混合物。除蛋氨酸和甘氨酸外，人体一般不能利用 D 型氨基酸。所以碱处理过的蛋白质其生物利用率会降低。

不同水解方法对蛋白质营养价值的影响见表 4-3。

表 4-3　不同水解方法对蛋白质营养价值的影响

水解方法	影响
加热水解	水解生成低肽和氨基酸增加食物风味,胶原蛋白水解成明胶,提高消化吸收率
蛋白酶水解	嫩化的肌肉纤维,增强持水性,利于蛋白质的消化吸收
酸水解	所得产物仍均为 L 型的构型,跟人体蛋白酶水解后的构型一致,但是会造成色氨酸的破坏
碱水解	会使多数氨基酸被破坏,而且所得产物是 D 型和 L 型的消旋混合物,降低蛋白质的营养价值

五、蛋白质中氨基酸基团上化学变化及作用

(一)羰氨反应及作用

羰氨反应(美拉德反应)是在烹饪加工的油炸、焙烤等过程中,利用还原糖(葡萄糖等)的羰基同游离氨基酸或蛋白质分子中的游离氨基化合物发生的羰氨反应来产生特殊的风味物质及悦人的颜色,如炸油条、烤面包、烤糕点等形成的表皮颜色及香气等,增加食欲。

羰氨反应(美拉德反应),是广泛存在于烹饪过程中的一种非酶褐变化学反应,在加热过程中,羰基化合物(还原碳水化合物)和氨基化合物(氨基酸和蛋白质)之间发生反应,反应最终生成棕黄色或红褐色物质。例如:制作红烧肉和烤鸭、烤面包时,诱人的棕黄色色泽和香味一并呈现,这些都是羰氨反应引起的。

羰氨反应对食物的影响主要有:①香气和色泽的产生。羰氨反应能产生漂亮的棕黄色或红褐色,同时挥发出令人愉悦的香味。②营养价值的降低。羰氨反应发生后,氨基酸与糖结合产物不易被酶消化利用,造成蛋白质的损失。

羰氨反应对菜点的色、香、味、质都有重要影响,控制得当可使食物呈现漂亮的棕黄色或红褐色,增加食欲。加热过度就会造成蛋白质焦化,生成难以被人体吸收的含酰胺键的化合物及致癌物质杂环胺类等有毒物质。所以烹饪中要把握好火候,在营养与美味之间找到一个平衡。

(二)脱羧反应及作用

氨基酸在脱羧酶的作用下,可以脱去羧基,放出二氧化碳,生成相应的胺。肉类食品发臭,就是发生了脱羧反应,产生了腐胺、尸胺。氨基酸脱羧生成的组胺能导致人体急性中毒,尤其是死鳝鱼、死螃蟹、死甲鱼、死金枪鱼等,在 $15 \sim 37℃$ 的有氧环境中细菌很快使它们体内的组氨酸脱羧生成有毒的组胺。所以,死鳝鱼等不能食用,以免引起中毒。

(三)脱氨反应及作用

氨基酸分子可在细菌作用下脱去氨基生成氨气和酮酸。这是生物体内氨基酸分解的主要途径。松花蛋中的蛋白质在碱的作用下,凝固并水解生成氨基酸,部分氨基酸脱氨、氧化成酮酸,少量的酮酸的辛辣味与微量 H_2S 和 NH_3 的刺激性气味构成松花蛋特有的风味。

(四)成盐反应及作用

氨基酸含有羧基,所以可以和碱反应生成盐。例如味精主要成分是谷氨酸钠,谷氨酸加适量的碱中和后形成谷氨酸钠盐。

味精的鲜味与菜肴的酸碱度有关,在酸度较高的溶液中,生成谷氨酸,鲜味最低;在碱性溶液中,生成谷氨酸二钠盐,也无鲜味。因此,味精应在弱酸性或中性食品或菜肴中使用,鲜味最高,很多酸汤类的菜肴里没有必要加味精。

(五)氨基酸热分解与氧化及作用

氨基酸加热时发生化学键的断裂,形成小分子(如醇、酮、酸、含氮杂环等)。这些物质大多数有香气、易挥发、使菜品香气四溢。若加热温度过高,尤其是在无水的情况下(烹调过火、烧干锅的情况下、直接无防护的烧烤情况下),蛋白质中的色氨酸、精氨酸、蛋氨酸等将被分解而破坏,丝氨酸和苏氨酸发生脱水作用;半胱氨酸发生脱硫作用;谷氨酸、天门冬氨酸会发生环化作用。在有氧的条件下,还会发生氧化分解作用,尤其是胱氨酸、半胱氨酸、蛋氨酸等,更易被氧化而破坏。

肉类菜肴的鲜与香,与氨基酸的变化及分解是分不开的,但应注意加热要适度,否则食物会炭化,并产生许多异味、糊味和有害物质,甚至产生致癌物质。所以煎炸鱼虽然香脆,但不及清蒸鱼营养好,同时烧焦的蛋白质有害,不可食用。

(六)酰胺键的形成变化及作用

在加热过程中,蛋白质的赖氨酸分子中的 ε-NH_2 容易与天门冬氨酸或谷氨酸中的羧基(—COOH)发生反应,形成酰胺键,这种键很难被人体内蛋白酶水解,因而,也难以被人体消化吸收。牛奶中蛋白质含谷氨酸、天门冬氨酸较多,在过度加热后,易与赖氨酸发生反应,形成新的酰胺键,使牛奶的营养价值降低。

总之,过度加热会使氨基酸、蛋白质分解并焦化成对人体有害的物质,特别是焦化蛋白中色氨酸产生的氨甲基衍生物,具有强烈的致癌作用。所以烹饪过程中应严格控制高温,切忌将原料烧焦或烧糊。万一烧焦了就要丢掉,不可以侥幸食用。

第二节 烹饪中脂类的作用及变化

脂类包括脂肪和类脂两大类。脂肪是由一分子甘油和三分子脂肪酸结合而形成的甘油三酯。组成天然脂肪的脂肪酸种类很多,可分为饱和脂肪酸、单不饱和脂肪酸、多不饱和脂肪酸三种。类脂包括磷脂和胆固醇。固醇类为一些类固醇维生素和激素的前体,胆固醇是人体主要的固醇类化合物。

一、脂类的固有性质作用及变化

(一)熔点与凝固点作用及变化

固态脂变成液体油时的温度称为熔点,液体油变成固态脂时的温度称作凝固点。由于天然脂肪是不同种类脂肪酸所组成的甘油三酯的混合物,因此,不会像单纯有机化合物那样具有精确的熔点和凝固点。天然脂肪熔化温度往往是个较大的范围。

油脂熔点的高低主要取决于形成油脂的脂肪酸。形成油脂的脂肪酸碳原子数多、饱和度高,油脂熔点就高,如硬脂酸的熔点是 69.9℃,而油酸仅为 16.3℃;相同碳原子数的脂肪酸中含双键越多,熔点越低,如亚油酸熔点为 –12℃。含饱和脂肪酸多的油脂,在常温下呈固态,如猪油含饱和脂肪酸43%左右,在常温下为固态。含不饱和脂肪酸多的油脂熔点低,在常温下呈液态。常见的食用植物油(除椰子油外)含不饱和脂肪酸在80%以上,所以常温下呈液态。

油脂的熔点影响脂肪在人体内的消化吸收率。油脂的熔点低于37℃(正常体温)时,在消化器官中呈液体状态易乳化而被吸收,消化率高,一般可达97%~98%;油脂熔点在40~50℃,消化率约90%;油脂的熔点越高,消化吸收就越难。几种食用油脂的熔点与消化率如表4-4所示。

表4-4 几种食用油脂的熔点与消化率

油脂	熔点/℃	消化率/%	油脂	熔点/℃	消化率/%
大豆油	−8~18	97.5	牛脂	42~50	89
花生油	0~3	98.3	羊脂	44~55	81
奶油	28~36	98	人造黄油	28~42	87
猪油	36~50	94			

含有猪油、羊油、牛油等熔点较高的油脂的菜肴冷了之后会有凝固的现象,较难消化吸收,一般要趁热食用,以免降低其消化吸收率。

(二)色泽和气味的作用及变化

正常情况下,单纯的脂肪及脂肪酸是无色的。烹饪中所用的各种油脂由于溶有色素物质(叶绿素、类胡萝卜素等)而带有特定的颜色。一般动物脂肪中的色素物质含量较少,所以色泽往往较浅,如猪油为乳白色,鸡油为浅黄色等。植物油料种子中的色素物质含量较高,所以颜色较深,如芝麻油为深黄色,茶油为金黄色,菜籽油为红棕色。

烹饪中使用的油脂按色泽深浅分为两类:一是色泽较深的,如菜籽油、豆油、麻油等;另一类是色泽较浅的,如猪油、色拉油等。凡需要保持原料本色或要求色泽鲜明、淡雅的菜肴,均需猪油或色拉油烹制,例如炒芙蓉鸡片、滑炒里脊等。如果用一般植物油,就会影响菜肴的色泽和口味。

烹饪中所用的各种油脂都有其固有的气味,这和组成脂肪的脂肪酸以及油脂中所含的特殊成分有关。含低级脂肪酸(10个C以下的)多的油脂都具有挥发性的气味;而由高级脂肪酸组成的油脂,因无挥发性所以不产生气味。此外,油脂的特殊气味也和油脂中所含特殊的非脂成分的挥发有关。如芝麻油芳香气味的主要成分是乙酰吡嗪,菜籽油的气味成分主要是甲基硫醇。

(三)油性和黏度作用及变化

油性是评价油脂形成薄膜的能力的指标。如在制作面包等焙烤食物时,加入少量的油脂可以在面筋表面形成薄膜,阻止面筋过分粘连,使食物的质构和口感更为绵软或酥脆。

油脂的黏度是评价甘油三酯分子间内摩擦力的指标。甘油三酯分子间内摩擦力越大,油脂的黏度就越高。影响油脂黏度的内因是甘油三酯中脂肪酸链的长短及饱和程度。脂肪酸链越长,饱和程度越高,油脂的黏度就越大。所以动物脂肪的黏度远大于植物油的黏度。油脂的黏度还受温度的影响,一般来说,温度越高油脂的黏度越低,高温下油脂的流动性会有所增强。所以在滑炒菜肴时需要旺火加热才容易晃锅和翻锅。

油脂可以为菜肴提供滑的口感,这是由油脂具有的适当的黏度和油性决定的。在加工清淡的菜肴时,应选用黏度较低的色拉油或精炼油;当烹制厚重口感的菜肴时,可以考虑使用黏度较大的油脂。

(四)发烟点、闪点与燃点作用及变化

发烟点、闪点和燃点俗称油脂的三点,是油脂品质的重要指标之一。同时也是油脂适合哪种烹饪用途的重要依据。

发烟点是指在避免通风并备有特殊照明的实验装置中觉察到油脂冒烟时的最低加热温度。油脂大量冒烟的温度通常略高于油脂的发烟点。

闪点是指释放挥发性物质可能点燃但不能维持燃烧的温度,即油的挥发物与明火瞬时发生火花,但又熄灭时的最低温度。

油脂的燃点是指油脂的挥发物可以维持连续燃烧5秒以上的温度。

在油脂加工中,这些指标可以反映产品中杂质的含量情况,例如精炼后的油脂其发烟点一般高于240℃,对于含有较多游离酸的油脂如未经精炼加工的油脂,其发烟点会大幅度下降。一般植物油的闪点不低于225~240℃,燃点通常比闪点高20~60℃。

几种常见油脂的发烟点、闪点及燃点见表4-5。

表4-5　几种常见油脂的发烟点、闪点、燃点

油脂名称	发烟点/℃	闪点/℃	燃点/℃
牛脂		265	
玉米胚芽油(粗制)	178	294	346
玉米胚芽油(精制)	227	326	389
豆油(压榨油,粗制)	181	296	351
豆油(萃取油,粗制)	210	317	351
豆油(精制)	256	326	356
菜籽油(粗制)		265	
菜籽油(精制)		305	
椰子油		216	
橄榄油	199	321	361

从表中可以看出:不同油脂的发烟点、闪点、燃点是不同的。在烹调实践中,人们常常根据锅内油面上是否冒烟来粗略判断油温的高低。

不同的油脂因组成的脂肪酸不同,它们的发烟点也互不相同。一般来讲,以含饱和脂肪酸为主的动物性油脂的发烟点较低,而含不饱和脂肪酸的植物性油脂的发烟点较高。

发烟点为油脂精炼程度的重要指标之一。一般来讲,纯净的油脂发烟点高。精炼的油脂其发烟点为240℃左右,未精炼的油脂(如芝麻油)发烟点在160~170℃之间。食用油脂中常常会含有游离脂肪酸、非皂化物、甘油单酯等低相对分子质量物质,有时还有外来杂质,这些物质的存在都可使油脂的发烟点降低。当游离脂酸的含量不超过0.05%时,油脂的发烟点在200℃左右;当游离脂肪酸的含量达到1%时,油脂的发烟点则下降到160℃左右。油脂中游离脂肪酸含量与油脂的发烟点见表4-6。

表 4-6 油脂中游离脂肪酸含量与油脂的发烟点

游离脂肪酸含量 /%	发烟点 /℃	游离脂肪酸含量 /%	发烟点 /℃
0.05	226.6	0.5	176.6
0.1	218.6	0.6	148.8~160.4

油脂如果长时间加热,发烟点会逐渐下降。这是因为油脂在高温下发生了分解,产生一些脂肪酸、醛等低分子物质,导致发烟点下降。所以新鲜的油脂比长时间加热或多次使用过的油脂发烟点高。同一种油脂,随着加热次数的增多,发烟点下降得越来越多。烹饪时如果锅中加入的油脂用量少,升温快,其发烟点也容易下降。

当油脂加热到发烟点以上时,油脂表面逸出的青白色烟雾会刺激人的眼睛、鼻腔黏膜及咽喉。时间久了会使人的眼睛红肿、流泪,咽喉胀痛,严重时会有头热、呼吸不畅、血压升高、周身不适等感觉。这是油烟中一种刺激性较强的物质"丙烯醛"所致。

加热时食用油脂的发烟现象是油脂中存在的小分子物质的挥发所引起的。这些小分子物质可以是原先油脂中混有的,如未精制的粗油中存在着的小分子物质;或是由于油脂的热不稳定性,导致出现热分解产生的。所以,油炸用油应该尽量选择精炼油,选择发烟点高的油脂,避免使用没有精炼过的粗油,同时还应该尽量选择热稳定性高的油脂,避免加工过程中产生过多油烟,对操作者产生健康危害。

此外,油炸过程中一些外来物质的混入,如淀粉、糖、面粉、肉屑等,这些都会导致油脂的发烟点降低。

在食物加工中,油脂的加热温度应该有所限制。一般在使用中最多加热到其发烟点为限。温度再高,轻则无法操作,重则导致油脂燃烧,而且发烟后的油脂往往会产生一些危害人体健康的有害物质。

常见油脂的相对热稳定性值见表 4-7。

表 4-7 常见油脂的相对热稳定性值

油脂名称	相对热稳定性值	油脂名称	相对热稳定性值
葵花籽油	1	棕榈油	1.5
菜油	1	猪油	2
大豆油	1	奶油	2.3
花生油	1.2	牛油	2.4
氢化大豆油	2.3	氢化花生油	4.4

(五)传热作用及变化

油脂的热容量较小。油脂的热容量是指单位重量(1g)油脂的温度上升1℃所需的热量(J)。一般水的热容量为1,油脂的相对热容量为0.49。因此,在热量相等的情况下,油的温度上升比水要高1倍多。油脂在加热过程中,不仅油温上升快,而且上升的幅度也较大,沸点又较高,因而,能够很快达到高温;若停止加热或减小火力、其温度下降也较迅速,便于烹饪过程中火力的控制与调节,广泛用于多种烹调技法。

油脂的高温可使烹饪原料获得大量的热量;能在短时间内杀灭大部分微生物;在用油煎、炒、烹、炸时,油脂能将较多的热能迅速而均匀地传递给食物,使菜肴迅速成熟;因缩短加热时间,可避免一些含水量大、质地鲜嫩的原料在烹饪过程中汁液过分流失,从而使成品保持爽脆软嫩的口感,同时也避免了营养素的过多损失。

在以油作加热介质时,识别和掌握油温就成了一项专门的基础技术。油温在烹饪中一般用"成"来表示,油温与表面状态见表4-8。

表4-8　油温与油表面的状态

油温	状态
三四成(70~100℃)	油面无青烟、无响声、油面比较平静
五六成(110~170℃)	油面波动加剧,并有油烟袅袅上升
七八成(180~220℃)	油面渐趋平静,油烟大量上升,用手勺搅动时有油爆的响声

现在还可以用测温枪来测量更精确的油温。

(六)润滑性作用及变化

油脂的润滑作用在菜点加工中有着广泛应用。如在面点制作时,为方便操作,常在操作台上或面团上抹些油,以防止面团粘在操作台上或原料生胚之间互相粘连。如将调味上浆后的主料(丁、丝、片、条、块)在下油锅前加些冷油,用筷子等划散,利用油脂的润滑性使丁与丁分开,以利于加热时原料的散开,便于成型。另外,在油锅的使用上,油脂的润滑作用更显得重要。烹调前,炒锅先用油润滑后,将油倒出然后将炒锅上火烧热,再加底油进行烹调,可防止原料粘锅,避免糊底,保证菜肴的质量。另外,在炒、爆、熘等菜肴的制作中,菜肴成熟要出锅时,一般都加入一点油脂,俗称"明油",其原因就是利用油脂具有一定的透明度和润滑作用,使菜肴色泽明亮,并从口感上给人以滑爽的感觉。

(七)起酥性作用及变化

油脂的起酥作用主要应用于面点的制作中。油酥面团起酥的原理是,在面团调制时,由于油脂的加入,使淀粉、蛋白质等成分被油膜所包围,阻止了蛋白质吸水形成面筋,降低了面团的筋性;淀粉颗粒既不能膨润又不能糊化,降低了面团的黏弹性,使面粉颗粒之间的空隙增加,形成酥性结构。当淀粉颗粒被具有滑润性的油脂包围后,面团变得十分滑软,这样的面团经烘烤后即可制出油酥点心。

不同的油脂对面团的起酥效果是不同的。油脂的可塑性对面团的起酥起着决定性的作用。油脂的可塑性、可塑范围与固体脂肪含量和结晶大小等因素有关。固体脂肪的结晶微粒越小、越多,其可塑性越小;固体脂肪结晶微粒越粗、越大,其可塑性越大。用可塑性好的起酥油脂调制的面团还具有较好的延展性,烘烤后的制品在质地、体积和口感诸方面都比较理想。

我国制作酥性面点中常用的具有良好起酥性的油脂为猪油(或称大油、板油),植物性油脂如豆油、花生油。菜籽油虽然有一定的起酥性,但起酥性不如猪油,故在制作酥性面点时不多用。

另外,油脂在某些特殊糊中,如酥糊中使用,也起到起酥的作用。如酥糊里脊,成品外酥脆里嫩、形态饱满、色泽金黄。

（八）乳化作用及变化

油脂和水是不相混溶的。但如果在油水混合物中加入少许乳化剂，如甘油单酯、蛋黄中的卵磷脂，搅拌后油脂以小液滴的形式分散在水中，形成一种不透明的乳化液，这种现象是发生了乳化的结果。

能使互不相溶的两相中的一相，以微滴状均匀地分散到另一相的物质称为乳化剂。乳化剂的分子结构特点是同时存在亲水的极性端与憎水的非极性端，当把乳化剂加入到油水混合物中时，亲水基的一端可以靠近水，而憎水基的一端可以靠近油。这样它就可以极大地降低油水界面的张力，使一相均匀地分散在另一相中间而形成稳定的乳化液。常见的乳化剂有：单硬脂酸甘油酯、磷脂、蔗糖脂肪酯、丙二醇脂肪酯等。

在食物的制作中，乳化剂主要有以下功能：降低油水界面张力，促进乳化作用；与淀粉和蛋白质相互结合，改变焙烤类食物的质构；用在起酥油、黄油、人造奶油中，改进脂肪和油的结晶，使其有良好的涂抹加工性能。

二、溶解作用及变化

油脂是一种极好的有机溶剂，能溶解某些脂溶性的天然色素、维生素以及香味物质，如类胡萝卜素和维生素 A、维生素 D、维生素 E、维生素 K 等都能溶于油脂中。脂溶性维生素的吸收是伴随着脂肪的吸收进行的，所以溶解在脂肪中的胡萝卜素的活性要高一些，生物价值较高。因此，想要更好地吸收胡萝卜中的胡萝卜素，应该选择在有油脂的情况下适度充分加热，让胡萝卜素更多地溶解到油脂当中。

三、脂类的水解、皂化作用及变化

脂肪在有水的情况下能被酸、碱、酶所水解。水解的产物是甘油和脂肪酸。在酸水解时，常用稀硫酸或稀盐酸作催化剂，在共热时加 1% 的乳化剂。乳化剂的作用在于油脂乳化，增加与水的接触面积，使水解加速进行。

烹饪常用的油脂在贮存期内，会受到某些微生物的污染，这些微生物可分泌油脂发生水解所需的脂肪酶。当油中所含杂质和水分较多时，更易发生这种现象。酶水解的产物是游离的脂肪酸以及少量的醛、酮、酸，而其中低级的脂肪酸及低分子的醛、酮、酸都具有一定的挥发性，从而使受到微生物污染后的油脂带有一种令人讨厌的气味。

中和 1g 油脂中游离脂肪酸所需要的氢氧化钠（NaOH）毫克（mg）数，称为该脂肪的酸价。酸价因油脂的精炼程度、保存时间、水解程度等不同而有差异。新鲜油脂的酸价一般总是很低的，随着贮存时间的延长，尤其是贮存油脂的条件不良时，油脂的酸价会不断升高。油脂的酸价是评定油脂品质的主要指标之一。

另外，烹饪中当油炸某些含水分较多的原料时，水和热的双重作用可使油脂的水解速度加快，并且随着生成游离脂肪酸含量的增加，更加促进油脂的水解加速。

脂肪在碱性条件下能发生的较为完全的水解过程称为皂化。皂化 1g 油脂（包括甘油酯和游离酸）所需的氢氧化钾（KOH）毫克（mg）数称为该油脂的皂化价。

碱性水解中生成的游离脂肪酸很容易与碱起反应（中和作用）而生成相应的脂肪酸盐。高级脂肪酸的钠盐或钾盐（如 $C_{17}H_{35}COOK$）的水溶液能产生持久的泡沫，并具有去污能力，是人们常用的洗涤剂的主要成分。肥皂的生产就基于这个原理。我们把脂肪与碱的反应称作皂化反应。油脂皂化反应的速度除了与碱度、反应温度有关外,还与油脂本身的结构有关,含有双键多的油脂其反应速度比含双键少的慢。

四、脂类的加成反应及变化

脂肪中所含的不饱和脂肪酸由于不饱和双键的存在,很容易发生加成反应。含有不饱和脂肪酸的甘油三酯,在常温下一般呈液态。液态油在催化剂(如 Ni)存在并加热、加压的条件下,可以跟氢气发生加成反应,提高油脂的饱和程度,生成固态油脂,这个反应称为油脂的氢化,也称为油脂的硬化。这样制得的油脂叫人造脂肪,通常又叫硬化油。硬化油性质稳定,不易变质,便于运输。食品工业上利用这个反应来制造人造奶油,还用来生产稳定性高的煎炸用油,它的使用寿命相比普通油脂延长很多。

人造奶油广泛用于食品加工,因为它不但能够延长保质期,还会增加食物的可口程度。同时,由于含反式脂肪酸的氢化油比普通植物油的熔点高,在室温下能够保持固体形状,因此会让食物外形美观,使烘焙食品如饼干、面包等口感更好、更酥软。然而近来的研究发现,植物油加氢后可形成反式脂肪酸。过多地食入反式脂肪酸对人体健康会造成危害,如导致心脑血管疾病、糖尿病、乳腺癌和老年痴呆症等。因此我们要尽可能少地摄入人造奶油。

五、油脂的酸败作用及变化

油脂酸败的类型一般可分为三种:

(一)水解型酸败

含低级脂酸较多的油脂被微生物污染或油脂含水分过高,都可以使油脂发生水解,生成游离的脂肪酸和甘油。游离的低级脂酸,如丁酸、己酸、辛酸、癸酸等,会产生令人不快的刺激气味,从而造成油脂的变质。这种酸败称为水解型酸败。奶油、椰子油容易出现这种水解型酸败。

(二)酮酸酸败

油脂水解后产生的饱和脂肪酸,在一系列酶的催化下发生氧化,最终生成具有特殊刺激性臭味的酮酸和甲基酮,所以称为酮酸酸败,也称生物氧化酸败。

以上两种油脂酸败,多数是由微生物污染造成的。一般含水、蛋白质多或油脂没有经过精制及含杂质多的食物,易受微生物的污染,引起水解型酸败和酮酸酸败。

(三)氧化型酸败

氧化型酸败即油脂的自动氧化。油脂中不饱和脂肪酸暴露在空气中,容易发生自动氧化,生成过氧化物。过氧化物继续分解,产生低级醛酮类化合物和酸。这些物质使油脂产生很强的刺激性臭味,尤其是醛类,气味更为突出。氧化后的油脂,感官性质甚至理化性质都会发生一定的改变。这种反应称为油脂的氧化型酸败。它是油脂及富含油脂的食物经过长期贮存最容易发生变质的原因。

油脂在长时间贮存的过程中,由于脂肪中的脂肪酸残基含有不饱和键,因此当暴露在空气中时便很容易发生氧化作用,致使放置日久的油脂产生哈喇味。油炸食物如油炸鱼、油炸面筋等也常常会发生这种现象。部分酸败的油脂会诱发酸败的进一步发展。所以油瓶或油壶使用后应该立即将滴漏在表面的油滴擦拭干净,以免氧化酸败。同时,炸制好的鱼、肉等原料应该密封冷藏,隔绝水分、氧气和阳光照射。

油脂的自动氧化还可以使食物的色泽发生变化。例如,有些富油食物在贮藏过程中由于油脂自动氧化,制作后几天,食物的表面就变成了红褐色,臭味也相当明显。有些含油脂量高的干鱼、冷冻鱼等也会因油脂氧化而引起肉质的外观如同烧过了一样,称为"油烧色"。发生"油烧色"后的鱼肉外观很差,同样,咸肉、火腿也会因贮存时间过长而引起颜色的变化,使得它的营养价值和商品价值明显降低。

油脂发生自动氧化程度的深浅可用过氧化物值作为衡量的指标。过氧化物值是测定油脂品质的一个主要指标。定量测定油脂中的过氧化物可以了解油脂发生自动氧化的程度。一般是测定每 1 000g 油脂中存在的过氧化物的物质的量(mmol)即为过氧化值。从理论上讲,新鲜油脂的过氧化物值应该是零。当油脂在空气中长期保存时,油脂与空气中的氧长时间接触,过氧化物值会逐渐增高。

烹饪中常用的各种油脂其过氧化物值在 10mmol 以下时,则可看成是新鲜的油脂。动物油脂的过氧化物值达到 20mmol,植物油脂的过氧化物值达到 100mmol,可以认为是油脂酸败的界限值。需注意的是,油脂氧化过程中产生的氢过氧化物较不稳定,容易分解。各种不同的油脂,因脂肪酸组成各异,达到能闻得出油脂产生哈喇味时的过氧化物值也不同。

油脂氧化型酸败的影响因素主要有水、金属离子、光敏化剂、氧气、温度、光和射线。因而在油的制取、精制与贮藏中,最好选用不锈钢材料或高品质塑料。最好保存在阴凉的陶釉缸中,从而避免光照,特别是紫外线和 X 射线。富油食物宜用有色包装,避免光线直接照射。采用真空或充氮包装和使用透气性低的包装材料来防止含油脂食物的氧化变质。

此外,还可在油脂中添加脂溶性抗氧化剂,可用来延长油脂的贮存期。常用的天然抗氧化剂有胡萝卜素、维生素 E、芝麻酚、卵磷脂等;合成抗氧化剂有丁基羟基茴香醚、二丁基羟基甲苯、没食子酸丙酯等。

丁基羟基茴香醚,又名叔丁基 -4- 羟基茴香醚、丁基大茴香醚,简称 BHA,丁基羟基茴香醚的抗氧化作用是由它放出氢原子阻断油脂自动氧化而实现的。2017 年 10 月 27 日,世界卫生组织国际癌症研究机构公布的致癌物清单初步整理参考,叔丁基对羟基茴香醚(BHA)在 2B 类致癌物清单中。

中国《食品添加剂使用卫生标准》(GB 2760—2011)中规定:丁基羟基茴香醚可用于食用油脂、油炸食品、干鱼制品、饼干、油炸面制品、速煮米、果仁罐头、腌腊肉制品(如咸肉、腊肉、板鸭、中式火腿、腊肠等)、早餐谷类食品,其最大使用量为 0.2g/kg。胶基糖果的最大使用量为 0.4g/kg。丁基羟基茴香醚与二丁基羟基甲苯、没食子酸丙酯混合使用时,其中丁基羟基茴香醚与二丁基羟基甲苯总量不得超过 0.1g/kg,没食子酸丙酯不得超过 0.05g/kg(使用量均以脂肪计)。

六、油脂在烹饪加热中的变化

烹饪实践中,油脂常常是在加热情况下使用的。油脂加热后温度很容易升高,受热温度变化范围也很大,所以可适应多种烹调技法。但由于加热后油温较高,油脂会发生一些物理和化学性质上的变化。油脂在 150℃以上时会发生氧化、分解、聚合、缩合等反应,生成小分子的脂肪酸、羟基酸、酯、醛,还可以产生相对分子质量大的二聚体、三聚体。这些都将使脂类的品质下降,如色泽加深、黏度增大、碘值降低、发烟点降低、酸价升高,还会产生刺激性气味。这些变化对烹调中的食物也会带来一定的不利影响。

(一)热分解作用及变化

在高温下,油脂的热分解对油脂质量的影响很大。油脂热分解的程度与加热温度有关。在150℃以下加热,热分解程度轻,分解产物也较少;在150~200℃时,油脂的热分解并不十分明显;如加热至250~300℃,分解作用加剧,反应明显加快,分解产物的种类增多。油脂达到一定温度就开始分解并挥发,这个温度称为分解温度。各种油脂的分解温度是不同的。常用油脂的热分解温度一般为250~290℃。牛脂、猪脂和多种植物油的分解温度均在180~250℃之间;人造黄油的分解温度为140~180℃。油脂的热分解产物为游离的脂肪酸、不饱和烃以及一些挥发性的低分子化合物。

油脂的热分解将会严重影响油脂的内在质量,不仅使油脂的营养价值下降,而且还对人体健康产生一定的危害。因此,我们应该熟悉油脂的热分解温度,尽可能减少油脂的热分解。根据油脂分解温度的不同,在煎炸食物时,只要不超过它们的分解温度,既可减轻油脂的热分解,还可以降低油脂消耗,产品的口味质量及营养价值都可以有保证,还能防止高温时产生有毒物质。

从理论上讲,油脂的加热温度不宜过高,一般把油温控制在200℃以下,尤以150℃左右较为合适。

(二)热聚合作用及变化

油脂加热到300℃以上或长时间加热时,还会发生热聚合反应。其结果是油脂的色泽加深、黏度增加,并且常常会产生较多的泡沫,严重时油脂冷却后会发生凝固现象,这些现象都和油脂的热聚合有关。

在烹饪中,高温下油炸原料时最容易发生热聚合反应。油脂中双键的聚合作用既可以发生在同一个甘油三酯的两个脂肪酸残基之间,也可以发生在不同甘油三酯的脂肪酸残基之间。聚合作用越快,油脂增稠和变黑的速度也越快。特别是在300℃以上的高温下,聚合作用急速增加。反应生成环状的、有毒的、带有不饱和双键的低级聚合物,使油脂黏度增加,颜色变黑。

经测定得知,分子间的聚合产物比分子内的聚合物多得多,前者相对分子质量增加,后者相对分子质量不增加。油脂热聚合后的黏稠度增加主要与前者有关。当油脂在高温下发生分解而生成甘油二酯和脂肪酸后,二分子甘油二酯的羟基之间可以发生脱水缩合成为醚类化合物。由上述可看出,高温下生成的醚类化合物,其相对分子质量比原来的甘油三酯更大,油脂的黏稠度会显著增加。油脂的黏稠度在长时间的高温下会明显增加,就是由于上面所述的几种热聚合共同作用所致,同时使得油脂的平均相对分子质量显著增加。

金属尤其是铁、铜等能促进油脂热氧化聚合,即使只有1ppm的含量也能促进油脂的氧化聚合反应的进行。所以,油炸锅最好用不锈钢制的,如用一般铁锅,在油炸后,不宜用力洗刷,只需用布擦去表面附着物即可。此外,烹饪中火力越大,时间越长,氧化聚合反应越剧烈。那种带着火苗烹炒的做法并不可取,应避免采用这种做法。

烹调中在有老油反复油炸的情况下,热聚合的发生较普遍。

（三）高温氧化作用及变化

在油炸类的烹饪中，油脂往往是在有空气存在，并且是在高温下连续反复多次使用的。在这种状态下，油脂与空气中的氧在高温下直接接触，所发生的氧化作用主要是高温氧化反应，这与油脂在常温下发生的自动氧化有一定的区别。

在高温条件下，油脂的氧化也与大多数化学反应一样。氧化的反应机制与常温下的自动氧化一样，就是游离基反应。只是在高温氧化中形成过氧化物的过程占很大的优势，并且以过氧化物变化的途径为主。

烹饪中常用的油脂因种类不同，在高温条件下发生氧化的难易也不同。一般来说，饱和脂肪酸含量高的油脂高温氧化稍难些，如花生油等；而不饱和脂肪酸含量高的油脂高温氧化相对容易发生，如豆油、菜籽油等。另外，加入了一些抗氧化剂后，可以有效地延缓油脂的高温氧化作用。但这只能减慢或削弱油脂的高温氧化，并不能完全保证油脂不被高温氧化。

油脂高温氧化过程中会降低必需脂肪酸等不饱和脂肪酸的含量。同时还会破坏脂溶性营养素如胡萝卜素、生育酚（维生素 E）等，从而降低食物的营养价值。所以富含不饱和脂肪酸和维生素 E 的橄榄油、山茶油等相对名贵的油脂是不适合高温长时间烹调的。否则高价购买的其中的不饱和脂肪酸和维生素 E 就被破坏了。

值得注意的是，在不连续的餐馆式多次重复油炸中，油脂的变化较大。通常，游离脂肪酸含量增加。这是由于食品中的水加入油中，引起三酰甘油酯水解所致。至于其他的变化，如不饱和度降低、过氧化值增高，以及共轭双键和聚合物的形成等，这尽管在连续的油炸加工时很少发现，但是在不连续的餐馆式油炸时可有发生。这是因其间歇操作、反复加热和冷却等所致。故餐馆式油炸用油易氧化败坏，并有可能检出三酰甘油低聚物等聚合物。聚合物的存在也可通过油炸期间油脂黏度的增加和起泡等现象觉察出来。油脂的黏度与热聚合物的含量密切有关。热聚合物越多，黏度越大。被弃去的油炸剩油常常含有 25% 以上的聚合物。剩油中有大约 9% 的氧化聚合物即可产生稳定的泡沫，其中羟基化合物比羰基化合物更易起泡。用这种油进行食品的油炸时，油炸食品质量低劣。

此外要注意，油炸过程中，因与热的油脂接触时间长短不同，食物通常可以吸收 5%~40% 的油脂。常吃油炸类的食物，油脂和能量的摄入容易超标。长此以往，会对健康造成危害。

（四）油脂的老化作用及变化

在高温下炸制过食品的油，色泽变深，黏度变大，泡沫增加，发烟点下降，这种现象称为油脂的老化现象。油色变暗的原因除了炸制品中淀粉糊化、焦糖化及蛋白质和还原糖发生美拉德反应产生类黑素外，更主要的是油脂的热聚合反应以及油脂中磷脂的分解反应。油脂在高温下发生热聚合、热氧化聚合以及热水解产物的脱水缩合反应，均能生成相对分子质量更大的产物，使油脂的黏度增大，由稀变稠。而油脂热分解的产物丙烯醛沸点低，仅为 52℃，油温稍高，就会产生烟状物；油脂的氧化产物，如醛类、酮类等化合物沸点都较低，故随着油脂老化程度不断加深，油脂氧化分解的产物不断增多，发烟点越来越低。因此，油脂老化不仅使油脂的味感变劣，营养价值降低。而且也使其制品的风味品质下降，更重要的是对人体健康不利。所以，在炸制食品时应避免油温升得过高，防止油脂老化，采用含磷脂成分少的食用油脂，并定期地更换炸制用油，以预防和延缓油脂的老化。

第三节　烹饪中碳水化合物的作用及变化

碳水化合物又称糖类。是自然界中含量最丰富的有机化合物之一,广泛分布于动植物体内。它是植物性食品的主要成分,一般占植物干重的 50%~80%,在动物中含量为 2% 左右。它为某些人类的食物提供了理想的组织状态、好的口感和愉快的甜味。更重要的是它是人和动物体主要的供能物质,在人类健康合理的膳食中,来自碳水化合物的能量占 50%~65%,它完全氧化后生成的是二氧化碳和水,对人体来说属于清洁廉价能源。

糖可与脂类形成糖脂,构成神经组织与细胞膜;还可与蛋白质结合成糖蛋白、黏蛋白等,这些都是具有重要生理功能的物质。糖类也是烹饪中的重要原料,如勾芡用的淀粉、调味料中的蔗糖、上色用的饴糖等。

糖类种类繁多,功能各异,根据在烹饪中的应用,以下以单糖、双糖、低聚糖、多糖展开论述。

一、单糖的作用及变化

单糖化学结构为多羟基醛和多羟基酮的化合物,因此具有醇、醛、酮的性质,能发生还原、氧化、发酵、脱水、酯化等反应,在天然食物中以葡萄糖和果糖为主。

(一)还原反应的作用及变化

单糖分子中游离的羰基,可被加氢还原,生成多元醇。如葡萄糖还原后生成山梨醇。山梨醇广泛存在于苹果、葡萄、梨、桃等水果中,具有清凉的甜味,其代谢不需要胰岛素作用,可作为糖尿病患者食物的甜味剂,在烹饪中还可作为保鲜剂和增稠剂。如用 0.05% 的山梨醇水溶液浸泡过的鲜肉,表面被涂上一层保护膜,保鲜可长达 10 天左右。

(二)氧化反应的作用及变化

单糖可在原料本身含有的酶或在微生物产生的酶作用下完全氧化,生成 CO_2 和水,并放出大量能量,用来提供生物生命活动所需的能量,这个过程被称为有氧呼吸过程。

新鲜植物原料(水果、蔬菜等)在贮存时因为本身呼吸酶的作用也会产生以上反应,如果在运输、贮存时堆积过高,产生的热量和 CO_2 不能及时散发出去,导致温度升高,进而微生物等发生作用导致食物腐烂。

(三)发酵作用及变化

糖类在无氧条件下,通过微生物作用,分解成不彻底的氧化产物,同时释放少量能量的过程,称为发酵。一般来说,单糖中葡萄糖最容易发酵,果糖次之,戊糖较难进行发酵。

常见的发酵类型见表4-9。

表4-9　糖的发酵类型

发酵种类	发酵方式	发酵微生物	主要产物
酒精发酵	无氧	酵母菌	CO_2、C_2H_5OH 等
乳酸发酵	无氧	乳酸菌	乳酸等
丁酸发酵	无氧	丁酸菌	丁酸、H_2、CO_2 等
柠檬酸发酵	有氧	黑曲霉	柠檬酸等

1. 酒精发酵　单糖在酵母菌的作用下进行无氧发酵，产生乙醇和 CO_2 的过程称为酒精发酵。发酵面团中酵母菌利用单糖发酵释放 CO_2 气体，从而使面团迅速涨发，形成蓬松的蜂窝状结构。在制作发酵面团时，微生物的有氧呼吸和无氧发酵同时存在。

面团发酵时，以葡萄糖的有氧呼吸为主，产生大量 CO_2 和水，随着 CO_2 的浓度增大，使面团体积膨胀；同时面团内部氧气减少，继而出现酒精发酵，产生的 CO_2 使面团内部也发起。有些发酵的面包会选育特殊的酵母菌和特定发酵工艺，使发酵过程中产生适量的酒精，烤制好的面包带有淡淡的酒精香味，风味独特。

用"老面"（有些地方称为"酵头""引酵头""面肥"）发酵，混有乳酸菌等杂菌，能将酒精继续氧化成有机酸，多种有机酸与醇发生酯化反应生成酯，形成发酵面食的独特风味。如果发酵过度，产酸过多，使面团带有酸味，同时由于 CO_2 产生过多而外逸，面团会产生塌陷现象。老面发面面团会发酸，蒸制前需要加适量食用碱来中和其酸味。

面团的发酵速度与酵母的用量、发酵温度、面粉中单糖的含量均有关系。所以为了加速发酵，可以在面团中加入适量葡萄糖、蜂蜜等供酵母菌呼吸代谢，较快较多产生 CO_2 膨胀。

2. 乳酸发酵　糖在乳酸菌的作用下发酵生成乳酸的过程称为乳酸发酵。乳酸发酵是制作泡菜、酸奶、乳酸饮料的基本原理。泡菜和腌菜过程中都有乳酸发酵，形成了独特的风味。有些地方在腌制泡菜、咸菜时会加入一定量的白糖，就是为了促进发酵。还有些会将熬粥时盛出来的米汁冷却后加入泡菜、腌菜的容器里，促进发酵，形成独特风味。

（四）焦糖化反应作用及变化

在无水加热、无氨基化合物存在的条件下，单糖分子的羟基之间可以发生脱水缩合反应，生成糠醛及羟甲基糠醛，继续加热发生氧化缩合、聚合等反应，最终生成褐红色的焦糖色素，这个过程称为焦糖化反应。焦糖属于呈色物质，俗称糖色，在糕点、饮料、酱油、陈醋等产品中多有添加增色。焦糖化反应除了产生焦糖外，还产生醛、酮类化合物，这些化合物是具有特殊香气的挥发性物质，形成诱人的焦香气，具有独特风味。

焦糖化反应在烹饪中的应用相当普遍，它赋予菜肴悦目的色泽和诱人的香气。如红烧肉类的红烧菜肴加入糖或者糖色使肉表面色泽呈油亮的枣红色，香气浓郁。如烤鸭、烤乳猪时在其表面抹上蜂蜜，利用蜂蜜中的单糖产生焦糖化反应，使表面呈亮红色。但应注意蜂蜜的浓度和烤制时间，如果时间过长则生成过多的焦糖而使颜色太黑，影响食欲和口味。

二、双糖的作用及变化

双糖从化学结构上看是两分子单糖通过糖苷键形成的化合物，在烹饪应用中以蔗糖、麦芽糖和乳糖为主，其中前两者较多。

（一）蔗糖的作用及变化

蔗糖是由一分子葡萄糖和一分子果糖通过 α、β-1, 2- 糖苷键结合而成的。蔗糖分子中无游离半缩醛羟基，所以没有还原性。

纯净的蔗糖是无色透明的晶体，是食糖（如白砂糖、冰糖、绵白糖、红糖）的主要成分。在市场上出售的白糖中，蔗糖含量占 99% 以上。蔗糖易溶于水，难溶于乙醇等有机溶剂。其溶解度随着温度的升高而增加，同时还受盐类的影响，如当水溶液中加入氯化钠时，它的溶解度增大。

蔗糖的比重是1.588,熔点为185~186℃,加热到200℃则脱水形成褐色焦糖。

1. 蔗糖的甜味 蔗糖具有较强的甜味,甜度超过葡萄糖,仅次于果糖。通常以常温下5%蔗糖溶液为甜度标准,其他糖的甜度与之比较得到一个相对甜度。

2. 蔗糖的吸湿性和吸附性 蔗糖在潮湿的空气中易吸收空气中的水分而溶化,不利于保存。白糖受潮后在糖粒表面会形成一层很薄的糖浆,待天气干燥时,水分蒸发,蔗糖又从糖浆中重新结晶,造成干缩结块。受潮后的白糖还会引起微生物的生长繁殖,使其变质不能食用。但以蔗糖为甜味剂的糕点,蔗糖的吸湿性则有助于其保持一定的水分而质感软和,如年糕中蔗糖的含量对它的软硬度有非常明显的影响。

此外,蔗糖还具有吸附性,能吸附周围的挥发性的物质,在贮存过程中与有异味的物质放在一起,会吸附其他异味,因此蔗糖贮存要保持干燥、密封。

3. 蔗糖的再结晶 蔗糖溶液在过饱和时,能形成晶核,同时蔗糖分子有序地排列并吸附在晶核周围,重新形成晶体,这种现象称作蔗糖的再结晶。在烹饪中制作挂霜菜(有些称为"返砂")就是利用这一原理。如制作"挂霜腰果""返砂芋头"等,是先用少量的水小火将糖溶化、熬稠,当温度升到120~125℃时,将炸好的腰果或者芋头等倒入,立即搅拌均匀,迅速冷却,糖汁从过饱和状态析出粉状结晶。结晶的糖粒细而均匀,使菜肴具有松脆(或松软)、甜香、洁白如霜的感官特点。

4. 蔗糖的玻璃体特性 蔗糖溶液在熬制过程中,随着含水量逐渐降低,黏性增大,缓慢加热到185~186℃时,基本全部熔化为液体。实际操作中,150℃时蔗糖即开始熔化,继续加热就呈现微黄色,形成一种黏稠的熔化物,停止加温并冷却,此时蔗糖分子并不能再结晶,而只形成非结晶态的无定形玻璃体,玻璃体在拉伸时有一定的强度,温度下降时呈透明状,具有脆性。冷却后即形成一种无定形玻璃状物质。烹饪中拔丝菜肴就是利用这一特性。如拔丝苹果,成菜后每一块表面都晶莹剔透,趁热食用时能拔出细长的糖丝来,冷却后就会整体结块不便于分离。趁热拔出食用又很烫,所以一般上菜要配备一碗冷开水,将拔出的小块拔丝苹果在冷开水中蘸一下,遇水冷却,表面就形成了甜脆的蔗糖玻璃体。

注意:当加热温度超过其熔点(185~186℃)时或在碱性情况下,糖被分解产生单糖小分子,经过聚合、缩合后生成褐红色的焦糖色素,影响拔丝菜品质量,所以要严格控制熬制糖浆的温度火候。

实际烹饪中,蔗糖在高温加热(熔点以上)时,在有氨基化合物存在下,也会发生羰氨反应。在没有氨基化合物存在时,会发生焦糖化反应。实质是高温分解产生的葡萄糖所发生的相应变化。

5. 蔗糖的水解反应 蔗糖在酶或稀酸的作用下发生水解,生成葡萄糖和果糖的1:1混合物,这种混合物称为转化糖。加热可加速转化,当加热到蔗糖的熔点以上转化加快;在有酸存在时,100℃以下也可以使转化加快,无机酸的作用比有机酸的强。转化糖的相对甜度为130(蔗糖为100),稍低于果糖,而高于葡萄糖。

在烹饪中,转化糖有类似于蜂蜜的良好风味,甜度高、不易结晶、保湿能力强,其应用优于蔗糖。用转化糖制作糕点,不但可以提高甜度,成品还在松软可口性、外观光洁性和风味方面都比蔗糖制作的糕点好。转化糖的抗结晶性可用于提高拔丝菜肴的质量,蔗糖在达到饱和状态时容易出现结晶现象,在制作拔丝菜时影响出丝,当添加少量酸时,蔗糖可水解产生少量转化糖,不但可以增加出丝长度,还会延长出丝时间。酸的种类与蔗糖转化速度的关系是：盐酸＞硫酸＞柠檬酸＞醋酸，前两种不能食用，醋酸的转化速度虽慢，但醋取用方便，因此在烹饪中常常采用。

（二）麦芽糖的作用及变化

麦芽糖在谷类种子发芽或淀粉贮存时受到麦芽淀粉酶的水解才大量产生，故由此得名。麦芽糖为白色针状结晶，易溶于水，有温和的甜味。

麦芽糖的分子式为 $C_{12}H_{22}O_{11}$，它是由 2 个分子葡萄糖脱水缩合而成的。麦芽糖分子中仍保留了一个半缩醛羟基，所以它仍是还原糖，具有还原糖所具有的一切性质。

烹饪中常使用的是粗制的麦芽糖——饴糖。它是利用大麦芽中的淀粉酶，将淀粉水解为糊精和麦芽糖的混合物，其中麦芽糖占到 1/3。饴糖具有一定黏度，流动性好，有亮度。麦芽糖对热不稳定，加热至 90~100℃时即发生分解，而呈现出不同的颜色。逐渐出现浅黄→红黄→酱红→焦黑（炭化）的变化。其变化过程是麦芽糖受热分解为葡萄糖，颜色的改变实际上是葡萄糖的变化所致。

制作"北京烤鸭"时，用饴糖涂在鸭皮上，待糖液晾干后放进烤炉，烤制后就形成光亮的酱红色，十分诱人，由于麦芽糖分子不含果糖，烤制后食物的相对吸湿性较差，因此脆度的保持更好。同时，由于饴糖中糊精黏度较大，可以紧紧裹在原料的表面，经过烧、烤后，发生糊化脱水形成硬壳，防止脂肪及内部水分外溢，使菜肴的滋味更加浓郁，风味突出，内部肉质细嫩。因此，麦芽糖是烹饪中常用的上色糖浆。

饴糖还是面筋改良剂，在面包配料中加入少量饴糖，可使面包体积显著增大，有咬劲，并能延长存放期，例如萨其玛等甜食。

麦芽糖和葡萄糖一样也具有发酵性，在面团发酵时，为酵母菌生长提供所需的养料。

（三）乳糖的作用及变化

乳糖是哺乳动物乳汁中主要的糖类物质，人乳中含量为 7% 左右，牛羊乳中含乳糖 4%~4.8%。一分子乳糖消化可得一分子葡萄糖和一分子半乳糖。半乳糖可促进脑苷脂类和黏多糖类的生成，对幼儿智力发育非常重要。

乳糖具有还原性，属于还原性双糖，白色晶体，能溶于水，但溶解度较其他单、双糖小得多，且甜度较低，仅为蔗糖的 15%。

乳糖有较强的吸附性，能吸附气味物质和有色物质，可用作肉类食品风味和颜色的保持剂。

乳糖在加热时很容易变色，使食品产生诱人的金黄色，如"奶油炸糕"既有浓郁的奶香又有金黄的色泽。乳糖也可以使炼乳和乳粉变色，在烹制有奶汁的西菜和奶汤时，应注意温度不宜过高而使之保持奶色。

乳糖不能被酵母菌发酵，但能被乳酸菌发酵，酸奶的形成就是发生了这种反应。乳糖的存在可以促进肠道中双歧杆菌的生长。

三、低聚糖的作用及变化

低聚糖由单糖分子以不同位置和类型相互结合，种类繁多，人体消化器官一般不能分泌代谢这类低聚糖的酶系，所以不能将其消化。虽然低聚糖不能成为人体的营养源，但对人体有特别的生理功能，所以被称为功能性低聚糖。目前，功能性低聚糖已形成一定规模，上市的商品有低聚异麦芽糖、低聚果糖、低聚半乳糖、大豆低聚糖等。下面以大豆低聚糖为例进行介绍。

大豆低聚糖是从大豆中提取出的可溶性寡糖的总称，主要成分是蔗糖、水苏糖和棉籽糖。一般浓度为 75% 的大豆低聚糖浆中，含蔗糖 24%、水苏糖 18%、棉籽糖 6%、其他糖 18%。

大豆低聚糖中具有独特生理功能的成分是水苏糖和棉籽糖，可以促进胃肠蠕动，对人体肠内双歧杆菌具有增殖效果，从而减少有害菌的生存数量，清理肠道，提高人体免疫力。以纯的水苏糖和棉籽糖计，每人每天摄入 3g 就有增殖双歧杆菌的效果。水苏糖是低聚四糖，是在蔗糖的葡萄糖侧结合了两分子半乳糖构成；棉籽糖则是由一分子葡萄糖、一分子果糖和一分子半乳糖组成。

市售的大豆低聚糖多为白色粉状产品。大豆低聚糖的甜味特性接近于蔗糖，甜度为蔗糖的 70%，是低热量的甜味剂，难以被人体消化，食用后基本不增加血糖。因而作为新型的食品添加剂，广泛应用于饮料、酸奶、冷饮、糕点等食品中。

以大豆低聚糖为甜味剂制作面包，经 24 小时发酵，大豆低聚糖中棉籽糖与水苏糖的保留量高达 95% 以上，而其中蔗糖完全被酵母菌所利用，这说明在面包发酵过程中，大豆低聚糖中具有生理活性的三糖和四糖完整保留。

馒头由于蒸制，其含水量比面包高许多，易受微生物的感染，而且更易返生。在制作馒头时添加大豆低聚糖不仅有保健作用，而且能延缓淀粉老化，从而延长馒头的货架期。

在榨豆浆去除豆渣的操作中会造成大豆低聚糖的损失，所以可以选择不过滤豆渣，或者将过滤的豆渣掺入一些面食类食物里或者馅料里，避免浪费，增进健康。

四、多糖的作用及变化

多糖是由多个单糖以糖苷键的形式相连而形成的高聚物。多糖在自然界中广泛存在，动植物骨干支撑物质纤维素、甲壳质等，动植物体内的储备养料淀粉、糖原等，植物的黏液、果胶、树胶等都是多糖类物质。

多糖是高分子化合物，性质与单糖、低聚糖不同，大多数不溶于水，有的即使溶于水，也只能生成胶体溶液。多糖无甜味，一般不能结晶，无还原性。

（一）淀粉的作用及变化

淀粉是植物根、茎、叶、种子、水果和部分花粉中贮存的多糖。淀粉是粮食中含量最多的成分，是人体所需能量的主要来源。烹饪中用的商品淀粉一般由玉米、番薯、小麦、马铃薯等提取制成。天然淀粉由直链淀粉和支链淀粉组成，直链淀粉、支链淀粉比例约（15%~25%）:（75%~85%），其比例因植物种类、生长时期等不同而异。纯净的淀粉是呈白色粉状，不同种类的淀粉粒的形状和大小也各不相同。如小麦淀粉粒呈球形，马铃薯的淀粉粒呈卵形；直径最大的淀粉粒为马铃薯淀粉粒，最小的是大米淀粉粒。淀粉是无味、无臭的白色粉末，无甜味，也无还原性。

淀粉是烹饪中上浆、挂糊、勾芡等的主要原料，而且还是制作凉粉、凉皮、粉丝、粉皮的主要原料。

1. 淀粉的结构　天然淀粉一般有两种结构，直链淀粉和支链淀粉。

（1）直链淀粉：直链淀粉分子聚合度为 100~6 000，分子呈长链状，天然的直链淀粉分子卷曲呈螺旋状，结构比较紧密，水溶性差，不易糊化，容易老化，比如含直链淀粉最多的绿豆常利用容易老化的特性来制作爽口的凉粉、凉皮之类。

（2）支链淀粉：支链淀粉分子比直链淀粉大得多，聚合度为 1 200~300 万，如马铃薯淀粉的聚合度为 300 万。支链淀粉分子中分支很多，每个分支含 20~27 个葡萄糖残基。支链淀粉分子结构呈树枝枝权状，是一个近似球状的庞大分子，结构比较松散。容易糊化，不易老化。

2. 淀粉的溶解性　淀粉不溶于冷水，但可以分散在水中，特别是支链淀粉有良好的分散性。淀粉颗粒虽然不溶于冷水，但具有很强的吸湿性，在常温下能吸收 40%~50% 的水分。

3. 淀粉的糊化

（1）糊化过程：天然的淀粉分子排列紧密形成胶束状的结构，水分子难以进入胶束中，当把淀粉混在水中加热，吸收的热能可使胶束运动的动能增强，一部分胶束被溶解形成空隙，水分子可以进入淀粉分子内部，与部分淀粉分子结合，胶束逐渐被溶解，淀粉粒吸水膨胀；继续加热，当动能超过胶束分子间的吸引力时，胶束全部溶解，淀粉粒分子分离、破裂、互相黏结，形成有序的网络，而形成具有黏性的胶体溶液，这种变化称为淀粉的糊化。完全糊化后的淀粉更加可口，容易被淀粉酶水解，有利于人体的消化吸收。

（2）糊化温度：不同种类淀粉的糊化温度不一样，这与淀粉中直链淀粉和支链淀粉的比例以及淀粉颗粒大小有关。支链淀粉的分子结构比直链淀粉松散，颗粒小的比颗粒大的与水接触面积大，因此含支链淀粉多的、颗粒小的淀粉相对较易糊化。常见淀粉的糊化温度见表 4-10。

表 4-10　常见淀粉的糊化温度

淀粉	糊化温度/℃	
	开始糊化	完全糊化
马铃薯	59	67
甘薯	70	76
糯米	58	63
粳米	59	61
玉米	64	72
小麦	65	68

（3）糊化影响因素：糊化是淀粉类食物成熟的标志。糊化程度的内在影响因素主要是颗粒大小、直链淀粉和支链淀粉的比例，外在影响因素有：加水比例、料型体表面积、温度、pH 值和时间。如蒸米饭，米和水的比例一般是 1：1.2，如果水加少了，米中的淀粉不能充分溶胀和糊化，而使饭夹生，不易咀嚼，也不易消化；水加多了，米粒糊化过度成烂饭，口感和香味相对较差。不过，为学龄前儿童和老年人等咀嚼功能较差的人群蒸米饭时，可以做成这种烂饭。一般料型体表面积越大、温度越高，所需糊化时间就越短。

在 pH 值大于 7 即碱性的环境下，一定程度会加速糊化。所以有些在煮粥时会添加少量碱来加速淀粉的糊化，节约时间、能源，达到米粥浓稠的效果。但是要注意，碱的加入会破坏那些对碱不稳定的营养素，比如大多数水溶性维生素等。

（4）糊化淀粉的黏度：淀粉糊化后的黏度受多种因素影响。一般温度越高，淀粉糊黏度越大；pH 值以中性偏碱为好，少量的碱能促进淀粉水解成黏性较大的糊精，糊化速度快，稳定性好，如在熬玉米粥时加入少量碱，可大大缩短熬制时间，而且很黏稠，但是如上所述，碱对谷类中大多数 B 族维生素有破坏作用,应尽可能避免使用;糖、脂类的加入对淀粉的黏性有较好的作用,如烹饪中莲藕粉加糖、新米中较多的油脂或陈米中加入少量油脂都可以使淀粉糊黏度和稳定性增强;盐、醋、味精这些调味料的加入会增加渗透压,使胶体中的水分渗出而不利于淀粉糊黏性的稳定。

（5）淀粉糊化的作用:不同来源的淀粉,由于聚合度大小、颗粒大小以及直链淀粉和支链淀粉的比例不同,其糊化后的性质不同、用途也不同。举例如下:

玉米淀粉又名粟粉,是烹饪中使用最广泛的淀粉。玉米淀粉经过油炸后口感比较酥脆,比如糖醋脆皮鱼等有酥皮的菜肴通常要加入玉米淀粉来挂糊油炸。

小麦淀粉又名澄粉,糊化后透明度好,可以透出内部馅料的色泽,出品非常好看,一般用来做一些广式点心,如水晶虾饺等。

番薯淀粉又名红薯淀粉,颗粒较粗糙,糊化后色泽较黑、口感有一定的黏性和滑爽性,如潮汕地区的蚝烙等就是选用番薯淀粉来做,易结块,有一定的筋度和嚼劲,风味独特。

总的来讲,挂糊、上浆和勾芡都是利用淀粉糊化的作用来形成菜肴特殊的色、香、味、形。将淀粉加入水或鸡蛋等搅拌成糊状,对菜肴进行挂糊、上浆等操作,糊状的淀粉在高温油下形成一层保护膜,使菜肴原料内部水分、营养成分不丢失、使内部蛋白质物质不焦化损失,保持成品的鲜嫩及原料外形的完整,使菜肴形成独特的风味特色。如糖醋鱼片的制作。用淀粉与水和成稀糊状可用来勾芡,在菜肴即将成熟出锅前淋入,利用淀粉的糊化性质,使菜肴的汤汁形成有黏性的卤汁,紧附于鱼片的表面,达到融合口味、突出味感的目的。另外浓稠的芡汁对菜肴还可以起到一定的保温作用。

淀粉除了对蛋白质类食物外在上起到保护作用外,在体内能量代谢时也可以起到节约蛋白质的作用。如若淀粉等糖类物质摄入不足,以肉荤类食物为主,就会造成过多的蛋白质参与到提供生命活动所需能量的过程中,造成蛋白质的浪费和尿素、尿酸等代谢废物的过多产生,因而造成人体肝脏、肾脏等器官的负担,对身体健康造成损害。

4. 淀粉的老化

（1）老化过程:糊化的淀粉在室温或低于室温下放置一段时间后,会生出水变硬,变成不透明状甚至产生凝结、沉淀的现象,这个过程称为淀粉的老化。从实质上讲,老化是糊化的逆过程,也就是已经断裂了的 α- 淀粉分子间的氢键,又重新排列形成新的氢键过程,析出水分,恢复与原来淀粉类似的、致密的结构。在新键形成的过程中除了 α-1,4 键以外,还形成一些不能被人体淀粉酶消化的化学键。老化后的淀粉,不仅口感变差,消化吸收率也随之降低。另外,淀粉老化的过程是不可逆的,不可以通过糊化再完全恢复到老化前的状态。

（2）老化影响因素:糊化淀粉的老化影响因素主要有直链淀粉和支链淀粉的含量、水分含量、温度等。

不同种类的淀粉老化的难易程度不同,直链淀粉比支链淀粉易于老化,所以含支链淀粉多的糯米或糯米粉制品,不易发生老化现象。不同淀粉的易于老化的顺序为:玉米＞小麦＞甘薯＞土豆＞木薯＞糯玉米。

水分含量在 30%~60% 时易发生老化,含水量小于 10% 或含较大水量时,则不易发生老化。方便面的制作就是利用了这个原理,即将糊化了的面条急速脱水,就可以在较长时间内保存,也不易老化,食用时加热水浸泡,面条吸水复原就可食用。

老化的最适宜温度为 2~4℃,高于 60℃ 或低于 -20℃ 都不易发生老化反应。为了防止淀粉的老化,可将糊化的淀粉食物迅速降温至 -20℃左右,使淀粉分子间的水分迅速结成冰晶,阻碍淀粉分子的相互靠近而形成氢键,从而阻止老化的发生,待速冻完成之后再放置到 -5~-4℃的冷冻环境内储存。比如速冻食品的制作和延长货架期就是依据以上原理。

(3)淀粉老化的作用:老化的淀粉其黏度降低,使食品外形干瘪,口感由松软变为发硬。如面包、馒头放置时间长,发生了老化反应,会变硬、干缩。淀粉老化后与水失去亲和力,难以被淀粉酶水解,因而不易被人体消化吸收。所以,一方面为了提高消化吸收率,刚制作好的馒头、米饭、面包等,最好在自然降到常温前食用。另一方面,老化的淀粉具有一定的抗消化性,经自然冷却的馒头、米饭等由于老化的原因会降低该食物的血糖指数(GI),降低血糖的波动,适用于特殊人群的膳食。在食品工业中也会利用这一特性,在加工过程中添加适量的老化淀粉,从而减慢产品中碳水化合物的消化吸收,降低产品碳水化合物的消化吸收率,用于生产特殊人群的膳食食品。

淀粉的老化对上浆、挂糊和勾芡类菜肴的品质会带来不利的影响。如挂糊后的菜肴经一段时间放置,表面会有大量水分析出,使菜肴失去饱满、酥脆等品质;勾芡的菜肴会失去光亮、汤汁浓稠等品质,所以这类菜肴出锅装盘后应迅速送至食客,以免发生淀粉老化,影响菜品的色香味形。

老化后的直链淀粉非常稳定,加热、加压也很难使它再溶解,利用淀粉加热糊化,冷却又老化的特点可制作出凉皮、凉粉、粉皮、粉丝、河粉、粿条等多种食品。如绿豆淀粉含有直链淀粉较多,支链淀粉较少,所以绿豆淀粉(一些会掺入少量豌豆淀粉)做出来的龙口粉丝质量最好,丝条匀细、洁白透明、整齐柔韧,烹调时入水即软、久煮不糊,口感清嫩适口,爽滑筋道。龙口粉丝这类食物的加工过程中,由于老化形成的抗性淀粉具有一定的膳食纤维的作用,比如降低能量,增加肠道蠕动等作用。

5. 淀粉的酸馊 淀粉糊在微生物的作用下,发生水解、氧化等一系列化学反应,产生各种酸性物质,使淀粉糊带有"馊味",这种现象称为淀粉的酸馊。酸馊了的淀粉糊出水变稀,黏性下降,有异味。在夏天温度高,微生物活性强,淀粉的酸馊更易发生,因此含淀粉的食物需注意及时低温保存,特别是水分含量较高的米粥、煮好的面条、饺子等。

6. 淀粉的热分解 淀粉在无水的情况下加热会发生分子断裂,生成小分子的含氧有机物,这个过程称作淀粉的热分解。淀粉在高温(一般 200~220℃)作用下,发生剧烈的变化,其中的水分迅速蒸发,淀粉分子间氢键断裂并急速糊化生成糊精,其中的大部糊精因受高温的作用又发生了氢键断裂,失去水分子发生了糖分的焦化作用,形成了焦淀粉。焦淀粉具有脆、酥、香、棕黄色的特点,使食物富有焦香味、酥脆口感并上色。如面粉类或挂糊食物油炸、煎烤时出现的诱人棕黄色且口感香酥,就是这一性质的体现。若温度再高,焦化程度增加而有苦味。同时还要注意,淀粉类食物在油炸和烧烤时会产生数量不等的丙烯酰胺,其具有一定的毒性,如炸薯条、炸薯片、炸油条、烤面包等食物中都有检出丙烯酰胺,所以要适量控制淀粉食物的加热时间和强度。

(二)膳食纤维的作用及变化

膳食纤维由纤维素、果胶类物质、半纤维素、木质素和糖蛋白等组成。主要存在于植物性食物中,虽然不能被人体吸收,但膳食纤维能促进胃肠蠕动,清洁肠道垃圾,降低体内胆固醇水平,调节糖尿病患者的血糖水平等,对于一些疾病具有一定的防治作用。

1. 纤维素 纤维素是植物细胞壁的主要成分,在植物中随品种、生长期、气候等条件的变化而含量各异。一般幼嫩细胞中含量较少,其含量随着成熟度而增加,因而老的青菜中纤维素含量高,口感粗老,甚至失去食用意义。茎菜类、叶菜类的烹饪原料中有较多的纤维素。

纤维素对人体无营养价值,因为人体内没有纤维素酶,不能将其水解为葡萄糖,因而食用纤维素不产生热量,可采用含纤维素较多的原料(如莴笋、芹菜等)制作成低热量的减肥菜肴。

2. 果胶　果胶是植物细胞壁的成分之一,与纤维素一同构成了植物的支架物质,它存在于相邻细胞壁间的中胶层中,起着将细胞粘结在一起的作用。

果胶具有极强的亲水性,其水溶液在有适量的糖、有机酸存在时,能够形成凝胶。0.5%~15%的普通果胶溶液在 pH 值为 2.0~3.5 时,加入蔗糖浓度至 60%~65%,在室温下就能形成凝胶。

在腌制瓜果时,若采用硬水(含 Ca^{2+}、Mg^{2+}),果胶酸与钙离子生成果胶酸钙,通过钙把果胶分子交联起来。因而腌制时可在水中加入少量石灰,腌成的瓜果绿而脆香。受到水浸后的马铃薯、甘薯等不易煮烂,也是因为有果胶酸钙生成。

3. 琼胶　琼胶又称琼脂、洋菜、洋粉等,它存在于某些海藻(如石花菜)细胞壁中。琼胶由半乳糖分子缩聚而成,是一种多糖类的胶质。它不溶于冷水,但可吸水膨胀,可以溶于90℃以上的热水,其最大溶解度为 2% 左右。琼胶具有很强的凝胶能力,0.5% 的浓度经冷却就可形成凝胶。琼胶在使用过程中可反复熔化、反复凝胶。

琼胶无营养价值,在烹饪中可利用其胶凝性而将其作为增稠剂和凝固剂。由于其凝胶透明度好,能完成很好的造型,常用来制作各种动植物及山水风景的工艺拼盘。由于琼胶的爽口、滑溜,常作为辅料制成冷肴,例如"水晶冻鸡""冻鸭掌"。琼胶不易被消化、低热量,常利用这些特点来制作低热、低糖的减肥食品。此外,琼胶还能用于制作果冻、软糖等食品。

第四节　烹饪中维生素的作用及变化

维生素是维持人体细胞生长和正常代谢所必需的一类有机化合物,它们主要存在于天然食物中,大多人体不能合成或合成量少而不能满足机体需要,必须经常由食物供给。

如今即使有各种商品维生素可供选用,但在最发达的国家,仍然存在维生素缺乏的人群。造成维生素缺乏的原因主要有:食物中维生素摄入不足、机体消化吸收障碍和机体需要量增加等。其中,食物中维生素摄入不足一方面由于摄入的食物中天然含有的不足,另一方面是烹饪加工、食品加工过程中的损失造成的。所以烹调师在制作菜肴过程中,应注意在保证色香味形以及烹饪杀菌去毒安全的基础上,尽量避免维生素等营养素的损失。

一、维生素的性质及变化

维生素种类繁多、性质各异,从溶解性上可分为水溶性维生素和脂溶性维生素两类。不同的性质在加工过程中影响因素也不同,分述如下:

(一)水溶性维生素的作用及变化

水溶性维生素溶于水而不溶于脂肪或者脂溶性溶剂,吸收后体内贮存很少,过量的多通过尿液排出。此类维生素有:维生素 B_1、维生素 B_2、维生素 PP、维生素 B_6、泛酸、生物素(维生素 H)、叶酸、维生素 B_{12}、维生素 C 等。

1. 抗坏血酸(维生素 C)　抗坏血酸即维生素 C。它具有酸性和强还原性,水溶性很强,主要存在于植物性原料中。天然的抗坏血酸是 L 型。其异构体 D 型抗坏血酸的生物活性大约是 L 型的 10%，常用于非维生素的目的，例如在食品加工中作为抗氧化剂等添加于食品之中。

抗坏血酸易氧化脱氢形成 L- 脱氢抗坏血酸。因其在体内可还原为 L- 抗坏血酸，故仍有生物活性。其活性约为 L- 抗坏血酸的 80%。

抗坏血酸是最不稳定的维生素。一般温度高，破坏大；在酸性条件下稳定，而在碱性时易分解。在有氧、酶、金属离子、紫外线、X- 射线和 γ- 射线辐射等情况下均不稳定。

所以富含维生素 C 的原料要现切现用，避免切后长时间暴露在空气中，避免切后淘洗、焯水等与弃除不要的水接触，同时避免加热或长时间加热操作。凉拌类菜肴加入糖和盐等其他物质可降低氧在溶液中的溶解度，从而提高抗坏血酸的稳定性。

2. B 族维生素 B 族维生素有多个化合物，在谷类、蔬菜及乳品、肉类中存在，在烹饪加工中变化较大，易于丢失。

（1）硫胺素和核黄素：硫胺素，又称抗神经炎素，即维生素 B_1。它广泛分布于整个动、植物界。

硫胺素稳定性较差，取决于温度、pH 值、离子强度、缓冲体系等。水溶液在空气中将被缓慢分解，在酸性溶液中对热较稳定，但在中性尤其是碱性溶液中对热不稳定。在一般烹调温度下，维生素 B_1 破坏不大。通常，硫胺素在干燥的产品中稳定性很好。

硫胺素和其他水溶性维生素一样，在水果蔬菜的清洗、整理、烫漂和沥滤期间均有所损失。在谷类碾磨时损失更大。鲜鱼和甲壳类体内有一种能破坏硫胺素的酶——硫胺素酶，此酶可被热钝化。

核黄素即维生素 B_2，为橙黄色结晶，可作为食用着色剂。食物中主要来源于动物性食品、豆类食物和绿叶蔬菜中，其他蔬菜谷类含量较少。核黄素在酸性或中性溶液中对热稳定，且不受大气中氧的影响。但在碱性溶液中对热不稳定，易破坏。游离核黄素对光敏感，尤其是对紫外线敏感，在中性和碱性介质中光分解较为显著；但结合型维生素 B_2 对光比较稳定。

（2）烟酸和叶酸：烟酸即维生素 PP，又称尼克酸，包括烟酸和烟酰胺两种化合物。广泛存在于动、植物体内。含量最多的是蘑菇、酵母等，其他食物一般含量较少。

烟酸的稳定性较好，耐热，即使在 120℃加热 20 分钟，也几乎不被破坏，对光、氧、酸、碱也很稳定。但是，蔬菜所含烟酸由于整理、烫漂和沥滤等可有损失，此损失类似于其他水溶性维生素的损失。猪肉和牛肉在宰后贮存期间亦可有一定数量的损失。烤肉时其本身可无损失，但滴液（烤制过程中滴下来的液体）中可含有烟酸，此损失可达原来烟酸含量的 26%。

叶酸是 1941 年由菠菜中分离出来的，也因此而得名。叶酸广泛分布于动、植物食品中，动物肝脏、豆类、各种绿叶蔬菜含量较多，谷类和其他蔬菜、水果含量较少，而肉、鱼、乳等含量很少。

叶酸对热、光、酸性溶液不稳定，可被阳光和高温分解，在无氧条件下对碱稳定，有氧时酸碱都可以将其水解。

（3）维生素 B_6 和维生素 B_{12}：维生素 B_6 是吡啶的衍生物，有三种形式，即吡哆醛、吡哆醇和吡哆胺。它们可相互转变，都具有维生素 B_6 的活性。这些化合物以磷酸盐的形式广泛分布于动、植物体内。

维生素 B_6 的三种形式对热都很稳定，其中吡哆醇最稳定。维生素 B_6 在酸中稳定，在碱中易被破坏分解,尤其易被紫外线分解。

维生素 B_{12} 又称钴胺素,它是在化学上最复杂的一种维生素。主要来源为肉类,尤以内脏含量最多(含量可高达 $20\mu g/100g$),鱼、贝类、蛋类其次,乳类含量最少,植物性食品则一般不含此种维生素。但我国豆制发酵食品可含有一定数量。

维生素 B_{12} 水溶性在室温下稳定,在 pH 为 4.5~5.0 的弱酸条件下最稳定,此时即使经高压灭菌处理也很少损失。但是在 pH 为 2 以下或 pH 为 9 以上的情况下将会分解。过热可有一定程度的破坏,但快速高温消毒损失不大。遇强光或紫外线亦不稳定,易受破坏。

(二)脂溶性维生素的性质及变化

脂溶性维生素溶于脂肪或者脂溶性溶剂而不溶于水,吸收后体内有一定的贮存,过量可以导致毒性。此类维生素有:维生素 A,维生素 D、维生素 E、维生素 K。

1. 维生素 A 维生素 A 又称为视黄醇,主要存在于动物的肝脏、蛋黄中。植物和真菌中有许多类胡萝卜素被动物摄食后可转变成维生素 A,并具有维生素 A 活性,因此被称为维生素 A 原,其中 β- 胡萝卜素最有效,但其在人类肠道中的吸收利用率很低,仅为维生素 A 的约六分之一,其他胡萝卜素的利用率更低。

维生素 A 是淡黄色结晶,溶于脂肪和脂溶剂。维生素 A 和维生素 A 原,由于高度不饱和,易被空气、氧化剂所破坏,特别在高温条件下,紫外线和金属可促进其氧化破坏。油脂发生氧化酸败时,其中的维生素 A 和维生素 A 原也会受到严重的破坏。

维生素 A 及维生素 A 原对热、酸、碱相当稳定。果蔬、肉、乳、蛋等食物中的维生素 A 及维生素 A 原在一般情况下对热烫、高温杀菌、碱性、冷冻等处理比较稳定。

2. 维生素 D 维生素 D 主要存在于动物性食品中,其中以海水鱼的肝脏含量最为丰富。禽畜肝脏及蛋、奶也含少量维生素 D_3。谷物、蔬菜、水果则几乎不含维生素 D。

维生素 D 很稳定,它能耐高温,且不易氧化。但是它对光敏感,易受紫外线照射而破坏,通常的贮藏、加工或烹调不影响其生理活性。

一般情况下要单从天然食物中取得足够的维生素 D 很不容易,尤其是婴幼儿,故应注意进行适当的日光浴、使机体尽量多合成维生素 D_3。

3. 维生素 E 维生素 E 又名生育酚。天然存在的 α- 生育酚在动植物组织中分布最广,活性最强。特别在小麦胚油、棉籽油、玉米油、花生油中含量较多。绿苋苣叶及柑橘皮中也含较多的生育酚。几乎所有绿叶植物都含有维生素 E。

维生素 E 为黄色油状液体,对热和酸较稳定,对碱不稳定,可缓慢地被氧化破坏,金属离子如 Fe^{2+} 能促进维生素 E 的氧化。植物油中维生素 E 主要起着抗氧化剂作用,在氧化酸败的油脂中 α- 生育酚容易被破坏。食物中一般不缺乏维生素 E。

4. 维生素 K 维生素 K 是黄色黏稠状物,其对热、空气和水分都很稳定。但易被光和碱所破坏。在一般的食品加工中也很少损失。

维生素 K 在绿色蔬菜中含量比较丰富,如菠菜、洋白菜等。鱼肉中维生素 K 的含量较多,但麦胚油、鱼肝油中含量很少。

二、维生素在烹饪加工中的变化

食物在烹饪加工时,损失最大的是维生素。水溶性维生素较脂溶性维生素更易损失。在各种维生素中又以维生素 C 最易损失。按维生素的种类其损失大小的顺序排列如下:

维生素 C ＞维生素 B_1 ＞维生素 B_2 ＞其他 B 族维生素＞维生素 A ＞维生素 E ＞维生素 D

维生素在烹饪加工中的变化，主要是由维生素在原料中存在部位的改变和理化因素的变化，导致维生素的化学结构发生变化而引起的，由此导致维生素的损失。

（一）溶解性

水溶性维生素易通过扩散或渗透过程从原料中浸析出来。因此，原料的表面积增大、水流速度加快、水量大和水温升高等因素，都会使原料中的水溶性维生素由于浸出而损失加大，尤其是对叶菜影响更大。因维生素 C 会通过表面积较大的叶子引起损失，如果将切好的叶菜完全浸在水中后再烹制，菜中的维生素 C 可损失 80% 以上。

水溶性维生素在烹制过程中会因加水量或从原料组织中溢出而溶于菜肴汤汁中。原料组织中水溶性维生素的溢出程度与烹调方法有关。一般采用蒸、煮、烧等烹制方法，原料组织中水溶性维生素的溢出量可达 50%，因此，水溶性维生素在汤汁中含量较大；而采用炒、熘等烹调方法，因成菜时间短，尤其是原料经上浆挂糊后再烹调，原料组织中的水溶性维生素溢出较少，因此，在菜肴汤汁中的析出量也不会增多。

脂溶性维生素只能溶解于脂肪中。因此，原料用水冲洗的过程和以水作传热介质时，一般不易流失；但用脂肪作传热介质时，部分脂溶性维生素会溶于油中。通常烹调中无论是维生素 A 还是胡萝卜素均较稳定，几乎没有损失。当用水加热时，一般损失最多也不超过 30%；短时间烹调食物，菜肴中的维生素 A 损失率不超过 10%。由于维生素 A 易溶于脂肪中，因此，当油炸食物时，可使部分维生素 A 溶解而损失。然而，与脂肪一起烹调可大大提高维生素 A 原的吸收利用率以及转化效率。凉拌菜中，加入适量食用油不但可以增加其风味，还能增加人体对凉拌菜中脂溶性维生素的吸收。

（二）氧化反应

对氧敏感的维生素有维生素 A、维生素 E、维生素 K、维生素 B_1、维生素 B_2、维生素 B_{12}、维生素 C 等。它们在食物的贮存和烹调加工过程中，特别容易被氧化破坏。因此，在烹饪时可采取上浆挂糊、加盖锅盖等方法，以减少原料与空气接触的机会，从而减少这些维生素的损失。

（三）热分解反应

一般脂溶性维生素对热较稳定，但易氧化的例外。如果把含维生素 A 的食物隔绝空气进行加热，则在高温下也比较稳定。维生素 B_1 在酸性溶液中对热较稳定，但在碱性溶液中，加热使它极不稳定。维生素 C 是维生素中最不稳定的一种维生素。维生素 C 不耐热，加热可促进维生素 C 的氧化作用及增大其水溶性。因此，对富含维生素 C 的原料，加热时间不宜过长，否则维生素 C 会遭到严重破坏。如蔬菜煮 5~10 分钟，维生素 C 的损失率可达 70%~90%，如果挤去原汁再浸泡 1 小时以上，维生素 C 可损失 90% 以上。

（四）光分解反应

光对维生素的稳定性也有影响，因为光能促使维生素的氧化和分解。对光感的维生素有维生素 A、维生素 E、维生素 B_1，维生素 B_2、泛酸、维生素 B_{12}、维生素 C 等。维生素 B_2 在碱性条件下，阳光照射条件下，易被破坏。例如在夏季，牛奶在日光下暴露 2 小时，其维生素 B_2 损失率可达 90%；阴天损失率为 45%；处在完全阴暗处损失率仅为 10%。另外即使在室内普通光照 24 小时，也仍有 30% 的维生素 B_2 被破坏。

（五）酶的作用

天然原料中存在有多种酶,它们对维生素具有分解作用。如贝类、淡水鱼中的硫胺素酶能分解硫胺素;蛋清中的抗生物素酶能分解生物素;水果蔬菜中的抗坏血酸氧化酶能加速抗坏血酸的氧化作用。这些酶在90~100℃下经10~15分钟的热处理,即可失去活性。

植物组织中的抗坏血酸氧化酶,在组织完整时,其催化作用不明显,可是当组织破坏并与空气接触时,就能迅速催化维生素C的破坏。如小白菜切成段炒,损失约30%;而切成细丝炒,损失51%。切的越细,有更多的细胞膜被破坏,氧化酶释出增加,同时增加与空气的接触,则维生素C的氧化也越快。

相对而言,维生素C较氧化酶对热稳定,利用这一性质,在蔬菜水果加工中,进行高温瞬时烫漂处理,可以减少维生素C的损失。但抗坏血酸氧化酶在60~80℃时活性最高,如果把蔬菜和水果放到冷水中,逐渐加温,这种温度条件适合氧化酶的作用,同时水中又溶解大量的氧,维生素C的破坏反而因氧化加速而损失加大。因此,应该把蔬菜和水果放到沸腾的水中烫漂,这样水中几乎不含溶解的氧,而且在100℃下氧化酶很快失去活性。用这种方法烹制的马铃薯,其维生素C的损失要比用普通方法减少50%。

第五节　烹饪中其他食物成分的变化

食物在烹饪加热过程中,除了上述营养成分外,水和重量等也会发生重要变化。

一、水和重量的变化

烹饪原料中基本都含有水分,不同种类原料含水量也不尽相同。烹饪原料中水分的丢失,主要关系到菜肴的口感、水溶性营养素的损失,以及原料生熟比的变化(生熟比的测定参照本章后实验)。不同的初加工方法、切配形状大小、是否上浆或挂糊、烹调的火候和时长等对水分留存均有影响。

增加原料水分留存的主要措施有:原料先洗后切;切配处理后的原料要及时烹调;含高蛋白的动物性原料(如肉丝)烹调前加适量的水、盐,并用力搅拌,增加原料中的水分;烹调前对原料进行上浆、挂糊处理;烹调时选用旺火快炒的方法等。

水分的变化,常常带来食物总重量的变化,进而影响营养成分的含量变化。重量变化因子(weight change factor,WCF)是反映烹调过程中食物总重量的变化(水分、蛋白、碳水化合物、脂肪)的参数,计算公式如下。重量变化因子可以为营养学研究、营养调查、营养素摄入量研究提供基础数据。

$$\mathrm{WCF} = \frac{烹调后食物质量(g) - 烹调前食物质量(g)}{烹调前食物质量(g)} \times 100$$

二、矿物质的变化

矿物质是人体内无机物的总称。食物中除了碳水化合物、脂类、蛋白质、维生素、水分外,还有一类非常重要的营养素——矿物质。食物中的矿物元素往往以无机态或有机盐类的形式存在,或者与有机物质结合而存在(如磷蛋白中的磷和酶中的金属元素)。

食物中矿物质的损失常常不是由化学反应引起的,而是通过矿物质的丢失或与其他物质形成一种不适宜于人和动物体吸收利用的化学形态而损失。食物在加工中,原料最初的淋洗、整理、除去下脚料等过程是食物中矿物质损失的主要途径。在烹调或热烫中也会由于在水中的溶解而使矿物质有大量损失。

谷物是人体获得矿物质的一个重要来源。在谷物的胚芽和表皮中富含矿物质,所以谷物在碾磨时会损失大量矿物质,并且谷物原料碾磨得越精细,微量元素损失就越多。

矿物质与食物中其他成分的相互作用导致生物利用率的下降,是矿物质营养质量下降的另外一个重要原因。一些多价阴离子,如广泛存在于植物食物中的草酸、植酸等就能与两价金属离子如铁、钙等形成相应的盐。这些盐在消化道中被机体吸收利用的程度很低,因此,它们对矿物质的生物效价有很大的影响。

三、其他食物成分的变化

植物化学物是指由植物代谢产生的多种次级植物代谢产物,这些产物除个别是维生素的前体物质外,均为非营养素成分。主要包括黄酮类、类胡萝卜素类、芥子油苷、有机硫化物、吲哚类、异黄酮类、番茄红素、多酚类、植物固醇类等。

关于这些成分根据其理化性质,如水溶性、热稳定性等特点,在烹饪中发生的具体变化,研究较少。

第六节 储存、加工过程营养素的损失

一般原料都要经过储存、初加工、烹调加工过程才能成为供人们享用的美食。在这些过程中,其理化特性会发生一系列变化。食物经过加工以提高感官品质、增强食欲、促进营养物质的消化吸收,但是经过贮藏、加工的食物,原有的营养成分也会出现损耗的问题。了解储存、加工过程对营养物质的影响,可以帮助我们尽量减少在这些过程中造成的营养素的损失。

一、烹饪原料储存过程中营养素的损失

(一)常温储存
常温储存对一些含水量大且易腐烂变质的原料(如豆腐、畜、禽、水产肉类、蛋类等新鲜原料)会存在酶及微生物的影响,容易造成糖类、蛋白质、脂肪等的损失。

(二)冷藏储存
冷藏储存对原料中酶及微生物有一定的抑制活性作用,对糖类、蛋白质、脂肪、矿物质的损失影响很小。长时间储存对一些维生素有一定影响。但是需要注意冷藏是有期限的,豆腐、畜、禽、水产肉类、蛋类等新鲜原料不适合长期冷藏储存。

(三)冷冻储存
冷冻储存对原料中酶及微生物具有更好地抑制活性作用,一般冷冻情况下对营养素的损失影响很小,但是过度冷冻会造成蛋白质的变性、口感持水性等变差。注意按每次用量为一份,独立保鲜袋包装(挤干空气),解冻时流水隔着保鲜膜解冻原料,可以减少水溶性营

养素的损失。同时,避免反复的冷冻解冻过程。

(四)干燥储存

干燥储存降低原料中的水分活度,从而具有一定的防腐作用,对水溶性维生素造成较大损失。一般自然干燥(风干、晒干)过程糖类、蛋白质、脂肪、矿物质的损失很小,超过蛋白质变性的温度等高温环境下干燥脱水(高温烘干、喷雾干燥)等处理,对蛋白质、赖氨酸、维生素 C 等会造成热损失。

二、烹饪原料初加工过程中营养素的损失

(一)涨发加工

涨发是指利用物理、化学手段使干制品的形状和成分尽可能恢复到原有形态和口感的过程。干制品在烹调前,须经过涨发,使干制品重新吸收水分,最大限度地恢复原有鲜嫩、松软的特点,同时除去原料中的腥臊气味和杂质,使之便于切配和烹调,也有利于消化吸收。传统的涨发方法有水发、碱发和热热膨胀涨发(油发、盐发)等。

1. **水发** 水发从温度上分为冷水发、温水发和热水发几种,均是将干货原料浸泡在不同温度的水里,或者用水蒸气的方式进行复原。浸泡方式会使水溶性物质向水中转移,造成一定的损失。水蒸气蒸发的损失微小。为了减少损失,在浸泡前先对干货原料进行流水冲洗,洗去表面的尘污和异味,然后再浸泡,这样浸泡后的水就可以加以利用,从而减少水溶性物质(耐热性的那部分)和风味物质的损失。比如干香菇的浸泡水发,泡过的水含有浓郁的呈香物质等,可以用来代替煲汤或者炖菜等要加的自来水。

2. **碱发** 碱发是将干料投入配制好的碱溶液中,使之浸发涨大的方法,是在自然涨发基础上采取的强化方法。存在碱的处理,会有蛋白质、维生素 B_1、维生素 B_2、维生素 B_5、维生素 B_{12}、维生素 C 等的破坏和损失。

另外值得注意的是,现在市场上的涨发品为了求快,存在用烧碱或增白剂发制的现象,这些原料不但营养损失很大,且不好加工烹调。

3. **油发** 油发,是利用油的传热作用,将干货原料放在多量油锅中,经过加热后使其膨胀至松泡、酥脆或外酥内嫩的半熟或熟透的半成品的涨发方法。经过高温油炸等阶段,成品色泽金黄,体积也比鲜料时增大,但是会造成蛋白质的损失。

(二)解冻

1. **空气解冻法** 空气解冻法是以空气作为解冻介质的原始解冻方法,其成本低、操作方便,因而应用较为普遍。空气解冻时一般将温度控制在 20℃以下,以免造成表面变色、干耗等。空气解冻时间一般较长,温度不均匀,表面易酸化、变色,容易发生微生物污染,降低美观和营养价值。采用送风方式加快空气流动,虽然能加速解冻,但易引起物料的干燥和褐变。提高湿度可以加快解冻,防止干耗,但湿度过大也会引起微生物的生长和繁殖。一般空气解冻温度在 14~15℃,风速为 2m/s,湿度在 95%~98% 时细菌的污染较少。在家庭生活中,尽量减少大块体积的物料的冻存,以免降低口感和营养价值。

2. **流水解冻法** 冷冻物料在静止或流动的水中解冻,物料表面与水的传热速度是在空气中传热速度的 10~15 倍,在较低的温度下也有较快的解冻速度,是食品工业、餐饮企业和家庭中常用的解冻方法。一般没有酸化和干燥的问题,但是裸露的表面容易吸水,水溶性的氨基酸、矿物质、维生素等损失较为严重。所以冷冻前要做好分量、体积大小的处理,一

般按每次用量为一份,独立保鲜袋包装,挤干空气使得物料表面和保鲜袋紧密接触。从而在流水解冻时使得物料和水流近距离接触,避免隔着空气降低解冻速度,另一方面也可以避免大物料的反复冷冻解冻过程。这样包装好的物料可以用流水隔着保鲜膜解冻原料,从而减少水溶性营养素如水溶性蛋白质、维生素、矿物质的损失。

3. 微波解冻法　微波解冻法是指在一定频率的电磁波作用下将冻结食品解冻的方法。与传统的空气解冻、流水解冻相比,它具有解冻时间短、内外受热均匀,干耗减少、营养成分无损失,解冻环境清洁、产品卫生标准高等突出优点。微波解冻的电磁波采用频率为915MHz 和 2 450MHz 的两个波带。2 450MHz 电磁波因穿透性较小,仅适宜于解冻厚度在5cm 以下的冻结食品。如果厚度在 5cm 以上,则较多采用915MHz 的电磁波。

(三)清理加工

清理加工是原料初加工的首要步骤,通过去除杂物、修理料型等操作(俗称去除下脚料),使之清洁、美观,为下一步切配、制熟等加工打下基础。

烹饪原料在清理加工时为了追求过于精细、美观而去除过多的"下脚料",是原料营养素机械性损失的重要表现。如芹菜等以茎为主弃除菜叶,茄子瓜果类削皮(有农药残留的另当别论),包菜、西蓝花去除中间的心,虾类去壳,鱼类去除肝、肠、鱼油等内脏等。

虾类去壳就去掉了虾里所含有的大部分钙;杀鱼时鱼肝、鱼油、鱼肠等内脏的丢弃,造成维生素和多不饱和脂肪酸的丢失,特别是海鱼的鱼肝、鱼油中富含的维生素 A、D,DHA、EPA 等常缺乏的维生素和多不饱和脂肪酸。所以家庭买鱼要保留内脏,可以食用的部分清洗干净后跟鱼肉一起烹调,尽量减少营养素的浪费损失。

(四)洗涤加工

洗涤就是用水作为主要溶剂对原料进行清洗。如蔬菜水果的流水冲洗,鱼、肉类去除血水、异味等的漂洗,大米、豆类等的淘洗,等等。

蔬菜中的维生素和矿物质可通过刀口的横截面溶解到水里而受到损失。漂洗的原料的机械损伤是水溶性营养素丢失的关键所在,也就是机械损伤程度越大,切的刀口越多,切得越碎小,那么在洗涤时,水溶性营养素的损失就越多,同时漂洗时间越长,损失也就越多。原料中损失的主要是低分子碳水化合物、水溶性维生素(维生素 B_1、维生素 B_2、维生素 PP、维生素 C 和叶酸等)、矿物质和游离氨基酸等。

如一些河鱼清除土腥味则采用将杀好的鱼放在盐水中浸泡约 10 分钟的操作。做一些甜口或者酸甜味或与水果一起烹制的肉类菜肴时,往往需要长时间的漂洗,去除血腥。如哈密瓜炒肉片、松鼠鱼、玉米鱼等初加工时均要反复漂洗血水。这样的洗涤过程会造成游离氨基酸、矿物质、B 族维生素的大量损失。

家庭做米饭时,传统习惯上会将米淘洗 2~3 次,甚至更多。经多次的淘洗,维生素 B_1 可损失 29%~60%,维生素 B_2 和尼克酸可损失 23%~25%,矿物质约损失 70%,蛋白质损失 16%,脂肪损失 43%,糖类损失 2%。在淘米时搓洗次数越多,搓洗强度越大,浸泡时间越长,各种营养素损失就越多。现在农业上稻谷的收割、晾晒、风干、脱壳等操作已经不再像从前设备简陋的时代那么容易混入泥沙之类杂物,所以淘米经过一次冲洗,不用搓洗已经可以达到清洁的目的。

同时烹饪原料要注意先洗后切来避免营养素过多的流失。

（五）切配加工

原料清洗干净之后，有些需要根据烹调的需求进行适当的刀工切割等处理。切配由切和配两部分技术内容组成。"切"就是切料，即通过使用各种刀法，把清洗加工后的原料再加工成便于烹调入味和食用的各种形态（包括一般形态和花色形态），行业内又将其称为"改刀"。"配"就是把改刀切好的各种形态的原料，根据烹调技法的要求，按分量、色泽、质量、形态等，搭配在盘中，以备烹调成为色香味形完善的菜肴。另外，一些质嫩、含水量大或是需要保持一定形态的原料，我们还要进行上浆挂糊等保护性操作。

在切配阶段一般没有丢弃或者溶于外来水等溶剂造成的营养素损失。但是会存在切配过久，储存不当造成原料色香味形的变化以及营养素的损失的现象。例如切好的青椒等蔬菜中的维生素 C 可通过切口断面与空气的接触而被氧化破坏，切得越碎，放置时间越长，损失越多。同时切后的青椒，如果没有放在冰箱或者冷柜内储存，再加上周围环境不卫生，会滋生微生物，切口断面处会出现腐败变质、颜色变黄、渗出水分等现象。所以新鲜原料要做到现切现炒，避免营养素的损失。现实生活中家庭烹饪一般可以做到现切现炒。酒店、餐馆、食堂等大型餐饮单位，由于烹调量大，往往在 11 点需要烹制的蔬菜原料，在 10 点半前就切配准备完毕了，所以就会出现切配存放太久造成营养素的过多损失的情况。

（六）预熟加工

预熟加工是将原料在正式熟加工前，按照菜肴质量要求，加热成为所需半成品的加工手法。按照加热介质的不同分为水预熟、油预熟、蒸汽预熟等。常见的预熟加工有焯水、焐油、走油（拉油）等。

焯水加工中营养素的损失类似于漂洗，焯水原料有无机械损伤是水溶性营养素丢失的关键所在，即机械损伤程度越大，切的刀口越多，切得越碎小，焯水时间越长，水溶性营养素的损失就越多。还有一些焯水后捞出，挤去菜汁，再炒熟的操作，菜汁挤出得越多，水溶性营养素的损失也就越多。例如，在烫漂胡萝卜和芜菁甘蓝时，其单糖和双糖的损失分别为 25% 和 30%。青豌豆的损失较小，约为 12%，青豌豆中的营养素主要进入加工用水而流失。

焯水原料中损失的主要是低分子碳水化合物、水溶性维生素（维生素 B_1、维生素 B_2、维生素 PP、维生素 C 和叶酸等）、矿物质和游离氨基酸等。

另外还有在焯水时加点碱保护叶绿素而达到菜肴嫩绿的效果的做法，这样会大大增加高温下对碱不稳定的维生素的损失，如维生素 B_1、维生素 B_2 和维生素 C 等。

走油，又称拉油、过油、溜油，是指正式加热前将原料炸制成半成品的过程，温度一般高于 100℃。此过程会造成不耐高温营养素的损失（挂糊拉油的除外），以及脂溶性物质如维生素 A、维生素 D、维生素 E 等溶解在油中的损失。

三、烹饪方法对营养素的影响

中国烹饪方法千变万化、种类繁多。不同的方法可烹制出不同的菜肴，而原料中的营养素种类和数量在此过程中也会发生一系列的变化，使烹调后的菜肴与原料的营养价值产生一定的差异。如高温油炸、水煮、蒸、焖、炖以及直接炒爆、煎等。

不同的烹调方法对菜肴的色、香、味、形、营养等的影响也各异，均衡的膳食需要色香味形与营养价值的均衡，所以膳食中不同烹调方法的合理均衡结合也至关重要（表 4-11）。

表4-11　常用烹饪方法对营养素的影响

烹调方法	时间	温度/℃	选料特点	优点	缺点	建议
烧	中、长	100	适用于大块原料	油脂乳化,部分蛋白质水解	B族维生素、维生素C损失较大	控制添加水量及加热时间
蒸	中、短	100	新鲜原料	营养素流失少,味道鲜美		选择蛋白质和纤维多的原料
氽、涮	短	100	植物原料为主,其次是肉类、丸子等	营养素破坏较少	水溶性成分易流失	严格控制加热时间并防止外熟里生
炖、煮、焖、熬、煨	中、长	100	适用于大块动植物原料或汤品	油脂乳化,部分蛋白质水解,有利于消化吸收	维生素和矿物质易损失	宜用胶原蛋白质和粗纤维含量丰富的原料,适当搭配植物原料
炸	短、中	100~300	适用于各种原料	吸油作用,脂肪含量高,口感好	易脱水,水溶性维生素破坏大,蛋白质过度变性,脂肪酸被破坏	油温不宜过高(最好不要超过180℃),可采用拍粉、上浆、挂糊等方式处理,不宜将油脂反复多次使用
煎、贴、塌	短、中	100~230	适用于各种原料	挂糊营养素流失较少	受热不均匀	防止外焦里生
炒、爆、熘	短	150~180	适用于较细小、易熟的原料	营养素流失较少,快捷方便	维生素C损失较大	有些原料需经过上浆、挂糊等方式处理,成熟后内部温度不低于70℃
熏	长	60~85	常见动物原料	防腐,形成特殊香味	水溶性成分易流失,有致癌物产生	可采用"液体烟熏法"
烤	中、长	130~340	常见动物原料和根茎类食物	营养素流失少	表皮蛋白质过度变性	防止外焦里生,避免在燃油或明火上烤

(朱惠莲　燕宪涛　陈淑蓉)

本 章 要 点

1. 蛋白质在烹饪中的作用及变化;加工操作过程中蛋白质的损失等。
2. 脂类在烹饪中的作用及变化;加工操作过程中脂类有害物质的产生。
3. 碳水化合物在烹饪中的作用及变化。
4. 加工操作中维生素、矿物质的损失和保留方法。

思 考 题

1. 哪些加工操作会使得蛋白质损失或者降低消化率？
2. 哪些加工操作会降低油脂的营养价值或产生有害物质？
3. 蛋白质热变性的益处有哪些？
4. 长时间烧煮存在哪些优缺点？

技 能 操 作

一、蛋白质的变性、凝固及沉淀反应

（一）教学目标和要求

1. 了解盐析、重金属离子和生物碱试剂沉淀蛋白质的原理。
2. 通过实验了解蛋白质的变性、凝固和沉淀的相互关系。
3. 理解蛋白质胶体分子的稳定因素。
4. 掌握蛋白质变性的原理。

重点：蛋白质两性反应和等电点。

难点：蛋白质沉淀反应的原理和意义。

（二）试验前需要掌握的基本概念

1. 蛋白质的理化性质

（1）电离性质：当蛋白质解离成正、负离子相等时，净电荷为零，此时溶液的 pH 值称为蛋白质的等电点。

（2）胶体性质：蛋白质相对分子质量在 1 万 ~100 万，分子直径可达 1~100nm，其颗粒表面大多为亲水集团，可在表面形成一层水化膜，防止溶液中蛋白质沉淀析出。

（3）变性：在某些物理或化学因素作用下，天然蛋白质特定的空间结构可被破坏，导致理化性质改变和生物学活性丧失，称为蛋白质变性，变性蛋白质易被消化吸收。一定条件下具有可复性。

（4）呈色反应：蛋白质水解后产生氨基酸，与茚三酮作用产生蓝色反应；蛋白质在碱性溶液与硫酸铜作用呈现紫红色，也称双缩脲反应。

（5）在紫外光谱区有特征吸收波：含共轭双键的酪氨酸和色氨酸在 280nm 波长处有特征性吸收峰，可用于蛋白质的定量测定。

2. 蛋白质的热变性、凝固和沉积

（1）热变性：由于加热而导致的蛋白质变性。蛋白质在 50~60℃以上的溶液中，由于热的作用，多肽链的次级键破坏，蛋白质分子中某些疏水基团外露，成为溶解度很低的变性蛋白。

（2）凝固：若在等电点情况下加热（或加乙醇），则蛋白质可凝固而沉淀析出；若将蛋白质加热（或加乙醇）后将溶液的 pH 值调到等电点，变性蛋白质立即结成絮状的不溶物析出，称为结絮。结絮的蛋白质再加热则可凝固。

（3）沉淀：在一定的物理化学因素（例如盐析、重金属盐类或生物碱）影响下，蛋白质颗粒失去电荷脱水，以固态的形式从溶液中析出，称为蛋白质的沉淀。

1）盐析：蛋白质胶体分子在溶液中，在高浓度中性盐作用下，脱去水化膜并中和所带的电荷，使胶体的稳定性遭到破坏而沉淀析出。沉淀出的蛋白质仍保持天然蛋白质的性质，若降低盐的浓度，蛋白质仍可溶解。常用于提纯各种蛋白质及酶类。

2）重金属离子：在碱性溶液中，使蛋白质带负电荷，容易与重金属离子（Cu^{2+}，Ag^{2+}，Hg^{2+}）结合形成不溶性蛋白盐类而沉淀，属于不可逆的沉淀反应。常用于科学研究。

3）生物碱试剂：在酸性溶液中，蛋白质带正电荷，容易与生物碱试剂作用形成沉淀，属于不可逆的沉淀反应。常用于制备蛋白质滤液。

（三）试验前准备

1. 准备 10% 蛋白溶液，蒸馏水，pH 值 4.8 缓冲液，0.1mol/L HCl，0.1mol/L NaOH，0.1mol/L Na_2CO_3，0.1mol/L HAc，饱和（NH_4）$_2SO_4$ 溶液，$CuSO_4$ 溶液，结晶硫酸铵粉末 0.3g，饱和苦味酸溶液 1ml。

2. 准备试管几只，酒精灯。

（四）试验操作步骤

1. 蛋白质热变性

（1）取 3 只试管，按照表 12 添加试剂，分别混匀，加热煮沸，观察有何变化。

表 12 热变性操作步骤 1

试管编号	1	2	3
10% 蛋白溶液	10 滴	10 滴	10 滴
蒸馏水	—	8 滴	8 滴
pH 值 4.8 缓冲液	10 滴	—	—
0.1mol/L HCl	—	2 滴	—
0.1mol/L NaOH	—	—	2 滴

（2）冷却后，按照表 13 添加试剂，并将第 2、第 3 管分别于酒精灯上煮沸，注意有无凝固现象。

表 13 热变性操作步骤 2

试管编号	1	2	3
0.1mol/L HCl	2 滴	—	—
0.mol/L Na_2CO_3	—	2 滴，缓慢滴加	—
0.1mol/L HAc	—	—	2 滴，缓慢滴加

（3）冷却后，按照表 14 添加试剂，观察是否仍能溶解。

表 14 热变性操作步骤 3

试管编号	1	2	3
0.1mol/L HCl	—	2 滴	—
0.1mol/L NaOH	—	—	2 滴

2. **蛋白质的盐析作用** 按表15操作,比较2份滤液有何不同。

表15 盐析作用操作步骤3

试管编号		1	2	3
10% 蛋白质溶液	2ml			
饱和(NH4)$_2$SO$_4$ 溶液	2ml			
	静置3分钟			
	观察并解释,过滤后将滤液分成2份			
			滤液1	滤液2
结晶硫酸铵粉末			0.3g	—

3. **重金属离子沉淀蛋白质** 取试管1只,加入10% 蛋白液1ml,加0.1mol/L NaOH 溶液2滴,再加入CuSO$_4$ 溶液,随加随摇匀,至出现沉淀为止。

4. **生物碱试剂沉淀蛋白质** 取试管1只,加入10% 蛋白液1ml,滴加饱和苦味酸6滴,观察并解释试验所见。

(五)注意事项

1. 严格操作,逐滴加入,边加边摇晃。

2. 酒精灯加热,务必正确操作,严防液体喷出伤人。

3. 苦味酸属危险试剂,注意安全。

二、食物的重量变化因子和生熟比计算

(一)实验目的

1. 了解常见食物的重量变化因子和生熟比换算比例。

2. 掌握食物重量变化因子和生熟比的计算方法。

(二)实验前需掌握的基本概念

重量变化因子(weight change factor, WCF)也称为烹调重量变化率,反映了烹调过程中食物重量的变化。食物重量的变化将直接影响营养素含量(水分、蛋白质、碳水化合物和脂肪等)的变化。

$$重量变化因子 = \frac{烹调后食物的重量 - 烹调前食物的重量}{烹调前食物的重量} \times 100$$

$$生熟比 = \frac{生食物重量}{熟食物重量} 或生食物重量 = 熟食物重量 \times 生熟比$$

一般来说,烹调后失重的食物常计算重量保留或损失率,而增重的食物常计算生熟比。

(三)实验准备

1. 一定量的食物(如500g菠菜、50g面条、100g大米、200g猪肉等)。

2. 食物称量工具,如食物秤或电子秤。

3. 盛放食物的器皿。

4. **烹调工具** 如电磁炉、炒锅、煮锅、锅铲、汤勺等。

5. **记录用文具** 笔和记录表、实验记录本等(表16)。

表16 食品生熟重量记录表

记录人： 实验日期： 年 月 日

食品名称	生重/g	烹调方法	加水或油、调味料	熟重/g	重量变化因子	生熟比
菠菜	500	炒	适量	310	38%	—
面条	50	煮	适量	140	—	0.36
大米	100	煮	适量	…	…	…
猪肉	…	炖	…	…	…	…
…	…	…	…	…	…	…

6. **备选** 可粘贴、写字的贴纸或标签，可为器皿编号，记录编号对应的称量结果即可。

(四)实验步骤

每次选择上述实验用品中的1种生食物，按照选择的烹饪方式制熟(如炒青菜、煮面条、红烧肉等)，分别按照下列实验步骤操作，称量、记录生熟重量。

1. **生食物称量**

第1步：称量盛食物的器皿；

第2步：把生食物放入器皿中，称量总重量；

第3步：分别记录两次称量的数值；

第4步：用第2次的数值减去第1次的数值即为面条的生重；或者先称量盛食物的器皿，去零，放入食品显示重量，然后读取数字。

2. **加工制熟** 用炒、煮、炖等方法分别将食材制熟。

3. **称量熟食的重量** 将熟食控去汤汁或水分，按1.称量重量，并记录结果。

4. 计算各食材的重量损失因子(烹调后食物失重)或生熟比(烹调后是食物增重)。

(五)注意事项

1. 熟食与生食质量的差别与食物的种类和烹调方法有关。例如，等量的大米煮出的米饭或粥的质量与加水多少有关，与大米的产地、贮藏条件和贮藏时间也有一定关系。

2. 利用《食物营养成分速查表》查询食物生熟重量比值时，需要确保与实际食物及相关烹调条件相符。

3. 有些干制食物，如干木耳和干蘑菇，烹调前需要水发才能食用，可计算食物膨胀率(也称食物膨胀倍数)，食物膨胀率＝泡发后食物重量(g)/泡发前食物重量(g)，也可作为本实验内容列入。

三、油脂中过氧化值的测定(滴定法)

(一)实验目标

1. 了解油脂酸败的卫生学指标。

2. 通过实验了解过氧化值的测定和油脂酸败的关系。

3. 熟悉预防油脂酸败的措施。

（二）实验前需要掌握的基本概念

1. 评价油脂酸败状况的卫生学指标包括酸价、过氧化值、羰基价和丙二醛。

（1）酸价：酸价（acid value，AV）是指中和 1g 油脂中游离脂肪酸所需氢氧化钾（KOH）的毫克数。

（2）过氧化值：过氧化值（peroxide value，POV）是指油脂中不饱和脂肪酸被氧化形成过氧化物的量，以 100g 被测油脂使碘化钾析出碘的克数表示。

（3）羰基价：羰基价（carbonyl group value，CGV）是指油脂酸败时产生的含有醛基和酮基的脂肪酸或甘油酯及其聚合物的总量。

（4）丙二醛：丙二醛（malondialdehyde，MDA）是油脂氧化的最终产物，通常用来反映动物油脂酸败的程度。

2. **预防油脂酸败的措施** 油脂产品应储存在阴凉、干燥、通风良好的场所，食用植物油储油容器的内壁和阀不得使用铜质材料，大容量包装应尽可能充入氮气或二氧化碳气体，储存成品油的专用容器应定期清洗，保持清洁。

（三）实验原理

制备的油脂试样在三氯甲烷和冰乙酸中溶解，其中的过氧化物与碘化钾反应生成碘，用硫代硫酸钠标准溶液滴定析出的碘。用过氧化物相当于碘的质量分数或 1kg 样品中活性氧的毫摩尔数表示过氧化值的量。

（四）实验前准备

1. **试剂** 冰乙酸（CH_3COOH）、三氯甲烷（$CHCl_3$）、碘化钾（KI）、硫代硫酸钠（$Na_2S_2O_3 \cdot 5H_2O$）、石油醚（沸程为 30~60℃）、无水硫酸钠（Na_2SO_4）、可溶性淀粉、重铬酸钾（$K_2Cr_2O_7$）。

2. **试剂配制**

（1）三氯甲烷冰乙酸混合液（体积比 40：60）：量取 40ml 三氯甲烷，加 60ml 冰乙酸，混匀。

（2）碘化钾饱和溶液：称取 20g 碘化钾，加入 10ml 新煮沸冷却的水，摇匀后贮于棕色瓶中，存放于避光处备用。要确保溶液中有饱和碘化钾结晶存在，使用前检查。

（3）在 30ml 三氯甲烷-冰乙酸混合液中添加 1.00ml 碘化钾饱和溶液和 2 滴 1% 淀粉指示剂，若出现蓝色，并需用 1 滴以上的 0.01mol/L 硫代硫酸钠溶液才能消除，此碘化钾溶液不能使用，应重新配制。

（4）1% 淀粉指示剂：称取 0.5g 可溶性淀粉，加少量水调成糊状。边搅拌边倒入 50ml 沸水，再煮沸搅匀后，放冷备用。临用前配制。

（5）石油醚的处理：取 100ml 石油醚于蒸馏瓶中，在低于 40℃ 的水浴中，用旋转蒸发仪减压蒸干。用 30ml 三氯甲烷-冰乙酸混合液分次洗涤蒸馏瓶，合并洗涤液于 250ml 碘量瓶中。准确加入 1.00ml 饱和碘化钾溶液，塞紧瓶盖，并轻轻振摇 0.5 分钟，在暗处放置 3 分钟，加 1.0ml 淀粉指示剂后混匀，若无蓝色出现，此石油醚用于试样制备；如加 1.0ml 淀粉指示剂混匀后有蓝色出现，则需更换试剂。

（6）0.1mol/L 硫代硫酸钠标准溶液：称取 26g 硫代硫酸钠（$Na_2S_2O_3 \cdot 5H_2O$），加 0.2g 无水碳酸钠，溶于 1 000ml 水中，缓缓煮沸 10 分钟，冷却。放置两周后过滤、标定。

（7）0.01mol/L 硫代硫酸钠标准溶液：由 0.1mol/L 硫代硫酸钠标准溶液以新煮沸冷却的水稀释而成。临用前配制。

（8）0.002mol/L 硫代硫酸钠标准溶液：由 0.1mol/L 硫代硫酸钠标准溶液以新煮沸冷却的水稀释而成。临用前配制。

3. 仪器和设备　250ml 碘量瓶，10ml 滴定管（最小刻度为 0.05ml），25ml 或 50ml 滴定管（最小刻度为 0.1ml），天平（感量为 1mg、0.01mg），电热恒温干燥箱，旋转蒸发仪。

注：本方法中使用的所有器皿不得含有还原性或氧化性物质。磨砂玻璃表面不得涂油。

（五）试验步骤

1. 试样制备　样品制备过程应避免强光，并尽可能避免带入空气。

2. 动植物油脂

（1）对液态样品，振摇装有试样的密闭容器，充分均匀后直接取样；对固态样品，选取有代表性的试样置于密闭容器中混匀后取样。

（2）油脂制品

1）食用氢化油、起酥油、代可可脂：对液态样品，振摇装有试样的密闭容器，充分混匀后直接取样；对固态样品，选取有代表性的试样置于密闭容器中混匀后取样。如有必要，将盛有固态试样的密闭容器置于恒温干燥箱中，缓慢加温到刚好可以融化，振摇混匀，趁试样为液态时立即取样测定。

2）人造奶油：将样品置于密闭容器中，于 60~70℃的恒温干燥箱中加热至融化，振摇混匀后，继续加热至破乳分层并将油层通过快速定性滤纸过滤到烧杯中，烧杯中滤液为待测试样。制备的待测试样应澄清，趁待测试样为液态时立即取样测定。试样的测定应避免在阳光直射下进行。

（3）称取制备的试样 2~3g（精确至 0.001g），置于 250ml 碘量瓶中，加入 30ml 三氯甲烷-冰乙酸混合液，轻轻振摇使试样完全溶解。准确加入 1.00ml 饱和碘化钾溶液，塞紧瓶盖，并轻轻振摇 0.5 分钟，在暗处放置 3 分钟。取出加 100ml 水，摇匀后立即用硫代硫酸钠标准溶液（过氧化值估计值在 0.15g/100g 及以下时，用 0.002mol/L 标准溶液；过氧化值估计值大于 0.15g/100g 时，用 0.01mol/L 标准溶液）滴定析出的碘，滴定至淡黄色时，加 1ml 淀粉指示剂，继续滴定并强烈振摇至溶液蓝色消失为终点。同时进行空白试验。空白试验所消耗 0.01mol/L 硫代硫酸钠溶液体积 V_0 不得超过 0.1ml。

（六）分析结果的表述

1. 用过氧化物相当于碘的质量分数表示过氧化值时，按式 4-1 计算：

$X_1 = (V - V_0) \times c \times 0.126\ 9m \times 100$（式 4-1）

式中：X_1——过氧化值，单位为克每百克（g/100g）；

V——试样消耗的硫代硫酸钠标准溶液体积，单位为毫升（ml）；

V_0——空白试验消耗的硫代硫酸钠标准溶液体积，单位为毫升（ml）；

c——硫代硫酸钠标准溶液的浓度，单位为摩尔每升（mol/L）；

0.126 9——与 1.00ml 硫代硫酸钠标准滴定溶液 [$c(Na_2S_2O_3)=1.000$mol/L] 相当的碘的质量；

m——试样质量，单位为克（g）；

100——换算系数。计算结果以重复性条件下获得的两次独立测定结果的算术平均值表示，结果保留两位有效数字。

2. 用 1kg 样品中活性氧的毫摩尔数表示过氧化值时，按式 4-2 计算：

$$X_2 = \frac{(V - V_0)}{2 \times m} \times 1\,000\,(\text{式 4-2})$$

式中：X_2——过氧化值，单位为毫摩尔每千克（mmol/kg）；

V——试样消耗的硫代硫酸钠标准溶液体积，单位为毫升（ml）；

V_0——空白试验消耗的硫代硫酸钠标准溶液体积，单位为毫升（ml）；

m——试样质量，单位为克（g）；

1 000——换算系数。计算结果以重复性条件下获得的两次独立测定结果的算术平均值表示，结果保留两位有效数字。

3. 精密度　在重复性条件下获得的两次独立测定结果的绝对差值不得超过算术平均值的10%。

参 考 文 献

[1] 彭景. 烹饪营养学 [M]. 北京：中国纺织出版社，2008.

[2] 毛羽扬. 烹饪化学 [M]. 3版. 北京：中国轻工业出版社，2010.

[3] 刘志皋. 食品营养学 [M]. 2版. 北京：中国轻工业出版社，2006.

[4] 孙长颢，凌文华，黄国伟，等. 营养与食品卫生学 [M]. 8版. 北京：人民卫生出版社，2017.

[5] 于国萍，邵美丽. 食品生物化学 [M]. 北京：科学出版社，2015.

[6] 全国粮油标准化技术委员会. 稻谷、大米蒸煮食用品质感官评价方法：GB/T 15682—2008 [S]. 中华人民共和国国家质量监督检验检疫总局，2018.

[7] 中华人民共和国农业部. 感官分析方法学总论：GB/T 10220—2012[S]. 中华人民共和国国家质量监督检验检疫总局，2012.

[8] 中国标准化研究院. 感官分析建立感官分析实验室的一般导则：GB/T 13868—2009[S]. 中华人民共和国国家质量监督检验检疫总局，2009.

[9] 吴婷，杨月欣，张立实. 食物的营养学评价方法研究进展 [J]. 国外医学卫生学分册，2009，36（2）：97-101.

[10] 张卫斌. 食品感官分析标度域——基于味觉行为的实验及理论研究 [D]. 杭州：浙江工商大学，2012.

[11] 杨月欣. 公共营养师（国家职业资格四级）[M]. 2版. 北京：中国劳动社会出版社，2014.

[12] 杨月欣. 食物营养素度量法 [J]. 营养健康新观察，2014（1）：3

[13] 梁宝婧，吕筠. 几种营养素密度度量模型的建立和营养研究概况 [J]. 中国预防医学杂志，2015，16（12）：972-977.

[14] 张坚，赵文华，陈君石. 营养素度量法———一个新的食物营养评价指标 [J]. 营养学报，2009，31（1）：1-5.

[15] DARMON N, DARMON M, MAILLOT M, et al. A Nutrient Density Standard for Vegetables and Fruits：Nutrients per Calorie and Nutrients per Unit Cost[J]. J Am Diet Assoc，2005，105（12）：1881-1887.

[16] 中华人民共和国国家卫生和计划生育委员会. 食品安全国家标准 食品中过氧化值的测定：GB 5009.227—2016[S]. 国家卫生和计划生育委员会，2016.

第五章　食物烹饪工艺

中国烹饪素有选料考究、刀工精细、搭配合理、调味多样、精于火候、花样繁多等特点。美味适口的中国菜肴深受国际友人的喜爱,我国被誉为"烹饪王国"。中国烹饪悠久的历史和丰富的经验是我国文化遗产的一部分,是历代劳动人民智慧的结晶。随着小康社会主义的到来以及内外交往的日益频繁,中国烹饪已具有更深的内涵、更广阔的前途。

第一节　烹饪概述

烹饪学是以人类的食物原料及其加工生产的全过程为研究对象的一门实用性科学。随着我国餐饮业的不断发展,烹饪技艺也在逐步提高。工作人员在膳食制备时,要不断地运用新知识、新技能、新工艺和新方法来满足顾客对营养、口味、审美等方面的高要求。从20世纪80年代开始,烹饪教育得到了快速发展,烹饪研究的范畴也在进一步扩大,烹饪作为一门科学已初具规模。

一、烹饪与烹调

烹饪是科学、是文化、是艺术。所谓烹饪,在中国古代最早的含义是用火熟食。"烹饪"一词最早出现于《周易·鼎》:"以木巽火,亨饪也。"木指燃料,巽指风,亨同烹。这句话的意思是:鼎下的燃料随风起火燃烧,使鼎内的食物原料发生变化,由生食变为熟食,这一过程称为烹饪。现代工具书的解释也很简洁。《辞源》言:烹饪就是"煮熟食物";《现代汉语词典》言:烹饪是"做菜做饭"。在古代,厨师既管做菜,又管做饭,还要酿酒、造酱、屠宰、储藏、采购和筵间服务,因此古代的"烹饪"含义更广泛。

但是,随着时代的高速发展、社会的日益进步,烹饪工具、能源、烹饪技法等发生了极大的变化,甚至烹饪食物的方式也有了很大的改变。如今,"烹饪"一词的含义更多地表述为:人类为了满足生理需要和心理需要,把可食物原料用适当方法加工成安全、营养、美感的食用成品的活动。烹饪水平是人类文明的标志之一。

烹调指厨师对于食品原料进行选择、切削、拼配、炊制、调味、装盘的全部操作过程。其中,"烹"通常理解为加热烹炒,"调"通常理解为配料、调味。"烹调"一词曾出现在南宋,见于陆游的《剑南诗稿》:"菜把青青间药苗,豉香盐白自烹调。"其意是诗人从园圃中采来青青的防风(一种药材,其嫩叶可食),用香喷喷的豆豉和白生生的食盐动手烹调。很显然,"烹调"是从"烹饪"转化而来,但使用范围比较狭窄,一般仅指制作饭菜,而不包括酿酒、造酱、屠宰、储藏等。

烹饪的目的一是熟化食物,便于食用,促进消化吸收;二是杀菌消毒,去除细菌、寄生虫和有害物质;三是味道鲜美,促进食欲;四是保留食物营养;五是风味、色泽的改变,使得原料色泽更加美观,给人以美的享受。

二、烹饪工艺

烹饪工艺是指利用一定的设备和工具,通过初加工、切割、组配、调味、烹制、美化等方式,将烹饪原料或半成品制成符合预期风味要求的菜肴的基础理论和基本技术。烹饪是科学、是文化、是艺术。烹饪学涉及生物学、化学、物理学、营养学、卫生学、美学、心理学及民俗学等,其成品以卫生、营养、美感为基本要求,体现人类文明程度。烹饪工艺是集理论与实践为一体的学科,以中国菜制作工艺为主要研究对象,揭示中国菜制作工艺知识体系。其研究内容主要包括:

选择与清理加工工艺。依据菜点的要求对烹饪原料进行选择,并进行去粗取精和卫生的处理,使食物原料符合制熟加工的各项标准,成为直接的、纯净的烹饪原料。例如植物性原料的采摘加工、动物性原料的宰杀加工、干货原料的涨发等。

分解加工工艺。将清理加工后的原料进一步切割分解,使料形精细、扩大对制熟加工的适应面、便于人们的取食、丰富制品的种类。例如对动物性原料部位取料、出肉加工、刀工刀法运用及原料的成形等。

预处理工艺。在原料经过初步加工之后,为了便于烹调,缩短烹饪时间,而以水、油、气等作为传热媒介,将原料制成半熟或刚熟的半成品,以方便正式烹调。一般有焯水、过油、走红、汽蒸等。

优化与保护工艺。在本质基础上对原料的色泽、香气、口味、形态、质地及营养成分等诸多方面进一步提高、改良,增加菜肴的风味性、营养性和美观性,优化其品质。一般有浆糊工艺、着色工艺、制嫩工艺、调味工艺和制汤工艺等。

组配加工工艺。将各种成形原料按规则配成完整的菜、点生坯,并将各种菜、点按规则组配成套餐或宴席,达到完美表现、平衡膳食、合理经营的目的。一般包括单个菜肴组配、点心组配、套餐组配、宴席组配等。

制熟加工工艺。运用加热或非加热的方法,将食材原料加工成特定滋味的菜肴。有炒、爆、熘、炸、烧、焖、炖、烤、蒸等多种制熟方法。

成品造型工艺。运用拼摆、堆砌、排扣等方法,将制熟的菜、点以某种造型盛装在器皿中,给人提供进食的方便和观赏的乐趣。

烹饪基本功是指在烹饪加工过程中,必须掌握的最基本的烹饪知识与烹饪技能的总称。刀功、调味、火候是必备的烹饪基本功,它所包含的内容是烹饪领域的"地基"。对于注册营养师来说,熟悉食物烹饪基本功和工艺流程,有助于掌握烹饪过程中与食物营养相关的关键环节和关键点,更好地进行食谱编制与膳食制备指导。烹饪基本功的内容主要包括有:

选料得当。根据烹调与成菜的要求选择恰当的原料,是制作一份合格菜肴的物质基础。

刀工娴熟。指熟练运用各种刀法,将原料加工成规格、大小适度的各种形状。

投料适当。要求掌握原料的搭配要领和投料的先后顺序,投料适时准确、数量恰当。

火候调节恰当。指根据原料特点和成菜要求,掌握火力大小的运用,控制加热时间,正确调节油温、水温,使原料的成熟度达到所需的状态。

挂糊、上浆、勾芡适度。指挂糊、上浆、勾芡均匀,稀薄得当,温度适宜。

调味准确。要求掌握基本味、复合味的调制机制、运用方法及要领,并能调制各种复合味。

勺工熟练。指熟练掌握各种勺工,并灵活运用于菜肴制作中。

三、菜系

中国作为一个饮食文化大国,长期以来在某一地区由于地理环境、气候物产、文化传统以及民族习俗等因素的影响,形成有一定亲缘承袭关系、菜点风味相近、知名度较高,并为部分群众喜爱的地方风味菜点,称为菜系。所谓菜系是指在选料、切配、烹饪等技艺方面,经长期演变而自成体系,具有鲜明的地方风味特色,并为社会所公认的中国饮食的菜肴流派。

中国菜系有很多划分方法,公认的四大菜系为:川菜、鲁菜、粤菜、苏菜,在此基础上增加徽、湘、闽、浙,共同构成八大菜系。早在春秋战国时期,鲁菜已经发端于齐鲁大地,到秦汉已经基本形成;在两汉时期,川菜和粤菜初具规模;南北朝时期,苏菜崭露头角;两宋时期,浙菜和徽菜脱颖而出,并名噪一时;时至明代,湘菜和闽菜又渐渐受到时人的青睐。明朝时期,中国八大菜系渐趋形成。八大菜系比较分析见表5-1。

表5-1 中国八大菜系比较分析

派系	起源	组成	特点	代表菜点
川菜	商、周时期的巴国、蜀国	川东、川西、川南、川北菜。以成都、重庆地区菜品为代表	取材广泛,一菜一格,百菜百味,以善用麻辣著称,以急火短炒的小炒,不勾芡、不上浆的干煸、干烧为特色	鱼香肉丝、宫保鸡丁、夫妻肺片、麻婆豆腐、回锅肉、东坡肘子、干烧岩鲤、开水白菜、水煮肉片、鸡豆花、酸菜鱼、泡椒墨鱼仔、蛋烘糕、叶儿粑、三大炮、怪味兔头、赖汤圆、龙抄手、钟水饺、担担面等
鲁菜	春秋时期的齐国、鲁国	济南菜、胶东福山菜	制作精细,制汤独特,鲜嫩为主,口味咸鲜为主,纯正醇浓,精于扒、塌、爆	罗汉大虾、糖醋鲤鱼、九转大肠、红焖大虾、汤爆双脆、奶汤蒲菜、南肠、玉记扒鸡、济南烤鸭、锅贴、灌汤包、盘丝饼、糖酥煎饼、罗汉饼、金钱酥、清蒸蜜三刀等
粤菜	秦汉时期的越南	广州菜、潮州菜、东江菜	选料广泛,精细,新颖奇异,口味清淡,生脆爽口为主,以炒、焗、煲、炆为特色	白斩鸡、东江盐焗鸡、白灼虾、烤乳猪、潮州卤鹅、水晶包、萝卜糕、猪肠灌糯米、豆酱鸡、护国菜、什锦乌石参、葱姜炒蟹、干炸虾枣等
苏菜	春秋时期的吴国	苏锡菜、淮扬菜、金陵菜、徐海菜	选料精,制作精细,配色造型独特,擅长瓜雕、船点、船宴,清鲜适口,以炖、煨、焖著称	清炖蟹粉狮子头、三套鸭、叫花鸡、水晶肴蹄、大煮干丝、咕咾肉、松鼠鳜鱼、鲃肺汤、碧螺虾仁、薄饼、葱油饼、豆腐涝、响油鳝糊、猪油年糕、小笼馒头、苏州汤包等

派系	起源	组成	特点	代表菜点
闽菜	秦汉时期的闽江流域	福州菜、闽南菜、闽西菜	选料精细,擅制山珍海味,风味清鲜醇和,口味清淡,偏甜,以炒、煨、爆、炸、熘为特色	佛跳墙、淡糟香螺片、荔枝肉、醉排骨、炒螺片、鸡汤氽海蚌等
浙菜	春秋时期的越国	杭州菜、宁波菜、绍兴菜	选料精细,讲究鲜活,以清鲜嫩脆为主,以烧、蒸、爆、烩、炒为特色	西湖醋鱼、龙井虾仁、宋嫂鱼羹、干菜焖肉等
湘菜	春秋时期的楚国	湘江流域、洞庭湖区、湘西地区菜	刀工精细,形态多样,讲究原料的入味,口味上以酸辣著称,以煨、腊、熏、炖为重	腊味合炒、东安子鸡、翠竹粉蒸鱼等
徽菜	汉魏时期的赣州	徽州菜、沿江菜、沿淮菜	选料严谨,讲究火功,以重色、重油、重火功为特色,以烧、炸、熏、炖、煨为特色	红烧果子狸、无为熏鸡、符离集烧鸡等

四、各类食物烹调变化

各类食物在烹调过程中,它所含的蛋白质、脂肪、碳水化合物以及无机盐等营养物质会发生一些复杂的物理和化学变化。这些变化将导致其特征发生更改,其中主要包括:色泽、风味、质地、成分、形态等。这些特征的改变,进一步增进食物的色、香、味,使之更容易消化吸收,提高食物营养素在人体内的利用率。含蛋白质丰富的肉类、水产类原料,在烹调过程中,环境温度超过 60℃时,会发生蛋白质变性,过度加热则蛋白质变性加剧,并开始分解,出现硫氨基或生成类黑色素,使菜肴呈褐黑色,口味变差,营养价值降低。含碳水化合物较多的一些植物性原料,在加热温度超过 60℃时,多糖的淀粉加热发生类糊化,黏性逐渐增大,易于人体消化吸收,其在高热过程中可与氨基酸结合,生成赤褐色的黑色素,产生焦糖化,营养价值降低。动植物食品中都含有无机盐类物质,它们在受热之后随组织内部的水分一同溢出。例如:棒骨在经过熬煮之后,其可溶性的钙、磷、钠、钾等营养素溶解于汤汁中。富含维生素的食物在烹调过程中,变化差别较大。含维生素 C 丰富的蔬菜瓜果、含 B 族维生素丰富的谷类,在烹调过重中流失和破坏较多。含维生素 A、维生素 D、维生素 E 较丰富的动植物原料(动物原料为主)在烹调过程中,破坏较少。因此,了解营养素在烹饪过程中的变化,注重烹调方法的搭配和火候的调节,有利于发挥食物的营养功能,提高其价值。

第二节　食物原料前处理和加工

用于烹调菜肴的原料品种繁多,常见的有植物性、动物性,有鲜活类、干制类。这些原料在不同程度上带有泥沙、污物、腥臊气味和不能食用的部分。在严格选料之后，必须进行初步加工或处理，才能用于烹调。如果加工不合要求，则直接影响菜肴的色、香、味、形、质等方面的属性。

一、烹饪原料的选择与鉴别

烹饪原料是指符合饮食要求、能满足人体的营养需要并通过烹饪手段制作各种食品的可食性食物原材料。其可食性包含了安全性、营养性以及卫生性。烹饪原料会因季节、产地、物种、部位不同而质量也各不相同。原料品质的优劣、是否合理，不仅影响菜品的色、香、味、形，还会影响菜品的成本控制和人们的身体健康。烹饪原料是整个烹饪活动的基础，原料的选择是烹饪生产中的重要环节，烹饪产品在生产过程中，烹饪原料具有重要的作用。

（一）烹饪原料选择的原则

烹饪原料的选择是指依据一定的标准，运用一定的方法，对烹饪原料的特点、品种、性质等方面进行判断或检测，从而确定烹饪原料的优劣，保证正确地利用优质原料的操作过程。烹饪原料的选择具有非常重要的意义：第一，重要条件。为菜点制作提供合适的原料，可保证菜点的基本质量，有助于形成菜点的风味特色和传统特色。第二，发挥优势。使烹饪原料得到充分合理的应用，有效发挥烹饪原料的使用价值。第三，必要因素。可以满足人体的营养和卫生要求，避免伪劣原料混入膳食，否则不仅无法保证菜点质量，甚至会导致食物中毒。第四，减少浪费。可以合理进行成本控制。其选料的基本原则如下：

1. **符合相关法规和食品安全标准** 选择原料的安全卫生标准，应该以《中华人民共和国食品卫生法》以及其他有关食品鉴定法规作为标准。原料的识别与鉴别是选料的前提，因此可依据鉴定的结果选择原料。

食用未经动物防疫机构检验检疫过的动物可能对食用者身体造成危害。《中华人民共和国野生动物保护法》明确规定，禁止食用国家重点保护野生动物和国家保护的有重要生态、科学、社会价值的陆生野生动物及其他陆生野生动物。

2. **符合新鲜、多样的原则** 烹饪原料营养物质含量的多少是决定烹饪原料食用价值的一个非常重要的方面。原料品种或部位不同，各类营养素的组成和比例差别很大，通过品种和数量的选择可以使原料之间的营养得以互相补充，从而满足人体的正常需要，达到平衡膳食。

由于地理、气候等环境因素影响，不同的地区都有各自的特产原料，即使是同一种原料也因地区不同而异。同一品种的原料因部位不同也会出现品质差异，动物性原料因种类、部位等方面的差异而表现出肌肉老嫩程度的不同。比如牛肉中结缔组织多，因而胶原蛋白含量也多，其肉质就较为坚韧，即俗称的"老"；而鱼肉中的胶原蛋白仅占蛋白质含量的3%，所以肉质细嫩。

3. **符合烹调的要求** 为了保证菜肴的质量，突出菜肴的风味特色，所选原料要与烹调方法相匹配，可根据烹饪原料的特点，选择相应的加工烹调方法，或者根据烹调方法选择合适的烹饪原料，使制作的菜肴发挥原料的最大优点。如猪夹心肉结缔组织多，肉质紧，吸水量大，可用来制肉糜；位于腰椎处呈长条形的猪梅条肉，色红，肌肉纤维长，脂肪少，质嫩，可用于炒、爆、熘、煎、氽、涮等。

（二）烹饪原料鉴别的方法

1. **烹饪原料鉴别的方法** 烹饪原料品质鉴定的方法主要有理化鉴定、感官鉴定、生物鉴定三大类。

理化鉴定：理化检验主要是分析原料的营养成分、风味成分、有害成分等。运用理化鉴定能具体而准确地分析原料的物质构成和性质，在原料品质和新鲜度等方面得出科学的结论，还能查出其变质的原因、有毒物质的毒理等。

感官鉴定：就是凭借人体自身的感觉器官，对原料的质量状况做出客观的评价，也就是通过用眼睛看、鼻子嗅、耳朵听、口品尝和用手触摸等方式，对原料的色、香、味、形进行综合性的鉴别和评价。

生物鉴定：指通过对生物生活现象的测试来确定其维持生存、发育和其他一些功能所不可缺少的或者阻碍物质的量的方法。

2. **原料感官鉴别的方法** 烹饪原料的种类丰富，每一种原料都有区别于其他原料的特点，因此要鉴别的内容多、难度大，一般需要将鉴别的原料与已知的质量标准进行比较，才能得出结论。这就需要鉴别人员具有丰富的原料知识，积累丰富的鉴别经验，还要掌握不同原料的质量标准以及鉴别原料的方法或规律。

（1）畜肉类：常见的畜肉包括牛肉、猪肉、羊肉等。它们的感官鉴别主要从颜色、黏度、弹性、气味和煮沸后的肉汤五个方面进行。以鲜猪肉为例（表5-2）。

表5-2 猪肉的品质检验

项目	变质	不新鲜	新鲜
颜色	肌肉无光泽，色暗红，有青紫色斑点；脂肪无光泽，色灰白，甚至呈灰绿色	肌肉色稍暗，脂肪缺乏光泽	肌肉有光泽，红色均匀；猪肉脂肪洁白
黏度	外表极度干燥或粘手，新切面也发黏	外表干燥或粘手，新切面湿润	外表微干，或微有湿润，不粘手
弹性	用手压凹陷，放手后不能马上复原，并有指痕	用手压凹陷，但离开后凹陷处恢复较慢，且不能完全复原	用手压略微凹陷，并立即复原
气味	有臭味	有酸败味	具有新鲜猪肉正常的气味
肉汤	浑浊，有黄色絮状物，脂肪较少浮于表面，有臭味	略有浑浊，脂肪呈小滴浮在表面，无鲜味	澄清透明，脂肪团聚于表面，具有香味

（2）禽肉类：鲜禽肉主要从嘴巴、眼睛、皮肤、脂肪和肌肉这五个方面来鉴别，与新鲜畜肉的鉴别大致相似。表5-3列出了以鸡肉为例的检验标准。

表5-3 鸡肉的品质检验

项目	变质	不新鲜	新鲜
嘴巴	嘴巴暗淡，角质软化，口角出现黏液，有腐败气味	失去光泽，局部无弹性，略有气味	有光泽，肉体干燥有弹性，无异味

项目	变质	不新鲜	新鲜
眼睛	眼球全部凹陷,角膜暗淡并出现黏液	眼球部分下陷,角膜无光泽	眼球充满眼窝,角膜光泽度好
皮肤	表面湿润,呈暗灰黄色,局部带淡绿色,有霉味或腐败味	表面发黏,呈淡灰色或灰黄色,略有异味	表面干燥,呈淡黄色,有家禽固有的腥味
脂肪	呈淡灰色或绿色,有酸臭味道	色泽变化不大,但略有异味	色白稍带黄,有光泽,无异味
肌肉	呈暗红色、暗绿色或灰色,有较大的腐败气味	弹性变小,按压的地方有明显指痕,略带异味	结实有弹性,有鸡肉固有的香气,鸡肉为玫瑰色,有光泽,胸肌为白色或淡玫瑰色

（3）水产类：水产类是指生活或生长在水中,具有一定经济价值,能供食用的一类动、植物性原料。如鱼类、虾蟹类、贝类、爬行类等。它是我国重要的烹饪原料之一。以鱼类为例,对其进行感官鉴别时主要从眼睛、腮部、体表、肉质和内脏五个方面进行鉴别。表5-4列出了新鲜鱼类、次新鲜鱼类与变质鱼类的区别。

表5-4　鱼的品质检验

项目	变质	次鲜	新鲜
眼睛	眼球深陷,角膜浑浊无光,虹膜红染	眼球平坦或凹陷,角膜稍微浑浊,虹膜有轻度血液浸润	眼球饱满凸出,角膜光亮透明,虹膜无血液浸润
腮部	鳃片呈暗红色,黏液浑浊,鳃丝粘连,有腐败气味	鳃片呈淡红色或灰褐色,黏液黏稠浑浊,有异味	鳃盖紧闭,鳃丝鲜红清晰,黏液润滑透明,无异味
体表	鱼鳞无光泽,一剥即落,黏液多而黏稠,味臭,肛门发紫,外凸,有较多的污染	鱼鳞不完整,光泽较差,容易剥落,黏液浑浊、黏稠状较多,有异味,肛门外凸,周围有污染	鱼鳞光亮完整,紧贴鱼体,不易剥落,黏液透明量少、无异味,肛门发白、向腹部紧缩,周围未污染
肉质	腹部膨胀,肌肉柔软松弛	肌肉弹性较差,指压痕迹恢复慢或者不完全,尸僵已缓解	肌肉紧实,富有弹性,指压痕迹恢复迅速,肉体尸僵
内脏	内脏腐败变形,发臭	有轻度胆汁印染,呈黄绿色,并且出现轻度脊柱红染现象	无胆汁印染或脊柱红染现象

（4）蔬果类：蔬果泛指蔬菜和果品。蔬果是指可以做菜或加工成为食品的,除粮食以外其他植物的总称。蔬果是我国居民膳食结构中每日平均摄入量最多的食物,提供人体所必需的多种营养素,在烹饪过程中常作为主料、辅料、调料和装饰性原料而具有重要的作用。

果品的感官质量鉴别主要通过目测、鼻嗅和口尝三个途径来实现。目测包括果品的成熟度、颜色及形态、大小、有无病虫害和机械损伤等；鼻嗅可以辨别其是否具有本品种所特有的芳香味道；口尝不仅可以鉴别其滋味是否正常,还可以判断果肉的质地。

蔬菜的品种繁多而形态各异,仅常见的类型就包括根类、茎类、叶菜类、花菜类、果菜类、菌藻类等,很难确切地用感官鉴别其质量。一般可以从蔬菜的色泽、气味、滋味和形态进行鉴别。表5-5列出了蔬菜的品质检验标准。

表5-5　蔬菜的品质检验

项目	变质	次鲜	新鲜
色泽	颜色变暗,光泽度急剧下降	具有本品种固有的颜色,但表面光泽度有略微下降的现象	具有本品种固有的颜色,大多有发亮的光泽
气味	有腐败变质的亚硝酸盐味或其他明显异常气味	具有清香甘辛香、甜酸香气味;伴随有略微异常气味	具有清香甘辛香、甜酸香气味
滋味	味道发生明显变化,有异味或臭味产生	滋味甘淡,酸甜、清爽鲜美的味道下降或本产品特有的味道中伴随有轻微的异味产生	滋味甘淡,酸甜、清爽鲜美或具有本产品特有的酸、涩味道
形态	根、茎、叶等组织表面变蔫,起皱严重	根、茎、叶等组织表面略微起皱	根、茎、叶等部分形态饱满

（5）调味品:调味品的感官鉴别指标主要包括色泽、气味、滋味和外观形态等。其中气味和滋味在鉴别时具有尤其重要的意义,只要某种调味品在品质上稍有变化,就可以通过其气味和滋味微妙地表现出来,故在实施感官鉴别时,应该特别注意这两项指标的应用。其次,对于液态调味料还应目测其色泽是否正常,更要注意酱、酱油、食醋等表面是否有白醭或已经生蛆,对于固态调味品,还应目测其外形或晶粒是否完整,所有调味品均应在感官指标上达到不霉、不臭、不酸败、不板结、无异物、无杂质、无寄生虫的程度。

二、植物性原料初加工

植物性原料是指来自植物界用于烹饪中的一切原料及其制品的总称,主要包括粮谷类原料、蔬菜类原料和果品类原料。这类原料在膳食结构中所占比例极大,合理对其初加工,去劣存优,在烹饪中有着非常重要的意义。同时,植物性原料是人们日常生活中不可或缺的一种食材,深受人们的喜爱。其品种繁多,变化较大,用途广泛,不仅是制作菜肴、馅心、臊子的重要原料之一,还能与肉类进行配合,烹制出花色繁多的菜肴,不仅能解腻增香,使滋味鲜美,还能使各种营养成分合理配合,有利于人体对食物的消化吸收。植物性原料主要包括粮食类的谷类、豆类、薯类及其制品,以及蔬菜、水果及其制品等。

（一）削剔处理

蔬菜、水果采购回来之后,加工的第一个步骤是削剔整理,主要是去除不能使用的壳、皮、茎、根、叶、柄、核、心、筋等。一般用刀削、刮削、车削、撕摘、剥壳、抽筋等操作方法去除泥沙、杂质、腐点烂痕、病虫及微生物等。根据烹调要求及蔬果的可食用部位,采用不同的加工处理方法。如叶菜类需拣剔泥土、老根、黄烂的叶片;豆类的豇豆、四季豆、刀豆等需摘下两头的尖端、并撕去筋;瓜果类大多要车削去皮、去籽、去核;苤蓝、土豆、莴笋等应削去皮;辣椒、番茄需摘下柄把、去籽。有硬壳的植物性原料如核桃、花生、板栗、莲米等应该去除硬壳、种皮,莲米还需要用竹签戳掉莲心,芹菜要摘下菜叶,茎、叶分开使用。

（二）洗涤处理

洗涤处理一般在削剔处理之后进行,是蔬果初加工的第二个步骤。根据蔬果的种类及初加工的要求,可分为以下几种。

1. **冷水洗涤**　蔬果表皮上的泥沙、污物一般用冷水浸漂冲洗,即可达到清洁的目的。冷水洗涤蔬果方便易行,因此是一种常用的洗涤方法。在洗涤叶菜类如青菜、白菜、菠菜、莲白等时,可先在洗菜池内放足清水淹没浸泡一段时间,再进行淘洗,以便能洗掉虫卵、泥土和污物。

2. **热水洗涤**　热水洗涤能除去某些原料的异味和使其便于剥皮。经常接触并运用的有烫洗豆腐干、番茄、板栗等。番茄、板栗经热水洗涤后,皮、壳容易剥掉;豆腐干用热水洗涤后,不但能去其白霉或盐霜,还可以除去豆腥味。

3. **盐水洗涤**　食盐具有较强的杀菌作用。某些叶菜(如莲花白、小白菜、莴笋)在生长期间,因施肥、浇水及自然界中的昆虫喜欢在叶片上产卵寄生,致使它的叶或块茎上带有很多病菌、虫卵。虽然经过清水浸泡,但仍不易洗净。此类原料可放入浓度为 2% 左右的食盐溶液,经洗涤处理后,其虫卵即死亡,浮在水面,易于清除,还有一些肉眼看不到的细菌,也能在一定程度上杀死,使其清洁卫生。

4. **碱水洗涤**　温水中加入适量白碱搅匀兑成碱溶液,用来洗涤原料,去除异味或去皮。碱水洗涤植物性原料不多,一般是莲米、甜杏仁、千张、豆腐皮、豆棒。碱水洗涤处理后的原料,应放入清水进行浸漂,以免做菜时有碱味。

经过洗涤处理的各类原料,应放入干净的容器盛装,并注意按照类别堆放整齐,不可混杂、乱丢、乱码,以利于刀工处理。其容器最好能漏水、底下放托盘,保持通风、透气,以免影响其质量。

三、动物性原料初加工

动物性原料大多数是鲜活或冰鲜的。根据其品类、产地、年龄的不同,它们的肌肉组织、结构都存在着比较大的差别。因此,初加工的方式、方法也不尽相同。现将其几个主要工序逐一叙述。

(一)宰杀处理

家畜类中的猪、牛、羊等原料,因由屠宰场统一宰杀,所购进的都是处理好的肉品及副件。这里主要讲解水产品和家禽。

1. **水产品宰杀处理**　烹饪中常见的水产品大多是淡水鱼、虾蟹及贝类。以鱼为例,常见的品种有鲢、鲤、鲫、草等,因它们的形态、特征有所不同,宰杀时具体有下列步骤。

(1)去鳞、鳃并修整鱼鳍:大多数情况下,鱼都应该去鳞(不宜刮鳞的鱼有:鲥鱼、水密子等)、去鳃并按照烹调要求修整鱼鳍。

去鳞的方法是:先将鱼洗净,揩干水分,平放于菜墩之上,左手持毛巾按稳头部,右手持刀从尾至头慢慢铲刮鳞片,待鳞片去尽后,将鱼翻一面用同样的方法处理。

鳃是鱼呼吸时吸氧排水的器官,它藏有泥沙,且腥重无肉,对烹调来讲无任何意义,故必须挖掏干净,以免影响菜肴质量。

鳍是鱼的运动器官,它成菜后在食用上并无价值,本应摒除,但其对菜肴的形整美观具有一定的意义,所以应把它修整好。

(2)取内脏:取内脏应根据烹调的不同,采取合适的方法,主要包括脊出法、腹出法、鳃出法。脊出法是指用刀贴着脊背将鱼肉片开取出内脏的方法,此方法多用于清蒸鱼;腹出法是指用刀在肛门与胸鳍之间划一口子,取出内脏的方法,此法多用于一般不需要太注意保形的菜肴,如干烧鱼、豆瓣鱼等;鳃出法是指为了保持鱼身的完整,在肛门正中开一横刀,在此处先把鱼肠割断,用两根竹条或竹筷,从鱼鳃处插入腹内,卷出内脏的方法,此法多用于叉烤鱼,如鳜鱼、鳗鱼等。

淡水鱼类剖腹时注意不要弄破苦胆。如果不慎弄破苦胆,立即用酒、小苏打或醋等涂抹在胆汁污染过的部位,再用清水冲洗。部分种类的鱼腹内有一层黑膜,腥味很浓,初加工时应将其去净。

（3）其他宰杀方法:部分水产品的表皮质地绵韧、粗老,不宜连皮进行烹制,故需要剥皮处理。还有一部分水产品因取净肉而需要先剥皮,再剖腹取内脏,宰杀去头,其肉用清水洗净。例如牛蛙的处理。

另外,甲鱼、鳝鱼以及虾类等原料都有其特定的宰杀处理方法。图5-1展示了鳗鱼的初加工处理。

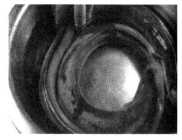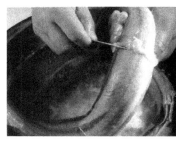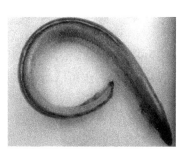

热水烫制　　　　　　　　刮去黏液　　　　　　　　冲洗干净

图5-1　活鳗鱼的加工

2. 禽类的宰杀处理　禽类原料分为家禽类和野禽类。家禽类主要有:鸡、鸭、鹅等。野禽类主要有:鹌鹑、野鸡等。由于各种禽类的骨肉结构都大致相同,所以它们的初加工方法也基本相同。例如鸡的初加工过程包括宰杀、褪毛、开膛取内脏、清洗等。

（二）洗涤处理

动物性原料主要包括肉品、心、肺、肚、腰、肠、头、爪、舌、尾、脑等部分。畜肉一般都比较洁净,只需要清水冲洗即可。而其内脏因食入的饲料,宰杀时在体内停滞,造成粪便、尿液积蓄,各器官组织又有其分泌的黏液如肠液、胃液,还有它们的保护层——皮膜,以及心脏、肺脏的瘀血等,这些都使内脏受到了较严重的污染,但它们的营养价值较高,成菜颇有风味。所以,烹制之前的初加工就显得尤为重要,须认真仔细,尤其注重洗涤。

四、干货原料涨发工艺

各种脱水干制加工的动植物原料统称干货原料。干货原料是由鲜活原料经过脱水加工处理的原料,其特点是体积小,重量轻,在常温下能长时间存放,便于远距离运输,并能产生特殊的风味。利用烹饪原料的物性,进行复水和膨化加工,使其重新吸收水分后,基本能恢复原状,除去异味和杂质,合乎食用的要求,利于人体的消化吸收。

干货原料的涨发方法受介质和溶剂的影响,涨发方法主要有以下几种。

（一）水发

水发是指将干货原料放在水中浸泡,利用水的浸润能力,使其最大限度地吸收水分,涨发回软的方法。依据水温和工艺的不同,水发又分为冷水发和热水发。冷水发是指把一些植物性的干货原料直接放入冷水内,使其自然吸水膨胀,以恢复其新鲜时的柔软、细嫩、松泡状态的涨发方法,主要适用于一些体小、质嫩的植物性干制原料,如银耳、木耳、口蘑、黄花菜、粉条、带皮、石花等。

热水发是指把干货原料放入热水中,用各种方式加热,使其迅速吸收水分,清除异味,成为泡胀的半熟或全熟的半成品的涨发方法。热水发根据操作方法的不同可分为:泡发、煮发、焖发和蒸发。

泡发是把干货原料直接放在热水(沸水)中浸泡,使其吸收水分、涨发。泡发时不需要加热,利用水的热度就可以将原料涨发好。例如发菜、粉条、豆棒等都是用热水浸泡涨发。

煮发是把干货原料放在热水锅内加热,使其涨发的方法,例如玉兰片、干笋等。

焖发一般不单独使用,它是煮发干货原料的继续。即某些虽经过煮发,但因其皮厚、体大、坚韧等原因,不宜发透,须再度加热,但不能用大火,否则易形成皮开肉烂而内心发不透的现象。例如鱼翅的毛翅、海参等,都需要煮、焖两种方法相结合。

蒸发是利用蒸汽进行加热,使某些原料保持原汁鲜味或给某种原料在涨发过程中增加鲜味,以提高其质量所采用的一种方法,例如干贝、净翅针等。

（二）碱发

碱发又称碱水发,是指把干货原料放在兑好的碱液里,溶去它表面一部分油脂和胶质,加速其吸收水分,使原料变得柔软、细嫩的涨发方法。碱水发料中,可分为熟碱水和生碱水两种。熟碱水是将食用纯碱 1kg、沸水 9kg、生石灰 0.4kg 搅拌均匀,再加冷水 9kg 搅拌均匀,静置澄清后,取澄清液。熟碱水多用于炒、爆等烹调方法。生碱水是指食用纯碱 0.5kg、清水 10kg 搅拌均匀后的碱液。生碱水多用于烧、烩及汤类菜肴的烹调方法。

（三）油发

油发是指将干货原料放在多量油锅中,将原料淹没,经过加热后使其膨胀至松泡、酥脆或外酥内嫩的半熟或熟透的半成品的涨发方法。其作用和水发有所不同。它是利用油的传热作用,使干货中含有的少量水分再蒸发,并使所含的油脂受热后,一部分逼出体外,变成膨胀松脆的原料。经油发的干货和热水煮、蒸发的原料一样,是熟的半成品,其涨发好坏对菜肴质量有着直接的影响。油发一般用于胶质和黏性较重的原料,例如鱼肚、蹄筋、肉皮等干货。图 5-2 展示了鱼肚涨发的部分程序。

五、原料的刀工工艺

我国烹饪刀工有着悠久的历史,也有它自己独特的风格和特点。刀工的第一个特点就是将原料加工成特定的形状。各种不同的刀法,可以创造千姿百态、生动形象的形状。第二个特点就是刀工具有艺术表现力。刀工本身就是一门艺术,厨师运用各种刀法,将普通的原料综合制成一道道色香味形俱佳的美味佳肴,呈现在食客面前的,实际上是一件件珍贵的菜肴艺术品。第三个特点是刀法具有系统性。随着烹饪技术的发展,刀工技术也随之发生变化,但是目前的刀法已经由比较简单的技法逐渐发展成切、排、批、抖、剞、旋等一系列刀法组成的刀法体系。这一体系不是固定不变的,它还在随着时代的进展而不断丰富和发展。

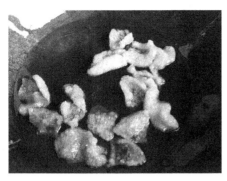 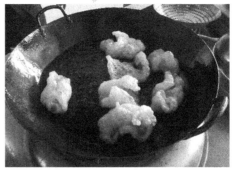

低温焐油、起泡   高温复炸

图 5-2 鱼肚涨发的部分程序

（一）直刀法

直刀法就是在操作时刀刃向下、刀身向菜墩平面做垂直运动的一种运刀方法。直刀法操作灵活多变、简练快捷，适用范围广。由于原料性质的不同，形态要求的不同，直刀法又可分为切、剁、斩、砍等几种操作方法。

1. **切** 切一般适用于无骨的原料，其操作方法是左手持原料，按在砧板上，五指微屈，以中指第一关节部顶住右手持刀的刀身。其余四指按住原料，以掌握右手下刀的分寸，每切一刀左手向左移动一次距离。切分为直切、推切、拉切、锯切、铡切、滚料切等。

（1）直切：又称跳刀，是运刀方向直上直下、着力点布满刀刃、前后力量一致的切法。这种刀法在操作时要求刀与墩面垂直运动，从而将原料切断。这种刀法主要用于把原料加工成片的形状，然后在片的形状基础上，再使用其他刀法，还可加工出丝、条、段、丁、粒、末或其他形状。

（2）推切：这种刀法操作时要求刀与墩面垂直，自上而下从右后方向左前方推刀下去，一推到底，将原料断开。这种刀法主要是用于把原料加工成片的形状。然后在片的形状基础上，再施用其他刀法，加工出丁、丝、条、块、粒或其他几何形状。

（3）拉切：又称"拖刀切"。刀的着力点在前端，运刀方向由前上方向后下方拖拉的切法。拉刀切是与推刀切相对的一种刀法。操作时，要求刀与墩面垂直，用刀刃的中后部位对准原料被切位置，刀由上至下，从左向右运动，一拉到底，将原料切断。这种刀法主要是用于把原料加工成片、丝等形状。

（4）推拉切：又称"锯切"，运刀方向前后来回推拉的切法。应用范围：适用于质地坚韧或松软易碎的原料，如大块牛肉、面包等。这种刀法操作时要求刀与墩面垂直，刀前后往返几次再行刀切下，直至将原料完全切断为止。这种行刀技法如木匠拉锯一般，故名"锯切"，锯切主要是把原料加工成片的形状。

（5）滚料切：是指所切原料滚动一次切一刀的连续切法。这种刀法在操作时要求刀与墩面垂直，左手扶料，不断朝一个方向滚动。右手持刀，原料每滚动一次，刀作直刀切或推刀切一次，将原料切断。运用这种刀法主要是把原料加工成块的形状。

（6）铡切：是指刀与菜墩和原料垂直，刀的中部和前端部位压住原料，然后压切下去的切法。包括平压铡切、交替铡切。

2. 剁

（1）单刀剁（直剁）：这种刀法操作时要求刀与墩面垂直，刀上下运动，抬刀较高，用力较大。这种刀法主要用于将原料加工成末的形状。

（2）双刀剁（又称排斩）：双刀剁操作时要求两手各持刀一把，两刀略呈"八"字形，与墩面垂直，上下交替运动。这种刀法用于加工成形原料，与单刀剁相同，但工效较高。

（3）单刀背捶：这种刀法操作时要求左手扶墩，右手持刀，刀刃朝上，刀背与墩面垂直，刀垂直上下捶击原料。这种刀法主要用于加工肉茸和捶击原料表面，使肉质疏松，或者将厚肉片捶击呈薄肉片，如加工芙蓉大虾、雪花鸡淖等。

（4）双刀背捶：这种刀法操作时要求左右两手各持刀一把，刀背朝下，与墩面垂直，两刀上下交替垂直运动。这种刀法主要用于加工肉茸等。

（5）刀尖（跟）排：这种刀法操作时要求刀垂直上下运动，用刀尖或刀跟在片形的原料上扎排上几排分布均匀的刀缝或孔洞，用于斩断原料内的筋络、软骨或硬性的骨骼，防止原料因受热而卷曲变形或不方便造型，同时也便于调味品的渗透，还因扩大受热面积而使原料易于成熟。如加工"炸里脊""炸大虾""炸鸡柳""扒整鸡""扒整鸭"等。

3. 砍（又称劈）

（1）直刀砍（劈）：这种刀法操作时用左手扶稳原料，右手将刀举起，使刀保持上下垂直运动，用刀的中后部对准原料被砍的部位，用力挥刀砍下去，使原料断开。这种刀法主要用于将原料加工成块、条、段等形状，也可用于分割大型带骨的原料。

（2）跟刀砍（劈）：利用上述直刀砍的方法来加工原料时，如果一刀没有将原料断开，刀刃被嵌在原料中，这时就需要连续再砍一刀或几刀，直至将原料砍断为止，这种行刀技法称为"跟刀砍"。

（3）拍刀砍：这种刀法操作时要求右手持刀，将刀刃架在原料被砍的位置上，左手半握拳或伸平，用掌心或掌根向刀背拍击，通过左手拍击的作用力将原料砍断。这种刀法加工的准确度较高，主要用于把一些带皮、带骨的原料加工成整齐、均匀、大小一致的块、条、段等形状。

（4）拍刀：这种刀法操作时要求右手持刀，将刀身端平，用刀膛拍击原料。拍刀主要用于拍松原料，放松原料组织或将较厚的韧性原料拍成更薄的片状。

（二）平刀法

平刀法又叫批刀法，是指刀与墩面或刀与原料呈平行状态运行的行刀技法。这种刀法可分为平刀直片、平刀推片、平刀拉片、平刀推拉片、滚料片、抖刀片等。

1. 平刀直片　操作时刀膛与墩面或刀膛与原料平行，刀刃从原料的右端一刀片至左端，从而断料的行刀技法。主要适用于无骨、细嫩的原料，如豆腐、猪血、凉粉等。

2. 平刀推片（批）　操作时刀膛与墩面或原料保持平行，刀刃前端从原料的右下角平行进刀，然后由右向左将刀刃推入，向前推进运刀片断原料的行刀技法。主要适用于体积小、脆嫩的植物性原料，如茭白、冬笋、榨菜等。

3. 平刀拉片（批）　操作时刀膛与墩面或原料平行，刀刃后端从原料的右上角平行进刀，然后由右向左将刀刃推入，运刀时向后拉动，从而片断原料的行刀技法。主要适用于体积小、细嫩的动植物原料或具有脆性的植物性原料，如猪腰、莴笋、白蘑菇等。

4. **平刀推拉片（锯批）** 平刀推拉片又称锯批，因刀在原料中的运行犹如木匠用锯子一般而得名，它是一种将推刀片与拉刀片协调连贯起来综合运用的一种刀法。主要适用于面积较大、韧性强、筋较多的原料。结合原料的厚薄形态，起片时分为上起片和下起片。上起片从原料右上方进料，左手的食指和中指伸出原料右端外部，与刀刃接触，掌握进刀的距离，多用于植物性原料，可片薄片；下起片从原料右下方进料，左手掌心按住原料，以菜墩的表面为依据，掌握片的厚薄，多用于动物性原料。

5. **滚料片** 滚料片又称旋料片，操作时刀膛与墩面平行，刀从右向左运动，原料向左或向右不断滚动，片（批）下原料。此法主要适用于将圆形或圆柱形的原料加工成较大的片。滚料片（批）可分为滚料上片、滚料下片两种操作方法。

6. **抖刀片** 操作时刀膛与墩面或原料保持平行，刀刃不断作波浪式抖动，将原料一层层片（批）开。此法适用于加工固体性原料，如黄白蛋糕、豆腐干、松花蛋等的制作；柔软的脆性原料，如莴笋、胡萝卜等也可加工。

（三）斜刀法

斜刀法是一种刀与墩面或刀与原料之间呈大于 0° 且小于 90° 或大于 90° 且小于 180° 的一个斜角，左手扶稳原料，右手持刀，使刀在原料中作倾斜运动，将原料片（批）开的一种行刀技法。这种刀法按照刀具与墩面或原料所呈的角度可以分为：正斜刀法和反斜刀法两种方法。刀口向内，刀膛内侧与墩面或原料呈 0°~90° 的行刀技法称为正斜刀法；刀口向外，刀膛外侧与墩面或原料呈 90°~180° 的行刀技法称为反斜刀法。

（四）混合刀法

混合刀法又称剞刀法，是指刀在原料表面或内部作垂直、倾斜等不同方向的运动，并在原料上切成或片成横竖交叉、深而不断的刀纹，使原料在受热时发生卷曲、变形而形成不同花形的一种行刀技法。

这种刀法比较复杂，主要把原料加工成各种造型美观、形象逼真（如麦穗形、松果形、灯笼形等）的形状。用这种刀法制作出的美味佳肴，能给人以美好的艺术享受，并为整桌酒席增添气氛。这种刀法按照刀的运动方向可分为直刀剞、直刀推剞、直刀拉剞、斜刀推剞、斜刀拉剞等刀法。

（五）其他刀法

除直刀法、平刀法、斜刀法和剞刀法之外的所有刀法统称为其他刀法。它们之中绝大多数属于不成型刀法，大多数是作为辅助性刀法使用的。这些刀法主要有：剔、剖、起、戳、排、剁、削、剜、车、敲、刮、拍等。

六、原料的成形工艺

原料成形是指运用各种不同的刀具和不同的刀法，将烹饪原料加工成形态各异、造型美观、利于烹调和食用的特定形状的加工过程。原料的形状大体上可分基本料形、花刀料形两大类，按照使用刀法的不同，每类料形又可分为若干小类。块、片、丝、条、丁、粒、末的成形及适用范围见表 5-6 至表 5-10。

表5-6 块的成形及适用范围

形状	成形规格	成形方法	适用范围
菱形块	长轴4cm×短轴2.5cm×厚2cm	先将原料切成2cm厚的片，再切成2cm宽的条，最后再顺着条形45°夹角直刀切成块	鱿鱼、墨鱼、咸肉等原料，适宜烧、煨、焖等烹调方法
长方块	长4cm×宽2.5cm×厚1cm	先将原料切成宽2.5cm、长4cm的胚料，最后再切成1cm厚的块	蟹肉块、鱼块等原料，适宜烩、煮、烧等烹调方法
滚刀块	长4cm的多面体	原料和刀的夹角约45°，原料滚动速度微快于运刀频率直刀切下	香肠、茄子、土豆、竹笋等，适宜烧、焖、煮等烹调方法
劈柴块	长3.5cm×厚0.8cm的多面体	原料的纤维用刀排松，用长方块的成形方法将原料加工成长短、厚薄、大小不一的块形	茭白、冬笋等纤维较多的茎类原料，适宜炒、熘、烩等烹调方法

表5-7 片的成形及适用范围

品名	成形规格	成形方法	适用范围
牛舌片	长10cm×宽3cm×厚0.1cm	先将原料切成10cm长、3cm宽的块，再片成0.1cm厚的薄片，用清水浸泡卷曲即可	莴笋、萝卜等脆性原料，适宜凉拌或装饰使用
灯影片	长8cm×宽4cm×厚0.1cm	先将原料切成8cm长、4cm宽的大块，再片成0.1cm厚的片	土豆、红苕等根茎类原料，适宜清炸、凉拌等烹调方法
菱形片	长轴5cm×短轴2.5cm×厚0.2cm	将原料切成长轴5cm、短轴2.5cm的菱形块，再将块切成0.2cm厚的片即可	青椒、红椒、洋葱等原料，适宜炒、烩、凉拌等烹调方法
麦穗片	长10cm×宽2cm×厚0.2cm（形如麦穗）	先将原料切成10cm长、2cm宽的长方块，将块的两边修成均匀的锯齿形，再将其切成0.2cm厚的片即可	胡萝卜、萝卜、冬笋等原料，适宜烩、蒸等烹调方法
骨牌片	长6cm×宽2cm×厚0.4cm	先将原料切成6cm长、2cm宽的块，再切成0.4cm厚的片	火腿、萝卜、冬笋等原料，适宜烧、烩、焖等烹调方法
指甲片	长1.2cm×宽1.2cm×厚0.2cm	先将原料切成1.2cm见方的块状，再横切成0.2cm厚的片	老姜、大蒜的成形，适宜炒、爆、烩、氽等烹调方法
连刀片	长10cm×宽4cm×厚0.3cm（两片相连）	先将原料切成10cm长、4cm宽的块，再两刀一断将原料切成厚0.3cm的片	冬瓜、五花肉、茄子等原料，适宜蒸、炸、熘等菜肴
柳叶片	长6cm×厚0.3cm（形如柳叶状）	选择或先将原料修成一边厚一边薄的6cm长的块，再将原料切成0.3cm厚的片	猪肝、莴笋、胡萝卜、心里美萝卜等原料，适宜炒、爆等烹调方法或拼盘装饰

表 5-8　丝的成形及适用范围

品名	成形规格	成形方法	适用范围
头粗丝	10cm 长 × 0.4cm 见方	用直刀法将原料切成 10cm 长的整形，先切（片）成 0.4cm 厚的片，再直切成 0.4cm 见方的丝	莲藕、山药、胡萝卜等根茎类植物原料，适宜干煸、炒、烩、等烹调方法
二粗丝	10cm 长 × 0.3cm 见方	用直刀法将原料切成 10cm 长的整形，先切（片）成 0.3cm 厚的片，再直切成 0.3cm 见方的丝	莲白、木耳、苦瓜等植物原料或无骨的动物肌肉，适宜炒、爆、烩等烹调方法
细丝	10cm 长 × 0.2cm 见方	用直刀法将原料切成 10cm 长的整形，先切（片）成 0.2cm 厚的片，再直切成 0.2cm 见方的丝	大头菜、黄瓜、丝瓜等植物原料或无骨的动物肌肉，适宜滑熘、烩、拌等烹调方法
银针丝	10cm 长 × 0.1cm 见方	用直刀法将原料切成 10cm 长的整形，先片成 0.1cm 厚的片，再直切成 0.1cm 见方的丝	土豆、萝卜等植物原料，适宜凉拌或装饰使用

表 5-9　条的成形及适用范围

品名	成形规格	成形方法	适用范围
大一指条（大一字条）	长 6cm × 宽 1.2cm × 厚 1.2cm	先将方形原料切成 6cm 长的段，再切成 1.2cm 厚的片，最后将厚片切成 1.2cm 见方的条	胡萝卜、土豆、山药等植物原料，适宜烧、煨、焖等烹调方法
小一指条（小一字条）	长 5cm × 宽 1cm × 厚 1cm	先将方形原料切成 5cm 长的段，再切成 1cm 厚的片，最后将厚片切成 1cm 见方的条	火腿、莴笋、胡萝卜等原料，适宜烩、焖、烧等烹调方法
筷子条	长 4cm × 宽 0.6cm × 厚 0.6cm	先将方形原料切成 4cm 长的段，再切成 0.6cm 厚的片，最后将厚片切成 0.6cm 见方的条	黄瓜、莴笋、土豆等植物原料或猪里脊肉、瘦肉等，适宜炸、熘、爆、拌等烹调方法
象牙条	长 5cm × 宽 1cm × 厚约 1cm	先将方形原料切成 5cm 长的段，再切成约 1cm 厚的梯形片，最后将厚片切成 1cm 宽的条	胡萝卜、火腿、牛肉干等原料，适宜拌、炸、炒等烹调方法

表 5-10　丁、粒和末的成形及适用范围

品名	成形规格	成形方法	适用范围
大丁	约 2cm 见方	先将原料切成 2cm 厚的片，再切成 2cm 宽的条，最后切成 2cm 见方的粒	豆腐、凉粉、萝卜等原料，适宜烧、炒、烩、拌等烹调方法
小丁	约 1.2cm 见方	先将原料切成 1.2cm 厚的片，再切成 1.2 厘米宽的条，最后切成 1.2cm 见方的粒	莴笋、黄瓜等植物原料或无骨动物原料，适宜滑炒、烩、拌等烹调方法

品名	成形规格	成形方法	适用范围
黄豆粒	0.6cm 见方,形如黄豆	先将原料切成 0.6cm 厚的片,再切成 0.6cm 宽的条,最后切成 0.6cm 见方的粒	折耳根、豆腐干或无骨动物原料,适宜炒、烩、煮等烹调方法或制作馅料使用
绿豆粒	0.4cm 见方,形如绿豆	先将原料切成 0.4cm 厚的片,再切成 0.4cm 宽的条,最后切成 0.4cm 见方的粒	土豆、胡豆、豆腐干、鸡蛋干等原料,适宜炒、烩等烹调方法或制作馅料使用
米粒	0.2cm 大小,形如米粒	先将原料切成 0.2cm 厚的片,再切成 0.2cm 宽的条,最后切成 0.2cm 见方的粒	老姜、大蒜等调料或芹菜、椿芽、茭白、木耳等蔬菜,适宜制作馅料或菜肴点缀使用
末	0.1cm 大小的细末状	将原料剁成细末状	老姜、大蒜、大葱等调料或豇豆、四季豆、海苔、猪肉、牛肉等动植物原料,适宜制作馅料或菜肴点缀使用

第三节 预制和调配工艺

原料的预制处理通常称作初步熟处理,调配工艺则称作优化与保护工艺。它们都是正式烹调前的准备阶段,因而都是烹调过程中的一项基础工作,但其与菜肴的质量有着密切的关系。在技术上也有不少讲究,如果这道工序不符合要求,不按照制作要求进行操作,菜肴很难做好。

一、原料的初步熟处理

原料的初步熟处理就是在原料经过初步加工后,为了便于正式烹调和缩短正式烹调时间而采用"出水""过油""煸炒""走红"等方法,将原料制成半熟或刚熟状态,供正式烹调使用的一项技术措施,它不仅关系到菜肴的烹调过程是否顺利,还会直接影响到菜肴的质量。初步熟处理的好坏,将直接影响菜肴的色泽、口味、形状、质地、营养等指标。

(一)定义及作用

原料的初步熟处理是指将原料放在油、水、蒸汽等传热介质中进行初步加热,使之成为半熟或刚熟状态的半成品,为正式烹调做准备的一种操作过程。烹饪原料初步熟处理的内容,通常包括了利用水来加热的焯水、水煮、卤汁走红;利用油来加热的滑油、走油、过油走红;利用蒸汽来加热的汽蒸等。

这些不同的传热介质,由于其性能不同,在加热原料时,对原料的影响和作用也各不相同。从表象上看,有一个共同的作用,即使原料变得半熟或全熟。初步熟处理的作用如下:

1. 除去原料中的不良气味 烹饪原料中大多数的动物都具有腥、膻、臊等异味,这些气味如果在正式烹调之前没有去除掉,则将大大地影响成菜后的效果,所以在进行初步熟处理的时候就应将其去除。另外,部分植物性原料含有醇类,使蔬菜带有青草气味,苷类及有机酸使蔬菜带有苦味和涩味,这些异味的存在,都会影响菜点的风味,所以必须经过初步处理。

2. 增加原料的色彩 可使蔬菜颜色鲜明、质地脆嫩、除去异味。大多数蔬菜经过焯水处理后,会变得颜色鲜明,尤其是富含叶绿素的蔬菜,焯水后色泽翠绿、明快;其质地也因此而变得脆嫩。

3. 缩短时间,调整成熟度 烹调菜肴时,能使菜品中不同原料的成熟时间一致。由于各种烹饪原料的质地不同,其加热成熟时间也就不一致。有的原料能很快加热致熟,而有的原料则需较长时间。如果将成熟时间不一致的原料同时加热,势必造成该菜原料成熟不一致,以致影响成菜效果。所以,用水、鲜汤或油脂等先对各种不同原料进行初步热处理,有意识地调节好各种原料的成熟度,使菜肴中的不同原料,能在正式烹调时,在同一时间成熟,这对菜肴质量的保证是非常重要的。

4. 清除或杀死食物中的病菌、毒素 烹饪原料经过初加工后,还不能完全消除病毒、细菌和霉菌及其毒素、虫卵等生物性污染物的残留。并且还会在原料切配、辅料的添加以及原料与食用器皿、空气接触和操作过程中发生二次污染。所以,正确掌握初步熟处理加工工艺是保护菜肴卫生、保证人体健康的重要环节。

(二)常见方法

1. 焯水 焯水又称出水、冒水、飞水、水锅等,是指把经过初加工后的烹饪原料,根据用途放入不同温度的水锅中加热到半熟或全熟的状态,以备进一步切配成形或正式烹调之用的初步热处理。根据投料时水温的高低,焯水可分为冷水锅焯和沸水锅焯两种方法。

冷水锅焯水是将加工整理的烹饪原料与冷水同时入锅加热至一定程度,捞出漂洗后备用的焯水方法。冷水锅焯水主要适用于腥、膻、臭等异味较重和血污较多的动物性烹饪原料,如牛肉、羊肉、肠、肚、肺等。含有苦味、涩味的植物性烹饪原料也要用冷水锅焯水,如笋、萝卜、马铃薯、山药等,这些植物性烹饪原料中的苦味、涩味只有在冷水锅中逐渐加热才能消除。

沸水锅焯水是将锅中的水加热至沸腾,再将烹饪原料放入锅,加热至一定程度后捞出备用(蔬菜类原料要迅速用冷水过凉后备用)的焯水方法。沸水锅焯水主要适用于色泽鲜艳、质地脆嫩、新鲜的植物性烹饪原料,如菠菜、黄花菜、芹菜、油菜等。这些原料体积小、含水量多、叶绿素丰富,易于成熟。另外,沸水锅焯水还适用于一些腥膻异味较小、血污较少的动物性烹饪原料,如鸡翅、鸭肫等,这些原料放入沸水锅中稍烫,便能除去血污,减轻腥膻等异味。

2. 过油 过油又称油锅,是指在正式烹调前以食用油脂为传热介质,将加工整理过的烹饪原料制成半成品的初步热处理。它对菜肴色、香、味、形、质、养的形成起着重要作用。由于在实际烹调工作中油温的不同、原料的不同、烹调方法的不同,过油大体可以分为两大类,即滑油和走油。

滑油是指用温油锅将加工整理的烹饪原料滑散成半成品的一种过油方法。滑油的油温一般控制在五成以下。有的烹饪原料需要采用上浆处理,旨在保证烹饪原料不直接接触高温油脂,防止原料水分的外溢,进而保持其鲜嫩柔软的质地。滑油多适用于炒、熘、爆等烹调方法。滑油的适用原料较多,家禽、家畜、水产品等烹饪原料均可,其形状大多是丁、丝、片、条等小型原料。

走油又称油炸,是一种油量大且油温高的过油方法。因油温较高,所以能迅速地蒸发烹饪原料表面和内部水分,进而达到定型、上色、形成质感的目的。走油的适用原料较多,家禽、家畜、水产品、豆制品、蛋制品等烹饪原料均可。这些烹饪原料的形状较大,以块、整只、整条等为主,如整鸡(鸭)、肘子、鱼等。

3. 走红 走红又称上色、酱锅、红锅,是将一些经过焯水或走油的半成品烹饪原料放入各种有色的调味汁中进行加热,或将原料表面涂上某些调料,经油炸而使烹饪原料上色的初步热处理。走红是烹饪原料上色的主要途径,一些用烧、焖、蒸等烹调方法制作的菜肴,都要通过走红来上色。根据传热介质的不同,走红可分为两种方法:即以水为传热介质的卤汁走红和以油为传热介质的过油走红。

卤汁走红就是将经过焯水或走油的烹饪原料放入锅中,加入鲜汤、香料、料酒、糖色(或酱油)等,用小火加热至菜肴所需要颜色的一种走红方法。卤汁走红一般适用于鸡、鸭、鹅、方肉、肘子等烹饪原料的上色,以辅助用烧、蒸等烹调方法制作菜肴,如"红烧全鸡""九转大肠"等。

过油走红是在经加工整理的烹饪原料表面涂上均匀的一层有色调料(料酒、饴糖、酒酿汁、酱油、面酱等),然后放入油锅中浸炸至烹饪原料上色的一种走红方法。过油走红适用于猪、鸡、鸭等原料,多用于制作蒸菜的上色。

4. 汽蒸 汽蒸又称汽锅、蒸锅,是将已加工整理过的烹饪原料装入蒸锅,采用一定的火力,通过蒸汽将烹饪原料制成半成品的初步热处理。汽蒸是很有特色的初步热处理,具有较高的技术性。在封闭状态下要掌握加热的火候,就必须对烹饪原料的质地和体积、加热的温度、加热所需时间和总供热量等有所了解,这样才能达到成品菜肴的质量要求。汽蒸时,根据原料的质地和蒸制后应具备的质感,可分别采用旺火沸水猛汽蒸(大火汽足)和中火沸水缓汽蒸(中小火汽弱)两种方法。

旺火沸水猛汽蒸是将经加工整理的烹饪原料装入蒸锅,采用旺火沸水足量的蒸汽将原料加热至一定程度,制成半成品的汽蒸方法。旺火沸水猛汽蒸主要适用于形体较大或质地老韧的原料,如鱼翅、干贝、整只鸡、整块肉、整条鱼、整个肘子等的初步热处理。

中火沸水缓汽蒸是将经加工整理的烹饪原料装入蒸锅,采用中火沸水少量的蒸汽将原料加热至一定程度,制成半成品的汽蒸方法。中火沸水缓汽蒸主要适用于鲜嫩、易熟的烹饪原料以及经加工制成的半成品,如黄蛋糕、白蛋糕、鱼糕、虾肉卷、芙蓉底的初步热处理。

二、调配工艺方法和作用

我国菜肴品种如此之多,风味如此之全,对国内外吸引如此之强,以致被国际友人誉为"烹调技术上璀璨的明珠",这除了技术多样、火候多变、调味奇妙等因素外,上浆挂糊的技术也起着重大的作用。烹调中的浆糊,行业称之为"上浆、挂糊"技术处理。上浆挂糊的好坏直接影响到菜肴的质量。

(一)浆糊的定义及作用

上浆又称抓浆、吃浆,它是指在经过刀工处理的主、配料中,加入适当的调料和佐助原料,使主、配料由表及里裹上一层薄薄的浆液,经过加热,使制成的菜肴达到滑嫩效果的施调方法。

挂糊又称着衣,它是指根据菜肴的质量标准,在经过刀工处理的主、配料表面,适当地挂上一层黏性的糊,经过加热,使制成的菜肴达到酥脆、松软效果的施调方法。

上浆和挂糊是烹调前的一项重要操作程序,对菜肴的色、香、味、形等各方面均有很大的影响,其作用主要有:①可以保持原料中的水分和鲜味;②能保持原料形态的光润饱满;③形成丰富口感;④能保持和增加菜肴的营养成分;⑤缩短烹调时间。

1. **上浆** 浆的常见类型有水淀粉浆、蛋清淀粉浆、全蛋淀粉浆和苏打浆。

肉片上浆前要先用清水浸泡。鱼片、肉片、鸡片等上浆前要先用清水浸泡一会儿,让肌肉纤维中的蛋白质充分吸收水分,使肌肉组织体积膨胀,并将肌肉内残存带腥、臊味的血浆浸泡出来。这样原料色泽洁白,清爽不黏,易使调味品渗到原料内部,便于腌制和上浆。同时,烹制出的菜肴色泽清新、鲜嫩可口。

一定要掌握好不同的手法。首先根据原料的粗细、老嫩程度,在上浆时掌握好抓浆时的力度,如鸡丝、鱼丝等小型较嫩的原料,上浆时要轻;而畜类原料的肉片、肉丁应力度稍大。其次,在上浆之前一定要加适当的调味料,而加入调味料之后,必须将原料内的所谓"肉汁"抓出,即抓出黏性后加入淀粉或蛋清等。另外,无论怎样上浆,原料一定要上浆均匀,使得表面的浆液薄厚一致。

2. **挂糊** 糊的常见类型有蛋清淀粉糊、蛋黄糊、全蛋糊、蛋泡糊、水粉糊(又称硬糊、淀粉糊)、干粉糊、发粉糊、脆皮糊等。

在挂糊时,需要灵活掌握各种糊液的浓度,应当根据原料性质、烹调要求以及原料是否经过冷冻等因素,决定糊液的浓度。如较嫩的原料水分含量高,需用稠糊包裹才不致使原料中的水分外溢;反之质老的原料因为本身水分缺乏,则应补水,使用较稀的糊液。

恰当掌握好各种糊液的调制方法。调制糊液时,必须掌握先慢后快、先轻后重的原则,且要十分细致。打蛋泡糊时须将蛋清用力打透,能立住筷子时再加入淀粉。搅出的糊液必须均匀,糊中不能带有小颗粒,以防原料过油时小颗粒爆裂脱落,造成脱糊。

必须用糊液将原料表面全部包裹起来。糊液包裹原料时应不留空白点,否则原料在烹调时,油会乘虚而入,使这部分原料质地变老、形状萎缩、色泽焦黄。把原料表面均匀地包裹起来,形成一个完整的保护层,这样加热才不会造成原料老嫩不均、色泽不均等现象。同时也避免没有包裹到的地方有失水、失鲜味、失营养等现象。

要根据原料性质和菜肴的要求选用糊液。由于原料性质、形态、烹调方法和菜肴要求各异,因此糊液的选择十分重要。如要求色泽洁白的菜肴,必须选用一些无色的糊液(如蛋清淀粉糊、蛋泡糊等)。

对水分较多、表面光滑的原料进行挂糊时,可在原料表面先拍上一层干粉后再挂糊,然后再拖上糊下锅油炸。这样可使干粉吸收原料表面的水分,同时使原料更为平整,使糊更加容易附着,避免脱糊现象的发生(图 5-3 为制作糖醋

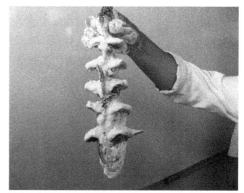

图 5-3 制作糖醋脆皮鱼时挂水淀粉糊

脆皮鱼时挂水淀粉糊）。

（二）勾芡及芡汁

勾芡是我国烹饪的基本技法之一。勾芡是指在菜肴加热后期即将成熟起锅时，加入以淀粉为主要原料调制的粉汁，使锅内汁液变浓，黏附或部分黏附于菜肴之上的操作方法。芡汁是指勾芡后锅中形成的黏稠状的胶态汁液。有时也将勾芡前以湿淀粉加入调味料、汤汁调制而成的混合物称为芡汁。

1. 勾芡的作用

（1）增加菜肴汤汁的黏性和浓度：一般菜肴在烹调时，都需要加入一些水（汤）以及液体调味品，有时原料在加热时还会流出一些水分来，成为菜肴的汤汁。这种汤汁稀而不黏，附着能力差，难以裹附于菜肴上。通过勾芡后，菜肴的汤汁变得浓稠，附着能力大大增强。

（2）增加菜肴的口味：菜肴勾芡后，汤汁中的混合滋味随之黏附于菜肴上，菜肴的口味也随之更加浓厚鲜美。如果不勾芡的话，菜肴则"不够味"；无汤汁的菜肴，需要另外调制芡汁，然后将芡汁裹附于菜肴上。芡汁在烹调时，需要加入几种或多种调味品，有时还需要用骨汤或高级清汤。

（3）增加菜肴的光泽和润滑性：粉汁加热糊化后，不仅变黏增稠，而且透明、润滑、光亮，尤其是在与油和多量的糖混合加热时，其糊化物（芡汁）更为透明、油润，裹附于菜肴上后，菜肴显得格外光亮、润滑。

（4）增加菜肴的美观：菜肴着芡后，形态丰满不瘪。此外，有些菜肴在勾芡时，需要在粉汁中加入一些鲜红的红辣椒茸、番茄沙司、咖喱酱、糖色、酱油之类的调料，以增加菜肴的口味和丰富菜肴的色彩。当菜肴裹上这种芡汁时，犹如穿上了一件明亮而美丽的彩色外衣，打扮得非常漂亮。

（5）使菜与汤汁融合：菜肴勾芡后，可使菜与汤汁融为一体。如爆、炒类的菜肴，经勾芡后，汤汁能紧包原料。否则，菜汤分家，味道不佳。又如羹类和有些汤菜，经勾芡后，菜汤交融，汤汁柔和润滑，菜肴滑嫩鲜美。

（6）保持菜肴的温度：淀粉糊（芡汁）具有恒温性好、散热慢的特点。芡汁裹附于菜肴上，可使菜肴的热量消失减缓，从而起到一定的保温作用。

2. 芡汁的种类及应用

由于菜肴的品种不同和菜肴的烹调方法不同，芡汁的稠稀程度也要求不同。按其稠稀的情况来分，可分为厚芡（稠芡）和薄芡（稀芡）两大类：

（1）厚芡：厚芡又分为包芡和糊芡。

1）包芡：粉汁较浓，芡汁最稠，芡汁能全部包裹于菜肴上。包芡主要适用于汤汁较少的爆、炒类菜肴。如油爆双脆、炒腰花、鱼香肉丝等。这类菜肴吃完后，盘中几乎见不到汤汁。

2）糊芡：粉汁比包芡略淡，芡汁较稠呈薄糊状，菜汤融合，口味浓厚，口感柔滑。糊芡多用于烩菜，如石鸡羹、炒鳝糊、烩三鲜等。

（2）薄芡：薄芡可分为流芡和米汤芡。

1）流芡：又叫玻璃芡，粉汁较淡。芡汁浇在菜肴上，一部分能裹附于菜肴上，一部分从菜肴上向下流，呈流泻状态，故称之为流芡。流芡主要适用于熘菜或整只、整块的菜肴，如醋溜鲤鱼、白汁桂鱼、咖喱全鸭等；

2）米汤芡（清芡）：粉汁最淡，芡汁最稀，呈米汤状态，故称之为米汤芡。米汤芡主要适应于一些花色菜和汤菜，如金鱼闹莲、迎春鸡脯、酸辣汤等。

3. 影响勾芡的因素

（1）淀粉的种类：用于勾芡的淀粉，宜选用洁白、细腻、无渣滓、无泥沙杂质、无酸馊异味的淀粉。用于名贵、高档、精致的菜肴勾芡的淀粉，应该选用优质的淀粉，以保证芡汁和菜肴的质量。爆、炒、熘、扒、烧的菜肴宜选用恒水性能好，附着能力强的绿豆淀粉、荸荠淀粉、马铃薯淀粉、番薯淀粉；烩菜和某些要求透明清澈的芡汁宜选用木薯淀粉，因木薯淀粉调制的芡汁非常柔滑、透明、清晰，芡汁中的各种原料可显示得一目了然。

（2）加热的时间：每种淀粉都有相应的糊化温度，达到糊化温度并加热一定时间以后，淀粉才能完全糊化。一般来讲，加热温度越高，糊化速度越快，所以勾芡在菜肴汤汁沸腾以后进行较好，这样能在较短时间内使淀粉完全糊化，完成勾芡操作。在糊化过程中，菜肴汤汁的黏度逐渐增大，完全糊化时最大，之后随着加热时间延长，黏度会有所下降。

（3）淀粉的浓度：要掌握好粉汁的浓度。粉汁的浓度是否恰当，对菜肴的质量影响很大。粉汁过浓，芡汁过稠，成菜黏黏糊糊；粉汁太淡，芡汁太稀，附着能力差。勾芡时，汤汁多的菜肴，粉汁可稍浓些；汤汁少的菜肴，粉汁可略淡些；有些胶性大的菜肴，粉汁宜淡些，或者不勾芡。

（4）温度：芡汁下锅后，锅内菜肴的温度会有所降低，这就使芡汁中的淀粉要达到完全糊化必须经过一段加热升温的过程。对于同一种淀粉来说，淀粉颗粒的大小不同，其糊化温度也不同。较大的淀粉颗粒因为结构较疏松，淀粉分子本身的彼此结合力较小，所以容易发生糊化，所需的糊化温度也较低。而颗粒较小的淀粉粒因为结构较为紧密，分子本身的结合力较大，糊化也比大颗粒淀粉难，所需的糊化温度也较高。对于不同种类的淀粉，糊化温度随着淀粉中的直链淀粉含量不同而不同。淀粉中直链淀粉的含量愈高，则颗粒内有序排列的结晶区域愈大，结晶愈紧密，它的分子内结合力较大，使得糊化较为困难。与此相反，含支链淀粉较多的淀粉，其糊化要容易些。

4. 勾芡方法　一般依据烹调技法和菜肴要求而定，大体上可分为拌、淋、浇三种方法。

（1）拌：此法多用于炒、爆、熘等菜肴的烹制。这类菜肴要求旺火速成，着厚芡，芡汁全部包裹在原料上。具体的操作方法又可分为两种：一种是在菜肴接近成熟时，放入粉汁，然后连续翻锅或拌炒，使粉汁均匀地裹在菜肴上；另一种是将调味品、汤汁、粉汁入锅加热，至粉汁完全糊化变黏时，即通常所说的芡粉成熟了，将已过油的原料入锅，再连续翻锅或拌炒，使芡汁均匀地裹在菜肴上。

（2）淋：此法多用于煮、烧、烩等烹调方法，要求汤汁稠浓，促进汤菜融合。具体操作方法是：当菜肴接近成熟时，一手持锅缓慢晃动，一手持芡汁均匀地淋入，边淋边晃，直至汤菜融合为止。有的菜肴也可以一边淋芡，一边用手勺在锅中轻轻搅动，使之均匀，虽手法不同，但效果一样。

（3）浇：此法多用于熘或扒的菜肴，特别是整形大块的原料。这类菜肴一般要求菜形整齐美观，不宜在锅中翻拌，或体积较大，不易在锅中颠翻，因而采用浇法较为合适。具体操作方法是：将成熟的原料装入盛器中，再把芡汁倾入锅中加热，待芡汁受热变黏稠时，把芡汁迅速地浇到盛器中的菜肴上。

（三）制汤

制汤是我国传统烹调技艺中的精华。鲜汤的用途非常广泛，不仅在汤菜中需要使用大量的鲜汤，其他许多菜肴的烹制也都离不开鲜汤。尤其是像燕窝、鱼翅、海参等本身并无鲜味的高档原料,更离不开鲜汤的赋味。制汤是指在烹饪活动中,用一些富含鲜味成分的动植物原料经水煮提取鲜汤的过程,通常称为制汤工艺。

1. 汤的分类 汤的种类很多,按原料性质来分有荤汤和素汤两大类,荤汤中按照原料品种不同有鸡汤、鸭汤、鱼汤、海鲜汤等;素汤中有豆芽汤、香菇汤等。按汤的味型分为单一味和复合味两种,单一味汤是指用一种原料制作而成的汤,如鲫鱼汤、排骨汤等;复合味汤是指两种以上原料制作而成的汤,如双蹄汤、蘑菇鸡汤等。按汤的色泽分为清汤和白汤两类,清汤口味清纯,汤清澈见底;白汤口味浓厚,汤色乳白。白汤又分为一般白汤和浓白汤,一般白汤是用鸡骨架、猪骨等原料制成,主要用于一般的烩菜和烧菜;浓白汤是用蹄髈、鱼等原料制成,既可单独成菜,也可用作高档菜肴的辅料。按制汤的工艺方法来分有单吊汤、双吊汤、三吊汤等。单吊汤就是一次性制作完成的汤;双吊汤就是在单吊汤的基础上进一步提纯,使汤汁变清、汤味变浓;三吊汤则是在双吊汤的基础上再次提纯,形成清汤见底、汤味纯美的高汤。

2. 制汤的原料选择

(1)必须选用鲜味充足、异味小、血污少、新鲜的原料。在动物性原料中,牛肉、羊肉因含有多量的低分子挥发性脂肪酸,从而带有特殊的气味。因此,除非用于烹制牛肉、羊肉菜肴,一般不使用牛羊肉作为制汤的原料;鱼肉中含有谷氨酸、肌苷酸、琥珀酸、氧化三甲胺,滋味非常鲜美,但是其放置时间稍久,氧化三甲胺会还原为气味浓烈的三甲胺。同时,还会分解出一些有腥味的有机化合物。因此除了鱼类菜肴可以使用鲜鱼汤外,其他菜肴一般不用鱼汤。

(2)制汤的原料中应富含鲜味成分,如核苷酸、氨基酸、酰胺、三甲基胺、肽、有机酸等。这些成分在动物性原料中含量最为丰富,所以制作鲜汤的原料应当以动物性原料为主。在动物性原料中,首选原料是肥壮老母鸡,并以“土鸡”为好。鸭子应选用肥壮的老母鸭,但不宜选择太老的鸭子,也不宜选用嫩鸭和瘦鸭。猪瘦肉、猪肘子、猪骨头,一般宜从肥壮阉猪身上选用,不宜选用种猪。在选择火腿、板鸭时,以选用色正味纯的金华火腿和南安板鸭为好。冬笋、香菇、竹笋、鞭笋、黄豆芽等都是制作素菜汤的理想原料。

(3)不同性质的汤,选料不同。制作奶汤的原料需要具备以下条件:含有丰富的动物性蛋白质,这是鲜味之源;要有一定的脂肪,这是奶汤变白的一个重要条件;要有能产生乳化作用的物质,也就是说要有一定量的骨骼原料;含有一定量的胶原蛋白的原料,可使奶汤浓稠,增加味感和辅助乳化作用,使水油均匀混合。

(4)一般选用味香质优的调料。常用的调料有:黄酒、白酒、精盐、生姜、白胡椒、葱等。不宜选用味差质劣的、含有一定药味的香料和有色的液体调料,以免影响鲜汤的口味或使鲜汤变色。用于制汤的水也有讲究,水质不好,对汤汁会产生很大的影响。用于制汤的水最好是未加漂白粉的纯净水。因为自来水有一股很浓的漂白粉气味,会影响汤汁味感。

3. 制汤的关键

(1)冷水下料,一次加足:冷水下料逐步升温,可使汤料中的浸出物在原料表面受热凝固收缩之前,就大量地进入原料周围的水中,并逐步形成较多的毛细通道,从而提高汤汁的鲜味程度。沸水下料,原料表面骤然受热,表层蛋白质变性凝固,组织紧缩,不利于内部浸出物的溶出,汤料的鲜美滋味就难以得到充分体现。同样,水量一次加足,可使原料在煮制过程中受热均衡，以保证原料与汤汁进行物质交换的毛细通道畅通，便于浸出物从原料中持续不断的溶出。中途加水，尤其是加凉水，会打破原来物质交换的均衡状态，降低物质交换的速度，将一些毛细通道堵塞，令汤汁的鲜味程度下降。

（2）旺火烧开，小火保持微沸：旺火烧开，一是为了节省时间，二是通过水温的快速上升，加速原料中浸出物的溶出，并使溶出的通道稳定下来，以利于毛细通道通畅，溶出大量的浸出物。小火保持微沸是提高汤汁质量的保证。因为在此状态下，汤水流动有规律，原料受热均匀，既利于传热，也便于物质交换。如果水是剧烈沸腾，则原料必然会受热不均匀（气泡接触热流量较小，液态水接触处热流量大），这既不利于物质交换，还会使汤水快速、大量汽化，香气大量挥发，严重影响汤汁质量。制清汤时持续沸汤更是一大忌讳。

（3）除腥增鲜，注意调料投放：汤料中鸡、肉、鱼等，虽富含鲜香成分，但仍有不同程度的异味。制汤时必须除去异味，增加香味。为了做到这一点，汤料在正式下锅前，应该洗净焯水。有时放葱姜和料酒等去除异味。要注意调味料的投放顺序。制汤过程中最好不要放盐，因为盐是强电解质，一进入汤汁中便会全部电离成氯离子和钠离子，氯离子和钠离子都能促进蛋白质的凝固，影响热的传递，妨碍其浸出物的溶出，对制汤不利，还能使汤汁变浑浊。所以在制汤时不要过早放盐。

第四节 菜肴组配工艺

配菜是烹调前设计菜肴的一道非常重要的工序。只有预先对菜肴所需原料进行恰当组合，才可能使成菜符合规格质量。因此，组配工艺是烹调前设计菜肴构成的重要工序，一定程度上决定了菜肴的色、香、味、形、质、营养等方面的属性。我国菜肴的花色品种丰富多彩，与配料的精巧细致和变化无穷是密不可分的。

一、菜肴组配的概念及原则

菜肴组配指将各种相关的可食性原料有规律地按照一定质和量有机组合搭配，为定性、定量的规范化生产和提高产品的稳定性提供标准的操作过程。其包括两层含义，一是配菜，二是菜肴之间的配合。

配菜是根据菜肴的质量要求，将经过整理、初加工或刀工处理成型的单一或多种烹饪原料，根据烹调或食用的要求，按一定的规格、比例进行必要的搭配和科学的组合，使之成为一份适合烹调或直接食用的完整菜肴的工艺过程。配菜是刀工与烹调之间的纽带，是菜肴的设计过程。它是紧跟刀工之后的一道工序，必须熟练掌握各种刀工，两者合称为切配，但配菜有时是一道独立的工序，有各方面的要求。

（一）确定菜肴的色、香、味、形

菜肴的质是指组成菜肴的原料质地上的配合（如原料的粗、细、脆、软等），以适应烹饪方法和饮食口味的要求。菜肴的量指组成菜肴的一种或多种原料之间的数量比，也就是菜肴组成的单位定量。菜肴的质和量是构成菜肴的基本因素。

色：运用顺色配、花色配等方法，达到既能衬托主料，又能使菜肴美观，有一定的艺术和欣赏价值并促进食欲的效果。

香：各种原料都有一定的香味，通过合理搭配，经过烹调后更能刺激食欲。

味：口味是菜肴的重要因素。有些原料本身含有鲜香味，辅料只能用来衬托主料的本味，如鱼、虾等；有些清淡寡味的原料，则通过其他辅料来弥补口味上的不足，如海参通过鲜汤、火腿来提鲜；有些原料口味过浓过腻，则通过其他辅料来降低和减少浓、腻的口感以利于消化，如肉制品经常用一些蔬菜搭配。菜肴之间口味上的配合一般先咸后甜、浓淡分开，口味随季节的不同而有所改变，夏季宜清淡，冬春宜浓醇。

形：原料的形态依靠刀工确定，菜肴的整体形态依靠配菜确定。既要突出主料、烘托主题，如主辅料异型搭配或同型搭配，达到主辅料之间的和谐统一，还要有利于烹调，使菜肴制成后通过盛器的合理盛装，达到美观和食用的要求。

（二）平衡菜肴的营养

根据不同原料所含的营养成分不同，以及烹饪中营养素的变化，通过科学合理地搭配使营养成分能相互补充，从而提高菜肴的营养价值和人体吸收率，以确保平衡膳食的实现。如肉类原料中多含蛋白质和脂肪，叶菜中多含维生素，所以需要荤素搭配，相互协调。

（三）使菜肴多样化

烹饪原料种类繁多，通过原料的不同种类、不同数量、不同质地、不同口味、不同营养价值的巧妙组合，可以使菜肴种类多样化，也是菜肴创新的根本。

（四）确定菜肴成本

配菜时分量准确，主料和辅料的正确配比，既能提高菜肴的质量，又能降低菜肴的成本。达到既让消费者满意，还能提高经济效益的共同效应。

二、菜肴组配的形式及方法

在我国烹调中，菜肴的配制形式可称得上是千变万化。这是用品种繁多的原料配制出难以数计的菜式的必然结果。为了在令人眼花缭乱的配制形式中探求到配菜技术的基本规律，规范菜肴的各种配制形式，依据一定的标准对菜肴组配工作进行分门别类是很有必要的。

（一）配菜的类型

配菜的类型根据对象可分为热菜配菜和冷菜配菜，而热菜配菜包括配一般菜和配花色菜。热菜配菜是选用生料在做好刀工的前提下，把各种原料巧妙地组合搭配，为下道工序的烹制成形打好基础。冷菜配菜是将刀工处理好的熟料摆盘成品，既要做到整齐美观，又要确保食品卫生。

根据目的可分为日常配料和设计配菜。日常配料是在日常工作中，将所需要使用的原料加工成所需的形状，包括烹制时所需的料头，如姜片、葱段等。当使用时既能节约时间、确保质量，又能提高出菜速度。而设计配菜要有创造性，包括对新原料进行选择加工和对已有原料进行新的搭配创造出新的特色。

根据规格可分为散单配和筵席配，散单配只需根据顾客所点的菜单要求去配菜。而筵席配必须做到：了解服务对象的生活习惯、口味特点、民族习惯；冷菜、热菜、点心等各种菜肴所占比例恰当；根据筵席的价格确定菜肴的数量质量；从色、香、味、形、器的配合来注意筵席菜肴的艺术造型；根据季节性、本地区、本店特色来配置。

（二）配菜的方法

在实践工作中，配菜的方法灵活多变，配一般菜肴讲究朴实、花色菜偏重技巧、冷盘菜讲究造型。无论是配何种菜都要充分考虑到量、质、色、香、味、形、营养、盛器等方面的因素。菜肴组配的形式包括单一菜肴和宴席菜肴(图5-4)。

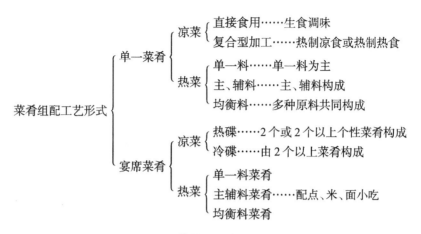

图5-4　菜肴组配的具体形式

1. **单一菜肴组配**　单一菜肴原料组配工艺,简称"配菜"。它是把加工成形的各种原料加以适当的配合,使其可烹制出一份完整的菜肴的工艺过程。原料组配工艺是整个烹调工艺的重要环节之一,它是菜肴具有一定品质形态的设计过程。一般来说,一份完整的菜肴由三个部分组成,即主料、配料和调料。

主料在菜肴中作为主要成分,占主导地位,是起突出作用的原料。它所占的比重较大,通常为60%以上,其作用是能反映该菜的主要营养与主体风味指标。

配料又叫"辅料",在菜肴中为从属原料,指配合、辅佐、衬托和点缀主料的原料,所占比例较小,通常在30%~40%,作用是补充或增强主料的风味特性。

调料又叫"调味原料",是用于烹调过程中调和食物风味的一类原料。调料在烹调中用量虽少,但作用却很大,其原因在于每一种调味品都含有区别于其他调味品的特殊成分。在烹调过程中,原料之间呈味物质相互作用,产生一系列反应,从而形成各种美馔佳肴的特定口味。

2. **宴席菜肴组配**

(1)合理分配菜点成本:宴席菜肴组配时要使其与宴席规格相符,应先明确菜点的取用范围、每一类菜品的数量、各个菜点的等级等。所有这些,无不与宴席档次(用售价或成本表示)密切相关,每道菜品的成本大体上定下来了,选什么菜就心中有数。

(2)核心菜点的确立:核心菜点是每桌宴席的主角。哪些菜点是核心,各地看法不尽相同。一般来说,主盘、头菜、座汤、首点,是宴席食品的"四大支柱";甜菜、素菜、酒、茶是宴席的基本构成,都应重视。因为头菜是"主帅",主盘是"门面",甜菜和素菜具有缓解口味、调节营养及醒酒的特殊作用,座汤是最好的汤,首点是最好的点心,酒与茶能显示宴席的规格,应作为核心优先考虑。设计宴席菜首先要选好头菜,头菜在用料、味型、烹法、装盘等方面都要特别讲究。头菜定了以后,其他的菜肴、点心都要围绕着头菜的规格来组合。客体菜要多样而有变化,在质地上既不能高于头菜,也不能比头菜差得太多。只有做到恰如其分,才能起到衬托主体和突出主题的作用,这在美学上叫"多样的统一"。

（3）辅佐菜品的配备：对于核心菜品而言，辅佐菜品主要是发挥"烘云托月"的作用。核心菜品一旦确立，辅佐菜品就要"兵随将走"，使全席形成一个完整的美食体系。

配备辅佐菜品，在数量上要注意"度"，既不能太少，也不能过多，它与核心菜品可保持1：2或1：3的比例；在质量上要注意"相称"，其档次可稍低于核心菜品，但不能相差悬殊，否则全席就不均衡，显得杂乱而无章法。此外，配备辅佐菜品还须注意弥补核心菜品之不足。像客人要点的菜、能反映当地食俗的菜、本店的拿手菜、应时当令的菜、烘托宴席气氛的菜、便于调配花色品种的菜等，都尽可能安排进去，使全席饱满、充实。待到全部菜点确定之后，还要进行审核。主要是再考虑一下所用菜点是否符合办宴的要求，所用原料是否合理，整个席面是否富于变化，质价是否相符等。对于不理想的菜点，要及时调换；重复多余的部分，坚决删掉。

（4）宴席菜目的编排顺序：宴席菜目编排顺序决定了宴席的上菜程序。一般是先冷后热，先炒后烧，先咸后甜，先清淡后味浓。各类不同的宴席，由于菜肴的搭配不同，上菜的程序也不尽相同。传统的宴席上菜顺序的头道热菜是最名贵的菜。主菜上后，依次上炒菜、大菜、饭菜、甜菜、汤、点心、水果。现代中餐宴席上菜顺序与传统上菜顺序有所区别，各大菜系之间也略有不同，一般是：冷盘、热炒、大菜、汤菜、炒饭、面点、水果，上汤则表示菜已上齐。有的地方还有上一道点心再上一道菜的做法。上面食、点心的时机，各地习惯也不尽相同：有的是在宴席将要结束时上，有的则在宴席进行中上；有的在宴席中间要上两次点心。这都要根据宴席的类型、特点、需要，因人、因事、因时而定。国际旅游者大多习惯于西餐吃法，先上汤菜的广东菜式程序比较适合他们先喝汤的饮食习惯。近年来，许多地方的饭店都把宴席上汤的时间提前了，有的则先后上两道汤，以适应客人的习惯。

三、菜肴传统命名的方式

菜名是菜肴的组成部分。中国菜肴命名方法多样，特别是艺术菜名，古已有之，体现了中国饮食文化的博大精深。菜名与菜肴是共生且平行发展的，而烹饪的发展促使菜名更加丰富和细密。菜肴在命名时需遵循通俗易懂、体现风格特色等原则。常用的方法有以下几种。

（一）用主料加烹调方法命名

菜肴在命名时，为了突出主料的价值、色泽和特殊形态，可采用主料之名来为菜肴命名，例如"干烧江团""葱烧海参""干烧鱼翅""清蒸鱼唇"等。这种命名的方法可以直接反映菜品的内在成分，表现材料美。同时，因主料昂贵，也可提高菜肴价值和档次。

（二）以菜肴的形态命名

烹饪美也要通过视觉形象来实现。所以，中国菜十分考究形式美。通常是一菜一姿，或一菜多姿，千姿百态，美不胜收。例如"松鼠鳜鱼"就是因加工后的鳜鱼酷似松鼠而得名。还有"狮子头""鸡豆花"等菜肴，造型生动别致，名称含蓄典雅，很能刺激人们品尝的欲望。

（三）用烹饪器具加主料命名

此类方法在运用时，所用的炊具往往都很有特色，一般充分突出起名的独特造型和色彩，烘托菜肴中主料的优势，激发人们视觉、味觉的享受。例如四川的"坛子肉""砂锅鱼头""鱼香茄子煲""汽锅鸡"等都属于此类。

(四)以烹饪技巧和器具命名

烹饪离不开技法和器具,用具有特色的技法和器具为菜肴命名,直观明了,有一种特殊的魅力。例如"三蒸九扣""烤鸭""盐焗鸡"等,着意突出技法的特征,表现菜肴烹制的技术美。比较典型的有四川的"棒棒鸡",该菜为了使鸡肉松散入味、易嚼,有一道用棒敲打的工序,故称"棒棒鸡"。罕见的技艺为菜肴增添了一种奇异神秘的色彩,能唤起人们的好奇心。

(五)借名流之名命名

四川名菜"宫保鸡丁"就是以丁宝桢和其官衔命名的。相传,丁宝桢在担任四川巡抚的时候非常喜爱吃炒鸡丁,死后清政府为了追封他的功绩,封其"太子少保",此菜因此而得名。用名流来对菜品进行命名的很多,例如于右任爱吃的"斑肝汤"、李鸿章吃过的"公章杂碎"、倪瓒吃过的"云林豆腐"等。另外,还有以名厨名师命名的菜肴,例如,川菜"王忠吉烤鸭"、扬州菜"文昌豆腐"等。通过这种命名方式,既可提高菜肴的技术权威性,又让人们永远记住为后人增添烹饪口福的大师,一举两得。

(六)借助民间传奇故事命名

民间传奇故事多以有情有义的情节见长,有着广泛的群众基础。用其命名的菜肴具有群众性,人们喜闻乐见。再则,优美动人的传说是永远年轻的,从而可以增强菜肴的生命力。例如川菜中将"粉蒸排骨"命名为"原笼玉簪",就是借助了民间故事和戏曲中的有趣情节。在这些佳肴中,一道菜隐喻着一个优美的故事,色、味、形和意境样样俱佳,很受食客欢迎。

(七)运用夸张、比喻的方法命名

夸张、比喻之法是常用的菜肴命名方法之一。适当的夸张、比喻可唤起人们无限的遐想,烘托气氛,激发食客的感情共鸣,促进审美快感的实现。人们在喜庆之日宴请亲朋的习俗,为了适应这种特殊的心理环境,烹饪巧匠们设计了不少形象生动、寓意深刻的佳肴。例如:"四喜吉庆""龙凤呈祥""百事如意""松鹤延年"等,暗喻着喜庆、吉祥、如意、长寿,能激发人们审美快感,深得食客的青睐。此类名称,有着鲜明的民族特色。

还有些是引用典故、成语为菜肴命名的,也运用了比喻的方法。如:"脱胎换骨""偷梁换柱"和"霸王别姬"等。"霸王别姬"用鳖比喻"霸王","鸡""姬"互为谐音,用鸡喻"姬",十分贴切。此类名称典雅别致,令人回味无穷。

(八)移植诗情画意命名

诗画是根植于中华古老文化沃土中的并蒂花,十分讲究意境。移植诗情画意用于烹饪之中,可丰富菜肴的表现形式,大有可为。《醒世恒言》苏小妹三难新郎中有"闭门推开窗前月""投石冲开水中天"的诗句。四川厨师根据此诗句创作了一道"推纱望月"的名菜。盘中窗口帘静雅致,窗外皎月如镜,湖中倒影成趣,深园安谧无声。"推纱望月"一名高度凝聚了原诗的意境美。名中有诗,盘中有画,令人心旷神怡,浮想翩翩。

(九)以味命名

菜肴在命名时,可以借助味型来进行命名,让顾客能对其口味有一个直接的了解。四川名菜"口水鸡",不能直接说明是什么味,仅"口水"二字便更显其味诱人之深。某酒楼还用一首民谣加以诠释:"口水鸡呀口水鸡,阿妹做菜好手艺。麻辣酸甜又鲜香,川菜川妹一出戏。"把口水鸡的味道阐述得十分明白。又如"三国味火锅"这个名字在取用的时候还专门配顺口溜作广告词:"三分天下三国味,麻辣红汤加白味,还有新津黄辣丁,调出酸汤复合味。"三国味"这个名字使顾客耳目一新，一锅三味这种做法也十分新颖，很容易就把顾客的口味吊起来。

总之，为菜肴命名的方法很多，以上只不过列举了几种。在实际运用时，可用其中一法，也可以多种方法套用。关键要创新，有个性；其次，要注意用语准确、洗练、通俗；再则，必须符合人们的审美习惯，还要在语音上下功夫，平仄有序，朗朗上口；最后，还要克服故弄玄虚、华而不实和哗众取宠的作风，真正起到为菜肴锦上添花的作用。

四、色、香、味调配

中国的烹饪技术十分讲究色、香、味。人们通常把这三个字作为烹制和评论菜肴的标准，它也是我国烹饪学上的重要理论和法则。中国烹饪不仅是一种精湛的技术，而且是一项丰富多彩的艺术。任何艺术都必须通过人的感官去欣赏。人的视觉、听觉、味觉、嗅觉又都是彼此相通、互为作用的。所以，要想品鉴中国烹饪的艺术，调配膳食中的色、香、味就显得尤为重要。

（一）着色工艺

"色、香、味、形"是我们对烹饪菜肴好坏的最直接和最显著的感官评价指标。"色"是烹饪的菜肴给人的感官视觉——可见的颜色或色泽，"色"为菜肴感官评价指标之首，可见其重要地位。

着色工艺就是指在烹饪过程中，为了改善菜肴色泽，运用各种有色调料和调配手段，对需要加工烹制的原料进行渲染，让原料色泽发生变化以增加菜肴色泽、使菜肴美观的工艺过程。

1. 着色的来源　要想使最后成菜的色泽达到理想效果，就必须先深入了解菜肴色泽的来源，这样才能在烹制过程中更好地对菜肴的色泽进行处理，使好的色泽得以保存，不好的色泽得以去除。

（1）原料的自然色泽：烹饪菜肴大多数因含有呈色物质而显出颜色，烹饪原料自身固有的颜色，是没有经过任何加工处理的自身色彩，尤其是蔬菜的颜色和水果的颜色相对较多。在植物性原料中，有叶绿素、类胡萝卜素、黄酮色素、花色苷类色素、酯类化合物和其他类色素以及单宁等。肉及肉制品的色泽主要是由肌红蛋白及其衍生物决定。今天，随着物质生活的日益丰富，人们在选择菜肴时也逐渐意识到要最大限度地保持和体现出烹饪菜肴固有的天然色彩。

（2）加热形成的色泽：菜肴原料在加热过程中，自身含有的营养物质、呈色部分等都会在加热的条件下发生化学变化，改变其原有的组织状态和色泽。如菠菜、青菜等绿色蔬菜类原料经过焯水或加热处理，颜色可以变得更翠绿或变暗，这是因为叶绿素在瞬间的加热过程中，水解成比较稳定的、呈鲜绿色的叶绿酸盐，使绿色更绿。而一旦加热过度，就会破坏这一状况，色泽转而变暗。水产原料类，如青褐色的虾蟹类经过加热后，虾蟹外壳中所含的虾青素会发生变化而呈红色。

（3）调料调配的色泽：中国美食不仅体现滋味的美，另外其呈色的美也是重要指标之一。中国烹饪工艺是一种复杂的调配工艺，就其添加的调味品而言，有的菜肴多达几十种。与此同时，烹饪中所使用的各种调味品也构筑了丰富的菜肴色彩。在烹饪过程中利用烹饪预上色变色，通过使用某些调料，在加热过程中发生一定的化学变化从而产生相应的颜色。

例如著名的北京烤鸭、烤乳猪等菜肴中，酱油、饴糖、蜂蜜、麦芽糖、黄酒等原料的用量及比例，直接关系到菜肴的色感和成品质量。

（4）其他：在烹饪中允许使用的人工合成色素，主要包括苋菜红、胭脂红、日落黄、柠檬黄、靛蓝等。人工合成色素具有色泽鲜艳、化学性质稳定、着色力强的特点，但摄入过多这类色素对人体有害，因此需要严格控制其使用量。

2. 着色的方法

（1）化学反应着色工艺：羰氨反应和焦糖化反应在烘烤、炸制以及原料的初步熟处理时经常发生，使原料产生金黄、金红乃至深红的色泽。对于此类菜肴或半成品色泽的调制，应从掌握烹制时的火力着手，既要防止火力过大、菜品成熟时色泽过深；又要防止火力过小、菜品成熟时色泽过浅。

（2）色素着色工艺

1）人工色素着色

苋菜红：为红褐色或紫红色颗粒或粉末，易溶于水，呈紫红色，不溶于油脂。最大的使用量为5g/100kg。多用于面点的制作。

胭脂红：为红至暗红色粉末，易溶于水，呈红色，不溶于油脂，耐光、耐热性好，遇酸稳定，遇碱变褐。最大使用量为5g/100kg。在烹饪中，大多运用在热菜或面点制作中。

柠檬黄：为橙黄色颗粒或粉末，易溶于水，呈黄色，难溶于油脂，遇光、酸不变色，遇碱变红。最大使用量为1g/10kg。在烹调中可单独使用，也可和其他色素配合使用。

日落黄：为橙红色的颗粒或粉末，易溶于水，呈橙色，不溶于油脂，耐光、耐酸性强，但遇碱呈褐色。最大使用量为1g/10kg。在烹调中，既可单独使用，又可与其他色素配合使用。

2）天然色素着色

红曲米：又称红米、赤米，是大米经微生物发酵制成的一种色素。红曲为不规则的米粒状，优质红曲外表呈棕红或鲜红，质地疏松，断面呈粉红色，无白心，微带酒酸气，味微苦。红曲易溶于水，色泽红艳，用量不限，用来染色烹调食物，可以更加美观，提高人们食欲，常用于酱鸡、酱肉等着色。

虫胶色素：一种中草药，即介壳虫（紫胶虫）寄生在植物上所分泌的色素，为鲜红粉末，溶于水、酒精，使用量为1g/10kg，主要用于果冻食品的着色。

姜黄：即姜科草本植物的块茎加工成的黄色或橙黄色的粉末，有胡椒的芳香，略有苦味。多用于咖喱粉、黄色食品的增色。

红花黄色素：为从菊科植物红花的花中提取的色素，可溶于水、酒精等，不溶于油脂，最大的使用量为2g/10kg。可用于鱼片、鸡片的着色。

胡萝卜素：从动植物中提取，为暗红色的结晶粉末，溶于油。最大使用量为2g/10kg，用于奶油食品的着色。

紫草素：由植物紫草的根水解而成，为红色色素。可用于酱肉、回锅肉的着色。

甜菜红：从红甜菜的根中提取的色素，溶于水。用于腌肉等食品的着色。

（3）着色的要求

1）突出菜肴原料本色：调色的主要目的是赋予菜肴色泽，但并不是所有的菜肴都需要赋色。例如绿叶蔬菜类，就应该突出其本色。在大多数情况下，烹饪菜肴调色应突出其本色,恢复菜肴原料自然的色彩。

2)以食用和营养安全为先:随着人们对于饮食的不断追求,今天我们会在一些烹饪比赛或产品展示过程中看到类似于艺术品一样的"烹饪佳作"。食用色素带来的美好色泽令这些烹饪作品看上去鲜艳夺目,但是我们愿意去食用它们吗? 很显然,在烹饪调色过程中,首先应该考虑以食用为先的原则,特别是必须达到安全卫生的要求。在调色工艺中,涉及安全问题的主要是人工合成色素或发色剂等添加剂使用的问题,这在我国早有相关的法律规定来规范和控制。另外调色还要符合人们的生理需要,因时而异。同一菜肴因季节不同,其色泽深浅要适度调整,冬季宜深,夏天宜浅。

3)突出菜肴成品的特点:每一道菜肴都有其成型后的色泽标准。如"芙蓉鱼片""清汤鱼圆",必须要求鱼片、鱼圆色泽洁白如雪,不能带一丝其他颜色;"脆皮乳鸽"必须要求色泽红褐明亮;一般炒时令绿叶蔬菜则要求其颜色翠绿。这是因为菜肴的风味在色泽上也有一定的反映,食客在看到菜肴色泽时通常对它的质感有一个心理上的判断。通常,洁白代表细嫩;姜黄色代表油润;酱红色表示醇浓;翠绿色表示新鲜;鲜红色表示香辣;金黄色表示酥脆;乳白色表示醇厚等。

4)先调色后调味:在烹制菜肴时,因有些原料、调料本身就具有一定的味道,例如:腌制品具有咸味;半成品一般都进行了码味处理;调味品如蚝油、酱类制品也具有一定的咸度和甜度,所以烹制时应当遵循先调色后调味的原则。如果先调味后调色,已经调好的口味会因后来调色工艺加入有色调味料而发生味道的偏离。例如,做红烧肉时,应先熬制糖色或者用酱油、红曲等使其上色,随后烹制时再逐渐加入糖、盐等调味料,这样做出来的菜肴色正、味准。

5)其他:有些菜肴如"冰糖扒蹄""红烧狮子头"等需要长时间加热,成菜后颜色需要达到一定深度的菜肴,在烹制过程中,一定要逐步调色,切不可在烹饪的开始阶段调上过重的色。因为这类菜肴在长时间加热的过程中,调味品如酱油、糖色、酱制品会发生糖分减少、酸度增加、颜色由浅至深的变化,它直接影响到最后原料色泽的效果,所以在烹制这类菜肴时要注意观察原料颜色的变化,开始调色至七八成,在成菜前,再进行一次定色调制,使菜肴色泽深浅适宜。

(二)调香工艺

香,是人们最先能感受到菜肴美味与否的重要指标之一。影响菜肴香气形成的因素非常多,菜肴香气的形成既与原料自身所含有的香气成分有关,又与菜肴在烹调过程中的火候、调味等因素有关。从烹饪角度来讲,应去掉原料中影响菜肴香气的一些成分,尽可能地保留和提升菜肴的香味,这是烹饪的重要目的之一,也是人们评判菜肴的一个重要标准。

1. 香味的来源

(1)原料自香:烹饪原料中的生香物质大多属于具有挥发性芳香气味的有机化合物。桂皮、八角、丁香、桂花等都具有独特的香气成分。既可以单独调香,也可以混合使用,使菜肴形成浓郁的香型。例如洋葱、大葱、大蒜、萝卜、韭菜、芹菜、黄瓜等自身就带有天然呈香气味。

(2)烹饪生香:烹饪中,食材的一些化合物受外界作用转化分解产生香味,如肉香、鱼香、面包香气。加工过程中,食材所含有的酶或加入的酶被活化,酶对香味前体作用会形成香味。如蒜酶对亚砜作用后形成的洋葱香味,葱、蒜、洋葱和甘蓝等香气的形成都属这一机制。

（3）微生物呈香：烹饪中常使用的各种瓶装或盒装调味品,例如豆腐乳、臭豆腐干及各种酱料的香气,都是通过微生物发酵降解的过程而呈现出各种诱人的香味。香味物质通过微生物作用于糖类、蛋白质、脂肪和原料中某些风味前体物质而产生。如黄酒、面酱、腐乳、发酵类面点等发出的特有香味;食醋香气源于发酵过程中产生的酯类。

（4）烹饪外在人工调香：运用调香料而使食物具有各种香气,例如烹饪当中常用的各种五香粉、香草等调香料。对无香或香味较低原料要适当添加佐香物质。

2. 调香的方法

（1）除异味调香法：烹饪中的异味,是指原料中本身所固有的,或是因腐败变质、加工不当所产生的各种气味,如腥、膻、臊、臭、苦、焦糊味。这些人们不喜欢的异味,在菜肴制作过程中要尽量减少或者将它除净。通常采用的是洗涤、焯水、初加工（除去腥臊部位,如猪腰的腰臊部位、鲤鱼的鱼筋等）、过油等方法。当采用这些方法还不能彻底消除异味时,则需要采用浓香的各类调料来加以掩盖、中和、消除,以压抑异味。

（2）增香调香法：添加调香料增香调香法。烹调过程中为了提高菜肴的风味而添加的香味物质称为调香料。加入调香料后,将使菜肴的香味得到明显的体现和改善。调香料在我国烹饪中的应用非常普遍,历来受到人们的重视。

（3）加热生香法：食材的嗅感物质有些是在酶的直接或间接催化下进行生物合成的,如新鲜的水果、蔬菜在自然生长过程中形成的各种香气物质,有些是非酶化学反应,食物在热处理过程中嗅感成分的变化十分复杂。除了食品内原来经生物生成的嗅感物质因受热挥发而有所损失外,食物中的其他组分也会在热的影响下发生降解或相互作用,生成大量的新的嗅感物质。

（4）密闭增香法：密闭增香法是在烹制菜肴时被广泛应用的一种增香方法。它是建立在加热增香基础上的一种辅助手段。在菜肴制作时,由于呈香物质具有挥发性,为了尽量地减少其挥发程度,常采用封闭的方法对原料进行加热,从而使菜肴在上桌时获得较浓的香气,如各种风味的瓦罐煨菜、竹筒烤制菜、泥烤菜、纸包菜等都是采用了封闭增香的方法。采用这种方法在很大程度上既保持了香味,又增加了菜肴的鲜度并减少了营养的损失。

（5）油脂增香法：油脂是香味物质最好的载体,因为绝大部分香味物质是亲脂性的,十分有利于菜肴香气的形成和保留。

3. 调香的要求

（1）调香原料必须安全：烹饪调香要严格遵守食品安全卫生相关法律法规,严禁使用未经法律允许的食品调香剂。尽量采用无毒无害的天然调香剂,对各类人工合成调香剂,要严格控制在对人体无害的剂量范围内。

（2）调香原料需具有营养性、卫生性：菜肴的香味调配,还要符合营养需求,菜肴所用原料之间的香味调和,通过烹调发生一系列理化反应,营养成分将发生变化。一些餐饮从业人员为了使菜肴的香味浓郁,而过量使用食品增香剂,这不符合烹饪菜品的营养卫生要求。这样既不能烹饪出一道可口美味的佳肴,又给人体的健康带来极大的潜在威胁。

（三）调味工艺

调味即调和菜肴滋味,它是指运用各种调味料和有效的调制手段,使调料之间及调料与主辅料之间相互作用、协调配合,从而形成菜肴独特滋味的操作过程。调味是否得当,将直接影响菜肴的风味。要掌握调味技术,就必须先了解各类调味品的基本属性。

1. 常见基本味及调味品

（1）咸味及调味品：咸味是菜肴的基本味型之一，它可以突出原料香鲜，具有压腥去异味、防腐等作用。在实际运用中，咸味会因菜系、地区、人群、习惯的不同而不同，但要体现"咸而不淡"的原则。咸味的调味品很多，常见的主要有食盐、酱油、豆豉、酱、豆腐乳汁等。

食盐在菜肴的烹调中起着十分重要的作用，可以提高鲜味，特别是在加热时，它同菜肴中的蛋白质发生反应形成钠盐，使菜肴更鲜。另外，食盐同其他调味品混合后会产生许多复合味，如糖醋味、鱼香味等，它还可以中和五味。此外，它还可以收敛凝固。在原料中加入食盐能够增加黏稠度，如做肉丸等。食盐有碘盐、低钠盐、加锌盐、调味盐等多种。在烹调中制作的椒盐、五香盐、辣椒盐等，都属于复合调味品。

酱油是常见的咸味调味品之一。主要有蛋白酱油、鱼露、大豆酱油三种，日常烹饪中以大豆酱油多见。酱油在烹调中，主要有定味道、增菜色、添香味、除异味的作用，是决定菜肴风味的主要调味品之一。

酱为常见的咸味调味品之一，品种较多，主要有大豆酱、蚕豆酱、豆瓣酱、面酱、辣椒酱等。酱在烹调中有调味、增色、勾滋汁、制卤水、形成菜肴风味的作用，特别是豆瓣酱和面酱运用较多，可以自行制作。

（2）甜味及调味品：甜味是菜肴的基本味之一，其作用十分重要，在各种甜菜、甜品、汤羹中不可缺少，南方运用更多。甜味可以增鲜、调和、增香、解腻，使菜肴产生一定风味。但要注意，制作甜菜时要"甜而不浓"；调配复合味如鱼香味、酸甜味时，要恰到好处，达到甜而不腻的效果。菜肴中使用的糖类有砂糖、冰糖、饴糖、蜂蜜以及各种果酱、甘草、蜜饯、糖精等。

糖在烹调中的作用主要有三点：一是直接可以制作菜肴，如拔丝菜；二是起增香的作用，如干烧鱼、豆瓣鱼、烧什锦等菜肴在制作时加入少许糖，可使味道更加醇和；三是可以美化菜肴，如卤菜、烧菜、蒸肉等菜肴在制作时加入糖色，会使表皮显得更加美观。焖烧菜中加入糖可以入味增色，烧烤菜中加入糖使色泽美观、酥香化渣。

（3）麻味及调味品：麻味是川菜调味中常见味型之一，属于川菜特殊的味道。麻味在烹调中有抑制原料异味、解腻、去腥、增香的独特功用，食用时有一种辛麻、醇香的感觉。其味是由花椒、藤椒、花椒粉、花椒油等体现出来，不能单独呈味。在烹调中主要用于复合味的调制，例如椒盐味、怪味、麻辣味等。

花椒在全国各地均有出产，但四川汉源花椒历史悠久，自唐代就已列为贡品，又名"贡椒"。汉源花椒具有色泽丹红、粒大油重、芳香浓郁、纯麻爽口的特点。花椒特有的香和麻来源于所含的枯醇、枕牛儿醇、柠檬油醛等化学物质。

（4）辣味及调味品：辣味是川式菜肴调味的基本味型之一，其刺激性大，可以分为香辣、辛辣等几种。辣味在烹调中有增香、解腻、去异味等作用，关键是要恰当地使用，以达到"辛而不烈"的效果。常见的辣味调味品有豆瓣酱、辣椒、生姜、葱、蒜、咖喱粉等。

辣椒主要有干辣椒、辣椒粉、野山椒、泡辣椒、糟辣椒、青椒汁等，它们因菜肴不同而运用不同。如干辣椒主要用于烧、炒、煮、炸、蒸等菜肴制作方法；辣椒面、辣椒酱、辣椒油不仅可以烹调菜肴，也可以做味碟；泡辣椒用于制作风味菜肴，如泡椒系列菜品、鱼香味菜品等。

（5）酸味及调味品：酸味是菜肴调味的基本味之一。在菜肴烹调中，酸味具有去燥解腥、增鲜添色的独特功效，还可以形成菜肴风味，尤其是禽类内脏和水产品原料。一些地方菜如陕西、山西的菜肴，酸味就特别明显。此外，酸味还具有促进钙的吸收、分解蛋白质、保护维生素和帮助消化等功能。在操作中，要在咸味的基础上来使用酸味，以达到"酸而不酷"的效果。酸味的调味品很多，主要有红醋、白醋、熏醋、酸梅、山楂酱、番茄酱等，另外贵州的"酸汤"、北方的"浆水"也是酸味调味品的代表。

在菜肴的烹调中，醋的运用十分广泛，主要作用有：一是在做菜时，可以给菜肴增加香味；二是增加鲜味，使汤汁鲜味浓郁；三是清除异味；四是快速成菜，在制作牛羊肉、鱼类时用少许醋可以加快成熟；五是减少辣味，如火锅碟中加入醋可以减少辣味；六是保持脆嫩，特别是土豆、白菜、豆芽等在制作时加入醋可以保持口感脆嫩；此外，醋还可以调制糖醋味、酸辣味、荔枝味、陈皮味、姜汁味等多种味道，以及泡制、腌渍各种菜肴。

（6）鲜味及调味品：鲜味在调味中非常重要，是常见的基本味型之一，但一般不可单独呈味，需要在咸味的基础上才能显现出来，在川式各种复合味中有融合诸味的作用。鲜味可以增加菜肴的风味、提高食欲，鲜味主要是由各种氨基酸与钠离子结合，形成相对应的钠盐而产生的。

鲜味的主要调味品是味精、鸡精。味精是由淀粉经过发酵再进行一系列生产工艺后提取得到的，主要成分是谷氨酸钠，有粉末与结晶体两种形态，易溶于水。味精之所以要在有食盐的情况下才能显现出鲜味，是因为味精和食盐在水中分别解离为谷氨酸离子、氯离子和钠离子，而谷氨酸离子只有在周围有大量钠离子存在的情况下才会显现鲜味，而钠离子的数量在很大程度上是由食盐解离后提供的。味精几乎在所有场合都是同食盐并用，这两种物质呈味强度的平衡会对烹调产生相当大的影响，因此两者存在一个最佳比例。鸡精属于复合鲜味调味品，其中含有味精、鲜味核苷酸、糖、盐、肉类提取物、蛋类提取物、香辛料和淀粉等成分，调味后能赋予食品复杂而自然的美味，增加食品鲜味的浓厚感和饱满度，消除硫黄味和腥臭味等异味。需要注意的是，核苷酸类物质容易被食品中的磷酸酯酶分解，最好在菜肴加热完成之后再加入这类含有鲜味核苷酸的调味品。

（7）香味及调味品：香味也是调味的基本味型之一，其表现丰富，可分为浓香、清香、奶香、茶香、酒香等多种。所有菜肴均含有香味，品种繁多。香味的调味品很多，各有特色。如香料中的八角、小茴香、桂皮、三柰、砂仁、豆蔻、丁香、桂花等；酱类中的芝麻酱、花生酱等；此外，还有料酒、醪糟汁、香油、香菜、薄荷、五香粉、孜然粉、花生、核桃、芝麻等。香味具有压异味、增进食欲的作用，同时各种香味调料本身多含有去腥解腻的化学成分。

料酒，是烹饪用酒的称呼，其酒精浓度低，在15%以下，而酯类含量高，富含氨基酸。在烹制菜肴时经常使用料酒，其作用是增加食物的香味、去腥解腻，同时还富含多种必需的营养成分。料酒的主要作用在于去腥、增鲜，其主要适用于肉、鱼、虾、蟹等荤菜的烹调，制作蔬菜时则没有必要放入料酒。料酒属于调味品，是在黄酒的基础上发展起来的一个新品类，它是用约40%的黄酒做原料，再放入其他香料和调料制作而成的。

芝麻油、芝麻酱也是常用的调味品。芝麻中含有约60%的油脂，香味浓郁，是榨制香油和制作芝麻酱的主要原料。用芝麻磨制出的芝麻酱能调制出风味独特的味型，例如麻酱味型、怪味。而芝麻榨制出的香油则广泛运用在各种冷、热菜中，起增香、压异味的作用。

2. 调味的基本规律

（1）突出本味：中国烹饪"本味"调味理论就是要充分体现烹饪原料的自然之味和自然之美，突出原料之本，并把握原料的优劣，通过调味全力灭腥、去臊、除膻，排除一切不良的气味。从古至今，人们对"本味"的追求是不断的。朱丹溪在《茹淡论》中说："味有出于天赋者，有成于人为者。天之所赋者，若谷菽菜果，自然冲和之味，有食人补阴之功，此《内经》所谓味也。"李时珍的《本草纲目》也指出："五味入胃，喜归本脏，有余之病，宜本味通之。"由于"本味"理论的影响，"淡味""真味"的菜品不断涌现，如各种鲜活原料的烹制，正是以鲜美之"本味"得到各地人们的广泛欢迎。

（2）注意时序：调味之时序论，是由《周礼》和《黄帝内经》最早提出来的。按季节来调味的理论实际上是以我国"五行"学说为依据，阐述调味与季节（四时）、人体（五脏）的关系。这一调味理论在历史上影响深远，直到现代。《周礼》《礼记·内则》"凡和，春多酸，夏多苦，秋多辛，冬多咸，调以滑甘"。中医认为调配饮食滋味，要合乎时序、注意时令。这种观点，称为"时序论"。古代养生家更是以"四时时序"为调和之纲。饮食调和需按四时月令进行，已成为中国人饮食烹饪的共识。"时序"调味理论，讲究适时而食、适时配味。

（3）体现调和："中和五味"是中华民族饮食文化的核心。在中国烹饪中，"五味"是本体，"调"是手段，"和"是目的。它是一个烹调目的和手段的统一体，是一个系统。"五味调和"，尽在"中和"。中国烹饪从调味出发，在烹饪生产过程中，运用不同介质进行加热，运用不同原料调汤，勾出不同样式芡汁，以渍、腌、泡、酱、浸等手段加工透味，都是力求使"五味"通过"中和"，既能满足人们的生理需要，又能满足人们的心理需求，使人们的身心在"五味中和"中得到和谐、统一。同时，避免"五味"偏嗜，而引起相对应的脏腑受到损失，失去平衡。

（4）强调适口：烹调上无论物之贵贱，只要调至适口，便是美味、珍味。否则，即使山珍海味，也难为人所爱。调味的适口不仅满足了人们的物质欲望（生理需要），还满足了人们的精神渴求（心理需要），这正是中国烹饪"适口"调味论的精髓所在。

"适口"调味理论影响广泛，历史上运用此观点来阐释适口美味的论述较为普遍。明代高濂在《遵生八笺》中记曰："唐刘晏五鼓入朝，时寒，中路见卖蒸胡处，热气腾辉，使人买以袍袖包裙褐底啖，谓同列曰：'美不可言。'此亦物无定味，适口者珍'之意也。"

（四）常见基本味型

我国菜肴可谓成千上万，数不胜数；一菜一格，百菜百味。这是由不同菜肴多种多样的风味所致。菜品味型之间各具特色，反映了调味变化之精华，并形成了不同菜系的风格。

凉菜味型是由两种或两种以上基本味的调味品按照一定比例，经科学调配而产生出的一种具有各自本质特征的复合美味，能使菜肴呈现出独特口味。凉菜味型丰富、味深入骨，一定时间内不失风味。其质感富于变化，酥、脆、爽、嫩、烂、松、糯、焦、韧、沙等各具特色，便于供应出售，便于携带，甚至不受地点、餐具限制，兼备快餐功能。一般先于热菜入席，菜佐酒香，符合人们的饮食习惯。常见的凉菜味型有：鱼香味、麻辣味、蒜泥味、红油味、椒麻味、怪味等，其特点、调味品组成以及调味方法见表5-11。

热菜常见的味型有：咸鲜味、糖醋味、鱼香味、麻辣味、家常味、麻辣味等，其特点、调味品组成以及调味方法见表5-12。

表 5-11　凉菜常见味型特点、调味品组成及调味方法

序号	味型	特点	调味品组成	调味方法
1	鱼香味型	色泽红亮，咸鲜微辣，略带甜酸，姜、葱、蒜味浓郁	精盐、味精、白糖、食醋、酱油、泡红辣椒末、红油、姜米、蒜米、葱花、香油	调味碗内先依次放入精盐、白糖、酱油、食醋、味精充分调和均匀，再将泡椒末、姜米、蒜米放入调味碗内，最后加入红油、香油，撒上葱花即可
2	红油味型	色泽红亮，咸鲜而略甜，兼具香鲜，四季皆宜	精盐、味精、白糖、酱油、红油、香油	先将酱油、白糖、味精、精盐调匀溶化后，再加入红油、香油调匀即成
3	姜汁味型	色泽浅茶，咸中带酸，清爽不腻，姜味浓郁，特富清鲜	精盐、老姜、酱油、香醋、鲜汤、味精、香油	老姜洗净去皮，切成极细的末，提前用鲜汤和香醋泡制。然后加入精盐、味精、酱油、香油调和而成
4	蒜泥味型	色泽红亮，味咸鲜，香辣中微带甜，蒜味浓郁	精盐、白糖、味精、酱油、蒜泥、红油、香油	调制时先将精盐、味精、白糖用酱油溶化调匀。再加入蒜泥、红油、香油调匀即成
5	麻辣味型	色泽红亮，咸鲜麻辣，香味浓郁，四季皆宜	精盐、酱油、红油、花椒粉（花椒油）、白糖、味精、香油	将精盐、白糖、味精、酱油放入调味碗中，调和均匀，再加入红油、香油、花椒粉（油）调匀即成
6	酸辣味型	色泽红亮，香辣咸酸，鲜美可口	精盐、酱油、醋、味精、红油、香油	将精盐、味精、酱油、醋放入调味碗中充分调匀，加入红油、香油调匀即成
7	椒麻味型	色泽茶绿，咸鲜醇厚，麻香爽口	精盐、味精、葱绿、整花椒、凉鲜汤、酱油、香油	制作前先将整花椒用开水泡涨，然后捞出花椒，与葱绿一起剁制成极细的末，即为椒麻糊。将精盐、味精、酱油调和均匀，放入椒麻糊后，用凉鲜汤调节稀稠程度，最后放入香油即成
8	怪味味型	咸、甜、麻、辣、酸、鲜、香各味兼具，风味独特	精盐、酱油、白糖、醋、味精、芝麻酱、红油、香油、花椒粉、熟芝麻	调味时先将白糖在酱油内溶化，再与味精、香油、花椒末、芝麻酱、红油、熟芝麻充分调匀即成
9	糖醋味型	甜酸味美，清爽可口	精盐、白糖、酱油、醋、香油	将精盐、白糖在酱油、醋中充分溶化后，加入香油调匀即成。酌情可以添加柠檬、白醋等
10	麻酱味型	咸鲜可口，芝麻酱香浓，香味自然	精盐、芝麻酱、酱油、白糖、味精、香油	先用香油将芝麻酱稀释解散，放入精盐、酱油、白糖、味精调匀即成
11	咸鲜味型	本味清淡，浓郁鲜香，四季适宜	精盐、味精、鲜汤、香油	精盐、味精、鲜汤、香油充分调匀，拌入菜肴或淋入菜肴内即可
12	芥末味型	咸、酸、鲜、香、冲、清爽解腻	精盐、酱油、芥末糊（芥末膏）、味精、醋、香油	先将精盐、味精、酱油、醋调和均匀，再加芥末糊（膏）调匀，淋入香油即成

表5-12　热菜常见味型特点、调味品组成及调味方法

序号	味型	特点	调味品组成	调味方法
1	白油咸鲜味型	咸鲜可口，清香宜人	精盐、味精、胡椒粉、姜、葱、蒜、料酒、水淀粉、鲜汤、色拉油	在烹调时，先用适量的精盐、料酒、水淀粉进行码味、上浆；再将精盐、味精、胡椒粉、料酒、（水淀粉）、鲜汤兑成滋汁。色拉油入锅，炒时油温烧至5~6成热；滑溜时烧至3~4成热；爆时烧至7~8成热，放入原料，散籽断生时烹入滋汁，收汁亮油时起锅即可
2	豆瓣家常味	色泽红亮，咸鲜微辣，醇厚鲜美	郫县豆瓣（或泡红辣椒）、精盐、酱油、料酒、醋、色拉油	烹调时，常见的家常味是在锅内将色拉油烧至六成热，放入原料炒散籽，加入微量精盐，炒干水汽至亮油，加入豆瓣炒香上色，若炒制菜品，放入蒜苗炒出香味，加入酱油搅匀起锅即可（以回锅肉为例）
3	麻辣味型	色泽红亮，麻辣味浓，咸鲜醇香	精盐、辣椒（辣椒面）、郫县豆瓣、花椒（花椒面）、酱油（豆豉）、料酒、味精、鲜汤、水淀粉、色拉油	烹调中，先将豆瓣剁茸，辣椒末炒香上色。掺入鲜汤，放入原料，烧沸入味，放入酱油、味精（蒜苗）提味，收汁浓味起锅撒以花椒面即成（以麻婆豆腐为例）
4	鱼香味型	色泽红亮，咸鲜略带甜酸，姜、葱、蒜味突出	精盐、味精、白糖、醋、酱油、料酒、泡红辣椒末、姜米、蒜米、葱花、鲜汤、水淀粉、色拉油	烹调时，精盐与料酒先码味，然后用水淀粉上浆。酱油、精盐、鲜汤、白糖、醋、味精兑成滋汁，锅内放入色拉油烧至四成热左右投入原料，散籽后加入泡红辣椒末和姜米、蒜米炒香上色，原料断生烹入滋汁，收汁亮油时撒上葱花起锅（以鱼香肉丝为例）
5	糖醋味型	色泽棕褐，甜酸味浓，鲜香可口	精盐、酱油、料酒、白糖、醋、葱花、姜米、蒜米、水淀粉、鲜汤、色拉油	烹调中，原料一般都需要经过用精盐、料酒码味后再上浆，放入油锅炸至外酥内嫩起锅入盘，然后滗去炸油。另起干净色拉油烧至三成热时，加入姜米、蒜米稍炒一下，出香味后将酱油、白糖、醋、精盐、水淀粉、鲜汤、胡椒粉兑成的滋汁烹入，收成清二流芡，味正后撒入葱花，起锅淋在炸好的原料上即可（以糖醋里脊为例）
6	荔枝味型	色泽棕褐，味微咸，甜酸味如荔枝	精盐、白糖、酱油、醋、姜片、蒜片、葱丁、味精、鲜汤、水淀粉、色拉油	荔枝味调味原料的调味方法基本同于糖醋味，只是甜酸味的程度不同而已。荔枝味的甜酸味较之于糖醋味的甜酸味程度上要淡一些；荔枝味的咸味较之于糖醋味的咸味程度上咸一些。另外，一定程度上，荔枝味的甜酸味中的酸味，食用时的感觉上，要优先于甜味

续表

序号	味型	特点	调味品组成	调味方法
7	酸辣味型	酸辣清爽，鲜美可口	精盐、酱油、料酒、醋、味精、姜米、葱花、胡椒粉、鲜汤、水淀粉、香油、色拉油	烹调中，炒锅内放入色拉油烧至五成热，放入肉末（先炒酥香）和其他调料炒一下，掺入鲜汤，加入精盐、料酒、胡椒粉烧沸出味，用水淀粉勾薄芡，放入酱油、醋、味精、葱，待味正后盛入碗内，淋上适量香油即可（以酸辣蹄筋汤为例）
8	香甜味型	甜香	白糖（或冰糖）、清水	一般可直接使用白糖（或冰糖）、清水加热调制。也可以用糖粘、拔丝、拌糖、炒制等方法形成。红糖应用较少（以糖粘花仁为例）

第五节　烹调方法

烹调方法是指把经过初加工和切配的原料或半成品，直接调味或加热后调味，制成不同风味菜肴的制作工艺。烹调方法是一个国家或民族的烹饪技术核心，菜肴的色、香、味、形、质是通过运用各种烹调方法呈现出来的。中西烹调方法虽然在种类上有许多共同之处，但具体而言却各有特色。若将各种烹调方法按照传热介质的不同来区分，可以分成四类。第一类是以水作为主要传热介质的烹调方法，如煮、蒸、焖、烩、煨等。第二类是以油作为主要传热介质的烹调方法，如炸、煎、炒、熘、爆、煸、烩等。第三类是以空气为主要传热介质的烹调方法，如烤、煸、铁扒等。第四类是其他烹调方法，如拌、腌、烟熏等。相对而言，中国最具特色的烹调方法是以油脂为主要传热介质的烹调方法，而西方最有特色的烹调方法则是以热空气为主要传热介质的烹调方法。

一、凉菜烹调方法

凉菜的烹制技法有多种，根据菜肴的操作方法和风味特色的不同，通常可分为热制凉吃和凉制凉吃。凉制凉吃是相对于热制凉吃菜肴的制作技法而言的，其原料绝大部分须用熟料，直接用生冷原料制作的只限于极少数的蔬菜及个别鲜活河鲜品种。常见的凉制法有腌、泡、拌、炝、卤、炸收等。

（一）拌

拌是指将生料或晾凉的熟料，加工切配成丝、丁、片、块、条等规格，用调味品拌制成菜的烹调方法。拌制的方法，运用普遍，地方风味特色浓郁；用料广泛，包括山珍海味、禽畜鱼鲜、瓜果蔬豆等；制作精细，味型多样，菜品丰富。拌菜大多选料广泛、色泽美观、鲜嫩可口、味型多样、具有浓郁的地方风味。其烹调程序为：

（1）选料加工：拌制菜肴应选择新鲜无异味、受热易熟、质地细嫩、滋味鲜美的原料。要重视拌制原料的初步加工。动物性原料，要去尽残毛，洗净血腥异味；植物性原料，要包削皮去核（瓤），清洗干净；干货原料要选用相宜的涨发方法，控制适合于拌制的涨发程度。

（2）拌制前处理：原料拌制前的处理质量，对凉拌菜肴的风味特色有直接的影响，而且原料处理的方法有多种,同一处理方法的层次又不相同,难度大。根据原料性质不同,处理方式多种多样,具体见表5-13。

表5-13 拌制类菜肴的熟处理方式及其适用的原料和成菜特点

序号	初步熟处理的方式	适用的原料	成菜特点
1	炸制	猪肉、牛肉、鱼虾、鲜豆、豆制品和根茎类蔬菜等原料	具有滋润酥脆、醇香浓厚的特点
2	煮制	禽畜肉品及其内脏、笋类、鲜豆类等原料	具有滋润细嫩、鲜香醇厚的特点
3	焯水	蔬菜类原料	焯水凉拌的菜肴具有色泽鲜艳、细嫩爽口、清香味鲜或滋味浓厚的特点
4	余制	猪肚仁、鸡鸭肫、猪腰、鱼虾、海参、鱿鱼、墨鱼、海螺、鱼肚等原料	具有色泽鲜明、嫩脆或柔嫩、香鲜醇厚的特点
5	烧制	茄子、甜椒、笋类、茭白等原料	具有质感嫩脆、柔软或本味醇厚的特点
6	腌制	大白菜、莴笋、萝卜、菜头、嫩姜等蔬菜类原料	具有清脆入味、鲜香细嫩的特点
7	生料直接拌制	黄瓜、莴笋、萝卜等蔬菜类原料	具有清香嫩脆、本味鲜美的特点

(3)凉拌:根据凉拌菜肴的原料组合情况,凉拌的方式有:生拌,指菜肴的主辅原料都没有经过加热处理,只是腌制或生料直接拌制的方式;熟拌,指菜肴的主辅原料经过熟处理后,进行调味拌制的方式;生熟拌,指菜肴的主辅原料既有生料又有熟料,进行调味拌制的方式。

(4)装盘调味:凉菜十分重视装盘修饰,应根据原料的形态和菜肴的要求,选用相宜而美观、形态生动的图案及盛具装盘。装盘调味的方式有:拌味装盘,是指菜肴原料与调味汁拌和均匀装盘成菜的方式,拌味装盘多用于不需拼摆造型的菜肴,要求现吃现拌,不宜拌得太早,拌早了会影响菜肴的色、味、形、质;装盘淋味,是指将菜肴装盘上桌,开餐时再淋上调制好的味汁,由食者自拌而食的方式;装盘蘸味,是指多种原料装盘或一种原料多味吃法的方式,这种方式应根据菜肴的性质,选用多种相宜的复合味,并且要求复合味之间又各有特色,经调制成味汁后,分别盛入配置的味碟中,与菜肴同时上桌,由食者择喜爱的味汁蘸食。

(二)卤

卤是指经加工处理的大块或整形原料,放入已经调制好的味汁中,加热煮熟使香鲜味道渗入原料内而成菜的方法。卤制菜肴具有色泽美观、香鲜醇厚、软熟滋润的特点,适用于鸡、鸭、鹅、牛、羊、兔、猪等及其内脏;豆制品,鸡、鸭、鹅的蛋等原料。其烹调程序为:

选料加工。卤制菜肴应选用新鲜细嫩、滋味鲜美的原料。鸡选用仔鸡或成年公鸡,鸭子应选用秋季的仔鸭,鹅用秋后的仔鹅,猪肉应选用皮薄的前后腿肉,牛、羊肉选用肉质紧实、无筋膜的,禽畜内脏选用新鲜无异味,无污染,有正常气味的内脏。加工中,要除尽残毛,漂洗干净,除去血腥气味;内脏原料要刮洗净黏液、污物、杂质、粗皮等;猪、牛、羊肉要剔尽筋膜,切成大块;卤制的原料应在沸水内迅速焯水,焯水以紧皮的程度为宜。

卤制成菜。将卤汁倾入卤锅内,烧沸,调剂好色、味、香后,放入需要卤制的原料烧沸,以小火加热卤制,至原料达到成熟,滋味渗透入味后捞出,静置晾凉再斩条或切片,装盘成菜。

(三)腌

腌是将原料浸入调味卤汁中,或与调味品拌匀,以排除原料内部水分,使调味汁渗透入味成菜的制作方法。腌制菜肴具有色泽鲜艳,鲜嫩清香,醇厚浓郁的特点。适用于黄瓜、莴笋、萝卜、藕、蟹、猪肉、鸡肉等原料。其烹调程序为:

选料加工。腌制菜肴应选用新鲜、质地细嫩、滋味鲜美、富于质感特色的动植物性原料。

刀工处理。根据腌制菜肴的需要,有的在腌制前,有的在腌制后,进行刀工处理。一般以丝、片、块、条和自然形态等规格为主。

腌制方式。根据腌制原料处理和调味卤汁的不同,腌制可分为下面几类:

1. 盐腌 盐腌是以精盐为主的一般腌制方法。适合盐腌的原料,主要以蔬菜、鸡、鸭、兔等为主,盐腌菜肴具有色泽美观、清香嫩脆、口味醇厚的特点。蔬菜类原料是生拌直接与调味品调制的味汁腌制成菜,如盐腌黄瓜、酸菜等。鸡、鸭、兔、鲜鱼类原料需经蒸或水煮,或焯水至刚熟晾凉,再与调制的味汁腌制成菜,如盐水鸡、盐水兔等。盐腌的调味品主要有精盐、泡辣椒、白醋、白糖、姜、芥末粉、味精等。根据菜肴的风味,可调制盐水咸鲜味、糖醋味、芥末味、酸辣味等。

2. 酒腌(又称酒醉) 酒腌是以精盐和酒为主要调味品的一类腌制方法。酒腌菜肴具有色泽金黄、醇香细嫩的特点。适合酒腌的原料,主要以虾、螺、蟹为主。酒腌时,要用竹篓将虾、蟹、螺等放入流动的清水内,让其尽吐腹水、排空腹中的杂质,再滴干水分,放入坛内盖严。然后以精盐、白酒或绍酒、花椒、冰糖、丁香、葱、姜、陈皮等调味品制好的卤汁,掺入坛内,酒腌3~7天即可。值得注意的是,采用酒腌的动物性原料必须是没有受过污染,可直接生食的食材原料。

3. 糟腌 糟腌是以精盐和香糟卤或红糟卤为主要调味品的一类腌制方法。糟腌具有鲜嫩醇厚,糟香爽口的特点。适合糟腌的原料以鸡、鸭、猪肉、冬笋等为主。糟腌前,这些原料都要先煮至刚熟,捞出晾凉,经刀工切成条、片等规格,再与卤汁糟腌3~4小时即可。有的还可以入蒸笼内加热一下,取出静置晾凉成菜。如糟醉鸡条、糟醉冬笋等。

4. 甜酸柠檬汁腌 是以白糖加水熬至浓稠晾凉,再加入柠檬酸制成卤汁,腌制原料成菜的方法。其腌制的菜肴具有色泽鲜艳、甜酸清香、嫩脆爽口的特点。适用于萝卜、藕、莴笋、黄瓜等原料。腌制前进行刀工,以片、条、花形等规格为主,放入甜酸柠檬汁内约半小时,待甜酸味渗透后,捞出滴干水分,装盘即成。如珊瑚雪莲、三色雀翅等菜肴。

(四)炸收

炸收是指将加工处理后的原料经过油后放入锅中,加入鲜汤等调味品,加热使之收汁亮油再将其凉冷,最后装盘成菜的烹调方法。炸收类菜肴大多色泽红亮、干香滋润、香鲜醇厚,具有味厚、色佳的特点。其烹调程序为:

(1)选料:炸收菜肴应选择新鲜程度高,细嫩无筋,肉质紧实无肥膘的原料。要选用成年的公鸡或公鸭,不宜用老鸡、鸭或母鸡、鸭,宜选用肉多、质嫩、无细刺的新鲜鱼。

(2)码味:将经过刀工处理后的原料,根据菜肴味型的要求,放入适当调味品进行腌渍。

常用精盐、料酒、老姜、大葱等,一般不使用有色调味品(例如酱油、醪糟汁等)。原料码味时间至少在 30min 以上,才能达到消除异味、增加香味之目的。码味时咸味不宜过重,以便收制时能更好地定味(如糖醋、红油、麻辣等)。

(3)油炸:一般选用植物油,并掌握好油温。油温、火候、原料三者要相互配合。原料少,火候应小,油温宜低;原料多,火候宜大,油温宜高。还要考虑原料的质地不同,有的需速炸,有的则要慢炸;有的炸制时间短一些,有的则要长一些。总之,要因材、因质、因地严格掌握炸制的温度。

(4)调味收制:收制是将炸好的原料入锅,加鲜汤和所需要调味品,用中火或小火慢慢收汁亮油后装盘成菜。收制是确定菜肴口味的关键环节。收制过程中要根据原料性质掌握好火候的大小和时间长短;掺汤量的多少也要根据原料老嫩而定。老的原料应多掺一些;嫩的原料则应少掺一些。在收制过程中,咸味以精盐为主,不宜使用酱油,若使用酱油,菜品凉后颜色变化很大,会发黑。上色以糖色为好,而且糖色宜嫩一些,若糖色老了,味发苦,色泽也较差。

(5)矫味装盘:起锅前要进行矫味,目的是进一步完善口味,弥补收制过程中调味不足的现象。如熟芝麻、花椒面、红油、香油等调味品,只有收制起锅后放入,效果才最佳。

(五)糖粘

糖粘是指利用再结晶原理,将经过初加工的原料粘裹一层糖汁,经冷却凝结成霜或撒上一层糖粉成菜的烹调方法。糖粘类菜肴成菜的特点为色泽洁白似霜,形态美观雅致,口感油润、松脆、干香。其烹调程序为:

选料加工。选用新鲜、无虫蛀、未变质的原料。原料加工时去皮、除核,清洗干净。原料成型以块、条、片、段、粒和自然形态为主。

初步熟处理。初步熟处理的方法一般有过油(过油又分为挂糊炸和不挂糊炸)和烘箱烤熟。有的在过油前还要经过焯水;有的要蒸软制成型后再用油炸;还有的在制成后,再拍粉油炸等。油炸要外酥里嫩或外脆里糯,这样配合糖霜的质感,菜肴才有风味特色。油炸后的原料一定要沥干油分。

熬制糖浆时用具必须洁净,在炒糖汁之前要将锅及用具用碱水洗刷干净,再用清水洗净,不能带油腻和污垢。其次要掌握好坯料与糖和水的比例。糖溶液的浓度在 75% 以上为佳,但又不能太浓。炒糖汁一般火力要小而且集中,火面最好小于糖液的液面,使糖液由锅中部向锅边沸腾。否则会影响色泽,导致制霜失败。

糖汁离火后,让其热气稍有散发,投入原料快速炒匀,动作要快,开始返砂时,翻炒要轻、慢,使原料不成团块,这样操作可以避免原料因热气多而回软,成菜不酥,达不到成菜要求。

二、热菜烹调方法

热菜烹调方法是将已经加工的原料,通过加热和调味制成菜肴的方法。烹调方法是一个国家或民族的烹饪技术核心,菜肴的色、香、味、形、质,是通过运用各种烹调方法体现出来的。热菜在烹调时传热介质主要包括水、油、空气和其他介质。常用的烹调方法有炒、炸、煮、熘、爆、煎、煨、炖及烤等。

(一)炒

炒是将经过加工的鲜嫩小型的原料,以油(小油量)与金属(炒锅)为主要导热体,用旺火在短时间内加热、调味成菜的一种烹调方法。炒的主要标志,一是油量少;二是油温较高;三是被加热的原料形状小,如丝、丁、片等;四是加热时间短,翻炒菜肴的频率快。从动作来看,炒法是没有方向性的翻拌。根据烹制前主料加工方法的不同及成菜风味的不同,炒分为滑炒、生炒、熟炒和软炒。下面以滑炒作为例子进行介绍:

滑炒是以动物性原料作主料,将其加工成丝、丁、片、块、条、粒和花型,先进行码味上浆,兑好芡汁,再在旺火急火中快速烹制成菜的一种烹调方法。成菜大多滑嫩清爽、紧汁亮油。与其他烹调方法相比,它具有制作速度快、操作迅速、卤汁紧裹主配料的特点。其烹调程序为:

(1)刀工成型:滑炒类菜肴的主料大多都是动物肌肉、内脏。对所加工的主料和配料形状,宜小不宜大,常见的有丁、丝、条、片、粒、茸、胶(取茸缔)等形状,不能加工成块、段、整只、整条等不易成熟的较大块形。

(2)码味上浆:上浆是给原料穿上一层薄的"衣服",对菜肴原料起到保护作用。应先码味后上浆。码味用精盐、料酒或酱油等。上浆时先将主料放于水中吸收水分,然后捞出挤去水分,再将主料加淀粉、鸡蛋清液体(有时还加致嫩剂)拌和上劲后静置。

(3)兑芡汁:由于滑炒类菜肴火力旺、油温高、操作时间短,为了保证原料质地和菜肴味型准确,在正式烹制之前,先将制作菜肴所需的调味品放入码碗内兑成调味芡汁。

(4)滑油翻炒。滑油时将上过浆的原料,放入油温120℃左右锅中,使原料成熟、浆料均匀包裹在主料外面。肉类在"滑油"时要热锅冷油,以防止粘锅。

(5)收汁成菜:原料在锅内炒断生后,及时将事先兑好的芡汁倒入锅内,收汁亮油后起锅,装盘成菜即可。

(二)熘

熘为烹调中运用较广泛的方法之一。它是指将经过刀工处理成丝、丁、片、块的小型或整形原料,经油滑、油炸、蒸或煮等初步熟处理,再用芡汁粘裹或浇淋成菜的烹调方法。根据操作方法的不同,可将熘分为炸熘、滑溜和软熘三种。下面以炸熘为例进行介绍:

炸熘又称为脆熘、焦熘,是指将加工切配成型的原料先用调味品腌渍入味,再进行挂糊,然后放入热油锅中炸至外表金黄酥脆且熟时捞出,最后入锅裹上或在盘中浇淋上卤汁的烹调方法。炸熘选料比较广泛,禽畜肉类及内脏、海鲜以及时令果蔬类都可以作为主料选用,原料要求新鲜无异味、筋膜少、部位准确。成菜特点是外焦香酥脆、内鲜嫩可口。其烹调程序为:

(1)选料:应选用质地鲜嫩的原料制作,这些原料结构均匀含水多且吸水能力强,如猪里脊肉、鸡胸脯肉、兔肉、鱼肉等。

(2)切配码味:炸熘的原料一般切成条、块、花型或整形原料,使原料易于渗透入味、快速成熟。多用精盐、料酒、老姜、大葱等进行码味。码味时间根据原料形状和大小决定,一般10~20min为宜。

(3)挂糊拍粉或汽蒸:这个步骤有四种不同的处理方式。第一种是挂糊,此处较为适宜的糊种类有水淀粉糊、蛋清淀粉糊、蛋黄糊、全蛋糊、脆浆糊等。第二种是拍粉,主要选用干细淀粉、面包糠、面粉等。第三种是先上薄浆或薄糊之后,再拍干粉。第四种是码味之后直接上笼蒸至熟软。

(4)油炸酥脆:炸熘的菜品都需要经过过油处理。油炸一般分两次进行,首先在150℃

左右的油锅中炸至外表微黄,定型后捞起待用,再将油温升至200℃左右时投入原料,炸至色泽金黄外部酥脆时捞出备用。

(5)调制熘汁:事先调制好兑味芡汁,在低油温中炒出调料的香味,再把兑好的芡汁放入锅底,待芡汁糊化后收浓即可。芡汁一般为二流芡,这样才能保证菜肴具有味浓、爽滑、滋润、发亮的效果。兑味芡汁大多选用糖醋味、荔枝味、鱼香味、茄汁味等。

(6)最后,将成熟芡汁浇于菜品之上装盘即可。

(三)蒸

中国的烹调技法繁多,并且复杂多变,蒸是我国最古老的传统烹调技法之一,它最早起源于新石器时代,据考证在我国已有6 000多年的历史。蒸是将加工好的原料(一般事先调味)放在器皿中,再置入笼屉,利用一定压力的蒸汽使其成熟的烹调方法。根据菜肴蒸制方法和风味特色,通常将蒸分为清蒸、旱蒸和粉蒸三种。下面以粉蒸作为例子进行介绍:

粉蒸是指将刀工处理好的原料用各种调味品调味后,加入适量的米粉拌匀,用汽蒸至熟软滋糯成菜的一种烹调方法。因调味时加入了米粉,故称之为"粉蒸"。粉蒸类菜肴的特点是色泽油润光亮、质感嫩烂糯黏、香味浓郁、鲜醇可口。其烹调程序为:

(1)原料选择:制作粉蒸类菜肴的原料选择非常广泛,既有动物性的,如猪排骨、猪五花肉、牛肉、羊肉、鱼肉、虾肉、狗肉、牛蛙、鳝鱼、泥鳅等;也有植物性的,如南瓜、土豆、红苕、豆角、茼蒿、香菇、白萝卜等。为了制作高质量的粉蒸菜,选料一定要求精。如粉蒸肉的五花肉,应选用皮薄肉嫩的软五花肉,而忌用膘厚油重的硬五花肉,否则食之腻口;粉蒸牛肉应选用筋少质嫩的瘦肉。

(2)刀工切配:粉蒸菜肴的原料在刀工处理时,多数是切成体积较大的块、条、段等;少数切成厚片,一般都不宜切得小过薄。也有个别不需要刀工处理的,如个小的土豆、芋儿以及鹌鹑、鸽子、鲫鱼等。

(3)调味:粉蒸类菜肴的调味,用料大多复杂,口味多样,变化无穷。在调味过程中要做到了解调料的质量、合理搭配使用调料、按不同原料和不同菜肴的要求掌握调料用量等方面,调味料中大多加菜籽油或花生油来增强香味和菜肴的滋润效果。调味结束,一般需要静置2~3h。

(4)上粉:原料的上粉,根据不同原料和不同菜肴,可分为粘粉法和湿拌法两种。原料和米粉的比例一般控制在10:1左右。湿拌法上粉时,根据菜肴的要求,酌情加入骨汤或清水,拌匀。

(5)加热:加热是做好粉蒸菜的一道重要工序。要保证加热成功,应该防止积水,以免蒸馏水落入粉蒸原料之中;湿拌米粉者,一定要在水沸腾之后,才能入笼蒸之,防止粉层过快凝固,造成粉浆下滑现象;水量保持超过笼足,以免跑气。最后,要根据原料和菜肴的不同要求,准确掌握好火力的大小和加热时间的长短。

(四)烧

烧是将经过初步熟处理(炸、煎、煸、煮或焯水)的原料加适量汤(或水)和调料,先用旺火加热至沸腾,改中、小火加热至熟透入味,然后再用旺火收汁成菜的烹调方法。按工艺特点和成菜风味的不同,烧可分为红烧、白烧和干烧三种。下面以红烧为例进行介绍:

红烧是指将加工切配后的原料经过初步熟处理,放入锅内,加入鲜汤、有色调味品等,先大火加热至沸腾后,再改中小火加热至熟软,直接或勾芡收汁成菜的烹调方法。这类菜的特点是汁宽芡浓、色泽红润、酥软柔嫩、鲜味醇厚、明油亮芡。其烹调程序为：

（1）选料切配：红烧类菜肴原料的选择适应性较强，但原料质地对成菜影响较大，故选料是做好菜的前提。例如红烧肉宜选用肥三瘦七的精五花肉，红烧肘子宜选用前肘，红烧鸡宜选用隔年大公鸡，红烧鱼宜选用750g左右的鲤鱼等。原料的规格一般是条、块、厚片及自然形态，主辅料形态应该相似或者辅料能美化突出主料。

（2）初步熟处理：红烧原料大多需要经过初步熟处理，其方法有焯水、过油等。过油时要达到肉块色泽金黄、肥肉冒油，见油亮光的效果。

（3）调味烧制：在干净锅内放入冷油，根据菜肴的要求加入姜、葱、蒜、豆瓣等调料，炒出香味后掺入鲜汤，加入酱油、糖色、料酒、精盐等调味品，让其有一个基础味。待菜肴烧制达到口感要求时进行第二次的定味调味，一般在收汁浓味时进行调制。调味烧制时，应该控制好火力的大小和加热时间的长短。

（4）收汁装盘：一般质感老、韧的原料，烧制时间较长，需要等到质地熟软时，再进行浓汁勾芡。若主料质地细嫩，大多烧制时间较短，以勾芡方式收汁。主料为富含淀粉或胶原蛋白类原料时，以自然收汁方式较好。成菜装盘要求器皿选用恰当，造型美观，形态饱满。

（五）炸

炸是将经过加工整理的烹饪原料基本入味后，放入含有大量油的热油锅中进行加热，使成品达到焦脆或软嫩或酥香等质感的烹调方法。油在炸制的过程中，既是传热介质，又起着去异味、增香味的作用。根据菜肴制作方法和质感风味的不同，主要分为清炸、酥炸、软炸和卷包炸。下面以清炸为例进行介绍：

清炸是指将原料加工处理后，不经过挂糊上浆处理，直接投入油锅加热成菜的一种烹调方法。这类菜的特点是色泽金黄，本味浓，香脆鲜嫩，鲜香可口。其烹调程序为：

（1）加工处理：凡清炸的原料，都要根据菜肴的不同要求，实行不同的加工方法。例如川菜中的炸斑指，原料要选用体厚质优的肠头三段，用白矾及精盐搓洗后，入沸水锅煮十几分钟，修去两头，使之整齐，否则清炸成品成形差，且有异味。

（2）码味：清炸的原料大多要码味，拌入调料，这是清炸菜的一般特点。码味时，大多选用姜、葱、蒜、料酒等调味品，浸渍的时间根据原料的性质和形状的大小来确定。

（3）炸制：用于清炸的原料有两种，一种是本身具有脆嫩质地的生料，另一种是蒸、煮至酥烂的原料。在炸制时大多需要进行复炸。第一次用150℃左右的油温炸至断生并定型时，捞出。第二次复炸用旺火，在200℃左右的油温中炸至色泽金黄、外酥脆时捞出。若原料体积较大、不易熟透时，应合理控制火力的大小和时间的长短。

（4）装盘成菜：整形原料装盘时要用干净的毛巾包裹住轻轻挤压定型，一般清炸类菜肴应配以相应的味碟或生菜进行食用。

（六）烩

烩的烹调方法可追溯到古之羹菜的制作。我国最古老的羹菜为先秦时期的"稚羹""鹄羹"，那是一种稠浓的肉汁菜。自清朝后，出现了烩的方法，它是以各个朝代的羹菜演变、发展而成。烩是指将初步加工处理的原料放入锅中，加多量的汤水烧沸、调味，待原料成熟后用水淀粉勾芡，使汤、菜融为一体的烹调方法。根据菜品色泽和制作工艺特点，中餐烩法主要分为白烩、红烩和清烩三种。在西餐制作中，烩是指原料经过刀工并作初步熟处理后，按一定方式煮焖至八成熟，再加配料，加入沙司制作成菜的一种技法。适合烩制菜肴的原料为鸡、鸭、猪肉、鱼、海鲜、笋、菌等原料。这类菜的特点是色泽鲜艳，口味清淡，汤宽汁浓，入口爽滑。其烹调程序为：

（1）选料切配：要根据烩制菜肴的口感、口味选择相同或质地相似的原料，使其在烩制过程中时间、成菜的质感一致。适合烩制的原料一般用刀工处理成丝、片、块及自然形态。原料要求新鲜无异味、滋味鲜美。

（2）初步处理：烩制类的原料经过刀工处理后部分需要经过码味上浆，或经过初步熟处理。

（3）调味烩制：干净锅内加入姜、葱炝锅取香味，掺入鲜汤后下原料，大火烧开改中小火，烩制时可分两次调味，第一次为基础味，加入鲜汤后进行调味；第二次为定味调味，在收汁浓味时调制。烩制类菜肴的复合味大多为咸鲜，在烩制时注意保持色、形的完整，保持原料的鲜香度及细嫩质感。

（4）收汁装盘：烩制入味后，需进行勾芡。烩制类的菜肴大多选用米汤芡。芡汁成熟后比较稀薄，芡汁稀如米汤，透明。成菜后，原料、调味品、汤水之间彼此交融，柔软匀滑。

（七）焖

焖是在中西餐制作中使用较多的一种烹调方法，以其汁浓味醇、形整色佳而深受食客青睐。焖是指原料经过加工整理，用热油煸炒或过油处理后，炝锅加鲜汤和酱油等调味品，再加盖封严实，旺火催开改用慢火长时间煮至菜料成熟或酥烂的烹调方法。焖法操作要求锅盖严实。这类菜的特点是色泽鲜艳、形态完整、质地酥烂、口味咸鲜、汁浓味厚。其烹调程序为：

（1）选料切配：焖的加热特点决定了原料必须选择老韧的，大多以动物性原料为主。常用的原料有牛肉、猪肉、牛筋、鸡、鸭、黄鳝、甲鱼、蹄髈等。植物性原料一般选用耐长时间烧煮的，如笋、茭白、菌子等。原料选取后先进行清洗，然后刀工处理成大块或采用自然形态。

（2）初步熟处理：锅内烧油，待温度升至200℃左右的高温时下入油锅，炸至色泽金黄时捞出备用。有时也可在中小火油锅中慢慢煸炒，至色泽金黄时捞出。经过初步熟处理，可以有效地减少正式烹调时浮沫太多的现象，确保原料的色泽，保证成菜效果。

（3）正式烹制：干净锅内加入姜、葱等固体调料后，小火焖香后一次性掺入足量汤水，投入主料，然后进行调味，先大火烧开后再改用中小火长时间加热使原料成熟酥烂入味。焖制类的菜肴一方面可以利用高温蒸发减少水分含量，提高汤汁的浓稠度；同时，还可以利用原料本身含有的胶原蛋白融入汤液形成自来芡。少部分的焖菜也可以利用水淀粉来勾芡。

（八）烤

烤是一种古老的烹调方法，从远古产生，演变至今。现代中西餐制作都很重视烤制技法。烤是指将原料经过细加工并用调料腌渍入味之后，利用火的辐射热力作用，使原料成熟入味的一种烹调方法。烤制技法除了制作菜品外，还广泛运用在面点小吃中。菜点在烘烤过程中，往往要经过急胀挺发、成熟定型、表皮上色、内部烘透等几个阶段。其发生水分蒸发、气体膨胀、蛋白质凝固、淀粉糊化、油脂的熔化和氧化、糖的焦糖化和美拉德反应等一系列物理和化学变化。根据烤制工具的不同，烤制可分为明炉烤、暗炉烤两种。这类菜的特点是色泽鲜明，形态美观，口感或外酥脆内松软，或内外绵软，富有弹性。其烹调程序为：

（1）选料：烤制类的原料大多选用禽畜肉类、鱼类、海产品等动物性原料和多数根茎果类植物原料。

（2）加工处理：原料在烤制之前必须进行适当的整理。首先，大部分动物性原料和植物性原料要经过刀工处理才能烤制。其次，动物性原料要进行码味处理或烫皮、涂抹饴糖上色、凉皮处理；部分原料还可以用猪网油、面粉、黄泥或酱汁等进行包裹。

（3）烤制：根据不同原料的性质采取不同的烤制方式。暗炉烤是将原料挂在烤钩上，或放在烤盘里，再放入封闭的烤炉里加热成熟的方法。明炉烤是将原料用烤叉串好，在敞口的火炉或火盆上加热成熟，或放在烤盘（炙子）上反复加热成熟的方法。

（4）装盘成菜：大型原料装盘之前需要进行刀工处理，多数菜肴还要配上各种味碟一起食用。例如椒盐、番茄酱等。

（九）扒

扒法是烧的引伸和发展，随着烹饪行业的不断发展，各种菜式都较为重视此烹调方法。扒是指将经过初步熟处理的原料整齐入锅，加汤水及调味品，小火烹制收汁，保持原形成菜装盘的烹调方法。中餐热菜制作技法很多，但装盘大多顺其自然，较为随意，唯有扒法特别讲究排列整齐、造型美观、不散不乱。根据调味品的不同，扒可分为红扒、白扒、糟扒等。这类菜的特点是整齐美观，质感酥烂，明油亮芡，咸鲜味醇。其烹调程序为：

（1）选料：扒制类菜肴的选料较为广泛，但一般多选用名贵的干货原料或细嫩的新鲜原料，其中尤以扒制山珍海味居多。选料时要注意根据原料的产地、产季、质地、色泽、气味等进行严格选料。

（2）初加工及刀工：原料经过清洗或处理之后，根据其性质和烹制目的的不同，原料要加工改刀成块、片、条等形状或整只原料，不论主料成什么形状，在烹制菜肴时要摆成一定的形状或图案，下刀要利落，成形后要求规格整齐、粗细长短一致。

（3）初步熟处理：因为扒制的用料多为高档干货原料或整料（如鸡、肘等），因此主料（干货涨发后）一般要经过焯水、汽蒸、过油等方法进行初步熟处理。有时还需用复合的方法使主料达到去异增香、协调不同的质地、原料同时成熟的目的。

（4）正式烹制：干净锅内放入色拉油，下姜、葱等调料爆炒出香味，然后掺入鲜汤，待熬出味道后拣去姜、葱，下入其他调味品，将摆成一定形状或图案的主辅料下锅，大火烧开，改小火进行烧制。达到成熟度后根据菜肴情况，勾薄芡处理。然后进行大翻锅。

（5）装盘：经过大翻锅将菜肴的正面翻到上面，这时应找准角度，顺着盘子自右向左轻轻地拖倒，准确完整地将菜肴装入盘中。

三、主食烹调方法

主食的烹调方法，就是将成形后的面点生坯（半成品）或主食运用各种加热方法，使其在热量的作用下发生一系列变化，成为色、香、味、形、质、养俱佳的熟制品。俗话说"三分做，七分火"。主食制作的一般流程当中，成熟往往是最后一步，它直接关系到主食制品的色泽、香气、滋味、形态、口感、营养等方面，是决定主食质量的关键环节。

（一）蒸

蒸就是把成形后的面点生坯放在笼屉（蒸盘）内，利用蒸汽作为传热介质，在一定温度的作用下使其达到成熟的一种加热方法。当生坯上屉后，装入蒸箱（蒸锅）内，屉中的蒸汽温度在 100℃ 以上,主要通过热传导和热对流方式,让生坯四周同时受热,使制品表面的水分受热汽化,但温度的高低主要决定于气压的高低和火力的大小。

适合蒸制的主食很多,除了层酥面团和混酥面团之外,其他很多种面团及米饭、粗粮都可采用蒸制的方法成熟,尤其是发酵面团、米及米粉类面团等,如:各种包子、馒头、花卷、蒸饺、米糕等。蒸制是主食制作中使用较为广泛的一种加热方法,也是最普通的一种,其使用方法、使用的工具、传热方式都很简单,容易掌握。蒸制的成品特点是形态完整、原色原味、蓬松柔软、馅心鲜嫩。蒸制一般分为三个阶段:

1. 蒸制前

(1)设备器具准备:蒸制所用设备、器具主要有:炉具、蒸锅、蒸笼(蒸屉)。炉具点火备用;蒸笼上加垫具或抹油,防止生坯粘笼。

(2)蒸锅加水烧沸:蒸锅置炉上,锅内加水并烧沸。蒸锅加水量以六成满为宜,一般以淹过笼底 5~7cm 为最佳。若加水量过多,沸腾时容易冲破制品底部,影响蒸制品质量;若加水量过少,蒸汽容易被泄漏,且容易烧干,造成制品出现焦糊。

(3)生坯摆笼:摆笼时,根据品种膨胀程度要求确定间隔距离,使生坯在成熟过程中有膨胀余地,摆放过密会造成制品相互挤压,摆放过稀又使出品率降低。

(4)准确掌握生坯蒸制时机:多数情况下,各种面点生坯摆屉后即可入笼蒸制,但对于一些发酵面团制品,则需要在成形后静置一段时间,使在成形过程中由于揉搓而紧张的生坯松弛一下,并继续发酵,利于制品成熟后达到最佳的膨胀效果,但要掌握好静置的温度、湿度和时间。

2. 蒸制中　在蒸制过程中准确掌握成熟时间,笼屉盖要盖紧,防止漏气,"一口气蒸熟";蒸制过程中要始终保持一定火力,让笼内有稳定的温度、湿度和气压,产生足够的蒸汽,且蒸制中途不能随意揭开笼盖,避免制品因散气而出现质量问题。

3. 蒸制后

(1)正确判断制品成熟度:制品是否已经成熟,除正确掌握蒸制时间外,还要对制品进行必要检验,以确保成品质量。如:嗅——成熟的制品可嗅到面香味;看——看到制品体积膨胀,色泽洁白光亮;按——用手按一下制品,所按之处能快速鼓起复原,不粘手,这时说明制品已成熟。

(2)及时出笼下屉:制品成熟后要及时出笼,避免在笼内放置过久造成水汽在制品表面凝集,使制品变稀软、不干爽和塌陷。

(3)设备器具清洁:蒸制结束后,关闭炉具及电源、气源开关。蒸锅、蒸笼清洁干净。

(二)煮

煮制就是将成型好的面点生坯投入到水锅中,利用水作为传热介质,通过传导和对流两种传热方式,使制品达到成熟的一种方法。水的沸点较低,在正常气压下,沸水温度为100℃,是各种成熟方法中温度最低的一种。再加上水的传热能力较弱,因而制品成熟就缓慢,需要时间就长。另外,制品在水中受热直接与大量水分子接触,淀粉颗粒在受热的同时能充分吸水膨胀,成熟后重量增加。

煮制适合很多主食面点品种的成熟,常见的如煲粥、面条、水饺、馄饨、汤圆等。适合煮制的面团很多,如水调面团、米及米粉类面团、各种羹汤类等;但一般不用于发酵面团、油酥面团等制品的成熟。煮制的成品特点是黏实、软糯,口味鲜嫩并且重量增大,有时还具有爽滑、韧性强、有汤汁等特点。煮制可以分为三个阶段：

1. 煮制前

（1）设备器具准备：煮制所用设备、器具主要有炉具、煮锅、炒勺、漏勺、筷子等。炉具点火备用。

（2）煮锅加水烧沸：煮锅置炉上，锅内加水并烧沸。煮锅加水量以六成满为宜，并且要根据所煮生坯量和煮制效果要求，控制好水量和生坯的比例。

（3）生坯准备：生坯下锅前，根据品种煮制效果要求，尽量避免生坯相互粘连。

（4）准确掌握生坯煮制时机：多数情况下，大部分生坯都需要沸水下锅；但有些需要烂、软的制品反而需要冷水下锅，如粥类。

2. 煮制中 一般如果要保持制品外形，在煮制时就要将生坯逐个（或几个）投入滚沸的水中，用炒勺或筷子不断地顺锅边推划边搅动，防止制品受热不均，造成相互粘连（或粘锅底）的现象。为了使生坯在煮制过程中保持外形，这就需要使用"点水"来保持微开沸状态，即沸而不腾，每次开锅时往锅内加入少许冷水。

3. 煮制后

（1）正确判断制品成熟度：制品是否已经成熟，除正确掌握煮制时间外，还要对制品进行必要检验，以确保成品质量。如：水饺，馅肚全部向上翻丰满圆滑；面条，无"白点"也就是无"白心"；粥类，俗称"水连米、米连水"等。

（2）及时出锅：制品成熟后要及时出锅，避免在锅内煮制过久造成制品表面煮烂变稀黏。

（三）烤

烤又叫烘、炕。是把成形的面点生坯放入烤盘中，送入烤炉内，利用炉内的高温使其成熟的一种方法。烘烤是一项较精细的工艺技术，由于炉内的温度较高，所以操作时稍有疏忽就会给面点质量带来直接影响，面点制品在受热烘烤中，热量是由传导、对流和辐射三种形式传递的，使制品定形、着色、成熟。

烘烤主要用于各种膨松面团、层酥面团等制品。如：清酥虾盒、海绵蛋糕、蛋挞以及各种饼类。既有大众化的品种，也有很多精细的点心。烤制的成品特点是色泽鲜明，形态美观。口味较多，外酥脆内松软，或内外绵软，富有弹性，风味独特。烤制可以分为三个阶段：

1. 烤制前

（1）设备器具准备：烤制所用设备、器具主要有：烤箱、烤盘、油刷等。

（2）烤箱升温：根据面点的不同类型所需要的炉温也不同，具体温度范围如表5-14所示。

表 5-14　不同烤箱烤温范围、用途及成品颜色

温度种类	温度范围	用途	成品颜色
低温	100~150℃	烘烤各类五仁馅、什锦馅心的原料	表面乳白色、白色等，保持原色、酥脆
中温	150~180℃	烤层酥类、白色类	表面大多乳白色
中高温	180~220℃	适宜膨松面团、油酥面团、混酥面团、饼干等	表面颜色较重，如金黄色、黄褐色等
高温	220~270℃	适宜清酥面团、月饼、各种根茎类土特产的烤制	表面呈深金黄色、老红褐色等

（3）生坯准备：烤盘一定要清洗干净，然后刷少许油（或不刷油）放烘烤炉内，把水分烘干备用。生坯在摆放时间隔距离要适合，根据烤盘大小来定个数。烤盘间距大或生坯在烤盘内摆放得过于稀疏，易造成炉内湿度小、火力集中，使制品表面粗糙、灰暗甚至焦糊。所以，烤盘间距和生坯在烤盘内摆放的密度，对烘烤有直接的影响。

（4）准确掌握生坯烤制时机：生坯入炉内前，先根据制品来选定炉温上下火，因炉温是用上下火来调节的。上火是指烤盘上部空间的炉温，下火是指烤盘下部空间的炉温。上下火控制要根据不同品种的要求和炉体结构的情况来确定，并且根据室内温度来加减上下火的温度。待需要的炉温开好后，即可将装有生坯的烤盘投入烤箱内，关紧烤箱门烤制。

2. **烤制中**　在烘烤面点制品时，必须根据面点制品的类型、馅心的种类、坯体的大小及厚薄、面团的特性等来确定炉温和时间。炉温与烘烤时间两者相互影响、相互制约。如炉温低、时间长，会使制品水分全部蒸发，造成制品干硬、色泽欠佳；炉温低、时间短，会使制品不易成熟或变形、色泽发暗；炉温高、时间长，制品则外糊内硬甚至炭化，无法食用；炉温高、时间短，制品则外焦内不熟，内心原料受高温而溢出。

3. **烤制后**　判断制品成熟度，选择合适时机出炉：根据各种制品需要来快、慢出炉，清酥制品、物理膨松制品需先停炉，过2~3分钟再出炉。目的是防止制品受冷气收缩。层酥制品、发酵调制品等，需快出炉，这样制品外酥脆、内暄软。

（四）煎

煎制是指将成形好的面点生坯放入煎锅中，利用金属锅底和油脂的传热使制品成熟的方法。煎与炸一样，也是利用油脂作为主要传热介质的成熟方法。所不同的是，煎制法一般用油量较少，同时还有锅底传热。此外，水油煎还有水蒸气传热。用油量的多少，根据面点制品的种类和特点有所不同，少的只需在锅底薄薄地抹上一层，多的也一般不超过生坯厚度的一半。煎制分为油煎、水油煎、煎炸、熟煎等几种。煎制主要用于水调面团、油酥面团、杂粮类面团制品等，如各种煎饺、煎饼等。煎制的成品特点是底部金黄、香脆，上部柔软、暄软、色白、油光鲜明，具有特殊风味。煎制可以分为三个阶段：

1. **煎制前**

（1）设备器具准备：煎制所用设备、器具主要有炉具、平底煎锅、炒勺、漏勺、筷子、锅盖等。炉具点火备用。

（2）锅具的准备：平底煎锅置炉上，烧热加油炙好锅，放入少量油。

（3）生坯准备：油煎的生坯表面要平整，水油煎的生坯底部要平整，熟煎的生坯要提前蒸制或煮制到位。尽量避免生坯相互粘连。

（4）准确掌握生坯煎制时机：油煎、水油煎、煎炸需要控制好生坯下锅时的锅底温度，不能过高，而熟煎下锅温度可以高一点。

2. **煎制中**　油煎需先将生坯一面煎变色，翻身再煎另一面，煎至两面呈金黄色，内外四周都熟透为止。水油煎需把生坯从锅边向中间顺圆摆好，稍煎一会，看底部为淡金黄色，然后根据锅的大小来定量加入清水（或粉浆），一般1 500g制品，加水量为400~500g，盖紧锅盖煎8~10min，让水产生蒸汽，浆产生香脆的底部，使制品成熟。

煎炸中，先煎后炸的需把生坯反正两面都煎成金黄色，然后加油把制品内部炸热炸熟，但加油量不可超过制品厚度的一半；对先炸后煎的制品，需将生坯用3~4成热的油温炸出制品层次,再放在煎锅内煎制成熟。

熟煎需把蒸煮到位的生坯趁热摆放锅内,煎制上色熟透即可。

3. 煎制后

(1)判断制品成熟度:煎制品的成熟度,需从三个方面判断:一是外形;二是表面颜色;三是内部成熟度。只有准确了解具体制品这几个方面的熟制质量标准,才能准确判断。上面已就各种煎制方式成熟效果有了描述,可供参考。

(2)及时出锅:制品成熟后要及时出锅,避免在锅内煎制过久造成制品表面颜色偏深,制品偏硬。

第六节 烹调营养管理

随着我国经济快速发展,我国居民的营养与健康状况也快速发生变化,各种因不合理膳食和不健康的生活方式导致的慢性疾病的发病率呈现大幅度上升,高盐、高油、高糖的饮食结构导致各种疾病发病率呈现逐年递增的趋势,给人们的生命健康造成了极大的损害。因此,在进行营养指导时,需要倡导居民形成减盐、减油、控糖的健康饮食习惯,有效降低我国居民人均每日食盐、食用油和食糖的摄入量,遏制高血压等慢性疾病患病率的上升趋势。

一、平衡膳食

良好的膳食模式是保证营养充足的基础。膳食模式又称膳食结构,是对膳食中各类食物的数量及其所占比例的概括性表述。平衡膳食模式是经过科学设计的理想膳食模式,其所推荐的食物种类和比例能最大程度地满足不同年龄阶段、不同能量需要水平的健康人群的营养与健康需要。平衡膳食模式是中国居民膳食指南的核心(详见第六章)。只有对各种食物进行合理选择、科学搭配组成的平衡膳食,才能提高整个膳食的营养水平,全面满足人体对营养的需要。

二、烹调中减盐、减油、减糖方法

(一)烹调中减盐方法

1. 尽量不采用加工性原料 在烹饪制作过程中,会用到部分食品添加剂,例如疏松剂、发色剂、磷酸盐等,它们都是含钠的化合物,并且这些含钠的化合物在人们就餐时并不能使人们感觉到咸味的加重。食用时往往会不知情地摄入过多的钠。另外,在烹饪过程中,一些原料、半成品或调料本身就含有较多的盐分,存在盐分超标的问题,例如豆腐干、豆瓣酱、酱油、腌菜、咸肉、干海产品、蚝油等原料。这些原料为了防止细菌繁殖,添加了较多的盐,含盐的浓度已远超过人体的需要水平。在从事烹饪活动时,应该尽量少加入这些原料到菜点中。

在膳食指导过程中,可以根据就餐者人数和就餐的次数计算出一定周期内所用盐的总量。操作时,把盐放入可以称量的刻度勺中。每次烹调时,做到心中有数,若有外出就餐的习惯,就应该相应减少盐的总量。

2. 掌握加盐的时机　北方居民习惯口味较重的菜品。老年人也因味蕾功能的退化而对咸味感觉迟钝,烹调时口味往往较咸。改变长期的口味过重会有一定的难度,但是可以考虑做菜时将放盐的时间推后,尽量在起锅之前加入,或者在起锅之前放少量的食盐,再搭配一定量的酱油,这样就可以在同样的咸度下减少盐的摄入量。这是因为早放入食盐,食盐就会在烹调过程中深入菜品内部,品尝时会感觉到咸度降低,所以同样数量的食盐,在不同阶段放入锅内,其口感是不一样的。

相同的道理,烹饪者在制作凉拌类菜肴的时候,也应该在出菜之前放入食盐,让食盐还来不及深入到菜品内部,但不减味。烤制类菜品也可在烘烤之前加入食盐、酱油等调料稍微腌制几分钟,再入烤箱烤熟。这样成品的表面有少量盐分,内部却保持着少盐的状态。蒸制类菜品也可以采用这种方法,在菜品蒸熟后再用少量调味汁进行蘸食,同样起到减盐而不减味的效果。

3. 借助其他调料减少食盐用量　在烹饪中,少量的食盐可以突出大量糖的甜味,而加了少部分糖后,食盐的咸味会在一定程度上降低。因此,在炒咸味菜品的时候应该不要放糖,也尽量避免烹制甜酸味型的菜肴,浓郁的甜味会覆盖已有的咸味。在烹饪调味时,可以加入少许的食醋,这样不仅能增加菜肴的味感,还能促进消化,提高食欲,并减少维生素的流失。另外,咸味和香料配合也是一种比较好的转移法,辣椒、孜然、花椒、胡椒等辛辣香料可以使味稍淡的菜肴滋味更加和谐。

4. 选择低钠的原料或半成品　选择原材料时,应该按照实物的成分表选购"无钠""低钠"的原料或半成品。值得注意的是,"低钠"原材料中的含盐量虽然相对较低,但也要把所含的钠计算到每日的食盐量之中。在烹饪过程中,若采用金枪鱼罐头、鲑鱼、乳酪、腊肉、香肠等用盐腌制加工的半成品,可以事先清洗或浸泡以降低其含盐量。

5. 合理利用勾芡　勾芡是烹调中非常重要的一个环节,其使用是否得当,会带来不同成菜口感。对于本身味比较清淡的烩、白烧、煨等类型的菜肴,如果原料本身未加入食盐,仅仅依靠芡汁的盐分来调味,那么勾芡会减少菜肴中的含盐量;对于红烧、滑炒、滑溜等本身味比较厚重的菜肴,如果菜肴本身已含有盐分,芡汁的量又比较浓厚,那么勾芡会造成菜品含有过多的盐分。

（二）烹调中减油方法

1. 食物搭配合理　在烹饪制作过程中,控油是一个总体的目标。它所指的并不仅仅是单个菜品的少油,而是指这个套餐或宴席中都应该少油。这时可以采取荤素搭配的方法,采用一荤配三素,多植物性原料,少动物性原料,用鸡汤、蚝油等比较浓郁、鲜美的佐料进行调味。而且,植物性原料中至少选择一种深色的蔬菜。同时,在主食搭配中,以粗粮、杂粮作为主食,并且和其他菜肴一起食用,避免在就餐时肉类原料食用过多。

2. 定量用油　在膳食指导过程中,可以根据就餐者人数和就餐的次数计算出一定周期内所用油脂的总量。操作时,把油放入有刻度的油壶或其他量具中。每次烹调时,做到心中有数,若有外出就餐的习惯,就应该相应减少油的总量。另外,多选用植物性油脂,并经常进行更换。在烹制过程中,可以采用平底锅进行烹饪,以提高油脂与菜肴的接触面积。

3. 科学预处理　肉类食材在滑炒的时候,可以事先将其腌制,以达到提香、入味的效果。烤制动植物原料时,都可以事先将孜然、小茴香、花椒粉等调料扑撒在其表面,以提高滋味。而对于需要采用过油、滑油方式处理的菜肴,预处理的方式可以改成焯水处理。这是利用了肉类在水浴加热过程中快速成熟的原理。焯水后肉类表面有一层水,隔绝了油脂的渗入,菜品自然清爽许多。

4. 合理选择烹调方法　在菜品制作过程中,尽量减少油炸、炸熘等烹调方法,而多选用清蒸、煮、拌、滑炒、爆、滑熘等烹调方法。这些烹调方法中滑炒、爆、滑熘属于急火快炒,初步熟处理的方式改为焯水,同时在烹饪过程中火力旺、加热时间短、操作速度快,能很好地保留原料中的营养素。另外,清蒸、煮这两种烹调方法的传热介质为非脂肪类,也可以减少油脂的摄入。拌的烹调方法可采用生拌、熟拌。生拌大多选用可直接生食的食材,熟拌的食材大多可以选用汽蒸或水煮的方式加热成熟,再来拌制。这样就避免了因原料直接在油锅里加热而需要大量油脂,从而起到减油的效果。

5. 烹制后控油　在菜品制作完成后,根据其特征进行适当减油。炒制类菜肴在烹调结束后,可以用筷子将其挑出来,不让锅底的油水盛入到盘子当中。另外,在焖、炖、煨等一些长时间烹制的菜品中,若含有汤水较多,多余的油脂会漂浮在菜品的表面。在装盘之前,事先将油脂用勺子撇出来,这样无论喝汤还是品尝菜品,油脂的摄入都会大大减少。

(三)烹调中减糖方法

1. 阅读食品标签　在烹饪制作过程中,糖或糖类制品经常作为调辅料使用。在选购食品原料或半成品时,要学会看食品标签。配料表上标注有蔗糖、白砂糖、麦芽糖、果葡萄糖浆、浓缩果汁、葡萄糖和蜂蜜等,这提示了添加糖的多少。在选料时多关注低糖或无糖原料,配料表中糖排名越往后,糖含量也就越低。

2. 定量用食糖　其方法与前述减盐、减油相同。

3. 借助其他调料减少食糖用量　在制作糕点、果汁时,一方面尽量减少糖的使用量。另外,还可以采用木糖醇进行代替。在制作凉菜、热菜时,可以采用辣椒、大蒜、食醋、胡椒和芥末等调料进行调味,以减少味蕾对甜味的关注。

三、烹饪热点技术

(一)低温烹饪

低温烹饪的法文是 Cuisine sous-vide,其中 sous-vide 的中文意思为"真空状态",它是指将食物用抽真空的办法包装,或保鲜膜密实包装,然后放入搅拌型恒温水浴锅中,以 65℃左右的低温制熟食物的烹饪方法。烹饪技术是随着时代和环境而变化的,科学技术的进步也能够促进烹饪技术的进步。低温烹饪就是随着时代和技术的发展,逐渐发展而来的一种新的烹饪技术。

低温烹饪作为新时代产生的一种新型烹调技术,其秉承的是一种全新的烹饪理念,主要是在不流失原材料水分和营养的情况下,利用真空技术和低温烹饪机来完成对菜肴的烹制。利用长时间的低温加热杀灭食材中的细菌,具有传统烹饪技术无法相比的优势。

传统的煎、炒、炸等烹调方法在加热过程中食物的温度能达到200℃,食材当中的有机物在高温条件下迅速发生化学反应,从而使营养成分流失。低温烹饪条件下,食材中的水分不仅不会流失,还会更好地溶解自身的营养成分,使调料与食材更好地混合在一起,更能入味。

煎、炒、炸等高温烹饪方法中还会产生大量油烟等直接对人体有害的物质,高温也能使得食材变质,产生对人体有害的物质。低温烹饪操作过程温和,设备先进,在制作过程中不会对食材造成伤害,也不会产生对人体有害的物质。

高温烹饪对于火候的要求很高,温度全凭厨师个人经验,这需要操作人员具有较高的个人能力。温度的不可控性容易造成菜点的品质、口味无法得到保证,而低温烹饪过程中温度相对恒定,使得烹饪过程的可控性强、更易标准化。最终使食物的色、香、味等指标能达到一致。

(二)微波与烹饪现代化

微波是一种频率 10kHz~300MHz 的电磁波,它的波长最短频率比较高,在微波炉里的微波能建立起微波电场,用一定的措施使微波电场在微波炉里均匀分布,当食物放在微波电场里的时候,能控制它的强度,从而实现食物加热的效果。微波炉微波加热原理主要与物质结构有关,它将用电波方式使食物中的分子进行碰撞,从而产生巨大能量。

微波技术热反应调味料,它主要是指 2 种以上的风味前体物质在特定的条件下通过加热处理所形成的呈味料,具体包含糖降解、美拉德反应、类脂质降解和热降解等反应,烹饪产生风味最关键的反应就是美拉德反应,通过反应,能有效获取具有各种风味的调味料。众所周知,传统热处理技术效率低,处理时间长,但是微波技术能进一步提高反应物的分子活性,从整体上提升分子平均能量,同时降低反应活化能,使分子碰撞频率增加,将反应速率提高 5~400 倍。研究人员利用微波,能加速化学反应,科学有效控制风味前体物质的电解质浓度、种类、pH 值以及比例,之后再使用 Tween60、丙二醇、甘油等高介点、高沸点的食用级溶剂,配合分段加热法,获取色泽、香味俱佳的天然调味料。所获得的调料香气浓郁、天然营养,在高温下营养物质也不容易损失,并且容易同其他配料发生协同反应,完美协调主体香气,增加调料风味感。还能进一步降低其他辅料以及产品中鲜味剂的使用。

微波炉作为一种加热食物的现代化烹调灶具,为人们带来了巨大的福音。让大家结束了冷菜、冷饭回锅时代,并且操作更简便、效率更高、味道更鲜;带给中国厨房清新、亮丽,让人们远离传统油烟、炽热空气、煤气的困扰,使消费者更加享受烹饪。首先,微波烹饪取代了传统的煤炭、天然气等加热方式,不仅干净,而且使用能效上具有更大的优势,微波炉加热速度比液化气灶快 60%,且在能源费用消耗上节省 68%,大大提高了厨房生产中能源的利用,降低了企业的生产成本。其次,微波消毒柜的出现使厨房的卫生达到更高的层次,微波消毒柜等餐具清洗设备每小时可清洗 4 000 碟,不仅提高了清洗效率,更保障了餐具的卫生安全。另外,微波在烹饪过程中能够根据食材、烹调方法等特点调节烹调温度,避免了有毒有害物质的产生。科技在不断进步,越来越多先进的厨房加工设备被应用,厨房生产也将依靠科学的进步走上更高的台阶。

(三)烹饪设备新贵——万能蒸烤箱

万能蒸烤箱只需要约 $1m^2$ 的面积,就能够代替几乎所有的传统烹饪设备,如:普通烤箱、炉具、煮锅或烧烤架等。其简单易用,能够自动清洗,且与传统设备相比节约能源高达70%。万能蒸烤箱的优势就在于可以节约大量的成本和人力,可以完成西餐中的烤制、烘焙、煎、焗、蒸等主要烹饪方式;也可以完成中餐中的煎、炖、焖、焗、蒸、烤等烹饪方式,实现菜品的大批量、标准化制作,并且可以保证菜肴的美味。有专业厨房管理者预测,全球专业厨房菜单上 90% 的菜肴可以使用万能蒸烤箱进行烹饪。

除节约电量之外,万能蒸烤箱还可以节约食材的使用数量。有专业人员曾做过研究,与传统烹饪方法相比,将万能蒸烤箱进行精确的调节和技术配置后,平均可节约 20% 的食材或调味品。另外,该设备还可以节约人员的工作时间以及工作过程中水的使用量。

(李 想 童光森 梁爱华 欧阳灿 冯明会)

本 章 要 点

1. 食物烹饪目的和变化。
2. 烹饪原料的选择、鉴别与初加工。
3. 菜肴组配的作用及方法。
4. 常用凉菜、热菜烹调方法。

思 考 题

1. 选择烹饪原料需遵循的原则有哪些?
2. 淀粉在烹饪中有何应用?
3. 菜肴组配的原则有哪些?
4. 菜肴常用复合味型有哪些?调制时的关键因素有哪些?
5. 列出常用的烹调方法并简述各自的操作要领。(至少 3 种)

技 能 操 作

一、食物的可食部计算

(一)实验目的

1. 掌握食物可食部和废弃率的概念及计算方法。

2. 了解如何查找各类食物可食部分比例,并掌握利用可食部比例计算可食用部分重量的方法。

(二)实验前需掌握的基本概念

食物的可食部(edible portion,EP)表示食物中可以食用部分占该食物的比例。废弃率是指食物中不可食用部分占该食物的比例。食物的可食部主要用于计算可食用部分的重量,进而计算食物中各种营养素的量,在膳食调查、膳食评价、营养配餐中应用非常广泛。

$$可食部(EP)=\frac{食物重量(W)-废弃部分重量(W_1)}{食物重量(W)}\times100\%$$

（三）实验准备

1. 一定量的食物（如莴笋、香蕉、鸡腿、排骨等均可，清洗干净）。

2. 食物称量工具，如食物秤或电子秤，精确度为克级，并调试好。

3. 刀、剪刀、盛装食物的盘或盆等器皿。

4.《中国食物成分表》。

5. 记录用文具　笔和记录表、实验记录本等。

食物可食部计算记录表

记录人：　　　　　　　　　　　　　　　　　实验日期：　　　年　　　月　　　日

食品名称	食物重量 /g	可食部重量 /g	不可食用部分重量 /g	可食部
莴笋				
香蕉				
鸡腿				
排骨				
……	……	……	……	……

6. 备选　可粘贴、写字的贴纸或标签，可为器皿编号，记录编号对应的称量结果即可。

（四）实验步骤

每次选择上述实验用品中的 1 种食物，分别按照下列实验步骤称量、记录可食部重量和废弃量。

1. 食物称重　将食物放在食物秤上称重。

2. 去掉不可食用部分　利用各种工具去掉食物中不可食用部分，如莴笋皮、香蕉皮，鸡腿骨、排骨中的骨头等。

3. 称量可食部分重量和不可食用部分重量　称量食物可食部分重量和不可食用部分重量，分别记录在表格中。

4. 计算可食部　利用可食部计算公式，算出结果，填写在表格中。

（五）注意事项

1. 可食部既可通过测定方法进行计算获取，也可通过查找《中国食物成分表》"可食部"数值获取。

2. 食物的废弃率计算与可食部计算方法基本相同。

3. 食物的可食部会因运输、储存、加工处理方式、饮食习惯的不同而有所差异，计算过程中应根据实际情况进行分析，合理计算。

4. 在开展膳食调查、膳食评价、营养配餐过程中，要考虑食物的可食部。

二、单一菜肴的组配训练

（一）实验目的

掌握菜肴组配的方法和原则，能灵活地进行搭配。

（二）实验前需掌握的基本概念

菜肴组配工艺是指将各种相关的可食性原料有规律地按照一定质和量有机组合，使其通过加热即可形成一份完整菜肴或调味后可直接食用的菜肴的操作过程。菜肴组配按照其配制的内容可分为单一菜肴的组配和多种菜肴的组配两类。两类组配考虑的内容不相同，单一菜肴的组配主要考虑组成菜肴的原料之间的合理搭配，而多种菜肴的组配则更多考虑菜肴与菜肴之间的搭配。

（三）实验准备

1. 鸡脯肉 250g、牛肉 250g、豆腐 400g、土豆 200g、香菇 150g、水发竹笋 200g、绿色蔬菜（4 种）500g、相关调味品。

2. 食物称量工具，如食物秤或电子秤，精确度为克级，并调试好。

3. 烹饪加工设备、用具，菜肴盛装用具。

4. 记录用文具　笔和记录表、实验记录本等。

菜肴组配记录表

记录人：　　　　　　　　　　　　　　　　　实验日期：　　年　　月　　日

原料类型	原料名称	重量/g	原料成本	菜肴特点
主料				
辅料				
辅料				烹调特点感官鉴评
调料				
营养分析	每份中：热量、蛋白质含量、脂肪含量、碳水化合物含量、钠含量			

（四）实验步骤

1. 选择主料　根据提供原料，选择 1 款主料，设计菜肴，并将主料填入表格。

2. 选择辅料　根据所设计菜肴，选择合适的辅料，进行搭配。

3. 菜肴制作　按步骤完成菜肴的制作，要求刀工合理、调味准确、烹调方法得当。

4. 营养计算　根据主辅料的量来计算相应营养素的含量，计算出该份菜肴的营养价值。

5. 感官鉴评　对成菜效果进行品鉴，重点考察主辅料搭配的比例，主辅料的色彩、形状的搭配是否合理，口味、成熟度是否合适。

（五）注意事项

1. 依据人体对营养物质的需要，在对菜肴组配时要充分考虑营养素的平衡，注重各类食物之间的比例配搭，同时充分考虑食物中营养素的损失情况，合理有效地整合，使其更加满足人体对营养的需求。

2. 烹饪原料品种繁多，各具特色，在选料时应扬长避短，充分体现原料的优势，使制作出的菜肴色、香、味、形、质等都达到要求。

3. 在组配菜肴时,应充分考虑热制加工对原料营养素的影响。如绿色蔬菜不宜长时间加热,组织紧密、质地较老的原料也不宜高温快速加热,做到合理搭配。

三、菜肴咸鲜味的调制

(一)实验目的

通过制作热菜白油肉片,掌握热菜咸鲜味型的调制要领和操作注意事项,熟悉肉类原料码味上浆工艺流程。

(二)实验前需掌握的基本概念

咸鲜味是指由咸味和鲜味调味品配制而成的一种味型,主要呈咸味和鲜味,通常用于冷菜和热菜制作中。咸鲜味具体还可以细分为白油咸鲜、本味咸鲜、五香咸鲜、烟香咸鲜等类别。

(三)实验准备

1. 猪里脊肉 150g、净青笋 50g、水发木耳 30g、姜片 5g、蒜片 10g、泡辣椒 15g、葱 15g、精盐 5g、胡椒粉 0.5g、料酒 5g、味精 1g、鲜汤 35g、水淀粉 15g、色拉油 50g。

2. 食物称量工具,如食物秤或电子秤,精确度为克级,并调试好。

3. 烹饪加工设备、用具,菜肴盛装用具。

4. 记录用文具　笔和记录表、实验记录本等。

菜肴组配记录表

记录人：　　　　　　　　　　　　　　　　　　实验日期：　　　年　　月　　日

原料类型	原料名称	重量/g	原料成本	菜肴特点
主料				
辅料				烹调特点感官鉴评
调料				
营养分析	每份中：热量、蛋白质含量、脂肪含量、碳水化合物含量、钠含量			

(四)实验步骤

1. 初加工　各种主料、辅料清洗干净备用。

2. 刀工　将猪里脊肉切成 0.15cm 厚的片;姜、蒜切长宽 1cm、厚 0.2cm 的指甲片;大葱、泡辣椒切成 3cm 长,两端成斜面的马耳朵形;青笋切成长轴 5cm,短轴 2.5cm,厚 0.2cm 的菱形片。

3. 配菜　将姜片、蒜片、马耳朵葱、马耳朵泡辣椒入盘,肉片、青笋片放入小碗中。

4. 码味上浆　在放入肉片的小碗中加入精盐、水淀粉抓拌均匀上劲。放青笋片的小碗内加入精盐腌渍。

5. 调制芡汁　在码碗内放入精盐、味精、鲜汤、水淀粉调制成兑味芡汁。

6. 正式烹制　炒锅置旺火上，放入油烧至约120℃时倒入肉片，快速炒散籽发白，加入姜片、蒜片、马耳朵葱、马耳朵泡辣椒炒出香味，再加入木耳、青笋片炒匀断生，最后淋入芡汁、炒匀收汁亮油，起锅装盘成菜。

（五）关键点

1. 肉片厚薄要均匀，码味、码芡要拌匀上劲。

2. 锅油要保持色白、干净。

3. 炒时油温恰当，不能过高，以免肉质变老和变色。

（六）评分标准参考表

菜肴评分表

菜品	考核项目	质量标准	分值
白油肉片	加工预制	主辅料刀工不均匀（扣1~10分） 辅料形状不规范（扣1~5分）	15分
	味道	单一味太突出或香味不够（扣1~10分）	20分
白油肉片	色泽	主料颜色过深有黑点（扣1~5分） 辅料颜色不鲜艳（扣1~5分）	20分
	质感	主料肉质过老或未成熟（扣1~10分） 辅料嫩度不够（扣1~5分）	20分
	造型	上浆厚薄不均匀（扣1~10分） 勾芡浓稠度不当（扣1~5分） 主辅料数量搭配不当（扣1~5分）	25分

参 考 文 献

[1] 杨月欣. 公共营养师 [M]. 2版. 北京：中国劳动社会出版社，2014.

[2] 周晓燕. 烹调工艺学 [M]. 北京：中国纺织出版社，2008.

[3] 童光森. 烹饪工艺学 [M]. 北京：中国轻工业出版社，2020.

[4] 周世中. 烹饪工艺 [M]. 成都：西南交通大学出版社，2011.

[5] 季鸿崑. 烹调工艺学 [M]. 北京：高等教育出版社，2003.

[6] 戴桂宝. 烹饪学 [M]. 杭州：杭州大学出版社，2011.

[7] 闫喜霜. 烹调原理 [M]. 北京：中国旅游出版社，2004.

[8] 马素繁. 川菜烹调技术 [M]. 成都：四川教育出版社，2001.

[9] 冯玉珠. 烹调工艺学 [M]. 北京：中国轻工业出版社，2007.

[10] 杜莉. 中国烹饪概论 [M]. 北京：中国轻工业出版社，2011.

第六章 营养配餐设计和评价

营养配餐或膳食设计是营养师工作中最常应用的技能,也是新时代居民对营养健康的需求。营养配餐(nutrition design)专指基于营养科学的理论和证据,对个体或群体较长期、多次的计划膳食、食谱编制(recipe design)的实施监测和调整过程。常包含每日主食和菜肴的名称与数量,使之符合营养目标需要。合理膳食计划可以针对不同群体或个体,还需要考虑口味、风味的可接受性,考虑经济条件、膳食习惯和食物资源等因素,选择科学合理的膳食满足其营养需求。

第一节 营养配餐原则和方法

长期以来,人们喜欢具有良好或独特风味的膳食,追求在感官上得到愉快和享受。食物和人体的关系并不仅仅只是短暂饱腹和欢愉,膳食直接影响人体的健康、长寿以及疾病发生或康复。所以,营养科学体系下的膳食计划(diet plan)包含了个体和群体营养配餐、膳食设计、食谱编制、菜单制作和监测评估等内容,是新时代文明健康社会的重要体现之一。膳食不仅是人们心理上的享受,更是一种生理功能的需求,包括满足饥饿、干渴的需要,以及生长发育、增强免疫、长寿等需要,维持身体正常生理功能和健康需要等。

一、膳食设计原则

膳食设计的原则与服务对象和目标相关。对于健康人群,应遵循膳食指南的基本原则,目标是保障平衡膳食、营养充足,最大程度满足生理和健康需要。对于非健康人群,应该是个体化的膳食设计,应遵循保障营养充足,调整或避免不适宜的食物和营养成分,最大程度满足健康需求的合理膳食原则。

(一)健康人群的膳食设计原则

2岁以上健康人群的膳食设计原则,主要以平衡膳食模式为核心,以中国居民膳食指南为指导,以保证食物多样、能量构成合理、营养充足、健康饮食和适口性、少盐少油控糖和控制成本为主。

1. **食物多样、平衡膳食** 食物多样化是营养充足的前提,也是保证营养需求和健康的基础。我国食物资源丰富,品类多,五谷杂粮、蔬菜水果、肉禽蛋奶、大豆等食物多种多样,可以保证能量和营养素的供应。各种食物营养特点或所含的营养成分不完全相同,但也没有哪种食物可提供人类所需要的全部营养物质,因此食物多样,满足"合理""平衡"的膳食结构,是膳食设计的核心原则。

膳食指南给出多样化的量化指标是每周 25 种以上，每天 12 种以上食物。膳食结构由食物量及其比例决定，一般成年人平均每日膳食设计，应对照膳食宝塔推荐的各类食物种类和比例进行，并注意食物品种的多样性。食物多样化不但是营养素充足的保证，也是饭菜适口的基础。

2. **能量构成合理**　膳食设计中，首先要满足人体能量需求，能量目标的设计是营养配餐的重中之重。能量设定，应考虑年龄、体重、生理特点和身体活动等，不可过高或过低。碳水化合物、蛋白质、脂肪是膳食中提供能量的营养物质，主要在谷类、动物性食品和油等食物中，在供能方面虽可以相互代替，但在营养功能方面却不能相互取代。合理安排三大营养素的比例和能量目标，碳水化合物供能比 50%~65%，脂肪 20%~30%，蛋白质 10%~15%，是合理膳食的重要组成部分。一日三餐的合理分配，通常以能量作为进食量的标准，根据中国居民膳食指南的推荐和实际经验，早餐提供的能量应占全天总能量的 25%~30%，午餐应占 30%~40%、晚餐应占 30%~35%。这个比例可根据职业、劳动强度和生活习惯进行适当调整。

3. **营养素充足**　营养素充足和平衡是膳食设计的关键点，保证提供符合营养要求的平衡膳食，这是首要原则。膳食中所含的三大营养素应符合其比例要求，主要维生素和矿物质等数量，也应通过调整食物的种类，特别是蔬菜水果和菌藻等用量，以满足人体的生理需要。具体目标参考中国居民膳食营养素参考摄入量。

膳食营养素参考摄入量（DRI）是一组每日平均膳食营养素摄入量的参考值，它在膳食营养素推荐供给量（RDAs）基础上发展起来，一般常使用推荐摄入量（RNI）、适宜摄入量（AI）作为设定目标值。

4. **控制油、盐、糖，做好适口性**　世界卫生组织和中国营养学会等推荐的膳食模式中，烹调油每天 25~30g，糖不超过 50g，盐不超过 5g。合理选择烹调方法，控制盐，降低油和糖的用量，是健康饮食的控制点，也是适口性的长期任务。

"好吃"是"吃好"的基础，也是营养配餐和设计食谱的重要原则。无论对个人、家庭还是集体食堂餐谱来说，食谱设计应结合烹调方法，做到主食粗细巧安排，菜肴品种常变，色香味形俱佳。另外强调味道多样、饮食安全等。

5. **考虑食物价格成本**　成本和价格对集体就餐和个人食谱设计都是重要的。食谱设计既要满足就餐人员的营养需要，又要注意成本、防止浪费。个人配餐要考虑就餐者的实际状况和经济承受能力。对于集体用餐，饮食消费与生活水平相适应也尤为重要。在满足就餐人员膳食营养推荐摄入量标准，特别是能量和蛋白质的供给量的前提下，节约成本，用价格低营养相近的食物相互替代，如遇风味问题应在烹饪方法上给予弥补，另外，烹饪的时间成本也需要考虑。

（二）特殊人群的膳食设计原则

对于幼儿、孕妇、乳母、老人等不同生理状况的人群，平衡膳食和营养充足仍然是其膳食设计的基本原则，但应考虑其特定情况下的生理特点和需要。

1. **幼儿膳食**　幼儿期膳食是膳食习惯形成并建立多样化的膳食结构的关键期，与 2 岁前比较，2 岁后的幼儿饮食模式有重大改变，从出生时完全依赖于乳类、液体和软食，逐渐转变为多样化的食物，到建立自主进食行为。幼儿期应遵循平衡膳食的原则，保证能量的需要并注重幼儿膳食指南所补充的内容，加强对定时、定量进餐等良好膳食习惯的培养。

在实际工作中，幼儿群体膳食计划制定通常基于对群体的年龄、性别、活动水平等的分布情况的调查,根据群体的基本信息选择相应的营养配餐国家标准/行业标准/团体标准/中国居民膳食营养素参考摄入量等,确定食物种类、能量及营养素供应目标等,从而达到制定膳食计划的目的。

2. **孕妇乳母** 孕期的胎儿完全依赖母体胎盘转运提供必需营养物质,以支持生命和身体生长。要注意预防宫内生长发育迟缓(低出生体重)或宫内过度生长(过大胎儿),孕妇肥胖、孕期糖尿病的发生等。膳食设计应注意孕期和哺乳期总能量的增加。一般孕中期的膳食能量每天增加 300kcal/d、晚期增加 450kcal/d,乳母增加 500kcal/d,主要是乳汁分泌所需。膳食能量的 50%~65% 需由碳水化合物供应,应注意增加谷物类的摄入量。蛋白质在孕中期和晚期分别增加 15g/d、30g/d,脂肪注意增加 n-3 脂肪酸和必需脂肪酸的量。另外因能量和生长发育的需要,孕期钙、铁、锌、碘和维生素 A 和 B 族均有所增加。正常体重的妇女,整个孕期增重在 8~14kg 范围内,膳食设计应与体重监测相结合。

3. **老年人** 人体的衰老,既有外部形态的变化,也有内在组织结构改变和器官功能的减退,同时伴随着各方面能力的逐渐退化及老化。总的来说,老年期牙齿、咀嚼功能和消化吸收逐渐衰退,基础代谢率降低,活动量减少,从而能量和消耗下降,但对微量营养素的需要并不减少。因此,膳食设计上,老年期膳食以能量需要量下降为主要特点,从 60~80 岁,同样体力活动水平能量降低 100~200kcal,考虑到老年肌肉衰减、吞咽、消化、血压等问题,还应注意减少盐,提高优质蛋白和钙的食物供给,考虑食物质构等问题。

4. **其他** 人类为了探索自然规律或开发利用自然资源,需要从事一些特殊的职业,如航天、航空、航海、潜水,还有运动员、高原作业等。这些特殊职业常有特殊的工作环境,长期处在特殊环境中有可能引起一些职业性疾病。另外,素食主义者、特殊信仰、特殊偏爱或食物过敏等情况下,合理营养、替代等膳食设计,可在一定程度上改善或提高机体的生理功能,从而最大程度地减轻或消除特殊因素对机体造成的危害。这类膳食设计,应重点了解职业、职业环境对机体生理功能与营养代谢的影响,了解特殊需要需求,并按照营养需求与保障措施等进行长期膳食计划和短期的营养改善措施,个性化地设计膳食,并跟踪监测体重和健康变化,适时调整优化。

(三)非健康人群的膳食设计原则

非健康人群是指有或轻或重的健康问题的个体或群体,如营养代谢障碍或患某些疾患需特殊膳食调整的个体。按照医院膳食的分类,可分为基本膳食、治疗膳食、特殊治疗膳食、诊断膳食等,这些常根据人体的基本营养需要和各种疾病状态调整或医疗需要而制订。强调考虑个体健康需求,并与膳食科学和合理性相结合,跟踪监测食谱实施效果并随时调整。个体化是这类膳食设计的特点。

一般可参考国家或学术团体发布的行业标准或科学共识,结合疾病的特点,给出膳食设计和指导。我国已经发布体重控制、糖尿病、高血压等多个膳食指导标准。

(四)其他情况

对一些特殊情况,膳食设计应有特别考虑和协调,如蛋奶素、纯素食者,或其他偏好人群,以及对某食物过敏的人群等。

二、常见膳食设计方法和注意点

营养配餐或膳食设计的方法有多种,根据服务对象的不同,可分为个体和群体膳食设计。根据操作不同,可分为计算法和交换份法,其他方法可视为其衍生方法。以前,由于计算软件和智能化并不发达,计算法相对复杂烦琐,在长期服务的群体和个体中,食物交换份法使用更加普遍。个体和群体配餐方法还是有一定区别的,下面介绍主要膳食设计方法的要点。

(一)个体膳食配餐设计

个体配餐有计算法和交换份法,其基本专业要求都是对食物营养的基本掌握和应用。在工作中,食物的选择、生熟比、能量的构成、优质蛋白质的比例以及重要营养素的来源都应特别关注。

1. **计算法**　计算法分为四个步骤,确定目标、选择和搭配食物、计算、调查和评价。计算法是初次服务个体和群体时的主要方法。计算法最核心的专业技能是确定营养目标、食物搭配和评价膳食设计的优劣,基本步骤包括以下几个方面。

(1)核定能量和营养素目标:首先了解和评估服务对象的营养健康状况和健康需求。根据个体生理状况,参考中国居民膳食营养素参考摄入量 RNI 或 AI,计算或确定出一段时间平均膳食需要的能量和营养素。图 6-1 勾画出了个体膳食营养目标决定树。一般来说,健康个体可以根据对应年龄和劳动强度等,直接选用中国居民膳食营养素参考摄入量的 RNI 或 AI 来确定。

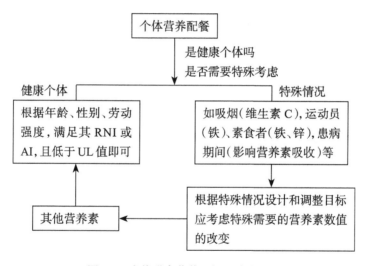

图 6-1　个体膳食营养目标设计决定树

(2)选择食物和设计食谱:食物选择可按照食物组分类和估计食物量,如谷类、肉类、蔬菜、油等。①主食:根据确定的碳水化合物和能量目标,首先挑选主食,确定主食品种和大概用量;注意大米与面粉、细粮与粗杂粮、谷类与薯类的搭配。②副食菜肴:动物性食品选择主要满足蛋白质的需要;蔬菜可根据维生素的量来选择,应首选新鲜的绿叶蔬菜、豆类。③多样化和适量:食物多样化是营养素互补的基础。如牛奶和水果可以用来增加膳食钙、微量元素的摄入,合理利用大豆及其制品丰富蛋白质数量,兼顾食物多样,各种营养素充足。④糖、盐、油控制点:植物油每日 25g 左右,每日用糖量一般不宜超过 50g,食盐量每日应限制在 5g 以下。⑤最后应注意食物都是可获得的,价格合理。

(3)营养计算和目标:食谱营养素的计算是繁琐且耗时的,营养配餐计算软件可以帮助智能化和简单化。学习阶段,通过食物成分数据计算食谱提供的能量和主要营养素的含量,可加深记忆和理解。

1)调整三大营养素和能量数量:食品数量多少直接决定其提供的能量。如一天用200g主食还是400g主食,碳水化合物和能量有着较大差别。

2)调整食品品种和烹饪方法:同类食品因烹饪方法不同,提供的能量不尽相同,如100g馒头提供的能量为209kcal,100g烙饼提供的能量为255kcal;100g油条提供的能量为386kcal。不同的烹调方法对能量和营养素损失影响也不同,如煮鸡蛋提供的能量要低于炸鸡蛋。

3)调整食物品类,满足微量营养素的需要:即使同类蔬菜和水果中的微量营养素含量也常常不尽相同,因此在同类食物中进行替换时,需要调整一定的摄入量。如提高钙的供应量需要增加奶类,提高维生素A需要增加深色蔬果。

注意不必严格要求每个食谱的能量和各类营养素均与目标数值一致,可以设定判断标准,在一周的膳食计划中,提供的平均能量和营养素满足需求就可以了。

(4)食谱的确定和评价:营养目标基本达到要求后,食谱初步完成。食谱再评价包括能量来源分布评价、蛋白质评价、脂肪酸评价、营养素来源评价、三餐比例评价等。食谱印制的格式大致相同,内容一般包括时间和餐次、饭菜名称与定量、费用或计价、营养素供给量等。

2. 交换份法 食物交换份法是一种简便的食谱设计方法,一般将食物分成五大类(细分可分成更多小类),确定每份食物交换量(food exchange list),其每份所含能量大致相仿,有时候也包括蛋白质、碳水化合物或脂肪等相同含量的互换。其优点是快捷简单,更多用于老顾客(非首次)的日常膳食设计和指导,也可用于营养教育。当营养师第一个月或第一周为服务对象使用计算法进行了膳食设计,且已经掌握了服务对象的特点和营养需求时,可以利用同类食物替换和调整的基本原则,确定食物种类和数量,指导膳食调整。

要注意的是,《中国居民膳食指南(2022)》中列出的居民常用代表性食物标准份(serving size),主要用于日常膳食指导和对生熟食物制品的理解,而非配餐设计所指"食物交换量表"。

食物交换量表在国内外被普遍采用,尤其在糖尿病病人饮食营养治疗时使用。将常用食品划分为谷物、肉类、奶类、豆类、蔬菜、水果、坚果类、油脂等几大类,依照同等能量和主要营养素等量的食物确定下来,所含营养素类似的常用同类食品进行一定数量的互换,灵活地组织营养平衡的餐食的配餐,其特点是简单、实用、易于操作。也能使服务对象掌握,以取得满意的营养治疗效果。

根据最新中国食物成分表,重新统计和计算所得食物等量交换表见附录4。主要原则为:

(1)同类食物互换原则:把常见谷物、薯类、豆类、蔬菜、水果、坚果类、肉类、奶、油脂等分为9大类,保持水分基本一致,剔除干品、制品等,计算平均数。

(2)能量一致原则:按照常规设置谷类能量为90kcal,计算确定食物份量。其他类推。

(3)考虑主要营养素等量原则:对于蛋白质含量高的动物性食物、大豆及制品、蛋类,在能量一致的原则下,考虑了蛋白质相仿的原则,每份食物的蛋白质供给量相同。如肉类为可食部的能量和蛋白质的含量。

食品交换份法是一种较为简单粗略的食谱编制方法。它的优点是简单、快捷,并可根据能量一致或蛋白质等量原则,在蛋白质、脂肪、碳水化合物含量相近的情况下进行食品交换,可避免摄入食物太固定化,增加饮食的生活乐趣,对初学者简单易行。

（二）群体膳食计划制定

群体一般是指通过某种社会关系或组织结构联结起来进行共同活动和感情交流的集体，如一个学校、企业或托幼机构、老年组织等。与其相对应的集体就餐的食堂或餐饮，即是群体膳食工作的现场。

群体膳食计划制定，一般不能直接用膳食营养素参考摄入量 RNI 或 AI 作为群体膳食目标，直接应用常常较低估计了实际需要。要特别仔细分析人群特点，根据人群特点制定膳食计划和食物供应。主要步骤包括：确定营养素参考目标，即对每一种营养素确定一个摄入不足和摄入过量的风险概率；计算每一种营养素的"靶日常营养素摄入量分布"（target usual nutrient intake distribution）；设计食谱使它能够达到"靶日常营养素摄入量分布"；评估计划的结果。

通常来说，作为膳食抽样调查，统计样本必须分布均匀，不仅仅是年龄分布，健康状态、知识水平、职业背景等都应该有均匀的分布，否则会严重影响统计结果。但是一般来说，膳食计划服务的群体是一个被界定的总体，其年龄、身体状况、营养需要等都不可能再选择。所以群体从结构分布上又分为两种情况，包括均匀性群体和非均匀性群体。

1. 均匀性群体膳食计划　所谓均匀性群体，是指群体在年龄、性别、活动量、能量需求、健康状况等方面大概一致的群体。如部队新兵营、大学生等。均匀性群体食谱编制一般有三个主要步骤。

（1）群体分析评估：确定膳食计划目标是制定群体食谱的第一步，营养目标是指食谱的能量和各个营养素的目标数值。要首先了解和分析群体的基本状况。

制定群体的膳食计划营养目标，不可能像个体一样指定一个预期数值来满足所有人，因为一个界定的总体中，其年龄、身体状况、营养需要等都可能在一个广泛的范围，所以只能确定一个最大极限的满足所有人的"膳食目标"，这个目标即希望或允许有多少摄入不足和过量的人存在，或者计划确定人群中有多大的可能得到绝大多数（95% 以上）满足，可能的话也估计摄入不足和摄入过量的潜在危险人群比例。要注意这与个体膳食目标制定是有区别的。

（2）膳食营养目标确定：一个均匀性的群体，其膳食目标通常在能满足 95% 以上人的营养需要的基础上，允许有 2%~3% 的人可能存在摄入不足和过量的危险。但是对于不同的营养素供给量，这个百分数可以由营养师或计划者根据需要和可能进行一定的调整。另外，一般还需要考虑宏量营养素的来源或分布目标，例如：蛋白质、脂肪各自提供的能量百分数多少应当是适宜的。一个不均一的群体膳食计划更加复杂些，如小到一个家庭，大到一个社区、一个医院的集体供餐等，老人、孩子、孕妇甚至病人等各种人群比例不同，需要首先细分人群，再具体分析计算得出。简单描述群体膳食营养目标制定的决定树见图 6-2。

1）EAR 切点法：能量摄入量的目标应该设定为这个人群的平均能量需要量（EER）。对于有 EAR 和 UL 的营养素，大部分营养素都可以用群体中摄入量低于 EAR 的个体所占的比例表示摄入不足的概率，摄入量超过 UL 的个体所占的比例表示摄入量过多的概率。对于只有一个 AI 值的营养素，应当设置人群摄入量的中值等于 AI 值。对于某些营养素，如铁的需要量不是呈正态分布的，不合适用此方法来估计，必须利用已有的铁需要量分布的资料来计算摄入不足概率。

2）日常营养素摄入量分布范围方法：日常营养素摄入量分布（the usual nutrient intake

distribution, UNID)是保障能够达到确定的膳食计划目标的一个关键前提和基础。这个群体的营养素的日常摄入量是一个什么分布,是通过调查获得的,是制定该营养素在群体中需要量的基础,即表明在这个情况下,能保证这一个群体摄入不足和过多的概率都很低。

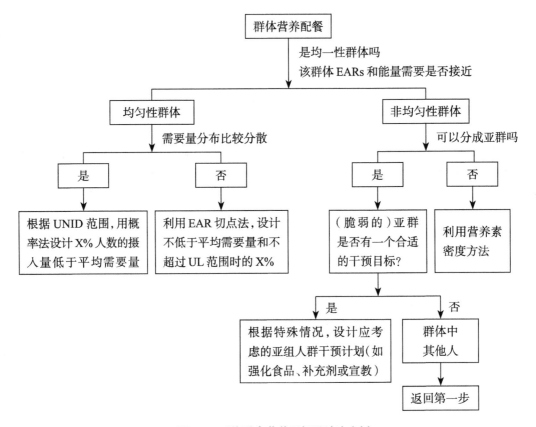

图6-2 群体膳食营养目标设计决定树

日常营养素摄入量分布的范围(target of UNID)用已有的营养素摄入量分布资料设定,一般来说,不可能刚好能满足确定的计划目标,必须经过一定的调整。例如:9~13岁女孩锌的EAR是7mg/d,借用当地健康和营养状况调查结果,9~11女孩有10%摄入量低于ERA。如果确定的膳食计划目标是让只有3%的孩子摄入量低于EAR,那么膳食计划锌提供目标量就需要增加。需要增加的量就是当前摄入量的第三百分位和期望摄入量第三百分位之间的差,即分别是6.1mg/d和7.0mg/d,差别为0.9mg,这就需要把当前摄入量的分布向上移动0.9mg/d,以便使只有3%的孩子的摄入量低于EAR。为了使摄入量的分布能够保证摄入营养素过量的概率也很低,需要采用同样的步骤。如9~13岁女孩锌的UL是23mg/d,她们当前摄入量的第99个百分位是15.5mg,所以即便摄入量的分布向上移动0.9mg/d,这个新产生的摄入量分布第99百分位是16.4mg(仍低于锌的UL)。这样经过调整得到的UIND的范围就是保证膳食计划设定的摄入量不足和过量的概率都很低的目标。

通常,UNID的范围中值可以用来作为编制食谱的出发点或基本依据。UNID范围中值一般应超过推荐的营养素摄入量RNI,因为日常摄入量的变异要大于需要量的变异。如上面的例子,这些女孩锌的RNI是8mg/d,但是UNID范围中值为10.3mg/d。由此可以看出用

RNI作为计划人群膳食的目标是不正确的,因为它不能满足我们所预期的低摄入不足概率。

像前面已经提到的,设计这个目标的目的是引导摄入量分布达到摄入不足概率更低。假定分布形态是正态分布,一般可以用UNID范围中值作为食谱营养素含量的目标。食谱营养素含量应该比较富裕,因为在绝大多数集体供餐的条件下,营养素的摄入量都要一定程度地低于食物所提供的营养素含量,也就是说食物并没有被全部摄入。由于集体餐饮常需要编制多种食谱,它们的营养素含量都应达到或超过UNID范围中值。

3)用AI为目标:有AI的营养素,可以直接用AI作为膳食计划营养素的目标。确定食谱的能量含量目标,人群平均能量需要量(EER),或当前能量摄入量分布的平均值。应当强调,不管何种情况都必须对体重进行监测,以确定膳食设计和食物供应的合理性。

(3)选择食物达到预定目标:在每一种我们关心的营养素都已经设置出一个目标之后,就需要把这个"目标"数值通过食谱来变为现实。即通过选择食物,菜肴搭配,把营养素目标转变成食物和食谱设计来实现。这一过程一般都要参考以食物为基础的膳食指南来完成。重复设计时,可以采用食物交换份的方法。营养计算软件可以方便地协助完成食物和营养素的互相转换。

(4)食谱确定和评价:食谱编制计划的最后一个步骤是评估计划是否成功,是否完成预定目标。这一过程与个体食谱评价内容相同。

首先应判定"膳食目标"这个最基本的要求是否得到了满足,虽然理论上应当能满足这些要求,但有许多因素影响结果的可靠性。特别是选择UNID中值时,要向上或向下移动摄入量分布到一个新的位置,假定这样的一个移动并不改变摄入量分布的形态,如果形态发生改变,计算出来的摄入量目标中值可能就是不正确的。我们知道摄入量分布的形态和许多因素有关,包括对食物的爱好、提供食物的类型以及需要多少食物来满足每一个人的能量需要等。因此有若干理由使我们相信分布的形态可能要发生改变。所以,实际的评估帮助我们预测食谱设计是否合理。另外计划膳食是一个多环节的连续性的工作过程,必须根据评价的结果对计划进行相应的修改,也包括能量和营养素分布的评价等。

2. **不均匀的群体膳食计划**　如果群体当中对营养素或/和能量需要不是一致的,我们称为不均匀群体,如职工食堂、混班托儿学校等。可以把最需要关心的脆弱人群作为目标,即将营养素相对需要最高的亚人群作为目标,进行特别的膳食设计。在不可能把最脆弱人群作为目标的情况下,可以用营养素密度法进行计划。

(1)简单营养素密度法:营养素密度的定义是一种食物、膳食或者是食物补充物所含有的营养素和它的能量含量比,它的表示方法是每1 000kcal的营养素重量单位数,例如:50mg/1 000kcal。为一个不均匀人群进行膳食配餐计划可用简单营养素密度法,就是以相对于他们中间平均能量需要量最高的亚人群,确定为营养素摄入目标中值。用这个亚人群的营养素摄入量目标中值作为食谱计划的营养密度目标。例如一个由男、女混合组成的人群,假设男人的维生素C摄入量目标中值为138mg/d,女人的维生素C摄入量目标中值为116mg/d,假如男性的平均能量需要量为2 600kcal/d,女人的平均能量需要量是1 800kcal/d;那么男性维生素C摄入量目标中值,用密度表示,是138/2.6也就是52mg/1 000kcal,女性的摄入目标中值,用密度表示,是116/1.8即64mg/1 000kcal。女性需要膳食中的维生素C的密度高于男性,计划者就会用女性的维生素C摄入量目标中值64mg/1 000kcal作为计划食谱的依据,而且假定这个食谱也同样能满足男人维生素C的摄入量。

(2)营养素密度分布范围法:因为简单营养素密度法没有考虑人群内的营养密度需要的实际分布状态,因此美国DRIs应用委员会另外制定了一种新方法,即为每一个亚人群建立一个"营养素密度分布范围"。选择最高的那个密度分布中值,作为计划这个群体膳食的营养素密度目标。

此方法包含3个步骤:①首先获得每一个亚人群日常营养素摄入量分布的范围;②把每个亚人群的某营养素的UNID范围和日常能量摄入量分布范围相结合,得到一个用营养素密度表示的摄入量范围;③比较每一个亚人群的摄入量密度目标中值,找出最高的营养素密度,为整个人群设定计划目标。这种方法理论上可能为不均匀人群计划膳食得到一个更为准确的、适宜的摄入目标均值,但这个方法还没有太多实践报告。

根据需要量最高的亚人群来确定摄入量中值,有可能大大地超过其他亚人群的需要。在需要量较低的亚人群当中,可能超过了有些成员的可耐受最高摄入量,营养师必须考虑到这种危险性。有些时候可考虑降低目标,采用营养教育或者营养素补充的途径来满足需要量最高的亚人群的需要更为适宜。

三、营养配餐基础和工具

食谱的制定烦琐且程序化,除了熟悉原则和基本方法外,更重要的是掌握制定过程中所需要的基本理论和工具,如膳食参考摄入量、膳食指南、食物成分表,烹饪引起的营养素变化、计算软件等。

(一)膳食指南和膳食宝塔

《中国居民膳食指南》和中国居民平衡膳食宝塔分别在1988年、2000年、2007年和2016年由中国营养学会制定和修订,2022年经过又一次修订的版本为最新版。膳食指南通过多种途径指导人们的膳食和营养活动。在实际工作中可以使用《中国居民膳食指南》和中国居民平衡膳食宝塔制定膳食配餐计划。

目前中国营养学会制定的中国居民膳食指南包括以下八条准则:

准则一 食物多样,合理搭配
准则二 吃动平衡,健康体重
准则三 多吃蔬果、奶类、全谷、大豆
准则四 适量吃鱼、禽、蛋、瘦肉
准则五 少盐少油,控糖限酒
准则六 规律进餐,足量饮水
准则七 会烹会选,会看标签
准则八 公筷分餐,杜绝浪费

中国居民平衡膳食宝塔(2022)(图6-3)直观展示了每日应摄入的食物种类、合理数量及适宜的身体活动量。膳食宝塔共分五层,利用各层位置和面积的不同反映了各类食物在膳食中的地位和应占的比重。谷薯类食物位居底层,每人每天应摄入200~300g,薯类50~100g;蔬菜和水果居第二层,每天应摄入300~500g和200~350g,其中深色蔬菜每天应达到1/2以上;鱼、禽、肉、蛋等动物性食物位于第三层,每天应摄入120~200g(每周摄入至少2次或300~500g水产品,每天一个鸡蛋);奶类和豆类食物合居第四层,每天应吃相当于鲜奶 300~500g 的奶类及奶制品和 25~35g 的大豆及坚果制品，坚果建议平均每周摄入 50~70g。第五层塔顶是烹调油和食盐，每天烹调油 25~30g，食盐不超过 5g。

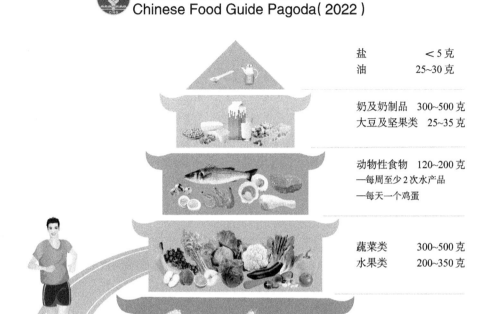

中国居民平衡膳食宝塔（2022）
Chinese Food Guide Pagoda（2022）

盐	< 5 克
油	25~30 克
奶及奶制品	300~500 克
大豆及坚果类	25~35 克
动物性食物	120~200 克
—每周至少 2 次水产品	
—每天一个鸡蛋	
蔬菜类	300~500 克
水果类	200~350 克
谷类	200~300 克
—全谷物和杂豆	50~150 克
薯类	50~100 克
水	1 500~1 700 毫升

每天活动 6 000 步

图 6-3　中国居民平衡膳食宝塔

（二）膳食营养素参考摄入量

人体需要的各种营养素都需要从每天的饮食中获得，因此必须科学地安排每日膳食以提供数量及质量适宜的营养素。如果某种营养素长期摄入不足或摄入过多就可能产生相应的营养不足或营养过多的危害。一个营养素的膳食参考摄入量（DRIs）通常是一组数值（图 6-4），包括平均需要量（EAR）、推荐摄入量（RNI）、适宜摄入量（AI）和最高耐受量（UL）4 个数值。DRIs 是营养配餐目标和评价的标准，并用它作为一个尺度来衡量膳食设计中营养素与这一目标的距离。

不同的个体由于其年龄、性别和生理状况不同，对各种营养素的需要量可能都不相同，一般成年人需要从膳食中获取营养素来维持体重及保证机体各种生理功能；儿童青少年除了维持体重外还需要获得更多的营养

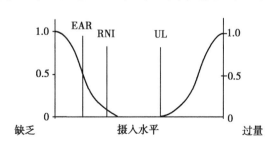

图 6-4　膳食营养素参考摄入量图示

素来满足生长发育的需要；妊娠和哺乳期的妇女还需要获得额外数量的营养素，以保证胎儿的生长发育以及母体相关组织增长和泌乳的需要（表 6-1）。所以选择适宜的个体营养配餐应用 RNI 或 AI，群体配餐应用 AI、EAR 切点法、营养素密度法或者 UNID 范围法。

表 6-1　膳食营养素参考摄入量在营养配餐中的应用建议

	个体配餐应用	群体配餐应用
EAR[①]	不作为个体配餐应用	不直接应用群体配餐预期目标
RNI	用于配餐预期营养目标；如果日常摄入量达到或超过此水平则摄入不足的概率很低	作为计划群体膳食切点或控制性指标；高于此水平使摄入不足者占的比例数很低
AI	用于配餐预期营养目标；日常摄入量达到或超过此水平则摄入不足的概率很低	用于群体配餐营养目标；平均摄入量达到或超过此水平则摄入不足者的比例很低
UL	用于配餐计划实施控制指标；日常摄入量低于此水平内，以避免摄入过量可能造成的危害	用于配餐计划实施控制指标；低于此水平使人群中有摄入过量风险的比例很小

注：①能量与蛋白质及其他营养素不同，没有 EAR 和 RNI 区别。

不管是为个体还是群体计划膳食，目的都是安排一种营养适宜的合理膳食，或者说这种膳食导致营养不足或营养过剩的可能性都很低。对于个体来说，营养配餐后的设计膳食应当使他 / 她的营养素摄入量达到其推荐摄入量 RNI 或者是适宜摄入量 AI；对于群体来说，配餐计划的目的是相同的，通过配餐摄入不足或摄入过量的风险概率都很低。

1. **平均需要量（EAR）** EAR 是群体中个体需要量的平均值，是根据个体需要量的研究资料计算得到的。EAR 是依据某些指标进行判断，可以满足某一特定性别、年龄及生理状况群体中半数个体的需要量的摄入水平。这一摄入水平能够满足该群体中 50% 的成员的需要，不能满足另外 50% 的个体对该营养素的需要。EAR 是制定 RNI 的基础。

2. **推荐摄入量（RNI）** RNI 相当于传统使用的 RDA，是可以满足某一特定性别、年龄及生理状况群体中绝大多数（97%~98%）个体需要量的摄入水平。长期摄入这个水平，可以满足身体对该营养素的需要，保持健康和维持体内的适当储备。RNI 的主要用途是作为个体每日膳食摄入量的目标值。

3. **适宜摄入量（AI）** 当某种营养素的个体需要量研究资料不足，没有办法计算出 RNI 时，可将通过观察或实验获得的健康人群某种营养素的摄入量作为适宜摄入量（AI），这时 AI 可以代替 RNI。例如纯母乳喂养的足月产 4~6 月龄健康婴儿的营养素适宜摄入量 AI，即是从调查母乳摄入量得来。AI 的主要用途是作为个体营养素摄入量的目标。

AI 与 RNI 相似之处是两者都用作个体摄入量的目标，能够满足目标人群中几乎所有个体的需要。AI 和 RNI 的区别在于 AI 的准确性较差，有可能偏高于 RNI。

4. **可耐受最高摄入量（UL）** UL 是平均每日可以摄入该营养素的最高量。这个量对一般人群中的几乎所有个体都不至于损害健康。当摄入量超过 UL 进一步增加时，损害健康的危险性可能出现。"可耐受摄入量"指的是这一摄入水平在生物学上一般是可以接受的，但并不表示可能是有益的。健康个体摄入量超过营养素的 RNI 或 AI 水平一般不会有更多的益处。

2013 年，预防慢性病的摄入量（PI-NCD）被提出，在配餐中也可适当参考。附录 1 详细列出了不同年龄、性别人群中膳食营养素参考摄入量,供参考。

(三)食物成分表

食物成分表是营养师认识食物、合理搭配设计膳食的基础,也是食谱设计、评价和咨询的工具。例如在设计食谱前,为达到预定目标,应选择适宜食物,以满足能量和营养素的需求。

任何数据或数据库都存在它的局限性。应用我国食物成分数据需要认识到以下三点,首先食物作为一种生物材料,其成分有其变异性。一个食物成分数据库并不能准确覆盖任何一种食物或成分。因此,尽管可以利用食物成分表设计膳食或食物供应,营养素含量仍然是估计水平。必要时进行直接分析,以获得营养素摄入量的准确数据。再者,食物成分数据对于加工食品的有效性也是有限的。它们不能准确预测加工食品的营养素水平,对于食品标识的成分(如维生素 C 和叶酸)或在食品制作过程中添加或丢失的成分尤其是这样。另外,已给定食物的成分也会随着时间而改变(如生产者配方改变),也使得食物成分数据库中的食品数值无效。因此在使用食物成分数据时,一定要注意该食物的描述,选取最恰当、最准确的数据使用和进行计算。

(四)营养计算软件

膳食营养计算软件是食物成分数据的延伸和扩展,它集食物成分数据和营养计算、评价于一体,对应用者而言,更加方便和科学,也给食物数据的应用和普及提供了很大的便利。20 世纪 80 年代以来,计算机和信息技术的发展,一方面促进了人们对营养学知识的认识和深入,推进了食物营养成分数据的量化集成和传播速度;另一方面,对营养学研究产生了巨大的影响,营养学理论在疾病预防控制方面的应用也得到了空前的深入和提高。计算机技术逐步被应用于营养学领域。膳食调查数据的分析处理也随着人工智能技术的发展,有了很大的飞跃。有些软件具有云计算功能,便于实时更新数据库。这些进步为个性化膳食管理及精准营养提供了可行基础。

上述举措有利地促进了食物成分数据的应用,使食物成分数据对居民健康的影响在一定程度上得到体现。

第二节　个体膳食设计和应用

服务于个体的膳食设计和计划是许多营养师工作中的常见场景。无论是在医院、保健所,还是对孤老、幼小的照顾,都是提供对个体的服务。个体从健康与非健康状态区分,可分为许多种,如健康个体包括:孕妇、乳母、幼儿、儿童、老人等不同生理阶段的个体;非健康的个体又可分为治疗阶段和康复阶段的个体,如肥胖、高血脂、糖尿病、高血压患者等。

个体的膳食计划和食谱编制常常同时进行。膳食计划包括一周以上的膳食目标、膳食安排、食物采买和食谱编制和评价等。食谱编制更加具体化,基本方法包括营养目标制定、食物选择、菜肴和烹饪、计算和调整、评价等步骤。

首次食谱设计和编制,常需要首先了解和评估服务对象的特点和健康状况,以计算法为主。

一、计算法：一日食谱设计

无论是儿童、孕妇，还是老人，个体餐谱制作流程描述都如图 6-5 所示，图 6-5 所示流程适用于各类人群的个体餐谱制作。

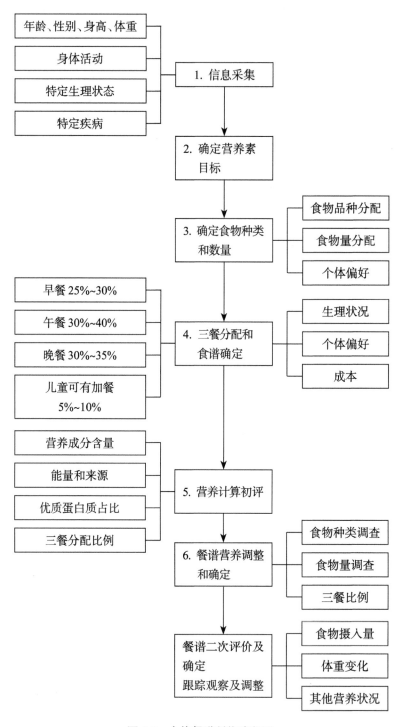

图 6-5 个体餐谱制作流程图

以上六步法流程图,为一个基本流程。用交换份时,可从第三步开始。这是一个营养师的基本功,熟练后可以更为简单。

计算机软件是近年来普遍使用的方法,基本功能包括食物查询、配餐设计、营养计算、营养评价等。将在案例中使用并进行介绍。

(一)调查个人基本信息

个人的营养需求受年龄、性别、身体活动、特殊生理状况、疾病等影响。因此在编制餐谱前需要了解个人的基本信息,根据个人的年龄、性别、生理状况、疾病以及膳食喜好等,确定营养需求目标和膳食计划。

1. **身高、体重**　身高可以反映个体的长期营养状况,体重反映近期能量和膳食供应情况。首先进行体重和身高的询问或测量,利用身高、体重计算体质指数(BMI)。此外,还可通过年龄别体重、年龄别身高和身高别体重评价儿童生长发育与营养状况。年龄别体重主要适用于婴幼儿,年龄别身高反映长期营养状况及其造成的影响,身高别体重反映近期的营养状况。

记录目前服务对象的身高体重,也是比较配餐服务前后的身高体重等数据变化的基础资料。

2. **身体活动**　日常身体活动水平(physical activity level, PAL)是影响人体能量消耗的主要因素,也是食谱设计、膳食计划需要能量平衡和维持健康的重要部分。随着人体活动量的增加,其能量消耗也将大幅度增加。中国居民膳食营养素参考摄入量(2013版)中将身体活动水平分为轻体力活动水平、中体力活动水平、重体力活动水平三个等级,根据表6-2和表6-3可确定个人的身体活动水平,结合年龄、性别可确定个人的能量需要量。

3. **特殊生理状况**　特殊生理状况常指孕期、哺乳期等。孕妇的子宫、胎盘、胎儿的发育及体脂贮备以及乳母合成乳汁均需要额外的能量补充,孕妇和乳母的基础代谢率也较高。因此特殊生理状况下能量需要量和营养素需要量均不同于普通成人。

表6-2　常见活动或职业的PAL

活动	从事的职业或人群	PAL
1. 休息,主要是坐位或卧位	不能自理的老年人或残疾人	1.2
2. 静态生活方式 / 坐位工作,很少或没有重体力的休闲活动	办公室职员或精密仪器机械师	1.4~1.5
3. 静态生活方式 / 坐位工作,有时需走动或站立,但很少有重体力的休闲活动	实验室助理,司机,学生,装配线工人	1.6~1.7
4. 主要是站着或走着工作	家庭主妇,销售人员,侍应生,机械师,交易员	1.8~1.9
5. 重体力职业工作或重体力休闲活动方式	建筑工人,农民,林业工人,旷工,运动员	2.0~2.4
6. 有明显的体育运动量或重体力休闲活动(每周4~5次,每次30~60分钟)		+0.3(增加量)

表 6-3　各人群身体活动水平分级 PAL 值

年龄 / 岁	身体活动水平		
	轻（Ⅰ）	中（Ⅱ）	重（Ⅲ）
6~7	1.35	1.55	1.75
8~9	1.40	1.60	1.8
10~14	1.45	1.65	1.85
15~17	1.55	1.75	1.95
18~79	1.50	1.75	2.00
80~	1.45	1.70	—

注：1. 0~6 岁儿童体力活动不分级。

2. 6~17 岁为儿童青少年；18 岁 ~ 为成人。

随着年龄的增加，老年人的消化系统老化：老年人的牙齿脱落和磨损严重，造成食物咀嚼不够；口腔肌肉收缩能力的降低，使老年人出现食物吞咽困难；此外老年人的消化腺和黏膜萎缩，造成老年人消化液分泌减少，消化吸收能力降低；肠蠕动变慢，容易出现便秘。老年消化系统的一系列变化，造成老年人对于食材选择、食物软硬度和黏度等有特殊的要求，应根据老年人的消化系统特点，选择适宜的食材和烹饪方法，进行老年餐烹制。

4. 特定疾病和其他　应激状态（如发热、创伤、心理应激等）可使人体基础代谢率升高，相应的能量需要量也应适当增加，同时为促进身体恢复，营养素需要量也应适当考虑增加。

对于肥胖、高血压、高血糖等慢性疾病患者，应参照行业标准中的能量及营养素推荐量，进行营养配餐，或根据营养学原理，增加或减少某些膳食成分。对于家庭经济状况、当地供应也应有所了解，以便在膳食计划中考虑。

（二）确定能量和营养素目标量

根据以上调查的个人基本信息，对于健康人群，可以有两个方法确定能量目标。

一是可以根据年龄范围、身体活动水平（physical activity level，PAL），直接在《中国居民膳食营养素参考摄入量（2013 版）》上查找该个体的能量推荐摄入量，以及主要营养素的 RNI 或 AI 作为该个体的营养素目标量。

二是可以通过身高和理想体重，计算能量的需要，常用于体重控制、减肥食谱以及疾病膳食设计等。

公式（1）　理想体重（kg）= 身高 –105

公式（2）　男性：理想体重（kg）=[身高（cm）–80]×70%

　　　　　女性：理想体重（kg）=[身高（cm）–70]×60%

假设客户是一位办公室成年男性，身高 176cm，体重 156kg，根据劳动强度分级，为轻体力劳动者。其理想体重 =176–105=71kg。

参考《中国营养科学全书（第 2 版）》，已知一般状况下成年男性每日总能量推荐摄入量（TEE）为：每天每千克体重 22.3kcal[22.3kcal/（kg·d）]× 理想体重（kg）×PAL，若 PAL 为轻体力活动水平 1.5 计算，则 TEE 为 2 375kcal/d。

理想体重的上述计算方法都是经验总结，是大致结果估计。凡是超过理想（标准）体重 10% 者为偏重，超过 20% 以上者为肥胖；低于标准体重 10% 者为偏瘦，低于 20% 以上者为消瘦。上述计算方法只适用于成年人。对儿童,老年人,或者身高过于矮小的人士并不适用。

儿童的体重差别大,且对能量的需求与其身体发育有密切关系,儿童能量确定可以参照《中国居民膳食营养素参考摄入量(2013版)》能量部分。

(三)确定食物品种和用量

确定食物品类与用量,可根据膳食指南汇总的食物分类来确定,一般根据当地实际情况、季节来选择食物。中国居民膳食指南给出了不同年龄人群各类食物的建议摄入量。根据个人的年龄、性别,及营养需求状况,结合中国居民膳食指南各类食物的推荐量,确定个人的食物摄入量。

一段时间内(至少1周),各类食物摄入量的平均值应符合表6-4的建议量。根据食物种数和食物量要求进行餐谱设计时,同类食物互换,可以更好地增加主食和菜肴的丰富性,达到食物种类多样的目的。

食物多样是平衡膳食模式的基本原则,是保证营养充足的基础。多种多样的食物提供了维持人类生命与健康所必需的能量和营养素。原则上每天膳食应包括谷薯类、蔬菜水果类、畜禽鱼蛋奶类、大豆坚果类四大类食物。

谷类食物含有丰富的碳水化合物,是人体最经济的能量来源,也是B族维生素、矿物质、蛋白质和膳食纤维的重要来源。在食物多样的膳食基础上,坚持谷类为主,不仅体现了我国传统膳食结构的特点,也能满足平衡膳食模式中碳水化合物提供能量应占总能量50%~65%的要求。

蔬菜水果是维生素、矿物质、膳食纤维和植物化合物的重要来源,特别是深色蔬果,对于膳食微量营养素和植物化学物的摄入量起到保障作用。

鱼、禽、蛋、瘦肉均属于动物性食物,富含优质蛋白质、脂类、脂溶性维生素、B族维生素和矿物质等,是平衡膳食的重要组成部分。

奶类富含钙,是优质蛋白质和B族维生素的良好来源,增加奶类摄入有利于儿童、青少年生长发育,有利于成人骨骼健康。

(四)合理分配三餐,形成食谱

根据不同年龄人群的消化系统特点,学龄前儿童应为三餐两点制或三餐三点制,学龄儿童和青少年可为三餐制,老年人可为三餐两点制。按照早餐能量占全天总能量的25%~30%,午餐占30%~40%,晚餐占30%~35%,若加餐不超过10%,将以上确定的食物量和食物种类分配到三餐和加餐中。根据职业、身体活动水平、生活习惯可适当调整三餐占比。

结合不同个体的消化特点和饮食习惯,选择适宜的烹饪方法,将分配到三餐中的食物形成菜肴及餐谱。既要具备良好的色香味形,提高就餐者的食欲,保证营养摄入;又要适当控制油盐的用量,提供清淡的饮食,避免摄入过多的钠和脂肪,预防和控制慢性病的发生发展。

(五)餐谱营养成分计算与评价

利用营养配餐软件或者中国食物成分表,计算以上形成餐谱的能量及各种营养成分含量,并计算三餐和加餐的能量占比,以及优质蛋白质的占比等。

表6-4 不同年龄和阶段人群各类食物建议摄入量

食物类别	单位	2岁~	4岁~	7岁~	11岁~	14岁~	18岁~	65岁~	备孕/孕早期	孕中期	孕晚期	乳母
谷类	g/d	75~125	100~150	150~200	225~250	250~300	200~300	200~250	200~250	200~250	225~275	225~275
其中全谷物和杂豆类	g/d	适量	适量	30~70	30~70	50~100	50~150	50~150	不少于1/3	不少于1/3	不少于1/3	不少于1/3
薯类	g/d	适量	适量	25~50	25~50	50~100	50~100	50~75	50	75	75	75
蔬菜	g/d	100~200	150~300	300	400~450	450~500	300~450	300~450	300~500	400~500	400~500	400~500
水果	g/d	100~200	150~250	150~200	200~300	300~350	200~350	200~300	200~300	200~300	200~350	200~350
动物性食物*	g/d	100~125	100~125	105~120	140~150	150~200	120~200	120~150	130~180	150~200	175~225	175~225
畜禽肉#	g/周	350~525	350~525	280	350	350~525	280~525	280~350	—	—	—	—
水产品#	g/周	350~525	350~525	280	350	350~525	280~525	280~350	—	—	—	—
蛋类#	g/周	350	350	175~280	280~350	350	280~350	280~350	—	—	—	—
大豆#	g/周	35~105	105~140	105	105	105~175	105~175	105	105	140	140	175
坚果#	g/周	—	—	—	50~70	50~70	50~70	50~70	70	70	70	70
乳类	g/d	300~500	350~500	300	300	300	300	300	300	500	500	300
烹调油	g/d	10~20	20~25	20~25	25~30	25~30	25~30	25~30	25	25	25	25
食盐	g/d	<2	<3	<4	<5	<5	<5	<5	碘盐，<5	碘盐，<5	碘盐，<5	碘盐，<5

注：*动物性食物指畜禽肉、水产品和蛋类的总量。

\#畜禽肉、水产品、蛋类、大豆、坚果以g/周计，其他以g/d计。

能量需要量水平计算按照2岁~(1 000~1 200kcal/d)、4岁~(1 200~1400kcal/d)、7岁~(1 400~1 600kcal/d)、11岁~(1 800~2 000kcal/d)、14岁~(2 000~2 400kcal/d)、18岁~(1 600~2 400kcal/d)、65岁~(1 600~2 000kcal/d)。

餐谱评价从食物种类、能量和蛋白质等食物来源及营养素量三个维度进行，判断是否符合就餐者的需求，若不能满足要求，需要进行餐谱调整，以达到个人需求。特别是结合中国居民膳食营养素参考摄入量，评估个体餐谱的能量及营养素含量，按照能量和营养素的占比是否在合理范围内进行餐谱评价。

（六）餐谱营养调整和完善

根据餐谱评价结果，对餐谱进行调整，通过食物品种替换和调整食物量，使餐谱中食物量、食物种类、营养成分均符合目标对象的需求。

原则上，一段时间后应随访和观察就餐者的食物摄入量及体重变化，进行膳食营养状况评估，及时进行餐谱调整。对特殊情况，还应考虑就餐者的血脂、血压、血红蛋白等的变化，对餐谱进行进一步调整，使餐谱符合就餐者营养需求和效果。

二、食物交换份法：一周膳食设计

食物交换份是一种简便和快捷的膳食设计方法。通常，"食物交换份"是把每产生90kcal热量的食物为"一份"，配餐时按照同类食物互换原则，用已有的合格食谱置换同类食物完成配餐。

如前所要求，食物交换份法主要用于老顾客，所以基本无需要再调查基本情况等个人信息。

（一）食物交换份表

食物交换份表（food exchange list，FEL）一般按每个食品交换份90kcal计算，分成不同类别。

第一种为普通表，食物分类为谷类、薯类、蔬菜等大类，较为框架型，交换时可能误差略大。例如谷类用面条交换米饭，用油菜与白菜进行交换，在一些营养素上造成偏差加大。详见附录4。

第二种为分类表，食物分类为大类别和细化分类，如蔬菜大类下细化有嫩茎花叶类，茄果类、根茎类等，把同类中的食物，根据自然属性或营养特点分为亚类，交换更加接近真实情况，营养成分的趋向性、一致性更好。

第三种为患者用表，食物分类根据某一特定指标，专为某类疾病患者而设计。例如肥胖和体重控制用表，能量是最重要的指标，可能会50kcal为一份；糖尿病患者，碳水化合物和血糖生成指数为最重要指标；肾病患者，对蛋白质和钾的控制最为重要等。这些都需要特定设计的表。

首次应用时应注意挑选适合服务对象的交换份表，并加入自己的经验和当地食材，成为自己的工作用表。这里推荐使用中国疾病预防控制中心和中国营养学会完成的新的食物交换份表，见附录4。

（二）确定参考标准食谱

参考的标准食谱，指经过膳食评价，被评价为食物丰富、膳食结构合理、营养平衡、能最大程度满足人体各种营养素需要的一日三餐的优质食谱。这些食谱可以是一天的，也可以是按照能量梯度设计的多样化的食谱，便于使用参考。表6-5来源于中国居民膳食指南，其食物类用量可参考。多种多样的食物提供了维持人类生命与健康所必需的能量和营养素。

表 6-5　不同能量水平的食物和用量参考　　　　单位:份/(d·人)

食物种类	1 000 kcal	1 200 kcal	1 400 kcal	1 600 kcal	1 800 kcal	2 000 kcal	2 200 kcal	2 400 kcal	2 600 kcal	2 800 kcal	3 000 kcal
谷类	3.4	4	6	8	9	10	11	12	14	15	16
全谷物	适量			2~6					5~8		
薯类	适量			0.7		1		1.3	1.7		
蔬菜	0.4	0.5	0.6	0.6	0.8	0.9	0.9	1	1	1	1.2
深色蔬菜	占所有蔬菜的1/2										
水果	0.75	0.75	0.75	1	1	1.5	1.5	1.75	1.75	2	2
禽畜肉类	0.3	0.5	0.8	0.8	1	1	1.5	1.5	1.5	2	2
蛋类	0.4	0.5	0.5	0.8	1	1	1	1	1	1	1
水产品	0.3	0.4	0.8	0.8	1	1	1.5	1.5	1.5	2	2.5
乳制品	3.3	3.3	2.3	2	2	2	2	2	2	2	2
大豆和坚果类	0.2	0.6		1				1.4			
烹调用油	1.5~2	2~2.5		2.5	2.5	2.5	3	3	3	3.5	3.5
烹调用盐	<2	<3	<4	<5	<5	<5	<5	<5	<5	<5	<5

(三)确定能量目标量和食物用量

参照以前的标准食谱,结合食物交换份量表,确定食谱的能量、食物搭配和份量。

同类食物互换,可以更好地增加主食和菜肴的丰富性,达到食物种类多样的目的。

例如:

一天所需热量÷90(kcal/份)=一天所需食物份数。

根据总热量分配三大营养素:一般碳水化合物(以主食为主)占55%~60%,蛋白质占10%~15%或理想体重按照每千克1.0g计算,脂肪量不应超过30%。

(四)餐谱营养素含量调整和完善

原则上,食物交换法的食谱应与原来食谱在能量和主要营养素方面大致相同,并不需要再计算。

一段时间,应该用计算法重新计算调整食谱,保障膳食的相近及营养设计的准确性。

三、幼儿食谱设计

年龄范围在3~6岁的学龄前儿童,其身体发育速度较快,身高每年增长5~7cm,体重增长约2kg。该时期是人的一生中体格和智力发育的关键时期,膳食营养和发育决定了人的体质和智力的发展水平。

学龄前儿童摄入的食物种类和膳食结构已经开始接近成人,是饮食行为和生活方式形成的关键时期。与成人相比,学龄前儿童对各种营养素需要量较高,但消化系统尚未完全成熟,咀嚼能力仍较差。因此更要进行合理的营养餐谱设计和计划。以下选择计算法。

（一）调查学龄前儿童个人基本信息

幼儿的个人信息调查，需要家长的配合和营养师的观察。不同年龄的学龄前儿童对于能量及营养素的需求不同，调查学龄前儿童的年龄、性别及生活信息等，以便确定能量、营养需要量。

（二）确定能量和营养素目标量

参照《中国居民膳食营养素参考摄入量（2013 版）》和《中国居民膳食指南（2022）》，确定个人的能量及营养素的参考摄入量，以及食物种类和食物量的建议摄入量范围。

（三）确定所需要的食物品种和数量

足量食物、平衡膳食、规律就餐是学龄前儿童获得全面营养和良好吸收的保障。

食物需要的数量，可根据个人的年龄和食谱菜肴设计而定。表 6-6 给出了各类食物每天建议摄入量，依据此进行餐谱设计，可达到营养需要。

表 6-6　2~5 岁儿童各类食物每天建议摄入量　　　　　　　单位：g/d

食物类别	2 岁~	4 岁~
谷类	75~125	100~150
全谷物和杂豆类	—	—
薯类	适量	
蔬菜	100~200	150~300
水果	100~200	150~250
畜禽肉	50~75	50~75
水产品	—	—
蛋类	50	50
大豆（适当加工）	5~15	15~20
坚果（适当加工）	—	适量
乳类	350~500	350~500
烹调油	10~20	20~25
食盐	< 2	< 3

（四）合理分配三餐，形成食谱

学龄前儿童每天应安排早、中、晚三次正餐，在此基础上还至少有两次加餐，以适应学龄儿童的消化系统功能特点。加餐一般分别安排在上、下午各一次。晚餐时间比较早时可在睡前 2 小时安排一次加餐。加餐份量宜少，以免影响正餐进食量。两正餐之间应间隔4~5 小时，加餐与正餐之间应间隔 1.5~2.0 小时，不宜随意改变进餐时间和进食量，以引导学龄前儿童规律就餐。

三餐能量分配中，早餐提供的能量占 25%~30%（包括上午加餐），午餐占 30%~40%（包括下午加餐），晚餐应占 30%~35%（包括晚间加餐），每次加餐占 5%~10%。

根据以上分配到三餐中的食物量和食物种类，结合幼儿消化特点，选择适宜的烹调方法，搭配菜肴，形成学龄前儿童餐谱。

在烹调方式上，宜采用蒸、煮、炖、煨等烹调方式，尽量少用油炸、烤、煎等方式。3 岁以下幼儿膳食应专门单独加工烹制,应将食物切碎煮烂,易于幼儿咀嚼、吞咽和消化,特别注意要完全去除皮、骨、刺、核等;大豆、花生等坚果类食物,应先磨碎,制成泥糊浆等状态进食。

口味宜清淡,不应过咸、油腻和辛辣,尽量少用或不用味精或鸡精、色素等调味品。每人每次正餐烹调油用量不超过 10ml。

(五)计算营养成分和评价

利用营养软件,计算以上形成餐谱的能量及各种营养成分含量,并计算三餐和加餐的能量占比,以及优质蛋白质的占比等。从食物种类、食物量和营养素三个方面对餐谱进行评价。

(六)调整和完善

根据餐谱评价结果,可通过食物品种替换和调整食物量,对餐谱进行调整,满足营养素要求。同时跟踪观察幼儿的食物摄入量,以及幼儿的身高、体重、血红蛋白等指标的变化,以进一步评估膳食营养状况。随着时间增长,需不断调整餐谱能量和营养素含量,以满足幼儿的生长发育需要。

四、老年人食谱设计

通常 65 岁以上称为老年人。随着年龄的增加,老年人不仅基础代谢率相比年轻时期降低,15%~20% 的老年人出现与饮食相关的系列问题,如牙齿脱落、口腔肌肉减少、消化腺和消化液减少等,造成吞咽功能、消化系统功能降低;衰老造成老年人出现一系列的营养健康问题,如肌肉质量和力量降低,骨矿物质和有机质减少;老年人脂质糖类代谢能力降低等。根据老年人生理变化及营养健康需求进行餐谱设计,是保证老年人身体健康的关键。

(一)调查个人基本信息

调查老年人的年龄、性别、体重变化、营养健康问题、疾病状况等,以确定营养目标以及需要注意的膳食问题。

(二)确定能量和营养素目标量

根据老年人的基本信息,参照《中国居民膳食营养素参考摄入量(2013 版)》和《中国居民膳食指南(2022)》,确定老年人的能量及营养素的参考摄入量、食物种类和食物的建议摄入量范围,需要调查盐、油摄入情况以及适宜的食物烹饪方法。

(三)确定食物量和品种

根据中国居民膳食指南的食物组推荐,挑选食物品种和食物量,及特别需要添加的食物等。进行餐谱设计时应保证食物量充足,满足老年人对各种营养素需求。老年营养餐谱设计时不同种类食物摄入量参照表6-7。

表 6-7 老年人不同种类食物建议摄入量   单位:g/d

食物种类	食物量	食物种类	食物量
谷类	200~250	水产品	40~50
全谷物和杂豆类	50~150	大豆	15
薯类	50~75	坚果	7~10
蔬菜	300~450	乳类	300
水果	200~300	烹调油	25~30
畜禽肉	40~50	食盐	< 5
蛋类	40~50		

由于老年人合成代谢降低，分解代谢增加，因此应特别注意增加优质蛋白质、钙等的摄入量。

（四）计算营养成分和评价

利用中国食物成分表，计算以上形成餐谱的能量及各种营养成分含量，并计算三餐和加餐的能量占比，以及优质蛋白质的占比等。从食物种类、食物量和营养素三个方面对餐谱进行评价。

（五）合理分配三餐，形成食谱

食物量按照一日三餐的能量占比进行分配，早餐占 25%~30%，午餐占 30%~40%，晚餐占 30%~40%。为适应老年人消化系统功能特点，可以安排加餐，每次加餐不超过 10%。

根据以上分配到三餐中的食物量和食物种类，结合老年人的消化系统特点，选择适宜的烹调方法，搭配菜肴，形成餐谱。

老年人由于消化系统功能发生改变，对于食物的形状、大小、硬度要求不同。对于普通的老年人，食物宜切小切碎，选择无碎骨、无刺的，以防发生误吸或噎食。同时老年餐食宜多采用蒸、煮、余、炖、炒等烹制方法，将食物制作软烂，让牙齿数量少的老年人也能吃进去。对于上浆挂糊、旺火急炒、勾芡收汁的菜品应尽量现做现吃，减少营养素损失和口感变化。

对于存在咀嚼和吞咽障碍的老年人，宜根据老年人的咀嚼和吞咽障碍级别，选择软食、半流质、糊状饮食。分别制作适宜硬度和食物大小要求的餐食。

（六）调整和完善

根据餐谱评价结果，通过食物品种替换和调整食物量，对餐谱进行调整。同时跟踪观察老年人的食物摄入量，以及老年人体重、血红蛋白、血脂、血压等指标的变化，以进一步评估膳食营养状况，并根据实际情况再次进行餐谱调整。

表 6-8 为一名 68 岁老年男性食谱举例。

表 6-8　68 岁老年男性一日食谱举例（2050kcal）

餐次	菜品名称	食物种类和数量
早餐	煮鸡蛋	鸡蛋 50g
	燕麦粥	燕麦 25g
	牛肉生菜三明治	面包 80g；瘦牛肉 50g；生菜 50g
早点加餐	牛奶	牛奶 200ml
	面包	面包 50g
午餐	二米饭	粳米 75g；小米 50g
	虾皮萝卜丝	萝卜 100g；虾皮 5g
	白菜炖里脊	白菜 100g；猪里脊肉 75g
	海带豆腐汤	海带 20g；豆腐 100g
午点加餐	寿司	粳米 35g、猪里脊肉 25g 紫菜 10g、胡萝卜 20g 黄瓜 20g
	苹果	苹果 100g

续表

餐次	菜品名称	食物种类和数量
晚餐	馒头	小麦粉（富强粉）90g
	土豆炖鸡胸脯肉	土豆100g；鸡胸脯肉50g
	家常烧小黄花鱼	黄花鱼122g
	素炒油菜	油菜100g
	小米稀饭	小米10g
全天	全天植物油25g，盐5g	

第三节　团体膳食计划和管理

团体膳食或团餐指客户消费是以团体／群体形式，以上门服务为主，客户团体通过协议同服务商约定，按照一定的服务标准和模式提供定量的餐饮产品和与之配套的现场服务，例如幼儿园、养老院、学校、机关食堂等。团餐特点是人数多，需求复杂。膳食计划和餐单编制仅是团餐管理的一个环节，需要确定目标人群的营养需求，制定一段时间的食谱和膳食安排，使之提供的营养摄入符合目标人群的需求标准。其编制原则为食物多样、菜肴丰富、营养化、标准化。

团体膳食是整合食材与饮料的采购、储存、制备及服务管理，以期达到顾客满意和创造利润的双重目标。与个体膳食相比，团餐有着较大的不同和复杂性（表6-9），因此，团体膳食更需有计划、协调及控制等管理方法，才能保障营养和安全、降低食物成本并创造出良好的经营成效。

表6-9　个体与团体膳食制备的异同点

相同点	相异点
1. 对食物卫生安全及员工作业要求 2. 食谱命名方法及膳食营养、食品质量要求 3. 原料储存的方法、原则 4. 称量方法标准是一致的 5. 烹制要求过程中尽量保存食物中的营养素 6. 制备成品力求色、香、味齐全 7. 皆以促进人体健康为目标	1. 数量　团餐制备对于食物数量和营养计算的控制，更为严谨 2. 验收　大量制备更需系统化的抽样评估，对于采购食物要列出抽样评估表 3. 成本　团餐金额大，采购须设立预算控管策略及防弊措施 4. 设备　团餐制备须用到设备辅助，更加机械化、自动化和标准化可缩短时间，减少成本 5. 专业度　所需人员多且专业度更高，制度化及组织化水平更高，是提升食品安全和膳食营养的关键点

一、团体食谱和餐单设计

团餐常指供餐人数超过100人的餐食服务,是一群受过专业训练及有组织的专业供餐人员,分工于大量食物采购、食谱设计、食物制备烹制调理及供应等作业过程。团体膳食一般可分为社会性公共餐饮与内部餐饮(职工食堂、学校餐厅、幼儿园食堂等)。

以下为内部团体餐谱制作流程图(图6-6),适用于不同群体的内部团餐食谱制作。

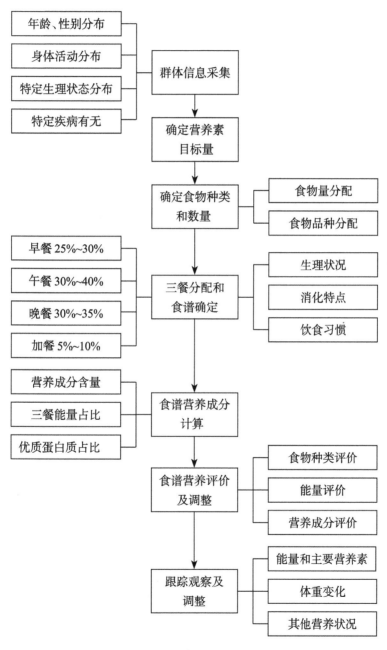

图6-6 群体餐谱制作流程图

（一）调查群体基本信息，确定营养素目标

了解和调查服务群体的年龄、性别、身体活动水平、慢性病状况、日常营养素摄入量分布资料等，确定该人群的靶日常摄入量范围，以靶日常摄入量范围中位数作为膳食计划的目标量。对于只有 AI 的营养素，可以直接用 AI 作为膳食计划的目标；对于有 EAR 和 UL 的营养素，可根据日常营养素摄入量分布、中国居民膳食营养素参考摄入量、允许摄入不足或过量的概率来确定。

确定食谱的能量目标，需计算人群平均能量需要量（EER）或当前能量摄入分布的平均值。人群平均能量需要量（EER）计算公式如下。

$$M=\sum M_{ia} \times X_{ia} \div \sum X_{ia}$$

M：群体的平均每日能量需要量

M_{ia}：不同性别、年龄水平下能量需要量

X_{ia}：不同性别、年龄人数

（二）确定食物品种和用量

在确定能量目标的基础上，确定食物品种和每日用量。通常主食按照 50% 能量计算，然后分配动物性食物和蔬菜类。按照每天膳食应包括谷薯类、蔬菜水果类、畜禽鱼蛋奶类、大豆坚果类等食物，每天不少于 12 种食物，每周不少于 25 种食物的要求，将不同种类食物分配到每天的膳食中。实际操作中常常大量购买和配制，如幼儿园的食谱设计和食物量计算，见表 6-10。

表 6-10 幼儿园食谱设计和食物量计算

午餐	食物重量/1 人份	食物量/100 人份
米饭	40g	4kg
焖牛肉小块	牛肉 35g	3.5kg
	马铃薯 30g	3kg
	油 10g	1kg
炒鸡蛋	鸡蛋半个	50 个
	玉米粒 15g	1.5kg
	油 3g	
炒三丝	黄瓜 25g	2.6kg（2.5kg÷95%）
	红萝卜 25g	2.6kg（2.5kg÷97%）
	白萝卜 25g	
	油 3g	
炒油菜	小油菜 50g	5.6kg（5kg÷90%）
	油 1.5g	

（三）合理分配三餐，形成食谱

根据不同年龄人群的特点，学龄前儿童应为三餐两点制或三餐三点制，学龄儿童和青少年可为三餐制，老年人可为三餐两点制。

按照早餐能量占全天总能量的 25%~30%，午餐占 30%~40%，晚餐占 30%~35%，加餐占

5%～10%,将以上确定的食物量和食物种类分配到三餐和加餐中。根据职业、身体活动水平、生活习惯可进行适当调整。

选择适宜的烹饪方法,形成菜肴及餐谱。既要具备良好的色香味形,又要适当控制油盐的用量,提供清淡的饮食,避免摄入过多的钠和脂肪,预防和控制慢性病的发生发展。

(四)份量和营养计算

设计主食和菜肴的份量,计算每一个菜肴的能量及主要营养成分含量,为套餐设计标准餐,并计算一日三餐能量占比,以及优质蛋白质的占比等。

(五)调整和完善

根据一段时间的实践,跟踪观察群体的食物摄入量及体重变化,以及血脂、血压、血红蛋白等的变化,对餐谱进行进一步调整,使餐谱符合群体营养需求。可通过食物替换、调整配餐量进行餐谱改善和增加,也可循环使用餐谱和菜单,以满足群体的需求、爱好,同时达到营养效果。

二、案例:养老院营养餐谱设计

一般养老院根据老年人的基本情况、营养健康状况、疾病状况等为老年人设计适合其膳食营养需求的餐谱。

(一)调查基本信息,确定营养素目标量

某养老院有 80 名老年人,其中 70～79 岁的有 50 人,男性 20 人,女性 30 人;80 岁及以上的为 30 人,女性 20 人,男性 10 人。

假定该群体为均匀性群体,利用该群体的日常营养素摄入量调查结果,如表6-11:

表6-11　某养老院老年人日常营养素摄入量分布

能量和营养素	P1	P3	P5	P10	P50	P95	P99
能量 /kcal	1 320	1 375	1 390	1 450	1 610	1 880	1 975
蛋白质 /g	30.0	42.5	43.3	45.7	51.5	59.5	62.5
维生素 A/μg RAE	380	420	450	520	700	850	900
维生素 E/mg α-TE	6.2	7.7	8.5	9.2	11.8	14.9	15.3
钙 /mg	310	350	380	425	550	710	750

1. **能量目标量**　能量目标量可根据该养老院年龄、性别分布,以及不同年龄、性别老年人的能量需要量计算获得,或者使用该人群的当前能量摄入分布的平均值。

计算该养老院老年人平均能量需要量为:(2 050×20+1 700×30+1 900×10+1 500×20)÷80=1 762.5(kcal/d)。

2. **宏量营养成分目标量**

(1)蛋白质目标量的确定:该养老院有 50% 的老年人蛋白质摄入量低于 EAR(男性和女性平均为 55g/d)。假定期望该养老院老年人蛋白质摄入不足率不超过 3%,即第 3 百分位数的人群摄入量低于 EAR,实际摄入量与目标的差距为 55g/d–42.5g/d=12.5g/d。当前的摄入量分布向上移 12.5g/d 可以实现 3% 的老年人蛋白质摄入量低于 EAR。靶日常营养素摄

入量分布的中位数应该是在该人群当前摄入量分布的中位数基础上加上 12.5g/d 的差值,即为 51.5g/d+12.5g/d=64g/d。则该人群的蛋白质摄入的中位数目标量为 64g/d。

（2）脂肪的目标量:脂肪的目标量可按照 AMDR 设置其提供的能量百分数。老年人的脂肪 AMDR 为 20%E~30%E,即为脂肪的目标量。

3. 维生素矿物质目标量

以维生素 A 为例:该养老院有 10% 的老年人维生素 A 摄入量低于 EAR（男性和女性平均为 520μg RAE/d）。假定期望该养老院老年人维生素 A 摄入不足率不超过 3%,即第 3 百分位数的人群摄入量低于 EAR,实际摄入量与目标的差距为 520μg RAE/d–420μg RAE/d=100μg RAE/d。当前的摄入量分布向上移 100μg RAE/d 可以实现 3% 的老年人维生 A 摄入量低于 EAR。靶日常营养素摄入量分布的中位数应该是在该人群当前摄入量分布的中位数基础上加上 100μg RAE/d 的差值,即为 700μg RAE/d+100μg RAE/d=800μg RAE/d。则该人群的维生素 A 摄入的中位数目标量为 800μg RAE/d。而调查显示,当前人群的 P99 摄入量为 900μg RAE/d,上移后为 1 000μg RAE/d,离维生素 A 的 UL 值还远,可以接受。

根据老年人年龄、性别分布,日常营养素摄入量分布确定该养老院能量和营养素目标量如表 6-12。

表 6-12　某养老院老年人能量和营养素摄入量中位数的目标值

能量及营养素	目标值	能量及营养素	目标值
能量 /kcal	1 762.5	维生素 A/μg RAE	800
蛋白质 /g	64	维生素 E/mg	14
脂肪 /%E	20~30	钙 /mg	1 000

（二）确定食物品种和用量

根据中国居民膳食指南食物组的推荐,选择食物品种和用量。

按照每天膳食应包括谷薯类、蔬菜水果类、畜禽鱼蛋奶类、大豆坚果类等食物,每天不少于 12 种食物,每周不少于 25 种食物的要求,将不同种类食物分配到每天的膳食中。

保证每日摄入足量的新鲜蔬菜和水果,多吃深色蔬菜和十字花科蔬菜（如白菜、甘蓝、芥菜等）,深色蔬菜要占到蔬菜总量的一半。

（三）合理分配三餐,形成食谱

可采用三餐两点制,每餐食物占全天总能量:早餐 20%~25%,上午加餐 5%~10%,午餐 30%~35%,下午加餐 5%~10%,晚餐 25%~30%。按此比例将食物种类和食物量分配到三餐两点中。

老年人饮食宜清淡,适当控制油盐用量。食物切碎煮烂,不宜提供过硬、大块、过脆、骨 / 刺多的食物。应通过烹调和加工改变食物的质地和性状,使其易于咀嚼吞咽。对于有咀嚼吞咽障碍的老年人,可选择软食、半流质或糊状食物,液体食物应增稠。咀嚼吞咽障碍老年人的食物加工制作方法和建议见表 6-13。

表6-13　咀嚼吞咽障碍老年人的食物加工制作方法和建议

膳食分类	适合人群	描述	适宜食物	不宜食物
软食	轻度咀嚼障碍的老人	食物细软、不散、不黏；食物颗粒≤1.5cm×1.5cm；容易咀嚼，或用牙龈咀嚼	蒸煮烤软烂的米面食物及制品；易煮软的叶菜、薯芋类、茄果类食物；质地松软的新鲜水果；去刺和骨的鱼虾畜禽肉类；碎软的坚果和豆类及制品；各类乳制品	煎、炸、烤的食物；坚硬、圆形及黏性大、易引起吞咽窒息危险的食物；富含粗纤维的蔬菜；带骨带刺的动物性食物；未经碎软的豆类和坚果
半流质	中度咀嚼障碍或轻度吞咽困难的老人	食物湿润有形状，即使没有牙齿也可用舌头压碎，且容易形成食团，在咽部不会分散开，容易吞咽	蒸煮烤松软的半固体米面食品及制品；易煮软的叶菜、薯芋类、茄果类食物；柔软切碎、食物颗粒≤0.6cm×0.6cm的水果；去刺去骨切碎鱼虾肉蛋类；各类乳制品	同软食
糊状饮食	明显吞咽障碍的老人	食物粉碎成泥状，无需咀嚼，易吞咽；通过咽和食管时易变形且很少在口腔内残留	各类食物蒸煮后，经机械粉碎加工成泥状；质地细腻均匀，稠度适中；不易松散，不分层、不粘牙、能在勺子上保持形状	有颗粒的米面食物和制品；未经粉碎鱼虾肉蛋类、蔬菜、水果、豆类及制品；含有果粒的酸奶

按照以上烹调方式要求，分配到三餐中的食物种类、食物量，搭配菜肴，形成餐谱如表6-14。

表6-14　养老院老年人一日食谱设计

餐次	菜肴名称	食物名称及用量
早餐	香菇菜包	小麦粉50g，香菇5g，油菜50g
	白煮蛋	鸡蛋30g
	豆浆	250ml
	奶酪	10~20g
加餐	柚子	200g
中餐	赤豆饭	大米75g，小米10g，赤豆25g
	青椒土豆丝	青椒100g，土豆100g
	玉米鸡丁	鲜玉米10g，鸡腿肉50g
	紫菜蛋汤	紫菜2g，鸡蛋10g
加餐	牛奶	300ml

续表

餐次	菜肴名称	食物名称及用量
晚餐	黑米饭	大米 50g, 黑米 25g
	小黄鱼炖豆腐	小黄鱼 50g, 北豆腐 50g
	清炒菠菜	菠菜 200g
	梨	100g
烹调油	大豆油	25g
食盐	食盐	4g

（四）营养计算与评价

利用中国食物成分表,计算以上形成餐谱的能量及各种营养成分含量,并计算三餐的能量占比,以及优质蛋白质的占比。能量及主要营养素含量见表6-15。

表 6-15　餐谱的能量及营养素含量

能量和营养素	餐谱中含量	能量和营养素	餐谱中含量
能量 /kcal	1 837	维生素 A/μg RAE	838.1
蛋白质 /g	81.7	维生素 E/mg	42.2
脂肪 /%E	29.0	钙 /mg	906

该餐谱中早餐能量占比为 20.5%,上午加餐为 4.5%,午餐为 37.5%,下午加餐为 8.8%,晚餐为 23.8%。全天优质蛋白质占比为 56.0%。从食物种类、来源及营养成分三个方面对餐谱进行评价,按照一周平均符合要求的原则评价基本综合营养需求。

（五）餐谱营养调整和完善

根据餐谱评价结果,调整三餐主食量,以调整三餐能量占比。同时,小黄鱼刺细小,不符合老年人对食材的要求,将小黄鱼替换成无刺的龙利鱼。调整后三餐和加餐能量占比为,早餐 21.8%、上午加餐 4.7%、午餐 34.0%、下午加餐 6.2%、晚餐 28.0%。除钙含量略低,其他营养成分均符合要求。

按照设计好的营养餐谱,制作成营养餐,提供给养老院老年人食用。跟踪观察老年人的食物摄入量、体重变化,以及老年人的血脂、血压、血红蛋白等的变化,对餐谱进行进一步调整,使餐谱符合养老院老年人的营养需求。

第四节　医院膳食设计和应用

一般而言,医院常用膳食可分为基本膳食、治疗膳食、特殊治疗膳食和代谢膳食等。膳食是患者获取营养的主要途径,由于住院患者的病情不同,医院膳食在质地、制备方法以及食物的选择和调配上,要能适应患者的不同需要和营养支持。本节主要围绕医院四大基本膳食和常用治疗膳食的适用范围、配膳原则、食物选择和食谱举例进行学习。

一、医院基本膳食

医院基本膳食是根据不同疾病的病理和生理需要,将各类食物改变烹调方法或改变食物质地而配制的膳食。根据食物的质地和烹调加工方法的不同,基本膳食又可分为四种形式:普通膳食、软食、半流质膳食和流质膳食,从字面意思来看,这些膳食仅有物理状况不同,实际上对能量和营养设计、烹饪方法都提出了要求。

(一)普通膳食

简称普食,占医院膳食的50%~65%。要求各营养素之间配比合理并供应充足,符合中国居民膳食营养素参考摄入量(DRI)要求。不能使患者在住院期间因饮食配制不当而营养不良和体重减轻。

普食适用范围较广,如消化功能正常,无咀嚼障碍,疾病恢复期,体温正常或接近正常,不需要对任何营养素加以限制的患者,妇科、眼科等患者均适用。一般住院患者每天氮和能量大致损失情况见表6-16。

表6-16 住院患者每天氮损失和蛋白质及能量消耗

疾病程度	氮/g	蛋白质/g	能量/[MJ(kcal)]
普通内科(无受伤、无发热)	7~12	45~75	6.28~8.37(1 500~2 000)
外科术后(无并发症)	12~20	75~125	8.37~12.55(2 000~3 000)
高分解代谢(严重烧伤复合伤)	16~48	100~300	14.64~20.92(3 500~5 000)

1. **配膳原则** 以平衡膳食为核心,兼顾患者特殊需要。主、副食品种多样化,包括谷薯类、各种蔬菜、鱼虾类、肉禽类、奶类、豆类及其制品。每日深色蔬菜至少占一半。营养素应充足,满足患者的生理和营养需要。一般总能量为7.5~9.2MJ(1 800~2 200kcal),蛋白质70~80g,在实际应用中可根据个体差异,如年龄、体型、体力活动与疾病消耗情况调整供应量。餐次安排为正常。另外,应了解患者的食物过敏史和宗教特殊膳食要求,如清真及素食等应特别注意。

2. **食物选择和食谱设计** 食物选择基本同健康人。忌(少)用食物包括油炸、过于油腻、烟熏、罐头类食品;考虑到食物过敏和食品安全问题,医院供膳一般不用贝类、蟹类;也少用刺激性的调味品,如芥末、辣椒等。医院普通膳食一日食谱见表6-17。

表6-17 医院普通膳食一日食谱

早餐	鲜肉包(面粉50g、猪肉糜25g),粥(大米25g),牛奶200g,鸡蛋60g,佐菜1小碟
午餐	米饭(大米125g),红烧肉圆(猪瘦肉75g),胡萝卜炒西蓝花(胡萝卜50g、西蓝花50g),炒菠菜(菠菜100g),番茄冬瓜汤(番茄25g、冬瓜15g)
晚餐	米饭(大米125g),茄汁青鱼(青鱼100g),红烧茄子(茄子100g),炒青菜(青菜100g),萝卜丝虾皮汤(白萝卜15g、虾皮干1g)
全天	烹调油25g,食盐6g

上述食谱（表 6-17）提供能量 7.67MJ（1 834kcal），蛋白质 79.2g（17.3%），脂肪 48.3g（23.7%），碳水化合物 279.0g（60.8%）。

（二）软食

软食是一种质软、易咀嚼消化的膳食，常作为半流质膳食向普通膳食过渡的中间膳食，是一种营养平衡但比普食更容易消化的膳食。

软食适用范围为体温正常或轻度发热者，消化道疾病恢复期，消化吸收功能稍差者，咀嚼不便者，老年人及幼儿等。

1. **配膳原则** 以平衡膳食原则为核心，保障营养素充足，满足患者的营养需要。应选用含膳食纤维和肌肉纤维较少的食物，或经过制备后使它们软化，应切碎、煮烂后食用，以保证食物的细软、易咀嚼、易消化的特点。长期食用软食者，因蔬菜及肉类切碎、煮烂过程中水溶性维生素和矿物质损失较多，应注意适当补充，如蔬菜汁、果汁等，或适当补充维生素和矿物质补充剂。

2. **食物选择和食谱设计** 主食类食物选择，如软米饭、馒头、包子、饺子、馄饨、面条、粥等均可，米饭、面条要烹制软烂。质地细嫩的肉类、鱼类等，切小块或制成肉丸、肉饼、肉末等；应选用含粗纤维少的蔬菜及嫩菜叶；牛奶、酸奶、质软的水果也是较好选择。忌（少）用含粗纤维多的蔬菜，如芹菜、韭菜、竹笋等；糙米、粳米饭、整粒豆子等；油炸及过于浓烈的调味品，如咖喱粉、芥末、辣椒等。食谱举例见表 6-18。该一日食谱提供能量 7.66MJ（1 830kcal），蛋白质 74.0g（16.2%），脂肪 49.0g（24.1%），碳水化合物 273.1g（59.7%）。

表 6-18 软食一日食谱

早餐	鲜肉包（面粉 50g、猪肉糜 25g），粥（大米 25g），牛奶 200g，鸡蛋 60g，佐菜 1 小碟
加餐	熟香蕉（香蕉 150g）
午餐	烂饭（大米 100g），茄汁鸡片（鸡肉 75g），胡萝卜炒西蓝花（胡萝卜 50g、西蓝花 50g），炒菠菜切小（菠菜 100g），紫菜虾皮汤（紫菜干 1g、虾皮干 1g）
加餐	赤豆莲子汤（赤豆 15g、莲子 8g）
晚餐	烂饭（大米 100g），虾仁豆腐（虾仁 50g、豆腐 100g），炒青菜切小（青菜 100g），番茄土豆汤（番茄 25g、土豆 15g）
全天	烹调油 25g，食盐 6g

（三）半流质膳食

将食物加工成半流体状态，是介于软食与流质之间的膳食。食物细软，易于咀嚼、吞咽和消化，是限量、多餐次的膳食形式。

适用于体温较高，口腔疾病、咀嚼或吞咽困难，消化道功能受损者，身体虚弱、缺乏食欲、手术后恢复期患者及刚分娩的产妇等。

1. **配膳原则** 由于疾病影响，患者多缺乏食欲，因此，适量能量、少量多餐、食物加工细软是其基本原则。一般总能量为 6.28~7.53MJ（1 500~1 800kcal），蛋白质 50~60g，脂肪40~50g，碳水化合物 250g，必要时补充维生素和矿物质。每天 5~6 餐。每餐食物的总容量在 300ml 左右。注意品种多样化，以增进食欲。食物需加工至半流体状态或羹状，细、软、碎，易于咀嚼吞咽和消化吸收。

特殊要求：需严格限制膳食纤维量的低渣半流质膳食，仅可用蔬菜汤、水果汁等，不用蔬菜和生水果。对于痢疾、肠炎、伤寒恢复期以及肠道手术后的患者，应避免牛奶及过甜胀气食物。

2. **食物选择和食谱设计**　很多食物都是可以选择的，如大米粥、小米粥、肉末菜末粥、蛋花粥等；面食类，如烂面条、面片、馄饨、藕粉等。肉类可选用筋少的瘦肉、禽肉、鱼虾等，可煮烂或切碎，制成泥、丸等；蛋类、乳类及其制品均可使用；蔬菜需切碎，水果宜加工细软或制成果汁等食用。

不宜食用坚硬而不容易消化的食物，如煎饺、烙饼以及粗粮等；大块肉类、整豆类、纤维较粗的蔬菜、油炸食品等；浓烈、有刺激性的调味品。

食谱举例见表 6-19。该一日食谱提供能量 6.57MJ（1 570kcal），蛋白质 77.2g（19.7%），脂肪 49.1g（28.1%），碳水化合物 204.8g（52.2%）。

表 6-19　半流质膳食一日食谱

早餐	鲜肉包（面粉 50g、猪肉糜 25g），酸奶 100g，粥（大米 25g），腐乳少量
加餐	蒸蛋羹（鸡蛋 60g）
午餐	鸡肉小馄饨（鸡肉 50g、面粉 75g），鲜菇豆腐（鲜菇末 25g、豆腐 100g），青菜碎菜（青菜 100g），油 8g、盐 2g
加餐	银耳羹（干白木耳 2g、白砂糖 5g）
晚餐	烂面条（面粉 75g），茄汁鱼圆（鱼肉 100g），菠菜碎菜（菠菜 100g），油 8g、盐 2g
加餐	酸奶（酸奶 100g）

（四）流质膳食

流质膳食是呈流体状态或在口腔内能溶化为液体的膳食。极易吞咽、含渣少、无刺激、易消化。根据不同的疾病需要可分为：普通流质、清流质、厚流质、冷流质、不胀气流质。

流质膳食的适用范围是高热、咀嚼无力、口腔咽部吞咽困难无呛咳者，不完全肠梗阻、肠道手术术前准备及术后患者，急性传染病患者，急性消化道炎症患者，危重症者，食管狭窄者可食用流质；急性胆囊、胰腺发作或手术、急性腹泻、腹部胃肠道手术后初期饮食，宜先采用清流质或不胀气流质；口腔手术、面、颈部术后宜进食厚流质；喉部术后 1~2 天、消化道出血者宜进食冷流质；纤维肠镜检查、肠道手术前 1 日需食用不胀气流质。

1. **配膳原则**　首先保证液体状，禁用一切非流质的固体和膳食纤维多的食物，所用食物均应加工成为流体状态，或入口腔后即融化成液体。无刺激、易吞咽、易消化。其次是营养均衡，能量密度低。普通流质每天总能量在 3.35MJ（800kcal）左右，清流质能量更低，其他营养素供给均不足，故只能作为过渡期膳食短期应用。如果患者需要长期食用，应以厚流质为宜，其能量可达 6.69MJ（1 600kcal）。必要时应使用口服营养补充剂，或考虑部分肠外营养，以补充能量和营养素的不足。限量多餐，每天 6~7 餐，总量不超过 2 000ml，保证膳食饮用的依从性。

2. **食物选择和设计**

（1）普通流质：可选用各种乳类及其制品，如牛奶、酸奶、奶酪；米面类，如浓米汤、米面粉、婴儿米粉；蛋类，如蛋花汤、蒸蛋羹；各种豆类及制品，如豆浆、去壳过箩赤豆或绿豆羹；

汤类,如肉汤、鱼汤、蔬菜汁;其他,如藕粉、葛根粉、麦乳精、杏仁露、水果汁等。口服营养补充剂以整蛋白型为主。

（2）清流质:限制脂肪,包括食物油脂和烹调油,不含胀气食物,无残渣。可选用去油过箩的猪肉汤、牛肉汤、排骨汤、鱼汤;过箩米汤、蔬菜汤、过滤果汁、果汁胶冻、稀藕粉、淡茶等。口服营养补充剂宜选用短肽型或要素型。

（3）厚流质:各种食物去渣制成稠流质或匀浆饮食,以能吸管吸吮为标准。可以选用固体食物如瘦猪肉、鸡肉、鱼、虾、蔬菜等,洗净、去骨、去皮、去刺、切成小块煮熟,将馒头剥去外皮、鸡蛋煮熟去壳分成块,坚果、枣类去皮去核煮熟,适量油、盐一起装入电动搅拌机内磨碎搅拌成无颗粒稠流质或糊状。也可以食用较稠的藕粉、鸡蛋薄面糊、牛乳冲麦乳精、牛乳、可可乳等。水果可以制成果泥等。

（4）冷流质:一般选用冷牛乳、冷米汤、冷豆浆、冷蛋羹、冷藕粉、甜果汁、冷的果汁胶冻等。扁桃体术后患者应选用温度更低的奶油冰棍、冰砖、冰激凌等。

（5）不胀气流质:除忌用多蔗糖、牛乳、豆浆等的产气食品外,其他同普通流质。

食谱举例如表 6-20、表 6-21、表 6-22。

表 6-20 普通流质食谱提供每日能量 4.18MJ(1 000kcal),蛋白质 48.9g(19.6%),脂肪 29.1g(26.2%),碳水化合物 135.6g(54.2%)。

表 6-20　普通流质一日食谱(1 000kcal)

早餐	米粉加口服营养补充剂(米粉 15g、口服营养补充剂 25g)
加餐	蒸蛋羹(鸡蛋 60g)
午餐	浓鱼汤加蔬菜汁(鱼肉 50g、糊精 20g、过箩蔬菜汁 150g、油 5g、盐 0.5g)
加餐	口服营养补充剂(50g)
晚餐	浓肉汤加蔬菜汁(瘦猪肉 50g、糊精 20g、过箩蔬菜汁 150g、油 5g、盐 0.5g)
加餐	牛乳(200g)

表 6-21 清流质食谱提供每日能量 3.35MJ(803kcal),蛋白质 40.4g(20.1%),脂肪 6.7g(7.5%),碳水化合物 145.3g(72.4%)。

表 6-21　清流质一日食谱(800kcal)

早餐	乳清蛋白粉加糊精(乳清蛋白粉 10g、糊精 25g)
加餐	蒸蛋白羹(鸡蛋白 50g)
午餐	蔬菜汁加营养粉(过箩蔬菜汁 150g、短肽型口服营养补充剂 50g)
加餐	胡萝卜汁加营养粉(过箩胡萝卜汁 100g、乳清蛋白粉 10g、糊精 25g)
晚餐	蔬菜汁加营养粉(过箩蔬菜汁 150g、短肽型口服营养补充剂 50g)
加餐	藕粉(藕粉 25g)

表 6-22 厚流质食谱提供每日能量 5.09MJ(1 217kcal),蛋白质 60.1g(19.8%),脂肪 36g(26.6%),碳水化合物 163.1g(53.6%)。

表 6-22　厚流质一日食谱(1 200kcal)

早餐	酸奶(酸奶 100g),乳清蛋白粉加米粉(乳清蛋白粉 5g、米粉 25g)
加餐	蒸蛋羹(鸡蛋 60g)
午餐	牛肉匀浆(馒头 30g、牛瘦肉 75g、油 4g、盐 1g) 蔬菜匀浆(馒头 30g、蔬菜 100g、油 4g、盐 1g)
加餐	胡萝卜泥加营养粉(胡萝卜泥 100g、乳清蛋白粉 5g、糊精 25g)
晚餐	鱼肉匀浆(馒头 30g、鱼肉 75g、油 4g、盐 1g) 蔬菜匀浆(馒头 30g、蔬菜 100g、油 4g、盐 1g)
加餐	牛乳(200g)

二、治疗膳食

治疗膳食在医院基本膳食的基础上,通过限制或增加某些营养素,以满足不同生理病理状况下的患者对营养素的需要,达到辅助疾病治疗和促进健康的目的。常见的种类有:限钠(盐)膳食、低脂膳食、低蛋白膳食、低渣膳食等。

(一)限钠(盐)膳食

钠是细胞外的主要阳离子,参与调节机体水、电解质平衡、酸碱平衡、渗透压和神经肌肉的兴奋性。肝、肾、心等病变或使用某些药物(如肾上腺皮质激素)会引起机体水、钠平衡失调,出现水、钠潴留或丢失过多。限钠摄入是纠正各种原因引起的水、钠潴留的一项重要治疗措施。由于钠盐是膳食钠的主要来源,食盐含钠 393mg/g,因此限制钠的摄入量是以限食盐为主。食盐供给量应随病情变化及时调整。

限钠膳食适用人群包括心功能不全、急慢性肾炎、肝硬化腹水、高血压、水肿、先兆子痫等患者。

1. **配膳原则**　根据患者需求,限钠膳食可分为不同等级。

(1)低盐膳食:全日供钠 2 000mg 以内。饮食中忌用一切咸食,如咸菜、甜面酱、咸肉、腊肠以及各种荤素食罐头等,每天膳食调料用量限制在食盐 2~4g 或酱油 10~20ml。

(2)无盐膳食:全日供钠 1 000mg 以内。烹调时不加食盐或酱油,可用糖、醋等调味。忌用一切咸食。

(3)低钠膳食:全日供钠 500mg 以内。除无盐膳食的要求外,还要限制一些含钠量高的蔬菜(含钠量大于 100mg/100g),如油菜、蕹菜、芹菜等,加碱的馒头、面条和用小苏打制作的糕点,以及松花蛋、豆腐干、猪肾等。

2. **食物选择和设计**　根据常用食物含钠量选择食物。可以选择不加盐或酱油制作的谷类、畜肉、禽类、鱼类和豆类食品、蔬菜和水果。各种盐或酱油制作或腌制的食品、盐制调味品都是禁忌,由于用量大,也不宜用含钠量大于 100mg/100g 的蔬果。

低盐会降低口感,应适当调整烹饪方法,如采用后放盐法,即炒菜起锅后加入盐,凉拌菜吃时放盐;使用钾盐代替钠盐烹调(高血钾者不宜使用);用无盐番茄汁、芝麻酱等调料改善口味;用酵母代替食碱或小苏打制作面点,提高口味。

食谱举例如表 6-23,其中能量供应 1 900kcal,三大营养素平衡,钠含量 611mg。

表 6-23 无盐膳食一日食谱(600mg 钠)

早餐	煮蛋 1 个,大米粥(米 30g),煮红薯,番茄酱黄豆 20g
午餐	米饭 100g,柠檬汁酪鱼 100g,青椒烩香菇(青椒 100g、香菇 50g),番茄汤(50g)
加餐	牛奶 200ml,苹果 1 个
晚餐	米饭 100g,洋葱牛肉(洋葱 100g、牛肉 75g),醋熘土豆丝(100g),香菜冬瓜汤
全天	烹调油 25g

(二)低蛋白膳食

低蛋白膳食是蛋白质含量较正常膳食低的膳食。当肝、肾等代谢器官功能下降失去代偿时,蛋白质和氨基酸在肝脏分解产生较多的含氮代谢产物,肾脏的排泄障碍,使代谢废物在体内堆积从而损害机体。减少蛋白质摄入量即可减轻肝、肾负担。

适用范围包括急性肾炎、急慢性肾功能不全、慢性肾衰竭、尿毒症、肝性脑病或肝性脑病前期患者。

1. 配膳原则 根据肝、肾功能的受损情况确定每日蛋白质摄入量。

(1)肾脏:轻度受损,蛋白质摄入量为 0.7~0.8g/kg,约 30~50g;中重度受损,蛋白质摄入量为 0.4~0.6g/kg,约 20~40g。在蛋白质限量范围内 60%~70% 为高生物价蛋白。极低蛋白摄入时必须额外增加必需氨基酸。

(2)肝脏:肝性脑病时,应给予无蛋白饮食 2~3 天,病情好转每 2~4 天增加蛋白质 5~10g,逐渐增加到全日蛋白质量 30~40g 并予以维持。疾病进一步好转可以恢复到 0.8~1.0g/kg。在蛋白质限量范围内以高支链氨基酸、低芳香氨基酸含量高的豆类为主要来源。

2. 食物选择和膳食设计 肾衰竭者蛋白来源选用高生物价蛋白食物,如蛋、乳、鱼虾、瘦肉类等;肝衰竭者蛋白质选用高支链氨基酸、低芳香氨基酸含量高的豆类及其制品,如豆浆、豆腐、豆干、豆腐脑等。各种细软的蔬菜类、水果类、食糖、植物油以及麦淀粉、藕粉、马铃薯、芋头等低蛋白质的淀粉类食物。对于加工类食品、干果类、杂豆类、粗粮类、干豆类食物都应该禁忌。

(1)麦淀粉膳食:采用麦淀粉或纯淀粉类食物部分或全部替代谷类食物作为主食,以减少植物性蛋白质的来源,并保证有充足能量供给,节省蛋白质的消耗。

(2)矿物质和维生素:供给充足的蔬菜和水果,以满足机体矿物质和维生素的需要。矿物质的供给应根据病种和病情进行调整,如肾衰竭出现水钠潴留、肝衰竭出现肝腹水时,应严格限制钠盐的摄入。

(3)烹调方法:注意烹调的色、香、味、形和食物的多样化,以促进食欲。肝衰竭者常伴有门静脉高压,烹调应以低渣软食为宜,采用炖、蒸、煮、焖、煨等方法,避免油炸、油煎、烘焙、炙烤。禁用烈性刺激性调味品。

食谱举例见表 6-24。该每日参考摄入量约提供能量 8.45MJ(2 020kcal),蛋白质 40g(7.9%),脂肪 48g(21.4%),碳水化合物 357g(70.7%)。

表 6-24　低蛋白膳食一日食谱

早餐	牛奶、水晶糖饼、小米粥、煮鸡蛋、拌黄瓜
午餐	大米饭、木耳烩鱼片、番茄烩冬瓜
加餐	水果 1 个
晚餐	麦淀粉蔬菜蒸饺、青椒烩鸡丝、丝瓜汤
全天	烹调用油 30g、盐 3g

(三)低渣膳食

低渣膳食的目的是减少膳食纤维总量且易于消化,尽量减少对胃肠道的刺激和梗阻,减慢肠蠕动,减少粪便量。

低渣膳食的适用范围为纤维肠镜检查前、肠道手术前 2~3 天需清洁肠道的准备膳食;食管或肠狭窄、食管静脉曲张、肠道肿瘤、肠憩室炎急性发作等存在消化道狭窄并有阻塞危险的患者;肠道手术后、痔瘘患者、各种急慢性肠炎、痢疾、伤寒、消化道出血等疾病康复期,也可作为全流质饮食到半流质或软食的过渡膳食。

1. **配膳原则**　限制膳食中的粗纤维:包括植物类食物,如蔬菜、水果、全谷类、整豆类、坚果类中的粗纤维。此外,动物类食物如畜肉中肌纤维粗大的腱肉和结缔组织多的动物跟腱,也不容易消化吸收,在低渣膳食中也需要避免。脂肪摄入不宜过多:包括含脂肪多的食物,如动物肥肉、奶油;烹调用油。避免肠道对于脂肪的消化吸收能力减弱,导致脂肪泻。

食物制备宜细、碎、软:所有食物均需要切小、制软。叶菜类、茎菜类蔬菜应除去粗纤维,制成泥状,瓜茄类、根茎类、菌菇类蔬菜需去皮、去根蒂切碎。水果宜去皮切小、制泥或榨汁。动物类食物可以制成丁、糜、泥等。

2. **食物选择和膳食设计**　可挑选精细米面制作的粥、烂饭、面包、软面条、发面蒸食、蛋糕、饼干;藕粉、葛根粉;去壳、去骨、切碎制成软烂的嫩肉、动物内脏、鸡、鱼、虾等;非油炸、风干的豆类制品,如豆浆、内酯豆腐、嫩豆干、豆腐脑;各种乳类及制品;非油炸、油煎的蛋类;去皮制软的瓜类、番茄、胡萝卜、马铃薯等;各类去皮、去籽果泥、果汁和浆果类水果。

不可食用各种粗粮、老的玉米、整粒豆、坚果,含粗纤维多的老叶菜、茎类、韭菜、芽苗类蔬菜,多纤维的水果,如菠萝等;油炸、油腻的食品,辣椒、胡椒、咖喱等浓烈刺激性调味品。

烹饪方法以炖、蒸、煮、焖、煨为主,避免油炸、油煎、烘焙、炙烤。禁用浓烈刺激性调味品。少量多餐,每天 4~6 餐为好。

低渣膳食因缺乏膳食纤维,长期食用不利于肠道功能恢复,易导致便秘等不良后果,属于不平衡膳食营养,故不宜长期食用。因疾病治疗需要长时间低渣膳食时,应及时补充可溶性膳食纤维、维生素和矿物质制剂。

食谱举例见表 6-25。该一日食谱提供能量 6.82MJ(1 630kcal),蛋白质 68.6g(16.8%),脂肪 45g(24.8%),碳水化合物 238g(58.4%)。

表 6-25　低渣半流质一日食谱（膳食纤维 7g）

早餐	粥（大米 50g），肉松（15g），鲜肉小包（面粉 50g、肉糜 30g）腐乳少量
加餐	蒸嫩蛋（鸡蛋 1 个）
午餐	猪肝面（猪肝 50g、面条 100g），鸡丝烩丝瓜（鸡丝 25g、丝瓜 120g），油 10g，盐 2g
加餐	牛乳冲藕粉（牛乳 200ml、藕粉 25g、白糖 15g）
晚餐	小花卷（面粉 75g），清蒸鲈鱼（净鲈鱼 100g），鲜菇豆腐羹（鲜菇 15g、豆腐 100g、豆油 5g、盐 2g）
加餐	酸奶（酸奶 125ml），蛋糕 1 个（50g）

三、特殊治疗膳食

特殊治疗膳食是指为治疗某种疾病，调整或限制某些食物或成分而达到治疗目的的膳食。特殊治疗膳食常见的有减重膳食、糖尿病膳食等。

（一）减重膳食

肥胖或超重是由各种原因引发的长期能量摄入过多，导致体内脂肪积聚过多或分布异常的一种慢性代谢性疾病，良好的生活、饮食和运动习惯，可逐渐纠正能量代谢不平衡。

1. **确定减重目标**　轻度肥胖者，初期目标设定为减少原有体重的 3%~5%，减脂的速度为 0.5~1.0kg/ 月，逐渐达到减重 10% 左右。中重度肥胖者，初期目标设定为减少原有体重的 10%~15%，减脂速度为 0.5~1.0kg/ 周为宜，一般减重体重维持 6 个月后，可考虑进一步减少体重。

2. **配膳原则**

（1）限制能量的平衡膳食：按照平衡膳食基本原则，脂肪供能比例 20%~30%，应适当提高蛋白质供给量比例（1.2~1.5g/kg 或 15%~20%），碳水化合物的供给量比例（30%~55%），但总能量降低，微量营养素充足。

（2）三种类型：①在目标摄入量基础上按一定比例递减（减少 30%~50%）；②在目标摄入量基础上每日减少 500kcal 左右；③每日供能 1 000~1 300kcal。目标能量摄入量 = 理想（标准）体重 kg×（20~25kcal/kg）。

3. **食物选择和膳食设计**　选择低脂肪、低胆固醇、高生物价蛋白质食物，如脱脂牛奶、鸡蛋白、鱼、虾、去脂禽类、兔肉、低脂畜肉、大豆及其制品；高膳食纤维、维生素和矿物质食物，如粗杂粮（燕麦、小米、玉米、糙米）、魔芋制品、果胶、海藻、薯类、新鲜蔬菜、水果等；无糖饮料，如矿泉水、白开水、绿茶、乌龙茶、黑咖啡等。有意识避免高碳水化合物、精制食物和糖类、糖果和甜点心等；脂肪、高胆固醇食物，如肥肉、蛋黄、动物内脏、动物油；各类酒和高糖饮品。

烹调方法应为少用烹调油的蒸、煮、炖、烩、卤等方法，忌用油煎、炸的方法。少选用刺激食欲的辛香、辣、鲜等调味品。进餐定时定量，出现明显饥饿情况时，可适时增加生蔬果。

全天能量为 1 200kcal、1 400kcal、1 600kcal 和 1 800kcal 的限能量平衡膳食一日食谱见表 6-26、表 6-27、表 6-28、表 6-29，高蛋白膳食一日食谱见表 6-30。

表 6-26 一日食谱提供能量 5.02MJ（1 200kcal），蛋白质 59g（19.7%），脂肪 36g（27%），碳水化合物 160g（53.3%）。

表 6-26　全天能量为 1 200kcal 一日食谱

早餐	淡豆浆 300ml, 小花卷 1 个（面粉 50g）, 煮鸡蛋 1 个（鸡蛋 50g）, 木耳拌黄瓜（木耳少量、黄瓜 100g）
午餐	红豆米饭（大米 55g、红豆 20g）, 芹菜豆干（嫩豆腐干 50g、芹菜 100g）, 坚果碎菠菜（腰果碎 30g、菠菜 150g）
加餐	苹果 1 个（200g）
晚餐	烤红薯（红薯 75g）, 小米粥（小米 30g）, 清蒸白水鱼（白水鱼 100g 带骨）, 蒜蓉西蓝花（西蓝花 200g）
全天	烹调油 15g, 盐 6g

表 6-27 一日食谱提供能量 5.86MJ（1 400kcal）, 蛋白质 68g（19.4%）, 脂肪 45g（28.9%）, 碳水化合物 180g（51.7%）。

表 6-27　全天能量为 1 400kcal 一日食谱

早餐	牛奶麦片粥（牛奶 150ml、原味燕麦片 50g）, 煮鸡蛋 1 个（鸡蛋 50g）, 剁椒莴笋块（剁椒少量、莴笋 100g）
午餐	糙米米饭（大米 55g、糙米 20g）, 五彩虾仁（虾仁 100g、黄瓜 100g、鲜玉米 50g、胡萝卜 30g、松仁 20g）, 炒卷心菜（卷心菜 150g）, 西红柿蛋汤（蛋 5g, 西红柿 25g）
加餐	猕猴桃 1 个（200g）
晚餐	荞麦面（荞麦粉 50g）, 土豆烧牛腩（土豆 50g、牛腩 75g）, 炒小白菜（小白菜 200g）
全天	烹调油 15g, 盐 6g

表 6-28 一日食谱提供能量 6.69MJ（1 600kcal）, 蛋白质 77g（19.2%）, 脂肪 52g（29.2%）, 碳水化合物 206g（51.6%）。

表 6-28　全天能量为 1 600kcal 一日食谱

早餐	素菜包 1 个（面粉 50g）, 茶叶蛋 1 个（鸡蛋 50g）, 豆腐脑 300ml, 拌黄瓜（黄瓜 100g）
午餐	红薯米饭（大米 50g、红薯 75g）, 青椒茭白炒鸡片（甜椒 50g、茭白 100g、鸡胸肉 100g）, 豆腐衣油菜（豆腐衣 5g、油菜 150g）, 紫菜汤
加餐	草莓 100g
晚餐	花卷（面粉 55g）, 木耳烩鱼片（木耳 50g、鲈鱼片 100g）, 西芹百合（西芹 150g、百合 20g）, 香菇青菜汤（香菇 50g、青菜 100g）
全天	烹调油 20g, 盐 6g

表 6-29 一日食谱提供能量 7.53MJ（1 800kcal）, 蛋白质 88g（19.6%）, 脂肪 56g（28%）, 碳水化合物 236g（52.4%）。

表 6-29 全天能量为 1 800kcal 一日食谱

早餐	牛奶(脱脂牛奶 150ml),全麦三明治(全面面包 50g、西红柿 50g、黄瓜 50g、碎牛肉 50g),咸味水泡蛋(鸡蛋 50g)
加餐	蓝莓 150g
午餐	二米饭(大米 50g、小米 30g),烤琵琶鸡腿(鸡腿 150g 带骨、洋葱 50g、胡萝卜 50g),炒荷兰豆(荷兰豆 150g),鸡毛菜肉丝汤(鸡毛菜 50g、肉丝 15g)
加餐	无糖酸奶 125ml
晚餐	玉米小排莲藕汤(玉米棒 150g、猪肋排 150g 带骨、莲藕 100g),蒜蓉生菜 200g
全天	烹调油 15g,盐 6g

表 6-30 一日食谱提供能量 4.18MJ(1 000kcal),蛋白质 92g(36.8%),脂肪 23g(20.7%),碳水化合物 106g(42.5%)。

表 6-30 高蛋白膳食一日食谱(蛋白质 92g)

早餐	牛奶(脱脂牛奶 200ml),煮鸡蛋(鸡蛋 1 个、鸡蛋白 1 个),鲜肉包(面粉 30g、瘦肉 25g),醋熘海带丝 100g
加餐	圣女果 200g
午餐	牛肉蔬菜色拉(面包碎 50g、牛腱肉 100g、碎坚果 30g、圆生菜 200g、黄瓜 50g、醋汁 15ml),蘑菇鸡丝香菜汤(蘑菇 50g、香菜 20g、鸡丝 15g)
加餐	豆腐脑 200ml
晚餐	菠菜虾仁魔芋面(魔芋面条 120g、虾仁 100g、菠菜 150g),白灼西蓝花(西蓝花 150g)
全天	烹调油 2g,盐 6g

(二)糖尿病膳食

饮食治疗是糖尿病综合治疗五项(饮食、运动、药物、自我检测和教育)中最基本的方法。通过饮食控制和调节,可以保护胰岛功能,控制血糖、血脂,预防和延缓并发症,为糖尿病患者提供合理营养,提高生活质量。

糖尿病膳食的适用范围包括各种类型的糖尿病,如糖耐量异常、1 型糖尿病、2 型糖尿病、妊娠糖尿病。

1. 配膳原则 依据《中国糖尿病膳食指南》,并遵循平衡膳食合理营养原则,根据血糖及有无并发症等病情,并能满足个体化治疗。

合理控制总能量,维持理想体重。成年人根据年龄、身高、体型和体力活动、决定每日的能量摄入量(表 6-31)。

表6-31 成人糖尿病患者每日能量供给量

单位：kcal/kg 标准体重

活动强度	消瘦	理想	肥胖
卧床	25~30	20~25	15~20
轻体力活动	35	30	20~25
中体力活动	40	35	30
重体力活动	45~50	40	35

注：①标准体重（kg）=身高（cm）-105；②年龄超过50岁者，每增加10岁，能量减少10%左右；③接受个体化的能量平衡计划，肥胖或超重个体建议减重（5%~10%），减重期，限能量比调节营养素比例更关键，不推荐2型糖尿病患者长期接受极低能量（<800kcal/d）的营养治疗。

资料来源：WS/T 429—2013《成人糖尿病患者膳食指导》。

调整能量构成。一般人群为：碳水化合物45%~60%，脂肪20%~30%，蛋白质15%~20%。糖尿病膳食可适度降低碳水化合物，提高蛋白质和脂肪供能比。

碳水化合物：摄入的总碳水化合物不宜少于每天130g，并以复合碳水化合物为主要来源。优选全谷类食物、蔬菜、水果、大豆和奶制品。低糖负荷食物替代高糖负荷食物。比健康人更多的膳食纤维，25~30g/d，或10~14g/1 000kcal。避免蔗糖或含果糖饮料。

脂肪：饱和脂肪酸（SFA）和多不饱和脂肪酸（PUFA）均应小于总能量的10%，单不饱和脂肪酸（MUFA）提供10%~15%，n-3脂肪酸与n-6脂肪酸比值保持在1：（4~6）为佳（推荐每周吃鱼2~4次），减少或禁食反式脂肪酸，胆固醇摄入量不超过300mg/d。

蛋白质：蛋白质按成人1.0~1.5g/（kg·d），孕妇或乳母1.5~2.0g/（kg·d），儿童2.0~3.0g/（kg·d）；短期减重时，可选用高蛋白饮食（>20%），但不适宜长期使用，植物蛋白较动物蛋白更助于降脂（大豆蛋白至少30~50g/d），乳清蛋白有助促进胰岛素分泌，改善糖代谢。出现糖尿病肾病，肾功能不全时，需根据肾功能受损程度予以低蛋白质膳食。

维生素和矿物质：足够量的新鲜蔬菜500g/d以上，均衡饮食下一般无需常规补充抗氧化营养素，如维生素C、维生素E、硒、β-胡萝卜素等。糖尿病人易发生骨质疏松，故可以补充一些钙、磷、维生素D$_3$，以及与糖代谢有关的镁、锌、铬。

充足水分，限制饮酒：推荐每日饮用白开水1 500~1 700ml。

2. **食物选择和膳食设计** 选择少加工的全谷物和杂豆类，如稻米、小麦、玉米、大麦、燕麦、黑麦、黑米、高粱、青稞、黄米、小米、粟米、荞麦、薏米等；杂豆类品种有赤豆、芸豆、绿豆、豌豆、鹰嘴豆、蚕豆等。各种新鲜的蔬菜、菌藻类，特别是深色蔬菜、叶菜等。低血糖负荷（glycemic load，GL）的水果。优质蛋白质，特别是鱼类、奶类、蛋类、大豆及其制品等。忌高GL食品，如各种糖类、含糖饮料、甜点；高脂、胆固醇食物，如动物油、动物内脏等。

烹饪方法：推荐炖、烩、清蒸、凉拌、煮、汆、煲；不推荐炸、煎、烘烤、烟熏、酱卤。

每日至少三餐，早、中、晚餐能量按25%、40%、35%的比例分配。在体力活动量稳定的情况下，饮食要做到定时定量。每餐要主副食搭配，餐餐都有碳水化合物、蛋白质和脂肪。注射胰岛素或易发生低血糖者，要求在三餐之间加餐，加餐量应从正餐的总量中扣除，做到加餐不加量。不用胰岛素治疗的患者也可酌情用少食多餐、分散进食的方法，以减轻单次餐后对胰腺的负担。

3. 食谱举例　某男性 2 型糖尿病人，55 岁，身高 170cm，体重 80kg，从事文员工作，为其设计糖尿病食谱。

第一步：确定每日饮食的总能量

理想体重 =170cm-105=65kg

体型肥胖（ 80-65 ）kg/65kg×100%=23%

总能量 =65×（ 20~25 ）kcal/（ kg·d ）=1 300~1 625kcal

第二步：计算每日的饮食种类和总量

按照总能量 1 300kcal 计算，食物份查看附录 5 食物交换份表。

碳水化合物：× 总能量的 55%=8 份（谷类 7 份 + 蔬菜 1 份）

蛋白质：× 总能量的 20%=3 份（蛋 1 份 + 肉 2 份）

脂肪：× 总能量的 25%=3.5 份（奶 1.5 份 + 坚果类 1 份 + 油 1 份）

第三步：合理分配三餐

三餐食物和能量分配见下表 6-32。

表 6-32　糖尿病膳食食物交换份三餐分配

食物种类	早餐	加餐	中餐	加餐	晚餐
谷类	2 份		2 份	1 份	2 份
蔬菜		0.2 份	0.4 份		0.4 份
肉蛋豆	1 份		1 份		1 份
奶类	1.5 份				
坚果类				1 份	
烹调油			0.5 份		0.5 份

第四步：制订一日食谱（表 6-33 ）

表 6-33　糖尿病膳食一日食谱

早餐	脱脂牛奶（ 200ml ），煮鸡蛋（ 1 个 ），麸皮面包（ 2 片 ）
加餐	番茄 100g
午餐	糙米饭（大米、糙米共 55g ），清蒸鲈鱼（ 75g 带骨 ），烩西芹（西芹 150g ），木耳丝瓜汤（丝瓜 50g ）
加餐	玉米棒 1 段（ 50g ），坚果 1 小把
晚餐	香菇菜汤面（香菇 25g、青菜 100g、面条 65g ），虾仁烩豆腐（虾仁 30g、豆腐 100g ），拌黄瓜（黄瓜 100g ）
全天	烹调油 10g

第五步：计算营养成分和调整完善

该糖尿病一日食谱提供能量 5.44MJ（ 1 300kcal ），蛋白质 65g（ 20% ），脂肪 36g（ 25% ），碳水化合物 179g（ 55% ）。

第五节　膳食营养管理

膳食营养管理包括膳食计划、关键点控制和膳食监测评估等内容。当为新服务个体或群体进行配餐时,需从膳食调查开始,依次进行营养配餐和膳食监测评估。若为长期提供配餐服务的群体再进行配餐,可直接从营养配餐、膳食评估做起,无需再进行膳食调查。本章第二、三、四节介绍了营养配餐的内容,本节重点介绍关键控制点、膳食评估和监测等内容。

一、关键控制点

营养配餐和膳食设计,要做到食物多样、膳食平衡、油盐糖控制等环节,并不十分容易。不但需要扎实的专业功底,还需要计算机软件、数据库系统的配合,以及不断总结经验。从营养角度对膳食设计进行不同维度的剖析,几个关键点需要特别注意。

(一)膳食结构

膳食结构是个体和群体日常膳食中各类食物的种类、数量及其所占的比例的综合,以食物多样、搭配合理为基础。中国居民平衡膳食宝塔是根据《中国居民膳食指南(2022)》的核心内容和推荐,结合中国居民膳食的实际情况,把平衡膳食的原则转化为各类食物的数量和比例的图形化表示,体现了一个在营养上比较理想的基本构成。

中国居民平衡膳食模式覆盖了五大类人体必需的基本食物,包括谷薯类、蔬菜水果类、禽畜鱼蛋类、奶豆坚果类以及烹饪用油、盐等。推荐的食物品种丰富,每周在 25 种以上,以保障能量和营养素的充足供给。按照 1 600~2 400kcal 能量需求,膳食指南推荐的食物类别绘制塔形图,此构成能够最大程度地满足能量和营养素需要。

多数情况下,居民各类食物摄入量的分布与《中国居民膳食指南(2022)》推荐的食物类别和摄入量的分布存在明显差异。我国居民的蔬菜、水果、奶类、蛋类、水产类等严重摄入不足。肉类、食用油和食盐的摄入量远超过推荐摄入量。因此,检查食物种类、比例来衡量膳食结构的组成是否合理,引导和纠正存在的问题,达到平衡膳食,促进居民膳食营养健康是首先控制点。

(二)能量和主要营养素

个体或人群的膳食应在一段时间内(至少一周),膳食所提供的平均能量和营养素摄入量应满足相应个体或人群的能量和营养素的需要量。一般要求膳食能量应达到能量需要量的 90%~110%,蛋白质、矿物质、维生素应达到参考摄入量的 80% 以上。若部分营养素摄入量不能满足要求,需要进行餐谱调整,以达到营养需求。

烹饪方法对食物营养素有一定的影响,可能导致营养素的丢失。如油炸过程中,所有营养素都有不同程度的丢失,蛋白质因高温炸焦变性,脂肪发生一系列反应而营养价值降低,蔬菜维生素损失较多,肉类损失 B 族维生素。

中国居民膳食参考摄入量建议的能量来源:碳水化合物占 50%~65%,脂肪占 20%~30%(1~3 岁为 35%)。碳水化合物主要来源于谷薯类等植物性食物,脂肪主要来源于动物性食物和食用油。谷薯类、动物性食物和食用油也是能量的主要食物来源。因此能量的控制需从以上三类食物摄入量方面来进行。

图 6-7 分析了 2 000kcal 能量需要水平下,不同类型的食物提供的能量分布。可以看出植物性食物是能量的主要来源,占膳食总能量的 66%。

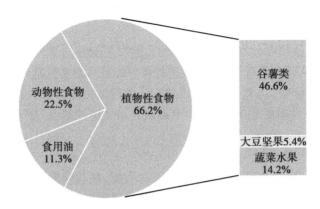

图 6-7 2 000kcal 能量需要水平平衡膳食模式下的食物能量来源比例

总体来看,一方面需要控制能量来源食物的摄入总量,同时应控制高油含量类型食物的摄入,从而达到在满足人体主要营养素需要的同时控制能量的摄入的目标。

(三)盐油糖的控制

1. **食盐** 盐是食物烹饪或加工食品的主要调味品。我国居民的饮食习惯中食盐摄入量过高,而过多的盐摄入与高血压、胃癌和脑卒中有关。因此要降低食盐摄入,培养清淡口味,逐渐做到量化用盐,推荐每天食盐摄入量不超过 5g。可通过以下方法控制盐的摄入量。

(1)调味品替代方法:可通过不同味道的调节来减少对咸味的依赖。如在烹制菜肴时放少许醋,提高菜肴的鲜香味,有助适应少盐食物;也可以在烹调食物时使用花椒、八角、辣椒、葱、姜、蒜等天然调味料来调味。

(2)合理运用烹调方法:烹制菜肴可以等到快出锅时再加盐,能够在保持同样咸度的情况下,减少食盐用量。对于炖、煮菜肴,应减少盐的用量,保持食物天然的味道。用咸菜作烹调配料时,可先用水冲洗或浸泡,以减少盐的含量。

(3)做好总量控制:烹饪时的用盐量不应完全按每人每天 5g 计算,应考虑成人、儿童的不同,还有日常零食、即食食品、黄酱、酱油等的食盐含量。如果只烹饪一餐,则应该按照餐次食物分配比例计算食盐用量,如午餐占三餐的 40%,则一餐每个成人的食盐用量不超过 2g(5g×40%)。

(4)注意隐形钠问题:一些加工食品虽然吃起来没有咸味,但在加工过程中都添加了食盐,如面条、面包、饼干等。另外,鸡精、味精含钠量较高,应特别注意。

某些腌制食品和预包装食品属于高盐(钠)食品。为控制食盐摄入量,最好的办法是少买高盐(钠)食品和腌制食品。

预包装食品的营养标签中,钠是强制标示项目,购买时应注意食品的钠含量。一般而言,超过钠 30%NRV(营养素参考数值)的食品需要注意少购少吃。

2. **油** 烹调油包括植物油和动物油,是人体必需脂肪酸和维生素 E 的重要来源。目前我国居民烹调油摄入量过多。过多脂肪和动物脂肪摄入会增加肥胖,反式脂肪酸增高心血管疾病的发生风险。应减少烹调油和动物脂肪用量,每天的烹调油用量应控制在 25~30g。

对于成年人,脂肪提供能量占总能量的30%以下。可通过以下方法控制油的摄入量。

(1)坚持定量用油,控制总量:将每天应该食用的烹调油倒入量具内,炒菜用油均从该量具内取用。逐步养成习惯,培养成自觉的行为,对预防慢性病大有好处。

(2)合理运用烹饪方法:烹调方式多种多样,不同烹调方法用油量有多有少。选择合理的烹调方法,如蒸、煮、炖、焖、水滑、熘、拌等,都可以减少用油量。少用煎炸等用油量多的方法。

(3)减少高脂零食:加工的零食和油炸香脆食品,如饼干、蛋糕、糕点以及脆的薯条、土豆片和其他可口的零食,都可能由富含饱和脂肪如黄油、奶油、烹饪用人造黄油、可可脂和棕榈油等制作而成。脂肪含量非常高,且饱和脂肪含量高,应特别注意限制摄入。

3. **糖** 添加糖是纯能量物质,摄入过多可增加龋齿,引发超重肥胖发生的风险。建议每天摄入添加糖提供的能量不超过总能量的 10%(50g),最好不超过总能量的 5%(25g)。我国居民糖的摄入主要来自加工食品,儿童青少年中,含糖饮料是添加糖的主要来源。含糖饮料指糖含量在 5% 以上的饮品。多数饮品含糖量在 8%~11%,有的高达 13%。由于饮用量大,糖摄入量很容易在不知不觉中超过50g限量。

减少糖的摄入可以通过逐渐减少含糖饮料的摄入,或者用其他饮品替代(如饮茶水)来逐步实现。此外,还应减少其他高糖食品的摄入量。烹调时也应尽量控制糖的用量。

二、膳食评估

一般在完成食谱计划之后,从食物种类、食物量、能量和营养水平等方面对膳食进行综合评估,以评价膳食是否满足就餐者需求,及所达到的营养效果。

(一)食物种类和结构评价

中国居民膳食指南要求每天膳食应包括谷薯类、蔬菜水果类、畜禽鱼蛋奶类、大豆坚果类等食物。建议平均每天不重复的食物种类数达到 12 种,每周达 25 种。对膳食进行评价时,首先分析食物种类是否满足上述要求。四大类食物品种数要满足表6-34 的要求。

中国居民膳食指南和某些人群营养配餐相关的国家标准/行业标准/团体标准中给出了不同年龄各类食物的建议摄入量,根据研究对象的年龄,确定研究对象的不同种类食物建议摄入量,将研究对象膳食中不同种类食物量与建议摄入量进行对比,评价是否满足建议摄入量要求。除此外,还应注意油、盐用量是否符合要求(表6-34)。

表 6-34 膳食来源和结构评估

	每天	每周	评估
食物种类	满足 12 种	满足 25 种	大于 12 种(每天)/25 种(每周)优良;少于 8 种(每天)/18 种(每周)不合格
膳食结构	与膳食指南食物类别和比例基本一致	与膳食指南食物类别和比例较一致	符合-合格 少于 2 类不合格
能量来源	脂肪 20%~30%,碳水化合物 50%~65%,蛋白质 10%~20%	脂肪 20%~30%,碳水化合物 50%~65%,蛋白质 10%~20%,较一致	符合-合格,脂肪过高及过低不合格
蛋白质来源	优质蛋白 50%	优质蛋白超过 50%	优质蛋白>50% 合格

（二）膳食能量和来源评价

根据个人或群体年龄、性别、身体活动水平、生理状况及疾病情况等,结合《中国居民膳食营养素参考摄入量（2013 版）》,确定个人或群体的能量及营养素需求量。利用中国食物成分表进行餐谱的营养成分分析,以一段时间内的平均能量和营养素摄入量与营养需要量进行对比,按照能量和营养素的占比是否在合理范围内进行餐谱评价。若部分营养成分摄入量不能满足要求,需要进行餐谱调整,以达到营养需求。

餐谱的总能量要符合个人或群体的营养需求,不能过高和过低。原则上以 5%~10% 的能量范围为佳。蛋白质、脂肪和碳水化合物作为膳食中提供能量的营养物质,各自的供能比也应符合个人或群体的营养需求。对成人而言,中国居民膳食营养素参考摄入量中推荐脂肪供能比为 20%~30%,碳水化合物供能比为 50%~65%,蛋白质占能量的比例 10%~20% 为好。

1. **蛋白质**　蛋白质是体现膳食质量的重要指标,蛋白质食物来源可分为植物性和动物性两大类,一般动物蛋白质和大豆蛋白质为优质蛋白,应占膳食蛋白质总量的 30%~50%。一般评价蛋白质变化范围在 RNI ± 10% 之间为好,小于 80% RNI 或大于 120% RNI 为不合格。在膳食中应保证有一定数量的优质蛋白质,有利于提高蛋白质利用率,改善膳食质量。

2. **脂肪和必需脂肪酸**　脂肪过多过少都对人体不利。人体不能自身合成亚油酸和 α- 亚麻酸,必须依赖食物提供,因此应保证必需脂肪和脂肪酸的摄入符合中国居民膳食营养素参考摄入量的要求。中国居民膳食营养素参考摄入量要求饱和脂肪酸不超过 10%,亚油酸供能比为 4.0%,α- 亚麻酸供能比为 0.6%。对于孕妇和儿童,DHA 也是需要考虑的指标(表 6-35)。

3. **维生素和矿物质**　人体所需的维生素和矿物质也应符合中国居民膳食营养素参考摄入量上各种维生素和矿物质推荐摄入量的要求。一般范围食谱中营养素的含量在 10% 以内变化可接受,低于 20% 或超过 UL 均为不合格。

表 6-35　一日食谱评价参考

营养素	良好	合格	不合格
能量	符合 EER 建议	（90%~110%）EER 范围内	< 80%EER 或 > 120%EER
蛋白质	符合 RNI 建议	（90%~110%）RNI 范围内 优质蛋白来源在 50% 以上	< 80%RNI 或 > 120%RNI
脂肪	总脂肪功能比在 20%~30%E 饱和脂肪酸不超过 10%E 亚油酸供能比为 4.0%E α- 亚麻酸供能比为 0.6%E。		总脂肪功能比 < 20%E 或 > 35%E
大部分维生素	符合 RNI 或 AI 建议	（90%~110%）RNI 或 AI 范围内	< 70%RNI 或 AI
大部分矿物质	符合 RNI 或 AI 建议	（90%~110%）RNI 或 AI 范围内	< 70%RNI 或 AI

4. **其他**　三餐能量分布,也常用来评价食谱的优劣。应保证营养摄入均衡、三餐分配合理。一般要求是早餐 25%~30%,中餐 30%~40%,晚餐 30%~40%,儿童应包括加餐。

（三）摄入观察及评价

1. **食物摄入量**　调查就餐者的食物摄入量,可以直接反映餐谱是否可以满足就餐的营养需求。若餐谱中食物剩余量比较大,说明餐谱份量偏高,可适当降低食物餐谱份量,防止营养过剩。若就餐者反映不够吃,可能餐谱份量偏低,需重新评价就餐者营养需求,进行餐谱调整。

2. **体重变化** 体重变化可以反映就餐者短期的营养状况,可以通过测量就餐者的体重,评价餐谱营养状况,以确定是否需进一步进行餐谱调整。

3. **其他指标变化** 除了食物摄入量、体重等指标外,还可以长期跟踪观察个人或群体的血脂、血糖、血压、血红蛋白等指标的变化,评价就餐者的营养状况,以此判定膳食营养是否合理。

三、膳食调查和监测

膳食调查是了解被调查对象在一定时间内通过膳食摄取的能量、各种营养素的数量和质量,据此来评价被调查对象能量和营养素需求获得满足的程度。膳食调查方法有称重法、记账法、回顾法、食物频率法和化学分析法等。

(一)称重法

称重法(weighing method)可用于个人、家庭或集体单位,该方法细致准确,但比较耗费人力、物力。调查期间需要对每餐所吃主副食的生重、熟重及剩余食物称重,并根据实际用餐人数,计算出平均每人用餐的食物生重。将一天各餐的结果加在一起,得出每人每天摄入的各种食物生重,参照食物成分表来计算出能量和各种营养素摄入量。调查时还应注意三餐之外所摄入的水果、坚果、糕点等零食的称重记录。称重法举例见表6-36。

称重法膳食调查一般可调查3~7天。如果调查对象在年龄、性别、劳动强度上差别较大,则必须折算成相应"标准人(指轻体力劳动的60kg成年男子)"的每人每日各种食物的摄入量。

表6-36 膳食调查称重法记录表举例

| 餐次 | 菜肴名称 | 生重 | | 熟重/g | 生熟比 | 剩余熟重/g | 实际摄入量 | | 就餐人数 |
		食材名称	重量/g				熟重/g	生重/g	
早餐	猪肉包子	面粉	50	150	0.33	0	150	50	1人
		猪肉	30		0.2			30	
		白菜	50		0.33			50	
		油	1.5		0.01			1.5	
		盐	0.5		0.003 3			0.5	
	杂粮粥	大米	10	300	0.033	120	180	6	
		小米	5		0.017			3	
		红豆	5		0.017			3	
		花生	3		0.01			1.8	
		莲子	2		0.007			1.2	

（二）记账法

记账法（food recorder）适用于有详细账目的集体单位，过程相对简便，节省人力物力。该法通过查账或记录本单位一定时间内各种食物消耗总量和用餐人日数，计算出平均每人每日的食物消耗量，一般可统计1个月，一年四季各进行一次。如果被调查对象在年龄、性别、劳动强度上差别较大时，与称重法一样，也要用折算成"标准人"的每人每日各种食物摄入量。

该法适合于家庭调查，也适用于托幼机构、中小学校、部队、养老机构等集体单位。如果食物消耗量随季节变化较大，不同季节内多次短期调查的结果比较可靠。记账法举例见表6-37和表6-38。

（三）24小时回顾法

24小时回顾法（24h recall）又称询问法，即对被调查者连续3天各种主副食物摄入情况进行回顾调查（包括在外就餐），获得个人每日各种食物摄入量，根据食物成分表计算出能量和营养素的摄入量。成人在24小时内对所摄入的食物有较好的记忆，一般认为24小时膳食的回顾调查最易获得可靠的资料，简称24小时回顾法（表6-39）。该方法简便易行，但所得资料比较粗略，有时需要借助食物模具或食物图谱来提高其准确性。

表6-37 集体单位食物量登记表

时间： 年 月至 年 月

食物名称	上次结余量/kg	采购量/kg	废弃量/kg	本次结余量/kg

表6-38 集体单位就餐人数登记表

时间： 年 月至 年 月

餐次	就餐人数	就餐天数
早餐		
午餐		
晚餐		

表 6-39　24 小时膳食回顾询问表

姓名：　　　　　　　　　　　　　　　　　　调查日期：　　　年　　　月　　　日

食物名称	原料名称	原料编码	原料重量 /g	进餐时间	进餐地点

资料来源：王陇德. 中国居民营养与健康状况调查报告之一 2002 综合报告. 北京：人民卫生出版社，2005.

（四）食物频率法

食物频率法（food frequency questionnaire，FFQ）收集被调查对象过去一段时间（数周、数月或数年）内各种食物消费频率及消费量，从而获得个人长期食物和营养素平均摄入量。食物频率法可快速得到平时各种食物摄入的种类和数量，反映长期膳食行为，其结果可作为研究慢性疾病与膳食模式关系的依据，也可供膳食咨询指导之用（表 6-40）。

（五）化学分析法

化学分析法是收集调查对象一日膳食中所摄入的全部主副食品，通过实验室化学分析方法来测定其营养素含量的方法。根据样品的收集方法不同分为双份饭法和双份原料法两种。

表 6-40　食物频率调查表

食物名称	是否吃 ①否②吃	进食次数				平均每次 食用量
		次 / 天	次 / 周	次 / 月	次 / 年	
1 大米						g
2 小麦面粉						g
3 杂粮（小米 / 高粱 / 玉米等）						g
4 薯类（红薯 / 山药 / 芋头 / 土豆等）						g
5 油炸面食（油条 / 油饼等）						g
6 猪肉						g
7 牛、羊肉						g
8 禽肉						g
9 动物内脏类						g
10 水产品						g
11 鲜奶						ml
12 奶粉						g
13 奶酪						g
14 酸奶						ml

续表

食物名称	是否吃①否②吃	进食次数				平均每次食用量
		次/天	次/周	次/月	次/年	
15 蛋类						个
16 豆腐						g
17 豆腐丝/千张/豆腐干						g
18 豆浆						ml
19 干豆类						g
20 新鲜叶菜						g
21 根茎类						g
22 菇类						g
23 咸菜类						g
24 酱油						ml
25 糕点						g
26 新鲜水果						g
27 坚果						g
28 低度白酒（＜38度）						ml
29 高度白酒（＞38度）						ml
30 啤酒						ml
31 果汁饮料						ml
32 其他饮料						ml
33 盐						g
34 油						g
营养素补充剂		天/周				
35 钙制品						
36 铁剂						
37 维生素						
38 其他保健食品						

　　化学分析法的优点是能够最可靠地得出食物中各种营养素的实际摄入量。缺点是操作复杂，目前已很少单独使用，常与其他收集食物消耗量的方法（如称重法）结合使用。由于代价高，仅适于较小规模的调查。如营养代谢实验，了解某种或几种营养素的体内吸收及代谢状况等。

四、案例

　　1. 学生餐谱评价　某小学有600名学生，其中1~3年级有350名学生，男生170名，女生180名；4~6年级有250名学生，男生100名，女生150名，以下是该校学生搭配一天的餐谱（表6-41）。对此餐谱进行评价。

表6-41　某学校学生一日餐谱

餐次	食谱	食物名称及用量
早餐	白菜包子	小麦粉50g，小白菜50g，虾皮5g
	茶叶鸡蛋	鸡蛋50g
	小米粥	小米25g
上午加餐	牛奶	牛奶200g
午餐	杂粮饭	稻米70g，玉米糁10g，赤小豆10g，黑米10g
	香菇油菜	油菜100g，香菇25g
	冬瓜蒸肉	猪肉50g，冬瓜50g
	黄瓜豆腐汤	黄瓜10g，豆腐20g
下午加餐	桃（均值）	桃200g
晚餐	米饭	稻米30g
	烤红薯	红薯100g
	苦瓜炒鸡肉	苦瓜50g，鸡胸脯肉50g
	清炒西蓝花	西蓝花100g
	番茄丝瓜浓汤	番茄10g，豆腐15g，丝瓜15g
全天	玉米油	玉米油20g
	精盐	精盐3g

（1）食物种类评价：对以上学校学生餐谱中的食物品种数进行统计，该餐谱中包含了22种食物，且四大类食物的品种数均符合要求（表6-42）。

表6-42　某学校学生餐谱中食物品种数与要求数量对比

食物类别	平均每天种类数要求	餐谱中食物种类数
谷类、薯类、杂豆类	≥3	6
蔬菜、水果类	≥5	10
畜、禽、鱼、蛋类	≥3	4
奶、大豆、坚果类	≥1	2
合计	≥12	22

（2）食物量评价：将以上学校学生餐谱中的各类食物的食物量进行分类统计，多数食物种类的食物量基本符合小学年龄段的要求。该餐谱中禽畜肉量高于建议量，而鱼虾类较少。除此外，豆制品的量比较少。但若一周平均符合要求即可，该天的餐谱可不再做调整（表6-43）。

表6-43 某学校学生餐谱中食物与不同年龄学生建议食物量对比

食物种类		餐谱中食物量/g
谷薯类	谷薯类	305
蔬菜水果类	蔬菜类	410
	水果类	200
鱼禽肉蛋类	畜禽肉类	100
	鱼虾类	5
	蛋类	50
奶、大豆类及坚果	奶及奶制品	200
	大豆类及其制品和坚果	11.7
植物油		20
盐		3

注：1. 均为可食部分生重。

2. 谷薯类包括各种米、面、杂粮、杂豆及薯类等。

3. 大豆包括黄豆、青豆和黑豆，大豆制品以干黄豆计。

4. 奶及奶制品以液态奶计。

（3）膳食营养水平评价：根据以上餐谱，利用中国食物成分表计算餐谱营养成分含量，并与目标量（表6-44）对比。

表6-44 某学校学生一日餐谱的能量及营养素含量与目标量对比

能量和营养素	目标量	餐谱中含量	占目标量的比值
能量/kcal	1 772	1 752	98.9
蛋白质/g	44.2	65.5	148.3
脂肪/%E	20~30	35.5	
碳水化合物/%E	50~65	50	
钙/mg	791.7	669	84.5
铁/mg	12.8	16.3	127.0
锌/mg	7.1	9.2	129.1
维生素 A/μg RAE	491.7	985	200.3
维生素 B$_1$/mg	1.0	0.83	84.4
维生素 B$_2$/mg	1.0	1.1	111.9
维生素 C/mg	66.3	183.8	277.4
膳食纤维/g	20.0	13.4	67.0

1）能量及供能比：学生配餐的能量及营养成分的目标量，可以按照第一节的方法进行配餐目标的调整和设置。如果工作量排不开，也可以根据学生的年龄、性别分布，进行简易设置。参照 WS/T 554—2017《学生餐营养指南》的建议，计算并确定学校学生的能量及营养素的需要量。例如，能量需要量为（1 700kcal/ 人 ×170 人 +1 550kcal/ 人 ×180 人 +2 100kcal/ 人 ×100 人 +1 900kcal/ 人 ×150 人）÷600 人 =1 772kcal/（人·天）。其他营养素的目标量依此方法计算。该餐谱中的能量满足目标量的 90% 以上，脂肪供能比为 35.5%，略高于目标量范围；碳水化合物供能比为 50%，满足目标量要求。若一周餐谱的平均脂肪能量、脂肪供能比、碳水化合物供能比等均符合要求，该餐谱可不做调整。

2）优质蛋白质：该餐谱中可提供优质蛋白质 35.4g，优质蛋白质占比为 54.0%，满足学生对优质蛋白质的需要。

3）必需脂肪酸：该餐谱中亚油酸供能比为 8.6%，α- 亚麻酸供能比为 0.4%，α- 亚麻酸供能略低于推荐量。

4）维生素和矿物质：该餐谱中主要维生素和矿物质的含量均在目标量的 80% 以上，基本符合要求。

（4）三餐占比：该餐谱中三餐占比为早餐（含上午加餐）28.3%、午餐（含下午加餐）为 48.5%、晚餐为 23.2%。午餐和晚餐能量占比不符合要求。

除此之外，膳食纤维含量低于目标量的 80%。本餐谱的主要问题是三餐能量占比不符合要求，可将午餐和晚餐的荤菜调整一下，其他营养成分与目标量差异不大，可按照一周平均后符合要求即可。

（5）摄入观察及评价：短期内观察学生的食物摄入量及体重变化，长期观察学生的 BMI、血红蛋白等的指标变化，根据学生短期和长期指标的变化，以评价餐谱的营养效果，根据评价结果，确定是否需对餐谱进行进一步调整。

2. **老年餐谱评价** 对以上养老院举例餐谱（表 6-14）进行分析如下。

（1）食物种类评价：对以上餐谱的食物种类进行统计，该餐谱中包含了 19 种食物，四大类食物要求的食物品种数均符合要求（表 6-45）。

表 6-45 老年餐谱食物种类数量与要求数量对比

食物类别	平均每天种类数要求	餐谱中食物种类数
谷类、薯类、杂豆类	≥3	7
蔬菜、水果类	≥5	7
畜、禽、鱼、蛋类	≥3	3
奶、大豆、坚果类	≥1	2
合计	≥12	19

（2）食物量评价：对以上餐谱的各类食物量进行统计计算，该餐谱中蔬菜、水果和奶制品高于建议量，不含有畜肉，但是鱼虾及禽肉和蛋类的总和满足肉类食物的要求，其他各类食物量基本符合老年人各类食物建议量（表6-46）。

表6-46　老年餐谱食物量与建议量对比　　　　　　　　　　单位：g/d

食物类别	餐谱中食物量	食物类别	餐谱中食物量
谷类	245	畜肉（瘦）	0
全谷物和杂豆类	70	大豆	30.6
蔬菜	460	乳类	500
水果	300	烹调油	25
鱼虾及禽肉	100	食盐	4
蛋类	40		

（3）膳食营养水平评价：根据中国食物成分表，计算以上餐谱的能量和营养素含量，并与该人群的目标量进行对比分析（表6-47）。

1）能量及供能比：该餐谱中的能量可达到目标量的104.2%，脂肪供能比为29.0%，碳水化合物供能比为55.0%，均可满足该养老院老年人的需求。

2）优质蛋白质：该餐谱中可提供优质蛋白质46.0g，优质蛋白质占比为57.5%，可满足老年人对优质蛋白质的需要。

3）必需脂肪酸：该餐谱中亚油酸供能比为8.9%，α-亚麻酸供能比为1.2%，可满足老年人对必需脂肪酸的要求。

4）维生素和矿物质：该餐谱中主要维生素和矿物质的含量均在目标量的80%以上，基本符合要求。

5）三餐占比：该餐谱中早餐能量占比为20.5%，上午加餐为4.5%，午餐为37.5%，下午加餐为8.8%，晚餐为23.8%。午餐和晚餐能量占比不符合要求，上午加餐略低。

本餐谱中的主要问题是午餐和晚餐的占比不符合要求。

表6-47　某养老院老年人一日餐谱的能量及营养素含量与目标量对比

能量和营养素	含量	目标量	占目标量的比值
能量 /kcal	1 837	1 762.5	104.20%
蛋白质 /g	81.7	64	127.66%
脂肪 /%E	29	20~30	
维生素 A/μg RAE	838.1	800	104.76%
维生素 E/mg	42.2	14	301.43%
钙 /mg	906	1 000	90.60%

（4）摄入观察及评价：短期内观察老年人的食物摄入量及体重变化，长期观察老年人的血脂、血糖、血压、血红蛋白等的指标变化，根据老年人短期和长期指标的变化，评价餐谱的营养效果，根据评价结果，确定是否需对餐谱进行进一步调整。

（杨月欣 何 梅 孙建琴 蒋 燕 韩维嘉 王 彦 张 燕）

本 章 要 点

1. 营养配餐的原则。
2. 健康个体膳食设计和评估方法。
3. 团餐人群膳食设计方法。
4. 配餐软件学习应用。

思 考 题

多选：

1. 营养配餐的工具有（　　）

   A DRIS
   B 营养平衡理论
   C 食物成分表
   D 中国居民膳食指南和平衡膳食宝塔
   E 营养百科全书

2. 中国居民平衡膳食遵循的原则是（　　）

   A 食物多样
   B 谷类为主
   C 满足需要
   D 营养均衡

3. 最常用于较大人群的膳食调查方法是（　　）

   A 称重法
   B 记账法
   C 食物频率法
   D 24h 膳食回顾法
   E 化学分析法

4. 医院普通膳食适用于（　　）

   A 眼科患者
   B 发热患者
   C 消化不良患者
   D 咀嚼不便的老年患者
   E 口腔疾病患者

5. 软食适用于（　　）

   A 腹部手术患者
   B 痢疾患者
   C 消化不良患者
   D 喉部手术患者
   E 昏迷患者

6. 半流质膳食适用于（　　）

   A 咀嚼困难、尚有吞咽功能的患者
   B 喉癌术后患者
   C 骨折康复期患者
   D 鼻饲患者
   E 糖尿病患者

7. 流质膳食适用于(　　)

  A 下颌骨骨折手术固定患者　　　　B 糖尿病患者

  C 非消化道术后恢复期患者　　　　D 白内障患者

  E 子宫肌瘤患者

8. 慢性肾功能不全患者应采用(　　)

  A 低蛋白膳食　　　　B 高蛋白膳食　　　　C 低脂肪膳食

  D 低嘌呤膳食　　　　E 低渣膳食

9. 糖尿病膳食的配膳原则中不包括(　　)

  A 控制总能量,少食多餐　　　　B 平衡膳食,食物选择多样化

  C 适当增加膳食纤维食物　　　　D 限制蛋白质的摄入

  E 限制脂肪及食盐的摄入量

10. 膳食营养管理关键控制点为(　　)

  A 膳食结构　　　　B 油盐适量

  C 能量适量　　　　D 合理搭配

技 能 操 作

一、使用营养配餐软件进行配餐

  某养老院有 80 名老年人,其中 65~79 岁的有 50 人,男性 20 人,女性 30 人;80 岁及以上的为 30 人,女性 20 人,男性 10 人。根据以上基础情况,请为食堂管理者提供营养指导建议,并应用软件为该养老院老年人进行营养配餐。

  计算软件参考"智慧膳食管理系统"为膳食设计和营养管理。基本操作为:

  1. 根据人群基本信息确定能量及营养素目标量　根据年龄和性别组成,参照《老年人膳食指导》(WS/T 556—2017)中对能量及营养素的要求,计算养老院老年人平均每日能量需要量。(标准人日的能量)

  公式:$EN=\sum EN_{ia} \times X_{ia} \div \sum X_{ia}$

  EN:养老院老年人平均每日能量需要量

  EN_{ia}:不同性别年龄别能量需要量

  X_{ia}:不同性别年龄别人数

  计算该养老院老年人平均每人每日能量需要量为:

    (2 050×20+1 700×30+1 900×10+1 500×20)÷80=1 762.5(kcal/d)

  其他营养素目标量直接参照标准中的要求。

  2. 登录配餐软件,选择配餐日期。

  3. 选择配餐人群及配餐标准。

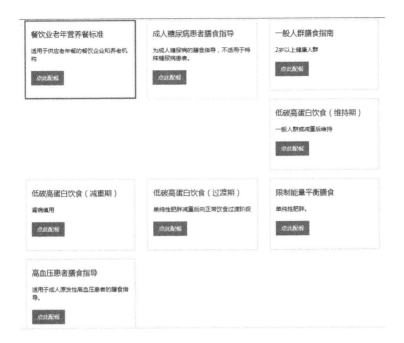

4. 选择该人群的能量需要量

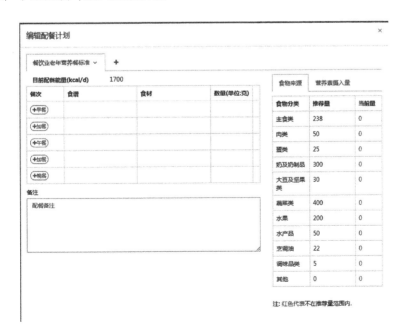

5. 点击"手工配餐"，进入配餐界面

6. 添加菜肴、食材及用量,形成餐谱

编辑配餐计划

调整后套餐

目前配餐能量(kcal/d) 1700

餐次	食谱	食材	数量(单位:克)	
早餐	茶叶鸡蛋	鸡蛋(均值)	50	○
	白菜包子	虾皮	5	○
		小麦粉(标准粉)	50	
		小白菜	50	
	小米粥	小米	25	○
加餐	牛乳(均值)	牛乳(均值)	200	○
午餐	黄瓜豆腐汤	黄瓜	10	○
		豆腐(均值)	20	
	冬菜蒸肉	猪肉(肋条肉)	50	○
		冬菜	50	
	香菇油菜	香菇	25	○
		油菜	100	
	杂粮饭	玉米糁(黄)	10	○
		赤小豆	10	
		黑米	10	
		稻米(均值)	70	
加餐	桃(均值)	桃(均值)	200	○
晚餐	清炒冬瓜	冬瓜	100	○
	玉米油	玉米油	20	○
	烤红薯	甘薯(红心)	100	○
	精盐	精盐	3	○
	西红柿鸡蛋汤	番茄	20	○
		鸡蛋(均值)	10	
	苦瓜炒鸡肉	苦瓜	50	○
		鸡胸脯肉	50	
	米饭	稻米(均值)	50	○

食物来源 | **营养素摄入量**

营养元素	推荐量	当前量
能量	1700	1779.79
蛋白质	55~64	59.74
脂肪	38~57	67.58
碳水化合物	213~255	238.26
膳食纤维	25	12.58
维生素A	800	594.67
维生素C(抗坏血酸)	100	124.61
维生素E	14	20.76
钾	2000	2163.64
钠	1400	5388.81
钙	1000	646.37
镁	320	276.05
铁	12	20.67

注: 红色代表不在推荐量范围内.

备注

配餐备注

关闭 保存

7. 查看营养分析结果

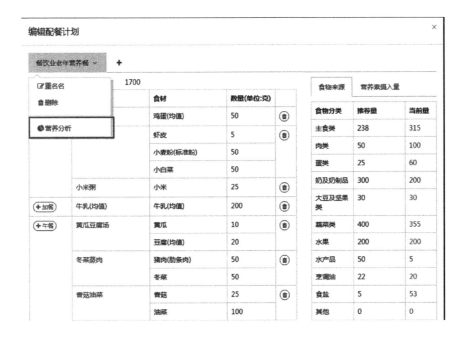

配餐营养分析

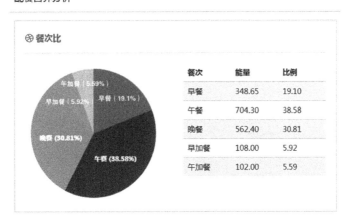

餐次	能量	比例
早餐	348.65	19.10
午餐	704.30	38.58
晚餐	562.40	30.81
早加餐	108.00	5.92
午加餐	102.00	5.59

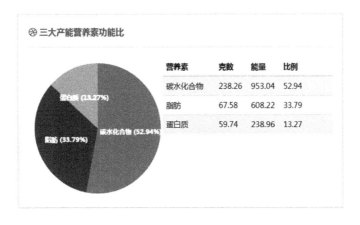

营养素	克数	能量	比例
碳水化合物	238.26	953.04	52.94
脂肪	67.58	608.22	33.79
蛋白质	59.74	238.96	13.27

⊛ **食物来源**

#	食物类别	推荐摄入量（克）	实际摄入量（克）
1	主食类	238	315
2	肉类	50	100
3	蛋类	25	60
4	奶及奶制品	300	200
5	大豆及坚果类	30	30
6	蔬菜类	400	355
7	水果	200	200
8	水产品	50	5
9	烹调油	22	20
10	食盐	5	53
11	其他	0	0

⊛ **营养素摄入量**

#	营养素	全天目标	实际摄入
1	能量	1700	1779.79
2	蛋白质	55~64	59.74
3	脂肪	38~57	67.58
4	碳水化合物	213~255	238.26
5	膳食纤维	25	12.58
6	维生素A	800	594.67
7	维生素C（抗坏血酸）	100	124.61
8	维生素E	14	20.76
9	钾	2000	2163.64
10	钠	1400	5388.81
11	钙	1000	646.37
12	镁	320	276.05
13	铁	12	20.67

二、案例分析

李某为分娩两周的产妇，体质虚弱，母乳不足，为了母子健康，请营养师进行会诊和膳食设计。

1. 设计食谱时,该种膳食全天提供的能量为(　)

    A 2 400~2 600kcal　　　　　B 2 200~2 400kcal　　　　C 1 500~1 800kcal

    D 1 000~1 500kcal　　　　　E 800~1 000kcal

2. 该种膳食每日供餐的次数为(　)

    A 3次　　　　B 4次　　　　C 5~6次　　　　D 6~7次　　　　E 7~8次

3. 该种膳食可以选用的主食为(　)

    A 米粥　　　　B 面条　　　　C 馄饨　　　　D 煎饺　　　　E 烙饼

4. 鼓励大量饮水,少吃或不吃蔬果,为乳汁分泌做准备。

5. 该产妇一日食谱的优缺点分析。

参 考 文 献

[1] 中国营养学会. 中国居民膳食营养素参考摄入量(2013版)[M]. 北京:科学出版社,2014.

[2] 中国营养学会. 中国居民膳食指南(2022)[M]. 北京:人民卫生出版社,2022.

[3] 杨月欣. 营养配餐和膳食评价实用指导[M]. 北京:人民卫生出版社,2008.

[4] 杨月欣. 中国营养科学全书[M]. 2版. 北京:人民卫生出版社,2019.

[5] 孙长颢. 营养与食品卫生学[M]. 北京:人民卫生出版社,2017.

[6] 国家卫生计生委疾病预防控制局. 中国居民营养与慢性病状况报告(2015年)[M]. 北京:人民卫生出版社,2016.

[7] 中华人民共和国国家卫生和计划生育委员会. 学生餐营养指南:WS/T 554—2017[S/OL]. 2017. http://www.nhc.gov.cn/ewebeditor/uploadfile/2018/06/20180613135619237.pdf.

[8] 中华人民共和国国家卫生和计划生育委员会. 老年人膳食指导:WS/T 556—2017[S/OL]. 2017. http://www.nhc.gov.cn/ewebeditor/uploadfile/2018/06/20180613135646962.pdf.

[9] 中华人民共和国国家卫生和计划生育委员会. 高尿酸血症与痛风患者膳食指导:WS/T 560—2017[S/OL]. 2017. http://www.nhc.gov.cn/ewebeditor/uploadfile/2018/06/20180613135747350.pdf

[10] 中华人民共和国国家卫生和计划生育委员会. 恶性肿瘤患者膳食指导:WS/T 559—2017[S/OL]. 2017. http://www.nhc.gov.cn/ewebeditor/uploadfile/2018/06/20180613135731241.pdf.

[11] 中华人民共和国国家卫生和计划生育委员会. 脑卒中患者膳食指导:WS/T 558—2017[S/OL]. 2017. http://www.nhc.gov.cn/ewebeditor/uploadfile/2018/06/20180613135714899.pdf

[12] 中华人民共和国国家卫生和计划生育委员会. 慢性肾脏病患者膳食指导:WS/T 557—2017[S/OL]. 2017. http://www.nhc.gov.cn/ewebeditor/uploadfile/2018/06/20180613135700290.pdf

[13] 中华人民共和国国家卫生和计划生育委员会. 成人糖尿病患者膳食指导:WS/T 429—2013[S/OL]. 2013. https://www.cnsoc.org/www/@/74189920-7233-4232-bde9-91b2f40f8685.zip

[14] 中华人民共和国国家卫生和计划生育委员会. 高血压患者膳食指导:WS/T 430—2013[S/OL]. 2013. https://www.cnsoc.org/www/@/01c6a2cc-1da5-40f0-b6cb-584ec8b94b6d.zip.

[15] 常继乐,王宇. 中国居民营养与健康状况监测2010—2013年综合报告[M]. 北京:北京大学医学出版社,2016.

[16] 王陇德. 中国居民营养与健康状况调查报告之一 2002综合报告[M]. 北京:人民卫生出版社,2005.

[17] 胡雯,于康,周春凌. 医疗膳食学[M]. 北京:人民卫生出版社,2017.

[18] 杜寿玢,陈伟. Krause营养诊疗学[M]. 北京:人民卫生出版社,2017.

[19] 葛声,张片红,马爱勤,等.《中国2型糖尿病膳食指南》及解读[J]. 营养学报,2017,39(06):521-529.

[20] 蔡东联,糜漫天. 营养师必读[M]. 3版. 北京:人民军医出版社,2014.

第七章　食品卫生与安全

食品安全指食品无毒、无害，符合应有的营养要求，对人体健康不造成任何急性、亚急性或者慢性危害。

食品安全是人们对食品的基本要求。作为食品，首先是要保证其安全，即不得含有有毒有害物质，要保证食品在适宜的环境下生产、加工、储存和销售，减少其在食物链各个阶段所受到的污染，以保障消费者身体健康，此外，还应保证食品应有的营养、色、香、味、型等感官性状，无掺假、伪造，符合相应卫生标准的要求。食品安全不仅涉及消费者的健康，还关系到一个国家经济的正常发展，关系到社会的稳定和政府的威望。由于经济的发展，食品贸易及流通的全球化，新技术、新研究成果的应用和推广，任何一个食品卫生问题都容易产生国际影响。但由于各国和地区之间经济与技术发展的不平衡，各国在一定时间内所面对的主要食品卫生问题也不尽相同。随着社会、经济和技术的发展以及人类对健康要求的提高，重新评估人类所面临的食品安全问题并及时采取相应的对策是各国政府都在积极努力解决的课题。

第一节　食品安全概论

食品安全的含义有三个层次：

第一层，食品数量安全：即一个国家或地区能够生产民族基本生存所需的膳食。要求人们既能买得到又能买得起生存生活所需要的基本食品。

第二层，食品质量安全：指提供的食品在营养、卫生方面满足和保障人群的健康需要，食品质量安全涉及食品的污染、是否有毒，添加剂是否违规超标、标签是否规范等问题，需要在食品达到污染界限之前采取措施，预防食品的污染和避免食品安全的主要危害因素侵袭。

第三层，食品可持续安全：这是从发展角度提出的要求，食品的获取需要注重生态环境的保护和资源利用的可持续。

进入 21 世纪以来频频发生食品安全事件，如 2004 年 4 月发生在安徽阜阳的"有毒奶粉"致死婴儿事件、2008 年震惊中外的"三聚氰胺"奶粉事件、2011 年日本"核污染区"食品事件等，造成了人们对食品污染的恐惧和对食品安全的担心。在食品中，某些有害成分是食物本身所固有的，如有毒蘑菇中的各种毒素以及扁豆（四季豆）中的皂素和植物血凝素等，如果在食用时不加以注意，就会造成食物中毒，但更多的有害成分是食品在生产、加工、储存、运输、销售、烹调等整个过程的各个环节中被一些有毒、有害因素所污染而出现在食品中的。在目前的科学水平下，一些有毒、有害因素难以得出"健康影响"和"有害效应"的结论，但伴随着人们认识的发展就会有新的发现，如长期低剂量接触某些有毒、有害物质会在多年后出现对健康的损害。尽管这些有毒、有害效应一直存在，但目前的技术手段还不能识别所有健康损害效应和有毒、有害物质，这就是说，任何一种食品要保证绝对安全是不可能的。食品中存在可能引起健康损害的物质，科学家和管理者的作用就是尽量减少这种危害。

第二节　食品污染和预防

在食品种植、养殖、生产、加工、储运、销售、烹调到食用前的各个环节中，都有可能受到外来一些有害因素的污染，造成食品卫生质量降低与食品品质缺陷，引起危害人体健康等一系列的食品安全问题。

一、概述

食品污染是指食品中含有了外来的，影响其食用价值、商品价值，危害人体健康的微生物、化学物质和放射性物质的过程。按其外来有害物质的性质，食品污染可分为生物性、化学性和物理性污染三大类。

1. **生物性污染**　主要包括微生物（如细菌与细菌毒素、霉菌与霉菌毒素）、寄生虫及虫卵、昆虫和病毒的污染。该类污染为食品的主要污染形式。

2. **化学性污染**　污染物主要包括：生产、生活和环境中的各种污染物，如农药、激素与抗生素残留，重金属、二噁英、多环芳烃、N-亚硝基化合物污染等；由食品容器、包装材料、涂料和运输工具等接触食品时溶入食品中的原材料与单体等物质；不合理使用的食品添加剂；在食品加工贮存过程中产生的物质，如酒中有害的醇类、醛类等以及掺假和制假过程中加入的物质。

3. **物理性污染**　主要来自放射性物质的开采、冶炼、生产生活中的应用与排放以及意外事故造成的污染。

二、生物性污染

食品的生物性污染可分为：细菌与细菌毒素、霉菌与霉菌毒素、病毒、寄生虫及虫卵以及昆虫污染，其中以细菌、霉菌及其毒素污染所占比例最大。

（一）细菌与细菌毒素污染

食品中常见的细菌主要有致病菌、条件致病菌和非致病菌。非致病菌一般不引起疾病，但由于其中多数为腐败菌，与食品腐败变质有着密切关系，所以非致病菌是评价食品卫生质量的重要指标，也成为这里主要讨论的内容，从食品安全角度，污染食品常见的细菌有十余种，见表7-1。

在食品卫生学中，评价食品卫生质量的细菌污染指标主要包括三个方面：菌落总数、大肠菌群及致病菌，前两者是本节介绍的内容。

表 7-1　食品污染中常见的食品细菌

腐败菌名称	理化特性	常见污染的食品	卫生学意义
假单胞菌属	革兰氏阴性无芽孢杆菌，需氧、嗜冷、能产生水溶性荧光物质	广泛存在食品中，尤其是鱼等海产、蔬菜、肉和家禽	典型的食品腐败细菌，尤其是冷藏、冷冻食品
微球菌属 葡萄球菌属	革兰氏阳性，嗜中温，营养要求较低	常存在于肉、水产、蛋类等食品上	食品中极为常见的菌属
芽孢杆菌 芽孢梭菌属	革兰氏阳性，前者需氧或兼性厌氧，后者厌氧，均为嗜中温菌，兼或有嗜热菌	分布较广泛，多见于肉、鱼类	为肉、鱼类食品中常见的腐败菌
肠杆菌科各属	革兰氏阴性，需氧或兼性厌氧	多见于水产品、肉及蛋类	除志贺菌属及沙门氏菌属外，皆为常见的食品腐败菌
弧菌属 黄杆菌属	革兰氏阴性兼性厌氧菌	来自海水或淡水的鱼类等水产品	鱼类等水产品腐败菌；黄杆菌属是冷冻肉和冷藏菜腐败菌
嗜盐杆菌属 嗜盐球菌属	革兰氏阴性需氧菌，高浓度食盐（食盐 12% 以上，甚至 28%~32%）中仍能生长，可产生橙红色素	多见于极咸的鱼类	咸鱼类腐败菌，且产生橙红色
产碱杆菌属	革兰氏阴性杆菌，分解糖类产酸，能产生灰黄色、棕黄色或黄色色素	分布极广，存在于水、土、饲料和人畜的肠道内	可引起乳品及其他动物性食品产生黏性变质
醋酸杆菌属	幼龄菌为革兰氏阳性杆菌，老龄菌经革兰氏染色常为阳性。需氧、无芽孢，并有强的氧化性	常见于发酵的粮食，腐败的水果、蔬菜及变酸的酒类和果汁中	能将乙醇氧化为醋酸，对醋酸工业有利，但对酒精类饮料有害
链球菌属	革兰氏阳性球菌	主要污染奶与奶制品	作为粪便污染食品的指标菌
乳杆菌属	革兰氏阳性杆菌，厌氧或微需氧	多见乳品	能使乳类变酸与腐败
无色杆菌属	革兰氏阴性杆菌，多数能分解葡萄糖和其他糖类，产酸不产气	分布在水、土壤中，能使禽、肉和海产等食品变质发黏	乳制品等指标菌

1. 菌落总数　菌落总数是指在被检样品的单位重量（g）、容积（ml）或表面积（cm²）内，所含能在严格规定的条件下（培养基及其 pH 值、培养温度与时间、计数方法等）培养所生成的活菌菌落总数，以菌落形成单位（colony forming uni, CFU）表示。

食品菌落总数代表食品中细菌污染的数量，虽然不一定与食品对人体健康的危害程度呈正相关关系，但可反映食品的卫生质量以及食品在生产、贮存和销售过程中的卫生管理状况。

食品中细菌在繁殖过程中可分解食品成分并改变食品的感官性状,引起食品的腐败变质。因此,通常存在于食品中的食品细菌数量越多,越能加速食品的腐败变质过程。

食品菌落总数的食品卫生学意义:一是食品清洁状态的标志,用于监督食品的清洁状态;二是预测食品的耐保藏时间,作为评定食品腐败变质程度(或新鲜度)的指标。

2. **大肠菌群**　大肠菌群是指在37℃下能发酵乳糖、产气、需氧或兼性厌氧、无芽孢的革兰氏阴性杆菌,仅极个别菌种例外。该菌属均来自人和温血动物的粪便,包括肠杆菌科的埃希菌属、柠檬酸杆菌属、肠杆菌属和克雷伯菌属,其中埃希菌属为主体,又称典型大肠杆菌,其他3种菌属除直接来自粪便外,也可能来自典型大肠杆菌排出体外7天至1个月后在环境中的变异,称为非典型大肠杆菌。

大肠菌群的主要食品卫生学意义:作为判断食品是否受到粪便污染的标志。如果在食品中检出有大肠菌群,说明该食品曾受到人或温血动物粪便的污染,其中典型大肠杆菌说明粪便近期污染,其他菌属可能为粪便的陈旧污染。同时,由于大肠菌群与肠道致病菌来源相同;而且,在一般条件下大肠菌群在外界生存的时间与主要肠道致病菌一致,所以大肠菌群又可作为肠道致病菌污染食品的指示菌。

国内外许多国家已将大肠菌群作为鉴定食品生产质量的指标。目前,我国对冷饮、熟肉制品、冰蛋、蛋粉、牛奶及其制品等多种食品中大肠菌群的允许限量作了规定,一般用相当于100g或100ml食品中的可能接近的数表示,简称大肠菌群最大概率数(MPN),这是按一定检验方案进行检验求出结果的统计数值。MPN可用于对样品中活菌密度的估测。

菌落总数、大肠菌群均为评价食品的卫生程度和安全性卫生指标,因其本身不具致病作用,在不超过国家标准规定的限量情况下,允许在食品中存在;而致病菌与疾病有直接关系,因此国家标准规定在任何食品中不允许检出。

(二)霉菌与霉菌毒素的污染

霉菌是真菌的一部分,广泛分布于自然界中,其中与食品卫生关系密切的霉菌大部分属于半知菌纲中的曲霉菌属、青霉菌属和镰刀菌属等。影响霉菌产毒的因素很多,其中起重要作用的因素是食物基质及水分含量,环境的温度、湿度和空气流通等情况。目前已知的产毒霉菌见表7-2。

表7-2　主要产毒霉菌

菌属	产毒霉菌
曲霉属	黄曲霉、赭曲霉、杂色曲霉、烟曲霉、构巢曲霉和寄生曲霉等
青霉属	岛青霉、桔青霉、黄绿青霉、扩展青霉、圆弧青霉、纯绿青霉、展开青霉、斜卧青霉等
镰刀属	禾谷镰刀菌、三线镰刀菌、梨孢镰刀菌、尖孢镰刀菌、雪腐镰刀菌、串珠镰刀菌、拟枝孢镰刀菌等

主要的霉菌毒素是霉菌在其所污染的食品中产生的有毒代谢产物,其产生毒素的主要特征为一种菌种或菌株可以产生几种不同的毒素,而同一霉菌毒素可由几种霉菌产生。目前,已知的霉菌毒素有200种左右,其中与食品关系密切且比较重要的有黄曲霉毒素、赭曲霉毒素、展青霉素、单端孢霉烯族化合物、玉米赤霉烯酮、伏马菌素、3-硝基丙酸、岛青霉素、黄天精和环氯素等。

霉菌及其毒素的卫生学意义：①引起食品变质，使食品的食用价值降低或完全不能食用；②引起人畜中毒，表现有急、慢性中毒和致癌、致畸与致突变作用，如黄曲霉毒素中毒、赤霉病麦中毒、食物中毒性白细胞缺乏症（ATA）、黄变米、黄粒米和麦角中毒。近年发现，串珠镰刀菌代谢产物伏马菌素B具有神经毒作用，且可促进癌变过程（表7-3）。

表7-3 几种重要的霉菌毒素

霉菌毒素	产毒霉菌	主要理化特性	易污染食品	主要毒性
黄曲霉毒素，如黄曲霉毒素B$_1$	黄曲霉和寄生曲霉	耐热，在一般加工烹调下难破坏，在280℃下裂解；中性和酸性条件下较稳定，碱性条件下被破坏；紫外光下产生荧光	玉米、花生、花生油；大米与其他粮食油作物、豆类、乳类及其制品、肉、鱼虾、发酵产品、水果蔬菜和饲料等	表现为多动物多组织的毒作用。急性毒性如生长发育障碍、肝脏变性坏死等；生殖免疫毒性；遗传毒性如染色体畸变和重排；致癌性如肝、胃、肾、直肠癌等
赭曲霉毒素，如赭曲霉菌素A	曲霉菌、青霉菌	耐热，在一般加工烹调下难破坏；性质稳定，紫外光下产生微绿色荧光	玉米、大豆、可可豆、大麦、柠檬、火腿、花生等	急性中毒，可体现为强的肝、肾毒性；胎毒性、致畸性、致突变和致癌性；人类的可能致癌毒素
展青霉素	扩展青霉、荨麻青霉	溶于水和乙醇；碱性条件下不稳定，酸性条件下较稳定	面包、香肠、水果、苹果汁、果酒等	致动物肺水肿，肝、肾和脾瘀血，中枢神经系统水肿，致畸等。人神经麻痹水肿等
T-2毒素	三线镰刀菌、拟枝孢镰刀菌	耐热、在一般加工烹调下难破坏；难溶于水，紫外光下不产生荧光	各种谷类如玉米、小麦或饲料等	多系统多器官的损害，如人类食物中毒性白细胞缺乏症，免疫损伤、胃黏膜出血等。动物胚胎毒性和致癌性
玉米赤霉烯酮（F-2毒素）	禾谷镰刀菌、黄色镰刀菌、木贼镰刀菌	不溶于水，溶于碱性溶液、甲醇和乙醚，且其甲醇溶液在紫外光下可产生绿蓝色荧光	玉米、小麦、大麦、大米等粮食作物	类雌激素作用，主要呈现出生殖毒性作用，猪尤为敏感
伏马菌素B	串珠镰刀菌属	耐热，在一般加工烹调下难破坏；易溶于水	玉米及制品、小麦	神经毒作用，可引起马的脑白质软化；可引起猪肺水肿、狒狒心脏血栓；对人有潜在的致癌性和肾毒性作用
黄天精、黄米毒素	岛青霉等	亲脂性，耐热，在287℃时发生裂解	谷类及制品	肝脏毒性作用，主要引起肝脏的损害；致癌性

（三）病毒污染

病毒经污染食品引起疾病的情况在人类历史上不断发生,如与疯牛病传染有关的人类新型克雅氏病、病毒污染的毛蚶引起的甲型肝炎大流行,病毒污染食品危害人类健康也已成为国内外重大的食品安全问题之一。

牛海绵状脑病又称疯牛病。大量研究显示,疯牛病是因健康牛食用含有致病性朊病毒的病牛、病羊的脑和脊髓等脏器制成的人工蛋白饲料所致,是一种对人、动物均具有极强感染性、危害极大、后果极严重的传染病。疯牛病可危及多种产业及人类的健康和生存问题。

人类的可传染性海绵状脑病如克雅氏病是由于食用了患疯牛病的牛的肉、脏器及相关可食用制品而传染发病,且该病还可通过孕妇胎盘垂直传播。

三、化学性污染

食品的化学性污染种类繁多,来源复杂,主要有农药,有害金属、N- 亚硝基化合物、多环芳烃化合物、二噁英以及来自各种食品容器、包装材料、加工设备和食品添加剂滥用的污染。

（一）农药

农药对食品造成的污染(包括农药本体物及其有毒衍生物的污染)称为食品农药残留。由于农药广泛而大量的使用,农药可通过食物和水的摄入、空气吸入和皮肤接触等途径对人体和人类生活环境造成危害,如农药可引起机体的急、慢性中毒、致癌、致畸、致突变和生态环境失衡等。

食品中常见的农药残留特性与毒性,见表7-4。

表 7-4　食品中常见的农药残留与毒性

名称	常见的品种	主要特性	主要毒性
有机磷	敌百虫、敌敌畏、乐果、马拉硫磷等	较不稳定、易于降解而失去毒性,不易长期残留	急性中毒、慢性中毒主要引发神经、血液系统和视觉损伤的表现
氨基甲酸酯类	杀虫剂(西微因),除草剂(禾大壮)	溶于水,室温下对光、氧气较稳定,遇碱易分解,残留量较低,半衰期28天	对温血动物、鱼类和人的毒性较低
有机氯	滴滴涕、六六六和林丹	高度的稳定,不易降解;脂溶性强,不溶或微溶于水,在土壤中残留时间为3~30年(平均10年)	急性中毒表现为神经系统、肝和肾等损害;慢性中毒动物表现为肝病变、血液和神经系统损害
有机汞	西力生(氯化乙基汞)、赛力散(醋酸苯汞)	较稳定,不易降解;排泄慢,易蓄积,残留时间很长,半衰期10~30年	蓄积体内,急性中毒与慢性中毒表现为侵犯神经系统和肝脏等,有"三致"(致癌、致畸、致突变)的报道
有机砷	稻脚青、福美砷、田安	排泄慢,易蓄积,常在稻谷和土壤中残留	急性中毒与慢性中毒和肿瘤,有"三致"的报道
除草剂	2,4-D、除草醚、氟乐灵	易被微生物分解,植物生长早期使用,残留量较低	急性毒性较低,但也有"三致"的报道

(二)N-亚硝基化合物

N-亚硝基化合物是具有 R1(R2)=N–N=O 结构的一类有机化学物。在已研究过的 300 多种亚硝基化合物中,90% 以上化合物对动物有不同程度的遗传毒性和致癌性,按其分子结构不同,N-亚硝基化合物可分成 N-亚硝胺和 N-亚硝酰胺两大类,其中 N-亚硝酰胺因其化学性质活泼,在酸性或碱性条件下均不稳定,毒性较 N-亚硝胺低,但可在机体内不需代谢活化就可成为直接致癌物。作为 N-亚硝基化合物前体物含氮的硝酸盐、亚硝酸盐和胺类物质广泛存在于人类环境和食物(如蔬菜、腌制的鱼、肉和乳制品等)中,在适宜的条件下,这些前体物质可通过化学和生物学途径合成各种形式的 N-亚硝基化合物。

食物中的 N-亚硝基化合物主要来源于:

1. 动物性食品,在其腌制、烘烤等加工处理过程中,尤其是在油煎、油炸等烹调过程中,可产生较多的胺类化合物。腐烂变质的鱼肉类,也可产生大量的胺类。

2. 蔬菜水果,长期贮藏和加工处理过程中,可生成亚硝胺。

3. 食品容器或包装材料中的挥发性亚硝胺。

4. 直接添加的含 N-亚硝基化合物主的食品添加剂等。

国内外人群和多种动物实验研究已表明,N-亚硝基化合物及其前体物是对多种实验动物多种组织器官多种途径致癌的一种强致癌物,也是引起人类某些肿瘤(如胃癌、食管癌与肝癌等)的重要的致病因素之一。同时,N-亚硝基化合物还对动物有一定的致畸、致突变和遗传毒性作用,且存在一定的剂量-反应关系。

(三)多环芳烃化合物

多环芳烃化合物是指含连在一起的两个及两个以上苯环的一类碳氢化合物,属于多环芳香族化合物家族。在已鉴定的几百种化合物中,苯并(a)芘的毒性与致癌性强。

苯并(a)芘是由 5 个苯环构成的多环芳烃,属于前致癌物。在体内苯并(a)芘主要通过动物混合功能氧化酶系中的芳烃羟化酶的作用,代谢活化为多环芳烃环氧化物,后者能与 DNA、RNA 和蛋白质等生物大分子结合而诱发肿瘤。人群流行病学研究显示,食品中苯并(a)芘含量与胃癌等多种肿瘤的发生有一定的相关性。

食品中的苯并(a)芘主要来源有:

1. 烹调加工方法不当形成的污染,如食品用烘烤、熏制或高温时发生热解或热聚反应所形成。

2. 食品包装材料和食品加工设备的污染。

3. 环境中土壤、柏油路、水和大气等的污染等。

(四)有毒重金属

主要包括汞、镉、铅、砷、铬等,主要来自未经处理的工业废水、废气、废渣的排放,是重金属元素及其化合物对食品造成污染的主要渠道。大气中的重金属主要来源于能源、运输、冶金和建筑材料生产所产生的气体和粉尘。除汞以外,重金属基本上是以气溶胶的形态进入大气,经过自然沉降和降水进入土壤和水域。农作物通过根系从土壤中吸收并富集重金属,也可通过叶片从大气中吸收气态或尘态铅和汞等重金属元素,以重金属毒物为主的无机有毒成分或中间产物可通过废水或污水灌溉农作物造成严重污染。水产品通过食物链和生物富集作用,使体内重金属含量明显增加。作物和水产品中积累的重金属可通过食物链进入人体而给人类健康带来潜在的危害。

四、物理性污染

物理性污染是指由于食品受到放射性污染物或外来杂物的污染，影响了食品应有的感观性状和营养价值，导致食品质量下降的过程。按照污染物的性质可将其分为放射性污染物和杂物，其中最受人们关注的是放射性核素对食品的污染。

（一）食品中的放射性核素

主要分为食品中天然存在和环境污染转移而来的放射性核素。食品中的天然放射性核素主要是 ^{40}K（钾）和 ^{226}Ra（镭）、^{228}Ra（镭）、^{210}Po（钋）以及 ^{232}Th（钍）和 ^{238}U（铀）等。环境污染主要来源于核爆炸、核废物的排放和意外事故泄漏造成的放射性核素 ^{131}I（碘）和 ^{129}I（碘）、^{90}Sr（锶）、^{89}Sr（锶）和 ^{137}Cs（铯）等。

^{40}K 是食品中含量最多的天然放射性核素，其半衰期为 1.3×10^9 年。^{40}K 主要产生 β 射线，其毒性较低，生物半衰期约 30 天。食品中 ^{40}K 的含量以坚果类最高，叶菜类、豆类和肉类次之，谷类和奶类较低。^{226}Ra 和 ^{228}Ra 是具有很强的放射性的天然放射性核素，主要产生 α 射线。^{226}Ra 的半衰期为 1.6×10^3 年（生物半衰期约 1.6×10^4 天），^{228}Ra 的半衰期为 5.8 年。镭可通过饮水和食物进入人体。^{226}Ra 和 ^{228}Ra 可致骨肉瘤，^{224}Ra 可引起白内障和肝硬化，还可致肾功能不全和肾病。

（二）环境中放射性核素向食品中的转移

人类的食品直接或间接来自动、植物，它们都存在新陈代谢过程，与所处的环境之间进行物质和能量的交换，这样，环境中的放射性核素就转移到了动、植物的体内。

环境中人为的放射性核素主要有 ^{131}I 和 ^{129}I、^{90}Sr、^{89}Sr 等。

^{131}I 和 ^{129}I 主要产生 β 射线，其次是 γ 射线。^{131}I 的半衰期较短（约 8 天），而 ^{129}I 的半衰期很长（约 1.57×10^7 年），可长期存在于环境中，可对食品造成较大的污染，人类可通过摄入牛奶和新鲜蔬菜摄入 ^{131}I。

^{90}Sr 半衰期长（约 29 年），主要产生 β 射线，生物半衰期 1.88×10^4 天，而 ^{89}Sr 主要产生 β 射线，半衰期约 50 天。主要污染的食物有奶制品、蔬菜水果、谷类及其制品。

食品放射性污染对人体的危害：主要是由于摄入污染食品后放射性物质对体内组织、器官和细胞产生的低剂量长期照射效应，可表现为对免疫系统、生殖系统的损伤、胚胎毒性与致畸、致癌、致突变作用。轻者可发生放射反应如头晕、头痛，食欲下降、睡眠障碍以及免疫功能异常等，重者可导致各种放射病如白血病，甲状腺癌、乳腺癌、肺癌、肝癌、骨肉瘤等肿瘤，代谢病、遗传障碍，器官发育异常、精子生成障碍以及胎儿畸形等。

五、食品添加剂

（一）食品添加剂的定义和分类

食品添加剂是指为改善食品品质和色、香、味以及出于防腐和加工工艺的需要而加入食品中的化学合成或天然物质。

食品添加剂可按其来源、用途和安全性评价等方面分类。按来源可分为天然食品添加剂和化学合成食品添加剂。前者是指利用动植物或微生物的代谢产物等为原料，经提取所获得的天然物质；后者是指采用化学合成手段，使元素或化合物通过氧化、还原、缩合、聚合和成盐等合成反应得到的物质，目前，使用的添加剂大多属于化学合成食品添加剂，按用途又可将其分为更多类别,按用途分类也是最常用的分类方法。

不同国家对食品添加剂功能判断不同,主要表现在分类多少的不同。美国将食品添加剂分为16大类,日本分为30大类,中国分为22类(表7-5)。

表7-5 中国食品添加剂分类与代码(GB 12493-90)

酸度调节剂(01)	抗结剂(02)	消泡剂(03)	抗氧化剂(04)	漂白剂(05)
膨松剂(06)	胶姆糖基础剂(07)	着色剂(08)	护色剂(09)	乳化剂(10)
酶制剂(11)	增味剂(12)	面粉处理剂(13)	被膜剂(14)	水分保持剂(15)
食品用香料(16)	防腐剂(17)	稳定和凝固剂(18)	甜味剂(19)	增稠剂(20)
食品工业用加工助剂(21)	其他(22)			

(二)使用原则与卫生管理

1. 使用原则

(1)食品添加剂本身应该经过充分的毒理学鉴定程序,证明在使用限量范围内长期使用对人体安全无害。

(2)食品添加剂应有严格的卫生标准和质量标准,有害杂质不得检出或不能超过允许限量。

(3)不影响食品感官理化性质,对食品营养成分不应有破坏作用,也不影响食品的质量及风味。

(4)食品添加剂在达到一定使用目的后,经加工、烹调或贮存时,能消除或破坏,避免摄入人体,则更为安全。

(5)食品添加剂在进入人体后,最好能参加人体正常的物质代谢;或能被正常解毒过程解毒后全部排出体外;或因不被消化道吸收而全部排出体外。不能在人体内分解或与食品作用形成对人体有害的物质。

(6)不得使用食品添加剂掩盖食品的缺陷或作为伪造的手段。

2. 卫生管理

(1)制订食品添加剂使用卫生标准和法规:1981年卫生部正式颁布了《食品添加剂使用卫生标准》(GB 2760—1981),随后多次修订又颁布了《食品添加剂使用卫生标准》(GB 2760—1986)、《食品添加剂使用卫生标准》(GB 2760—1996)和《食品添加剂使用卫生标准》(GB 2760—2007);1981年颁发《食品添加剂的管理办法》、1990年颁发《食品添加剂分类和代码》(GB 12493—1990)、2010年颁发《食品添加剂新品种管理办法》,在2009年颁发《中华人民共和国食品安全法》中对食品添加剂也有相应的法律规定。

(2)颁布和执行新食品添加剂审批程序:2002年卫生部颁布《食品添加剂申报与受理规定》;2010年卫生部颁发《食品添加剂新品种申报与受理规定》,对未列入食品添加剂使用卫生标准的其他食品添加剂如需生产使用时,要按规定的审批程序,经批准后才能生产使用;对新品种的审核除对工艺、质量标准审查外,重点对产品进行毒理学安全性评价。

(3)食品添加剂生产管理办法:1996年颁布的《食品添加剂使用卫生标准》(GB 2760—1996)已明确提出我国实行食品添加剂许可证管理制度,要生产的工厂必须按1983年化工部、卫生部等颁发的《食品用化工产品生产管理办法》和1982年轻工业部、卫生部等颁发的《全国食品用香料产品管理试行办法》办理生产的许可证。2002年卫生部颁布《食品添加剂卫生管理办法》《食品添加剂生产企业卫生规范》。

美国对食品添加剂的卫生管理：1959年美国颁布了《食品添加剂法》，规定出售食品添加剂之前需经毒理学实验，食品添加剂的使用安全和效果的责任由制造商承担，但对已列入一般认为安全的物质例外；凡新的食品添加剂未获得FDA批准之前，绝对不能生产和使用。此后对《食品添加剂法》进行多次修订和完善，不断提高其质量标准，更新各种指标分析法等。

常用的食品添加剂有防腐剂、抗氧化剂、漂白剂、着色剂、增味剂、甜味剂、护色剂、酶制剂、酸度调节剂和其他，共十大类（表7-6）。

表7-6 常用的食品添加剂

种类	定义	允许使用举例	作用机制	毒性和ADI值	应用食物
防腐剂	为防止食品腐败变质，延长食品保存期，抑制食品中微生物繁殖的物质	苯甲酸及其钠盐	能抑制微生物呼吸酶系统的活性，特别是对乙酰辅酶A缩合反应具有较强的阻碍作用	毒性低，但有中毒报道；ADI 0~5mg/kg（以苯甲酸计）	碳酸饮料、酱菜、果酒、果汁等
		山梨酸及其盐类	抑制微生物体内脱氢酶系统，抑制微生物生长	几乎无害；ADI 0~25mg/kg（以山梨酸计）	
		丙酸及其钠盐	双键结构可直接抑制霉菌生长，还可防止细菌侵入	无毒性ADI不做规定	面包、糕点、水果与蔬菜类食品
		烃基苯甲酸脂类	抑制微生物细胞呼吸酶与电子传递酶系的活性，破坏微生物的细胞膜结构	毒性低，介于苯甲酸与山梨酸之间；ADI 0~10mg/kg	果树、食醋、碳酸饮料果汁、糕点馅
抗氧化剂	能防止食品成分氧化变质的一类物质	丁基羟基茴香醚	1. 向已被氧化脱氢后的脂肪所产生的自由基提供氢而使其还原，中止继续氧化	毒性小，较为安全；ADI 0~0.5mg/kg	食用油脂、油炸食品、干鱼、饼干、方便面、果仁罐头、腌腊肉制品
		二丁基羟基甲苯	2. 向已被氧化生成的过氧化的自由基提供氢而使之成为氢过氧化物与氧结合并钝化金属离子，阻止油脂氧化酸败	毒性较小；ADI 0~0.3mg/kg不蓄积，毒性小；ADI 0~1.4mg/kg	
		没食子酸丙酯L-抗坏血酸		无害；ADI 0~15mg/kg	啤酒、无酒精饮料、果汁
漂白剂	能抑制食品中所含有的呈色组分成为无色的一类物质	二氧化硫	通过二氧化硫的还原作用使其作用的物质褪色；二氧化硫遇水形成亚硫酸，其漂白、防腐作用主要是其具有还原性所致	气态型有黏膜刺激作用；液态型有皮肤冷冻烧伤作用ADI 0~0.7mg/kg	葡萄酒与果酒

种类	定义	允许使用举例	作用机制	毒性和 ADI 值	应用食物
漂白剂		亚硫酸钠	通过与酸反应产生二氧化硫，二氧化硫遇水形成亚硫酸而发挥作用	毒性小，过多与退行性病变有关；ADI 0~0.7mg/kg 以 SO_2 计（硫黄除外）	蜜饯、干果处理和水果原料保鲜
着色剂	使食品着色，从而改善食品色调和色泽的可食用物质	苋菜红	分子含有可吸收可见光的一些特性基团和共轭键，故呈现不同的颜色	致畸、肿瘤报道 ADI 0~0.5mg/kg	高糖果汁、饮料、糕点、果冻
		胭脂红		毒性小，ADI 0~4mg/kg	豆奶饮料、虾片、糖果胞衣
		柠檬黄		安全性较高，但有致敏性 ADI 0~7.5mg/kg	果汁、碳酸饮料、配制酒、糕点
		靛蓝		动物生长抑制有关 ADI 0~0.5mg/kg	腌制小菜、碳酸饮料、配制酒、糕点上彩
护色剂	添加于食品原料中，可使制品呈现良好色泽的物质	硝酸钠（钾）	与肌肉中的血红蛋白、肌红蛋白结合，生成亚硝基肌红蛋白，使肉制品呈现红色	毒性较大，有致癌性，限制残留 ADI 0~5mg/kg	肉制品
		亚硝酸钠（钾）		毒性较大，有致癌性，限制使用 ADI 0~0.7mg/kg	腌肉和畜禽肉类罐头
增味剂	补充、增强、改进食品中的原有口味或滋味的物质	谷氨酸钠		过量有毒性，可螯合钙镁离子	肉和海鲜品
		5′- 鸟苷酸二钠	C-5′ 位磷酸基中二个羟基解离后产生鲜味，如羟基被酯、酰胺化，鲜味失去	按生产需要适量使用 ADI 不限量	鱼、肉、禽食品的加工
		5′- 肌苷酸二钠			
甜味剂	赋予食品甜味的物质	糖精钠		安全性有争议，曾有致癌的报道 ADI 0~2.5mg/kg	酱菜、果汁、蜜饯、冷饮、糕点、饼干和面包
		甜蜜素		可能有致癌作用 ADI 0~11mg/kg	
		木糖醇		按生产需要适量使用 ADI 不限量	糖果、糕点、果汁型饮料、啤酒
酶制剂	从生物（动植物、微生物）中提取的具有生物催化能力酶特性的物质	木瓜蛋白酶	水解动植物蛋白	安全性好，按生产需要适量使用	饼干和肉禽制品
		果胶酶	水解果胶物质		果酒、果汁、水果罐头酒工艺
		α- 淀粉酶	水解淀粉		淀粉糖浆、发酵酒、蒸馏酒

种类	定义	允许使用举例	作用机制	毒性和 ADI 值	应用食物
酶制剂		谷氨酰胺转氨酶	催化酰基转移反应，使酪蛋白、肌球蛋白、谷蛋白和乳球蛋白等分子之间产生交联，改变蛋白质的功能性质		禽畜肉类、乳、植物蛋白、仿真食品
酸味调节剂	食品加工和烹调时加入的呈酸味的物质	柠檬酸、乳酸、苹果酸、偏酒石酸等有机酸		毒性低，不限制用量，但应注意纯度；按生产需要适量使用	果酱、饮料、罐头和糕点馅
		醋酸和磷酸			调味品和罐头

第三节　各类食品卫生要求

食品在生产、运输、储存、销售等环节中可能受到生物性、化学性及物理性有毒有害物质的污染，威胁人体健康。但由于各类食物本身的状态及所处环境不同，存在的卫生问题也有不同之处，掌握对各类食品的卫生要求，有利于采取适当措施，确保食品安全。

一、植物性食物的卫生及管理

（一）粮食、豆类的卫生及管理

供人食用的谷物、豆类和薯类等统称为粮食，其中未经加工的谷物、豆类、薯类等称为原粮，原粮经加工制得的初级产品称为成品粮，如大米、小麦粉等。用于加工植物油的油料按食用植物油料管理。

粮食中常见的卫生问题有环境污染物污染、农药残留、真菌毒素污染、致病菌污染、有毒植物种子混入以及腐败变质等。

1. **霉菌和霉菌毒素的污染**　高温高湿的环境中霉菌繁殖，从而产生霉菌毒素。其不良后果是为腐败细菌的繁殖创造了条件，轻则降低营养价值和食用价值，重则出现急性或慢性中毒现象，如黄曲霉毒素与人的肝癌发病有关。霉菌毒素约有 200 种，其中黄曲霉毒素尤为重要。它是由黄曲霉和寄生曲霉产生的一类代谢产物，具有极强的毒性（是 KCN 的 10 倍）和致癌性。黄曲霉毒素耐热，在一般烹调加工温度下，不被破坏。污染的品种以花生、花生油、玉米最严重，大米、小麦、面粉较轻，豆类一般较少受污染。

2. **农药残留**　为控制病、虫、草害而进行综合治理所使用的化学药品。

3. **有害毒物的污染**　主要来自未经处理或处理不彻底的工业废水和生活污水对农田的灌溉。主要分为有害的有机成分和以金属为主的无机毒物造成的严重污染。

4. **仓储害虫**　可使粮食发生变质，失去或降低食用价值。其后果是可造成粮食损失（5%~30%）。

5. **有毒植物种子及其他** 如毒麦、麦角、有害杂草、赤霉病麦。

6. **其他的污染。**

（二）蔬菜、水果的卫生及管理

蔬菜水果的主要卫生问题有以下几点：①人畜粪便对蔬菜、水果的污染：由于使用人畜粪便和生活污水灌溉菜地，其中的肠道致病菌和寄生虫卵污染蔬菜和水果；②腐败变质：蔬菜水果的特点有水分高、组织脆弱、生命活动旺盛，所以应低温保藏、剔除有外伤的水果；③亚硝酸盐问题：一般情况下水果中硝酸盐和亚硝酸盐的含量很少，但遇到干旱、施用含氮化肥、土壤中缺钼、不恰当的存放、贮藏和腌制时，硝酸盐和亚硝酸盐含量增加，会对人体产生不利的影响。

蔬菜、水果的卫生管理：①防止肠道致病菌及寄生虫卵的污染；②严格遵守并执行农药安全使用规则；③工业废水和生活污水无害化处理后再用于灌溉农田；④低温保藏蔬菜和水果。

（三）食用菌的卫生及管理

食用菌是可食用的大型真菌，多数为担子菌，如双孢蘑菇、香菇、草菇、牛肝菌等，少数为子囊菌，如羊肚菌、块菌等。

1. **食用菌的常见卫生问题** 食用菌中常见的卫生问题有误食有毒真菌、环境污染物污染、农药残留、添加剂使用不当及腐败变质等。

（1）误食有毒真菌：不是所有大型真菌都能食用，目前已知的有毒大型真菌有百余种。有毒真菌外形与可食用真菌非常相似，我国每年均会发生由误食有毒野生菌导致的食物中毒。

（2）腐败变质：食用菌在运输、贮存过程中易受潮变质，发生腐败变质。米酵菌酸是椰毒假单胞菌酵米面亚种产生的一种毒素，中毒症状为恶心、呕吐、腹泻、头晕、全身无力等，重者可出现皮肤黄染、肝脾大、皮下出血、血尿、少尿、意识不清、烦躁不安、惊厥、抽搐、休克甚至死亡。

2. **食用菌的卫生管理**

（1）有关环境污染物的要求：食用菌的铅、镉、汞、砷等污染物限量要求依据我国现行国家标准（GB 2762—2017）执行管理。

（2）有关农药残留的要求：在食用菌栽培过程中，应按照规范合理使用杀虫剂、除草剂等农药。农药残留应符合《食品安全国家标准 食品中农药最大残留限量》（GB 2763）的规定。

（3）有关添加剂使用的要求：食用菌及其制品生产加工过程有可能使用食品添加剂。食品添加剂的使用应符合《食品安全国家标准 食品添加剂使用标准》（GB 2760）的规定。

二、动物类食物的卫生及管理

（一）畜、禽肉类的卫生及管理

1. **肉的腐败变质** 牲畜宰杀后，从新鲜至腐败变质要经过僵直、后熟、自溶和腐败变质四个过程。

（1）僵直：刚宰的畜肉 pH 为 7.0~7.4，糖原及含磷化合物分解为乳酸和磷酸，使肉的酸度增高，达 pH5.4，并达到肌凝蛋白等电点，出现僵直，此时食用风味不佳。

（2）后熟：糖原继续分解为乳酸和磷酸，pH < 5.4，肌肉结缔组织变软（又称为排酸），此时风味鲜美。

卫生学意义：阻止微生物侵入，杀菌作用，后熟时间与糖原含量和温度有关。4℃条件下 1~3 天可完成后熟。僵直和后熟阶段的肉属于新鲜肉。

（3）自溶：组织酶在无菌条件下分解自身的蛋白质和脂肪所致。

（4）腐败变质：自溶为细菌的入侵和繁殖创造了条件。细菌的酶使蛋白质、含氮物质分解，肉质 pH 值上升。肉质发黏、发绿、发臭。腐败变质肉不允许食用。

2. 常见人畜共患传染病和寄生虫病的处理

（1）炭疽：由炭疽杆菌引起的烈性传染病。炭疽杆菌：55~58℃条件下 15 分钟~6 小时可杀死；芽孢：可采用压力蒸汽灭菌器（高压锅），作用 30~60min，或使用 160℃干烤，作用 2h 以上，或在含有消毒剂的水中煮沸 30min；在土壤中可以存活数十年，经皮肤接触或空气吸入传染。处理：立即采取措施整体高温化或 2 米深坑加石灰掩埋；隔离和预防注射消毒。

（2）口蹄疫：动物屠宰、高温消毒处理。工具和衣物消毒处理。

（3）猪瘟、猪丹毒、猪出血性败血症：病猪及产品必须根据《病害动物及病害动物产品生物安全处理规程》的要求进行处理，通常是采取高温化制方法处理。

（4）囊虫病：对检出的囊虫肉按照"四部"《肉品卫生检验试行规程》的规定，分别予以冷冻、盐腌、高温等无害化处理，或作工业用及销毁处理。

3. 畜禽肉类食品的卫生问题　畜禽肉类的主要卫生问题有以下几点：

（1）生物性污染：主要包括人兽共患传染病的病原体（致病菌和病毒）、寄生虫及虫卵（如囊虫病、蛔虫病等）和细菌（腐败菌：大肠杆菌、变形杆菌等；致病菌：沙门氏菌、葡萄球菌属、大肠杆菌、肉毒梭菌、结核分枝杆菌等）污染。

（2）化学性污染：主要指肉品中残留的有害化学物质、加工方法及其添加剂的污染（农药、抗生素、生长促进剂和激素、兴奋剂、食品添加剂和多环芳烃的污染）。

（3）药物残留：动物用药包括抗生素、抗寄生虫药、激素及生长促进剂等。畜禽的治疗一般用药量大、时间短，而饲料中的添加用药剂量虽少，但持续时间长。两者都可能会在畜禽肉体中残留，或致中毒，或使病菌耐药性增强，危害人体健康。WHO 于 1969 年建议各国对动物性食品中抗生素残留量提出标准。我国已相继制定出畜禽肉中土霉素、四环素、金霉素残留量标准和畜禽肉中己烯雌酚（促进肉牛的生长）的测定方法。

（4）使用违禁饲料及添加剂：常见的有往老牛身上注射番木瓜酶以促进肌纤维的软化，冒充小牛肉卖高价；给圈养的鸡饲以含砷饲料，使鸡皮发黄而冒充散放鸡卖高价；近年来还有人给畜禽肉注水以加大重量等。肉类制品还可能存在添加剂的污染。

4. 新鲜猪肉的卫生评价方法　如表 7-7 所示。

表 7-7　新鲜猪肉的卫生评价

指标项目	一级鲜肉	二级鲜肉	变质肉
色泽	肌肉有光泽，红色均匀，脂肪洁白	肌肉色稍暗，脂肪缺乏光泽	肌肉无光泽，脂肪呈灰绿色
黏度	外表微干或微湿润，不黏手	外表干燥或黏手，新切面湿润	外表极干或黏手，新切面发黏
弹性	指压后凹陷立即恢复	指压后凹陷恢复缓慢且不能完全恢复	指压后凹陷不能立即恢复留有明显痕迹
气味	具有鲜肉正常气味	有氨味或酸味	有臭味

5. **冻肉的卫生评价**　冻肉指屠宰后经过预冻、急冻、低温保藏,深层肉温达 −15℃的肉品。冻肉的卫生评价如表7-8所示。

表7-8　冻肉的卫生评价

指标项目	一级鲜度	二级鲜度
色泽	肌肉有光泽,色红均匀,脂肪洁白,无霉点	肌肉稍暗红,缺乏光泽,脂肪微黄,或有少量的霉点
组织状态	肉质紧密,有坚实感	肉质松软或松弛
黏度	外表及切面微湿润,不黏手	外表湿润,微黏手,切面有渗出液,不黏手
气味	无异味	稍有酸味或氨味

6. **加工肉制品的卫生及管理**　肉制品种类有干制品(肉松、肉干等)、腌制品(咸肉,火腿)、灌肠制品、(香肠、粉肠、红肠等)、熟肉食品(卤肉、肴肉等)、各种烧烤等。肉制品加工时应注意:必须保证原料肉的卫生质量;防止细菌污染,食品添加剂要符合卫生标准;制作熏肉、火腿时,应注意降低多环芳烃的污染;加工腌肉应严格限制亚硝酸盐用量。主要肉制品的卫生指标如表7-9所示。

表7-9　主要肉制品的卫生指标

肉制品	正常质量指标	变质感官指标
肉馅	红白分明,气味正常,不含有脏肉、砧屑、血筋等杂物	呈灰暗色或暗绿色,有氨味、酸味或臭味,含血筋、脏肉等杂物较多
咸肉	外表干燥清洁,质地紧密而结实,切面平整有光泽,肌肉呈红色或暗红色,具有咸肉固有的风味	外表湿润、发黏,有霉点或其他变色现象,质地松软,切面发黏,有光泽,肌肉切面呈酱色,脂肪呈黄色或带绿色,具有酸味或腐败味
腊肉	色泽鲜明,肌肉呈鲜红色或暗红色,脂肪透明呈乳白色,肌肉结实有弹性,指压后无明显凹陷,具有腊肉固有的香味	肌肉灰暗无光泽,脂肪呈黄色,表面有霉点,抹后仍有痕迹,肉体松软无弹性,指压后凹陷不易恢复,有酸味或臭味
香肠	肠衣干燥完整而紧贴肉馅,无黏液及霉味,紧实而有弹性,切面有光泽,肌肉呈玫瑰红色,脂肪白色或微带红色,具有香肠固有的风味	肠衣湿润、发黏,易与肉馅分离并易断裂,表面有霉点严重,抹后仍有痕迹,切面不齐,裂缝明显,中心部有软化现象,肉馅无光泽,肌肉呈灰暗色,有酸味或臭味
火腿	肉切面呈桃红色或暗红色,脂肪呈白色、淡红色,有光泽,致密紧实,具有火腿特有的香味,稍有花椒味、酱味及酸味,无显著哈喇味	肌肉切面有各色斑点,脂肪呈黄色,表面有霉点,抹后仍有痕迹,肉身松软,无弹性,指压后凹陷不易恢复,有酸味或臭味
肉松	呈金黄色,有光泽,肌肉纤维纯洁疏松,无异味、臭味	无光泽,呈黄褐色,潮湿、黏手,有酸味和臭味等异味

（二）蛋和蛋制品的卫生及管理

1. **蛋的卫生问题**　常见蛋类包括鸡蛋、鸭蛋、鹅蛋、鸟蛋等蛋类。常见卫生问题有微生物污染、化学性污染和其他。

（1）微生物污染：致病菌（沙门氏菌、金黄色葡萄球菌）和引起腐败变质的微生物（来自卵巢、泄殖腔；在产蛋场所或运输、贮藏过程中）；外界霉菌进入蛋内形成黑斑，称"黑斑蛋"，微生物分解蛋黄膜形成"散黄蛋"，蛋黄与蛋清混在一起称"浑汤蛋"；蛋白质分解，形成的硫化氢、胺类、粪臭素使蛋恶臭，不能食用。

（2）化学性污染：鲜蛋的化学性污染物主要是汞，其可由空气、水和饲料等进入禽体内；农药、激素、抗生素以及其他化学污染物均可通过禽饲料及饮水进入母禽体内，残留于所产的蛋中。

（3）其他卫生问题：①异味，如果在收购、运输、储存过程中与农药、化肥、煤油等化学物品，以及蒜、葱、鱼、香烟等有异味或腐烂变质的动植物放在一起，就会使鲜蛋产生异味，影响食用；②禽蛋的发育，受精的禽蛋在25~28℃条件下开始发育，胚胎一经发育，蛋的品质就会显著下降。

2. **蛋的卫生要求**

新鲜蛋类感官指标："看、听、嗅、感"。蛋壳清洁完整，表面富有一层霜状粉末，轻轻抖动使蛋与蛋相互撞击，发出清脆声，灯光透视时，整个蛋呈橘黄色至橙红色，蛋黄不见或略见阴影。打开后蛋黄凸起、完整、有韧性，蛋白澄清、透明、稀稠分明。无异味。

理化指标：汞（以Hg计）≤ 0.03mg/kg；DDT ≤ 1mg/kg。

蛋的卫生管理应注意：保持禽体及产蛋场所的卫生，防止微生物污染；鲜蛋应贮存在1~5℃，相对湿度87%~97%；出库时，先在预暖室放置，防止微生物污染。家庭储存：置于谷壳、锯木屑中，或置于冰箱冷藏保存。

3. **蛋制品的卫生问题**　加工蛋类制品不得使用腐败变质的蛋。加工时使用的工具容器清洗消毒，加工时严格遵守操作卫生制度。

（1）皮蛋的卫生要求：皮蛋也叫"松花蛋"，是利用碱使鲜蛋的蛋白质变性凝固。其质量主要依据感官性状来判断：用右手握住皮蛋往上抛数次，看其有无弹性，若具有弹性并觉得沉重者为质量上乘；若无弹性或感觉轻飘飘、或有水声者为劣质蛋。皮蛋去壳后，可见蛋白表面有白色松针状结晶花纹，蛋白凝固呈黑褐色透明状，蛋黄呈暗绿色，有皮蛋特有的辛辣清香者为上乘。

制作过程中使用黄丹粉可引起皮蛋铅污染。我国暂规定皮蛋中铅含量≤ 3mg/kg。皮蛋储存过久，蛋内水分蒸发过多，使皮蛋蛋白硬如橡皮，食用不易消化。储存时应注意环境的相对湿度≥ 80%，温度≤ 10℃，可保存2~3个月质量仍然较好。

（2）咸蛋的卫生要求：咸蛋是将优质的鲜蛋放入饱和的盐水中浸泡，或以混合食盐的黏土包敷在蛋壳上腌制而成。咸蛋灯光透视蛋黄呈鲜红色、球形、靠一边。蛋白清亮透明，蛋黄浓缩且质硬，煮熟后蛋白白嫩，蛋黄食用时有细沙感，富有油脂，清香不腻，适口性好。

无腥臭味的散黄咸蛋和未出现腐败变质现象的水样咸蛋，均可煮熟食用；出现蛋白、蛋黄皆发黑或全部溶解为水样的蛋，则不能食用。

（三）水产品的卫生及管理

1. **常见水产品的卫生问题**　常见水产品卫生问题包括腐败变质、化学污染、病原微生物污染等,如鱼、虾、贝类,由于其蛋白质含量丰富且酶的活性强;极易腐败变质,因而易出现一些卫生问题。

(1)腐败变质:鱼类僵直的时间比哺乳动物短。主要判断标准有新鲜:由背部开始,手持僵直鱼身,尾不下垂,体表有光泽,眼球光亮,腮红;自溶:体内酶作用蛋白质分解,肌肉失去弹性;不新鲜:腐败,鱼鳞脱落,腮暗褐色,鱼肉与骨分离等。

(2)化学污染:重金属、农药等。我国水产品含汞限量为 0.04mg/kg,每人每天从水产品中摄入重金属的限量为汞 1.0μg、镉 0.5μg、铅 2.4μg。

(3)病原微生物污染:副溶血性弧菌、甲肝病毒、诺如病毒等。食用被寄生虫感染的水产品可引起寄生虫病。在我国主要有华支睾吸虫(肝吸虫)及卫氏并殖吸虫(肺吸虫)两种。

2. 水产品的卫生管理 水产品应注意保鲜,抑制酶的活力和微生物污染、繁殖。主要措施:低温、盐腌、防止微生物污染、减少鱼体损伤。低温(冷藏和冷冻):鲜度较高的鱼类在 −25℃以下速冻,然后 −18~−15℃的冷藏条件下,保鲜 6~9 个月。含脂肪多的鱼,不宜久藏。盐腌:15% 以上食盐即可,食盐不得含嗜盐菌,氯化钠含量应在 95% 以上。盐腌场所和咸鱼体内不得含有干酪蝇及鲣节甲虫的幼虫。运输销售中应注意清洁卫生、防止污染、冷藏调运。接触鱼类或水产品的设备用具应用无毒无害的材料制成。

3. 其他卫生要求

(1)黄鳝、甲鱼、乌龟、河蟹、青蟹、小蟹、各种贝类等,已死亡者均不得鲜售和加工。

(2)含有自然毒素的水产品:鲨鱼、鲅鱼、旗鱼必须除去肝脏,鳇鱼应去除肝、卵,河豚鱼有剧毒,不得流入市场。

(3)凡青皮红肉的鱼类,如鲣鱼、参鱼、鲐鱼、金枪鱼、秋刀鱼、沙丁鱼等,易分解产生大量组胺,出售时必须注意鲜度。

(4)凡因化学物质中毒致死的水产品均严禁出售。

(四)乳和乳制品的卫生及管理

1. 乳的卫生问题

(1)乳的腐败及变质:刚挤出的乳含有溶菌酶,能抑制细菌生长(与菌量和温度有关);乳含有多种营养成分,适宜微生物的生长繁殖,是天然的培养基。乳腐败变质时,乳中的乳糖分解成乳酸,使 pH 值下降,呈酸味并导致蛋白凝固,蛋白质分解产生硫化氢、吲哚使乳产生臭味,影响感官性状,失去食用价值。

(2)致病菌对乳的污染

挤奶前的感染:主要是动物本身的致病菌,通过乳腺进入奶中。常见的致病菌有牛型结核分枝杆菌、布鲁氏菌、口蹄疫病毒、炭疽杆菌和能引起牛乳房炎的葡萄球菌、放线菌等,收取奶液应注意"截头去尾"。

挤奶时和挤奶后的污染:包括挤奶时、奶挤出后至食用前的各个环节均可能受到的污染。主要来源于挤奶员的手、挤奶用具、容器、空气和水,以及畜体表面。致病菌有伤寒沙门菌、副伤寒沙门菌、志贺菌属、白喉棒状杆菌及溶血性链球菌等。

乳的有毒有害物质残留,如抗生素,饲料中真菌的有毒代谢产物、农药残留、重金属和放射性核素等。

2. 乳的卫生质量要求 消毒牛奶卫生质量要求:

(1)感官指标:乳白或微黄、均匀液体、无沉淀、无凝块、无黏稠、无异味。

（2）理化指标：比重 1.028~1.032；蛋白质 ≥ 2.9%；脂肪 ≥ 3.1%；非脂固体 ≥ 8.1%；杂质 ≤ 2mg/kg；酸度 ≤ 18。

（3）微生物指标：硝酸盐（以 $NaNO_3$ 计）≤ 11.0mg/kg，亚硝酸盐（以 $NaNO_2$ 计）≤ 0.2mg/kg，黄曲霉毒素 Ml ≤ 0.5μg/kg，菌落总数 ≤ 30 000CFU/ml；大肠菌群 MPN ≤ 90/100ml；致病菌不得检出。

3. 乳的卫生管理

（1）乳的消毒

1）巴氏消毒：低温长时间巴氏消毒：62.8℃，30 分钟，生产效率低；高温短时间巴氏消毒：75℃（15 秒）、80~85℃（10~15 秒）、72~95℃保持（15~30 秒）。

2）超高温瞬间灭菌法：135℃保持 2 秒（120~150℃，1~3 秒）。

3）煮沸消毒法：直接加热煮沸保持 10 分钟，营养损失大，且因泡沫部分温度低而影响消毒效果。

4）蒸汽消毒法：奶瓶蒸汽箱中加热至蒸汽上升维持 10 分钟，奶温达 85℃，营养损失小。

（2）乳的贮存：为防止奶的污染变质，贮存和运输均应保持低温（冷库、冷藏车辆），奶温不得高于 15℃。

（3）病畜乳的处理

1）结核病畜奶：有明显结核症状病畜奶应禁止食用；结核菌素试验阳性、无症状病畜奶应经过巴氏消毒，或进行 5 分钟煮沸杀菌后，允许供食品工业用。

2）布鲁氏菌病畜奶的处理：羊布鲁氏菌对人感染性强，凡有症状的羊应禁止挤奶，病畜要处理；凡有症状奶牛的乳应 100℃煮沸 5 分钟消毒供食品工业用。凝集反应阳性，无明显症状的奶牛的乳应巴氏消毒供食品工业用。

3）口蹄疫病畜奶的处理：发现口蹄疫病畜应禁止挤奶，急宰处理。体温正常的病畜乳，应 100℃，煮沸 5 分钟消毒或巴氏消毒，可用于喂饲禽畜。

4）其他病畜奶的处理：炭疽、传染性黄疸、牛瘟、沙门菌属等病畜奶严禁食用或工业用，应消毒后废弃；抗生素、饲料中农药残留、霉菌和霉菌毒素对乳的污染也应予以足够的注意。

4. 乳制品的卫生质量要求

（1）全脂奶粉：浅黄色、纯正乳香味、无结块、颗粒均匀、干燥粉末。理化指标同消毒奶，凡有苦味、腐败味、霉味、化学药品和石油等气味时禁止食用，作废弃品处理。

（2）甜炼乳：乳白或微黄、均匀、有光泽、黏度适中、无异味、无凝块。酸度 ≤ 48；铅 ≤ 0.5mg/kg；铜 ≤ 4mg/kg；锡 ≤ 10mg/kg；凡具有苦味、腐败味、霉味、化学药品和石油等气味或"胖听"炼乳应作废弃品处理。

（3）酸牛奶：乳白或微黄、凝块均匀、无气泡，出售前贮存 2~8℃冰箱内，不超过 72 小时，表面生霉、有气泡、大量乳清时，不得出售。

（4）奶油：浅黄色、组织状态柔软、细腻、无孔隙，奶油的纯香味，霉斑、腐败、异味作废弃品处理，其他指标同消毒奶。

几种奶制品的卫生评价指标如表 7-10 所示。

表 7-10　几种乳制品的卫生评价

奶制品	感官指标	理化指标	微生物指标
炼乳	淡黄色、均匀、黏度适中、无凝块、无霉斑、无脂肪上浮、无异味的黏稠液体	酸度 < 48°T	淡炼乳不得检出任何细菌,甜炼乳同消毒牛奶
奶粉	淡黄色干粉状、颗粒均匀、无结块、无异味;水分含量 < 3%	酸度 ≤ 20°T 全脂奶粉脂肪 ≥ 26.0% 脱脂奶粉脂肪 ≤ 1.5%	符合《食品安全国家标准乳粉》(GB 19644—2010)的要求
酸牛奶	白色或稍带黄色,具有清香纯净的乳酸味、凝块稠密、结实而又均匀,无气泡,有少量乳清析出	发酵乳脂肪 ≥ 3.1g/100g 风味发酵乳脂肪 ≥ 2.5g/100g 酸度 ≥ 70.0°T	符合《食品安全国家标准发酵乳》(GB 19302—2010)的要求

三、食用油脂的卫生及管理

我国商品食用油脂主要为以油料作物制取的植物油及经过炼制的动物脂肪。油:常温下呈液体状态的油脂(椰子油例外),如豆油、花生油、菜籽油、棉籽油、茶油,芝麻油等。脂:固体状态的油脂,如猪油、牛脂、奶油等。

(一)食用油脂的卫生问题

1. **油脂酸败**　指食用油脂由于含有杂质或在不适宜条件下久藏,高温(高湿)接触空气、阳光,产生一系列化学变化,而造成感官性状的恶化,这个过程称为油脂酸败。

油脂酸败的卫生学评价指标有:①酸价(AV):指中和 1g 油脂中游离脂肪酸所需的氢氧化钾毫克数(mgKOH/g)。我国规定精炼食用植物油 AV ≤ 0.5,棉籽油 ≤ 1,其他植物油均应 ≤ 4,油脂酸败时增高。②过氧化值(POV):指油脂中不饱和脂肪酸被氧化形成的过氧化物的含量,一般以 1kg 油脂使碘化钾析出碘的 meq 数表示(meq/kg)。油脂酸败时增高,POV 是评价油脂酸败的早期指标,一般情况下,当 POV 超过 20meq/kg 时表示酸败。③羰基价(CGV):油脂酸败时可产生含有醛基和酮基的脂肪酸或甘油酯及其聚合物,其总量称羰基价,油脂酸败时增高,CGV 是评价油脂酸败的晚期指标,正常值 < 20mg/kg。④丙二醛含量:丙二醛是猪油油脂酸败时的产物之一,其含量的多少可灵敏地反映猪油酸败的程度,并且随着氧化进行而不断增加。我国在猪油卫生标准中规定丙二醛 ≤ 2.5mg/kg。

2. **酸败后的营养与食品卫生学变化**　①营养价值降低,高度酸败时完全失去价值。油脂本身不饱和脂肪酸被破坏,脂溶性维生素被破坏;②酸败的氧化产物对机体的酶系统有破坏作用;③引起食物中毒;④油脂氧化产物可诱发肿瘤;⑤长期食用引起动物生理变化。

3. **高温加热油脂的毒性**　一般认为,油脂经高温加热后所呈毒性主要由不饱和脂肪酸所产生的各种聚合物导致的,两个不饱和脂肪酸聚合成的二聚体可被吸收且毒性较强,可使动物生长停滞、肝脏肿大、生殖功能障碍。甘油热解形成丙烯醛等化合物,有臭味,对黏膜有刺激作用。为预防高温加热油对机体的危害,应尽量避免温度过高,减少反复使用次数,可随时添加新油。

4. 其他有害物质的污染,如农药残留、溶剂残留、掺杂使假(废弃油)等。

（二）食用油脂的卫生管理

我国颁布的《食用植物油厂卫生规范》和《食品企业通用卫生规范》是食品卫生监督机构对食用油脂进行经常性卫生监督工作的重要依据。食用植物油卫生标准参照 GB 2716—1988。

四、饮品类及其他类的卫生及管理

（一）冷饮食品的卫生及管理

冷饮食品包括两大类，一类是冷冻饮品，如冰淇淋、冰棒、雪糕等；另一类是饮料，包括液体饮料，如汽水、可乐、果汁、矿泉水等，和固体饮料如麦乳精、果味粉、咖啡等。

冷饮食品的主要卫生问题为微生物污染和有害化学物质污染。冷饮食品被细菌污染的原因主要是适于细菌繁殖的原辅料。加热前污染较严重，熬料后细菌显著减少，但随着操作工序的增多，污染又会增加。细菌污染可来自：空气中杂菌的自然降落；使用不清洁的用具和容器；制作者个人卫生较差和手的消毒不彻底；销售过程也是极易被污染的一个环节。有害化学物质污染主要来自使用不合格的食品添加剂，如食用色素、香料、食用酸味剂、人工甜味剂和防腐剂等。含酸较高的冷饮食品中可从模具或容器上溶出有害金属。

1. **原料的卫生要求** 冷饮食品主要原料为水、甜味剂、乳及蛋品、果蔬原汁或浓缩汁、食用油脂、食品添加剂和二氧化碳等。

水应符合国家饮用水质标准，深井水的硬度不宜过大，以防 Ca^{2+}，Mg^{2+} 离子与有机酸结合形成沉淀物。

原辅材料应符合国家卫生标准：甜味剂（糖、淀粉、糖浆等）、乳与乳制品（奶粉等）、蛋和蛋制品（皮蛋等）、酒精、二氧化碳（用于碳酸饮料）、果汁等。

食品添加剂严格按照《食品添加剂使用标准》的规定使用：如甜味剂、酸味剂、着色剂、防腐剂、乳化剂、增稠剂和食用香精的使用等。

2. **加工过程的卫生要求**

（1）冷冻饮品：防止所使用设备、管道、模具的污染；由于冷冻饮品原料中的乳、蛋、果汁通常带有大量微生物，所以，在原料配制后对其进行杀菌与冷却是保证产品卫生的关键；冰糕、冰棍的棍棒应完整、无断裂，使用前需消毒、清洗；包装时不得用手直接接触冰体。

（2）软饮料

1）水处理：水质好坏直接影响饮料质量和风味，水处理是饮料工业的重要工艺过程。一般用活性炭吸附和砂滤棒过滤法去除水中悬浮性杂质。去除水中溶解性杂质的最常用方法为电渗析法和反渗透法。评价水纯度的简便而实用的指标是电导率，电导率越低，说明水中杂质越少，纯度越高。

2）包装容器：饮料的包装容器很多，其材料应无毒无害、耐酸、耐碱、耐高温、耐老化。使用前必须经过清洗、消毒。

3）杀菌：根据产品的性质可选用以下不同的杀菌方法：巴氏消毒法、加压蒸汽杀菌法、紫外线杀菌法、臭氧杀菌法。

4）灌装：灌装设备、管道、冷却器等最好为食用级不锈钢、塑料、橡胶和玻璃材料。使用前必须彻底消毒、清洗。

（3）冷饮食品的卫生管理

1）对生产企业实行卫生许可证制度，经检查、审批合格后方可允许生产。

2）对冷饮食品从业人员每年进行一次健康检查，凡患痢疾、伤寒、病毒性肝炎、活动性肺结核、化脓性或渗出性皮肤病者，以及病毒性肝炎病原体携带者均不得直接参与饮食业的生产和销售。

3）冷饮食品生产单位应远离污染源，其厂房建筑、设备等均应符合卫生要求。

4）生产企业自身应有相应的产品质量和卫生检验能力。

5）产品包装要完整严密，做到食品不外漏。

（二）酒类的卫生及管理

酒的基本成分是乙醇。酒类按其生产工艺分为蒸馏酒（乙醇含量 40%~60%），发酵酒（乙醇含量 4%~20%），配制酒（乙醇含量 25%~40%）。

1. **蒸馏酒**　指以粮食、薯类和糖蜜为主要原料，在固态或液态下经糊化、糖化、发酵和蒸馏而制成的酒，通称为白酒。

原辅料的卫生：酿酒所用高粱、大米、玉米和小麦的质量均应符合《食品安全国家标准　粮食》的有关规定；发酵所用纯菌种应防止退化、变异和污染。

生产过程的卫生要求：制曲、蒸煮、发酵、蒸馏等工艺是影响白酒质量的关键环节。所有原辅料在投产前必须经过检验、筛选和清蒸除杂处理。白酒在蒸馏工艺中多"截头去尾"，恰当地选择自己所需要的中段酒，可以大大减少成品中甲醇和杂醇油含量。

（1）蒸馏酒中可能存在的有害物质

1）甲醇：酒中甲醇来自原粮中的果胶，果胶主要存在于植物的果皮、种皮、块茎等细胞间质，它在果胶酶或酸、碱的作用下，分解为果胶酸和甲醇。果胶酶主要存在于糖化发酵剂黑曲霉和其他曲霉中。甲醇对机体组织细胞有直接毒害作用，视神经对其毒性尤为敏感。急性中毒的临床表现为头痛、恶心呕吐、胃痛和视力模糊，严重者可出现呼吸困难、低钾血症、昏迷，甚至死亡。甲醇致盲剂量为 7~8ml，致死剂量 30~100ml。经抢救康复者均遗留不同程度的视力障碍。

2）杂醇油：杂醇油是比乙醇碳链长的多种高级醇的统称，包括正丙醇、异丁醇、异戊醇等，其中异戊醇含量较高，它们是原料中蛋白质和糖类分解的产物。杂醇油在体内氧化分解缓慢，可危害神经系统，含量高的酒常造成饮用者头痛和酒醉。

3）醛类：主要来自糠麸、谷壳等原料，包括甲醛、乙醛、糖醛和丁醛等。

4）氰化物：我国规定以木薯为原料的白酒（以氢氰酸计）应 ≤ 5mg/L，以代用品为原料的白酒应 ≤ 2mg/L。

5）铅：酒中的铅全部来自镀锡的蒸馏器和贮酒容器等。铅与认知和行为异常有关，还可能是一种潜在致癌物。我国规定蒸馏酒及配制酒铅含量（以 Pb 计）应 ≤ 1mg/L。

6）锰：酒中不应含锰。我国规定锰含量 ≤ 2mg/L。

（2）蒸馏酒的卫生管理

1）保证原料必须新鲜、干燥和洁净，原料的运输和贮藏应符合卫生要求，避免受到有毒有害物质污染和发霉变质。

2）蒸馏设备和贮酒容器若采用镀锡材料，锡纯度应在 99% 以上。尽量采用无锡冷凝器。

3）固体法制酒必须掌握摘酒时机，量质摘酒。液态法制酒采用甲醇分馏塔可以有效地降低甲醇含量。

4）以木薯、果核为原料制酒，应加强原料的清蒸排杂，使氰苷类物质提前分解挥散。

2. 发酵酒　指以含糖和淀粉的原料,经糖化和发酵,但不需蒸馏而成的酒。包括果酒、啤酒和黄酒。

(1)果酒:果酒是以水果为原料,通过发酵或浸渍等加工后再经调配而制成的品种和风味各异的一类低度酒。分类:仁果类:苹果、山楂等;核果类:桃、杏等;橘柑类:橘、橙等;浆果类:葡萄、猕猴桃等,葡萄酒产量最高,花色品种最多,质量也最好。果酒的卫生要求:

1)酿酒原料应产自无毒区域,收割前15天不得喷洒任何农药。

2)原料果实应新鲜、成熟,无腐烂、生霉、变质及变味。

3)原料在运输保存时避免污染,葡萄应在采摘后24小时内加工完毕,以防挤压破碎、被杂菌污染而影响酒的质量。

4)酿酒用设备、用具、管道必须保持清洁,避免发生霉变和其他杂菌污染。

5)容器应清洁干燥,不准使用铁制容器或装过有毒物质、有异嗅的容器。

(2)啤酒:啤酒是以大麦制成的芽和水为主要原料,加入酒花,经糖化和酵母发酵酿制而成的低酒精度、含有二氧化碳和多种营养成分的饮料酒;分为生啤酒(鲜啤酒):未经巴氏消毒的啤酒;熟啤酒:经过巴氏消毒的啤酒。

(3)黄酒:黄酒是以大米(糯米)、玉米等为原料,经蒸煮,加麦曲、酒药、酒母,糖化发酵而制成的低酒精度发酵酒。

发酵酒的卫生问题主要包括如下几点:

(1)N-二甲基亚硝胺:N-二甲基亚硝胺是啤酒的主要卫生问题之一,其来源为大麦芽的直接烘干。目前我国多采用发芽、干燥两用箱,以热空气进行干燥,不再直接烘干,明显减少了N-二甲基亚硝胺的产生。

(2)黄曲霉毒素 B_1:主要来自受黄曲霉毒素污染的原料,因此保证原料质量具有十分重要的意义。

(3)二氧化硫残留:在果酒的生产中,果汁在进入主发酵之前需加入适量的二氧化硫,以起到杀菌、澄清、增酸和护色的作用。若使用量不当或发酵时间过短,就可以造成残留。我国规定果酒中二氧化硫残留量不得超过0.05g/kg(以二氧化硫计)。

(4)微生物污染:发酵酒乙醇含量低,较容易受到微生物污染。我国规定发酵酒菌落总数不超过50/ml,大肠菌群不超过3/ml,生啤酒菌落总数不超过1 000/ml,大肠菌群不超过50/ml。

3. 配制酒(再制酒、露酒)　配制酒是指以各种发酵酒和蒸馏酒为酒基,添加可食用的辅料(糖、香精、色素、果汁等),采用浸渍和复蒸馏等工艺,加工调和而成的一类具有不同风味的饮料酒。此类酒应严禁使用医用酒精或工业用酒精配制。

(三)罐头类食品的卫生及管理

罐头食品是指将加工处理后的食品装入金属罐、玻璃罐或软质材料容器中,经排气、密封、加热杀菌、冷却等工序达到商业无菌的食品。它不受地理、气候、工作条件的影响,在不同的季节都能保持品种多样化且运输便利,食用方便,保存时间长。根据原料属性罐头类食品可分为:畜类、禽类、水产类、蔬菜类、水果类、粮食制品类、坚果类等;根据包装材料属性可分为:金属罐、玻璃罐、软罐头等。

1. 罐头类食品的卫生要求　罐头类食品的原料处理及卫生要求包括:

(1)原料必须新鲜优质,不得使用腐败食物,原料调料、食品添加剂必须符合卫生要求。

（2）生产用水必须符合国家饮用水标准。

（3）原料加工前需洗净、挑选等，并防止污染。

2. 罐头食品的卫生管理

（1）锈听、漏听：锈听指罐头铁皮生锈，漏听是指密封失灵，有泄漏现象的罐头。对严重锈听需进行减压或加压试漏，如认定锈听应当销毁，锈听是造成漏听的主要原因。认定漏听应销毁。

（2）胖听：罐头的一端或两端凸出，叩击呈空虚鼓音称为胖听。造成胖听的因素有：①物理性：装罐过满、排气不足、冷却降温过快（可食用）；②化学性：金属罐受酸性内容物腐蚀，产生大量氢气所致（一般不宜食用）；③生物性：杀菌不彻底，导致微生物大量繁殖引起（禁止食用）。

（3）变色和变味：若罐头出现变味、汤汁混浊、肉质液化，应禁止食用。果蔬罐头变黄色，常因酸性条件使叶绿素脱镁引起（不影响食用）；蘑菇罐头发黑，因酪氨酸与黄酮类化合物在酶的作用下形成棕黑色的络合物（不影响食用）；肉禽、水产品在杀菌过程中挥发出的硫化氢与罐壁作用产生黑色的硫化铁或紫色的硫化锡（去除黑斑部分可食用）；罐头出现油脂酸败，酸味、苦味等应禁止食用。

（4）平酸腐败：罐头内容物酸度增加，而外观完全正常。此种腐败变质为可分解碳水化合物、产酸不产气的微生物污染（平酸菌）。平酸菌广泛存在，易受污染。低酸性罐头：嗜热脂肪地芽孢杆菌污染所致；酸性罐头：凝结芽孢杆菌污染所致。平酸腐败的罐头禁止食用。

3. 罐头质量鉴别

（1）查看罐头标签：应标明品名、厂名、厂址、生产日期、保质期（或保存期）、净重、产品标准代号、配料表等必备项目。建议消费者不要购买超过保质期和保存期的罐头。

（2）检查罐体质量：铁听罐头，要认真检查有无碰瘪或锈蚀。瘪听容易使封口部位松弛；锈听严重部位容易产生孔眼，细菌有可能随空气进入罐头；以罐盖中心部分略向内凹，罐内食品颜色正常，块形完整，汤汁清澈，罐底无沉淀物者可认为质量完好。

（3）检查容器外观：外观表面必须清洁、有光泽，底盖稍凹、无锈斑、无裂缝，封口严密。

（4）检查内容物：各类罐头食品内容物质量规定如下：

1）肉类罐头：肉的色泽鲜明，不得发乌、灰暗、灰白，切块大小整齐，肉质不得过烂，汤肉分清、碎屑肉很少，肉汁加热后应透明。

2）水产品罐头：原料用量适当，不得有腥臭味；肉段整齐，不得糜烂。油炸罐头应可口，不得有焦味、酸味。

3）糖水罐头：水果皮核应除尽，削皮果面光滑、无虫眼锈斑，块形大小一致，果肉不得过烂，果肉色泽为天然色，不得人工着色，汤汁应透明清澈，糖度应达到12%。

4）果酱罐头：用淡色果肉制的果酱，色泽允许为淡褐色，黏度应达到要求，倾倒时倒不出来，无异味或香精味。

5）蔬菜罐头：颗粒要大小一致或接近一致，汤汁味正，无杂质，无酸味和苦味。

优质罐头：外观应无锈听、瘪听、胖听、漏听（用80℃温水浸泡1~2分钟观察无气泡）。

第四节　食物中毒和处理

一、概述

随着人类社会产业化的加剧、新技术的开发和应用,生物性和化学性的污染以及带来的微生物变异或突变,各种各样的新的生物性和化学性的病原体出现,与食物有关的疾病发生的危险性明显增高。食源性疾病已成为全球分布最广泛、后果最严重的公共卫生问题之一,其中食物中毒是最常见的食源性疾病。

(一)概念

食物中毒是指摄入了含有生物性、化学性有毒有害物质的食品或者把有毒有害物质当作食品摄入后出现的非传染性的急性、亚急性疾病。引起食物中毒的食物称为"有毒食物",是指可食状态、正常数量、经口摄入而使健康人发病的食物。

食物中毒常呈集体性暴发,但也可单人独户地散发,其发生地点可在学校、家庭、集体食堂、饮食单位、生产企业或商店等。食物中毒的特点如下:

1. 有共同食物史　中毒病人在相近的时间内均食用过某种共同的中毒食品,发病范围和这种有毒食物分布区域范围相一致,未食用者不发生中毒,停止食用中毒食品后,发病也很快停止。

2. 发病潜伏期短而集中　一般潜伏期在24~48小时内,短期内大量用食者突然发病,来势急骤,呈暴发过程,一般病程亦较短。

3. 人与人之间无直接传染　食物中毒的流行曲线常于发病后出现急剧上升又很快下降的波峰,呈一过性暴发,无传染病所具有的尾端余波。

4. 中毒表现和治疗方法相似　这与中毒病人有相同的致病因素有关。

(二)分类

依据引起食物中毒的原因,一般可将食物中毒分为4类。

1. 细菌性食物中毒　指摄入含有细菌或细菌毒素的食品而引起的急性或亚急性疾病,是一类发生频数和发病人数最多、病死率较低、常发生在夏秋季的食物中毒。因其致病因子不同可分为感染型、毒素型和混合型。一般而言,感染型食物中毒通常伴有发热和较长潜伏期;而毒素型食物中毒很少有发热的症状,潜伏期因毒素类型而异。

2. 真菌毒素和霉变食品中毒　指食用含有产毒霉菌污染并产生大量霉菌毒素的食物所引起的中毒,发病率和病死率均较高,且有较明显的地区性和季节性的特点。

3. 有毒动植物食物中毒　是由于摄入含有有毒成分的动植物性食品引起的中毒,其发病率较高,病死率因动植物种类而异。如河豚鱼和毒蕈中毒等具有较高病死率。

4. 化学性食物中毒　指食用了化学性有毒食物引起的中毒。有毒食物的主要来源包括被有毒有害的化学物质污染(如农药、鼠药和重金属等)、误将有毒化学物当作食品(如工业用盐——亚硝酸钠作为食盐,砒霜当食用碱等)、使用或超量使用非食品级添加剂、营养强化剂或食品本身成分发生改变(如酸败油脂)。具有发病急,发病率和死亡率均较高的特点。

二、常见的食物中毒

（一）细菌性食物中毒

1. 沙门菌食物中毒

（1）病原：沙门菌为肠杆菌科，菌种繁多、分布广泛，已发现约 2 500 个血清型。据统计，我国发现有 200 余种，主要是 A~F 群的各菌型。常引起食物中毒的有猪霍乱沙门菌、鼠伤寒沙门菌和肠沙门菌。

本菌为需氧或兼性厌氧的革兰氏阴性杆菌，生长繁殖的最适温度 20~30℃，适宜 pH 为 6.8~7.8；水中可生存 2~3 周，潮湿土壤中可以过冬，蛋及蛋制品中也可存活数月；70℃水中经 5 分钟可被杀灭，煮沸立即死亡，在含盐 12%~19% 的咸肉中可生存 75 天，该菌不分解蛋白质、不产生靛基质，食物被污染后无感官性状变化，常常没有可察觉的腐败现象，易被忽视。

（2）流行病学：在许多国家，本菌食物中毒占细菌性食物中毒的首位。

1）季节性：全年均有发生，以 6~9 月份发生最多。

2）引起中毒的食品：主要是动物性食品，如肉类（特别是病死畜肉类）、蛋类、家禽、水产类和乳类等。

3）食品污染的原因：家畜、家禽类食品中沙门菌的来源有：①生前感染：指家畜、家禽在宰杀前已感染沙门菌，包括原发性沙门菌病和继发性沙门菌病。原发性沙门菌病是指家畜、家禽在杀前已患有沙门菌病，如猪霍乱、牛肠炎、鸡白痢等；继发沙门菌病指由于健康家畜禽肠道沙门菌带菌率较高，当其患病、疲劳、饥饿或其他原因以致抵抗力下降时，寄生于肠道内的沙门菌即可经淋巴系统进入血流引起继发性沙门菌感染，使牲畜肌肉和内脏都含有沙门菌。②宰后污染：包括在储藏、运输、加工、销售和烹调等各个环节中由带有沙门菌的水、土壤、天然冰、不洁的容器、炊具、蝇、鼠及人畜粪等引入的污染。

蛋类中沙门菌的两个污染途径：①卵巢内污染，即家禽卵巢内带有沙门菌，直接污染卵黄，在蛋壳尚未形成时即被污染；②家禽肠道和肛门腔带有沙门菌，蛋经泄殖腔由肛门排出时，蛋壳表面被沙门菌污染，在适当条件下沙门菌可通过蛋壳气孔侵入蛋内，使蛋液带菌污染。

水产食品的主要污染途径是水源被沙门菌污染。

奶与奶制品的污染则多由挤奶时未严格遵守卫生操作制度，加上巴氏消毒不彻底所引起。

（3）发病机制：多数沙门菌食物中毒主要是由摄入含有大量活菌的食物而引起的感染型食物中毒。一般认为正常成人需 10^6~10^9 的活菌量才可能引起发病。但在多次食物中毒调查的实际经验中，10^5 活菌量即可引发中毒现象。对于儿童、老年人和体弱者，10^2~10^3 活菌量也能引起发病。

随食物进入肠道的沙门菌在小肠和结肠，特别在回盲部大量繁殖，附着于肠黏膜上皮细胞并入黏膜下固有层，使肠黏膜出现充血、水肿、渗出等炎性病理变化。然后经淋巴系统进入血循环而引起一过性菌血症。由于大量菌体在肠系膜淋巴结和单核吞噬细胞内被破坏，释放出菌体内毒素，引起机体发热。此外，肠沙门菌、鼠伤寒沙门菌可产生肠毒素，肠毒素激活小肠黏膜细胞膜上腺苷酸环化酶，改变小肠黏膜细胞对水及电解质的吸收，使 Na^+、Cl^-、水在肠腔潴留而致腹泻。

（4）临床表现：潜伏期一般为 12~36 小时，最长 72 小时。临床表现以急性胃肠炎为主。

先期症状为发热、头痛、恶心、倦怠、全身酸痛和面色苍白;以后出现腹泻、腹痛和呕吐,严重者可产生脱水症状。腹泻主要为黄绿色水样便,恶臭,间有黏液或血,一日数次至十余次。腹痛多在上腹,伴有压痛。体温一般在38~40℃。重症者可出现烦躁不安、昏迷谵妄、抽搐等中枢神经症状,也可出现尿少、尿闭、呼吸困难、发绀、血压下降等循环衰竭症状,甚至休克,如不及时救治,可致死亡。

沙门菌食物中毒按其临床特点可分为胃肠炎型、类伤寒型、类霍乱型、类感冒型和败血症型。一般以胃肠炎型为主而伴随不同程度的各类型混合发病最为常见。

(5)诊断与治疗:结合本菌的流行病学特点、临床表现及实验室检验结果进行诊断。细菌学检验可按照《食品安全国家标准 食品微生物学检验 沙门氏菌检验》(GB 4789.4—2016);血清学检查:血清分型鉴定,确定病原菌株;取患者刚发病和发病后两周左右的血清与分离出来的菌株做凝集试验,观察凝集效价的动态(增高2~4倍)以确诊致病性。

治疗以对症处理为主,对因吐泻较重致失水失盐者,补充水和电解质。一般病例不使用抗生素,重症患者可考虑使用抗生素。

2. 副溶血性弧菌食物中毒

(1)病原:副溶血性弧菌为嗜盐性的革兰氏阴性杆菌,需氧或兼性厌氧,在3%~4%氯化钠培养基和食物中生长良好,最适生长温度为30~37℃,最适pH7.4~8.2,本菌对酸及温热敏感,在1%醋酸中1分钟,60℃加热5分钟;90℃加热1分钟可将其杀死。在各种天然淡水中,生存一般不超过2天,而在海水中则可存活47天以上。该菌有耐热菌体抗原(O抗原)和不耐热菌体抗原(K抗原)。按"O"和"K"抗原的不同,日本学者用凝集试验将本菌分为O抗原1~13、K抗原1~71种,抗原分型可用于辅助血清学鉴定。

(2)流行病学

1)季节性:大多发生于5—11月,高峰在7—9月。

2)中毒食品:主要是海产食品,其中以各种海鱼和贝蛤类,如黄花鱼、带鱼、墨鱼、海蟹、海蜇等,也多见于咸菜食品。

3)引起中毒的原因:主要是海产品烹调时未烧熟煮透,烹调后又被该菌污染且存放不当,食前加热不充分所致。此外,不卫生的凉拌拼盘及生食或半生食鱼和贝蛤类以及被染菌的厨具或容器污染的食品也可引起中毒。

沿海地区饮食从业人员、健康人群及渔民带菌率为11.7%左右,有肠道病史者可达31.6%~88.8%,可能导致人群带菌者对食品的直接污染。

(3)发病机制:副溶血性弧菌食物中毒主要为侵入肠道的大量活菌及其所产生的耐热性溶血素对肠道的共同作用。

目前,一般认为副溶血性弧菌产生的耐热性溶血素(TDH)能使血琼脂培养基上出现B溶血带,即"神奈川现象"(KP)阳性,动物实验和组织致敏性观察证实TDH在500g剂量时可引起肠样肿胀充血和肠液潴留,50g时可引起乳鼠腹泻并迅速死亡,故TDH可能与副溶血弧菌的腹泻等症状有关。

(4)临床表现:潜伏期一般为10~24小时,与摄入食物的含菌量密切相关。发病急骤,主要表现上腹部阵发性绞痛,继而腹泻,每天5~10次,粪便为水样或糊状,少数有黏液或黏血样便,约15%的患者出现洗肉水样血水便。体检回盲部有明显压痛,多数在腹泻后出现恶心、呕吐,体温一般在37.7~39.5℃,病程一般1~3天。

（5）诊断与治疗：结合本菌的流行病学特点、临床表现及实验室检验结果进行诊断。参照《副溶血性弧菌食物中毒诊断标准及处理原则》（WS/T 81—1996）。细菌学检查：详见《食品安全国家标准 食品微生物学检验 副溶血性弧菌检验》（GB 4789.7—2013）；对中毒食品、食品工具及患者腹泻、呕吐物进行微生物培养检查；血清学检验：发病早期血清与分离出来的菌株做凝集试验（通常增高）；动物试验：小鼠腹腔注射，观察毒力。

以对症和抗生素进行治疗，预后一般良好，极少数严重患者，可由于休克昏迷未及时抢救而死亡。

3. 变形菌食物中毒

（1）病原：变形菌为革兰氏阴性、需氧或兼性厌氧腐败菌，对营养要求不高，普通培养基上生长良好，4~7℃即可繁殖，属低温菌。本菌广泛分布于自然界中，在土壤、污水和垃圾中均可检出。对热抵抗力较弱，55℃经1小时或煮沸数分钟即死亡，在1%石炭酸中30分钟可被杀死。

引起食物中毒的变形菌主要是普通变形菌和奇异变形菌，两者分别有100多个血清型。

（2）流行病学

1）季节性：多发生于夏秋季节，以7~9月最多见。

2）引起中毒的食品：主要是动物性食品，特别是熟肉和内脏制品冷盘。此外，豆制品、凉拌菜和剩饭等亦间有发生。变形菌与其他腐败菌共同污染生食品，会使生食品发生感官上的改变，但熟制品被污染后通常无感官上的变化，易被食用者忽视。

3）食物被污染的原因：①人类带菌者对食品的污染：正常人带菌率约为1.3%~10.4%，以奇异变形菌最常见。腹泻患者带菌率较高，约为13%~52%；②生熟交叉污染：处理生熟食品的工具、容器未严格分开，使熟食品受到重复污染，在较高温度下长时间存放，食用前未回锅加热或加热不彻底。

（3）发病机制：主要是随食物食入大量活菌引起，属于感染型中毒；其次，也有一些菌可形成弱毒素，是一种具有抗原性的蛋白质与碳水化合物的复合物，能引起毒素型急性胃肠炎。

（4）临床表现：潜伏期一般为10~12小时，最短为2~5小时。症状主要为恶心、呕吐、腹痛、腹泻、发热、头痛、头晕等。以上腹部（脐周围）阵发性刀绞样痛和急性腹泻为主，腹泻物常伴有黏液和恶臭，腹泻一般在数次至10余次，体温一般在38~40℃。发病率较高，病程较短，为1~3日，多数患者在24小时内恢复，一般预后良好。

（5）诊断与治疗：诊断依据中毒的流行病学特点、临床表现以及实验室检验的各项指标检定。具体见《变形杆菌食物中毒诊断标准及处理原则》（WS/T 9—1996）。病原检验：取中毒场所物品、中毒食物和患者吐泻物作培养检查，用生化反应分群、血清凝集试验确定菌株。血清效价测定：取患者急性期和恢复期血清，用分离的菌株做血清凝集效价测定，恢复期滴度高于急性期滴度4倍即有诊断意义，同时做健康人血清对照。

治疗以对症治疗为主，轻症患者无需治疗；过敏型组胺中毒采用抗过敏治疗。

4. 蜡样芽孢杆菌食物中毒

（1）病原：蜡样芽孢杆菌为需氧或兼性厌氧、革兰氏阳性杆菌。生长温度10~48℃，最适温度28~35℃，生长pH范围为4.9~9.3,本菌广泛存在于土壤、尘埃、植物等中，多数情况以芽孢方式存活。可产生两种致病肠毒素，其中腹泻肠毒素不耐热，45℃加热30分钟可被破坏,而呕吐肠毒素则为耐热型,126℃条件下90分钟仍稳定。

（2）流行病学

1）季节性:多发生于夏秋季节,以6—10月多见。

2）引起中毒的食品:主要是米饭和米粉食品、乳及乳制品、肉类制品、蔬菜、马铃薯、甜点心和凉拌菜等。

食物被污染的原因:①食物在较高温度和通风不良条件下存放,使芽孢发芽、繁殖并产毒;②食用前不加热或加热不充分。

（3）发病机制:中毒是由大量活菌侵入肠道并产生肠毒素所引起。腹泻肠毒素可使豚鼠真皮产生坏死,使家兔皮肤增进毛细管的渗透性,并能在肠道激活上皮细胞膜上的腺嘌呤环化酶,使黏膜细胞分泌功能改变导致腹泻。呕吐毒素属外毒素型,引起呕吐的机制可能与葡萄球菌肠毒素致呕吐的机制相同。

（4）临床表现:蜡样芽孢杆菌食物中毒的中毒表现可分为呕吐型和腹泻型两类。呕吐型中毒表现的潜伏期为0.5~5小时,腹泻型中毒表现的潜伏期则为8~16小时。主要为急性胃肠炎症状,呕吐型以恶心、呕吐为主;腹泻型以腹痛、腹泻为主,一般为水泻,体温升高较少。可有口渴、头昏、乏力、寒战、胃部不适或疼痛等表现;亦有两型混合发生,症状交错出现。

本病病程短,腹泻型为16~36小时,呕吐型为8~10小时。两者一般都极少超过24小时。预后良好,一般无死亡。

（5）诊断与治疗:结合本菌的流行病学特点、临床表现和实验室检查进行诊断。诊断按《蜡样芽孢杆菌食物中毒诊断标准及处理原则》(WS/T 82—1996)进行。中毒食品中蜡样芽孢菌菌数测定,一般均≥ 10^5CFU/g。呕吐物或粪便中检出的蜡样芽孢杆菌与中毒食品检出的菌株,其生化性状或血清型相符。

蜡样芽孢杆菌食物中毒一般无需治疗。重症可采用抗生素治疗。

5. 李斯特菌食物中毒

（1）病原:李斯特菌为革兰氏阳性,兼性厌氧,无芽孢,耐碱不耐酸的杆菌。具有嗜冷性(−20℃可存活一年),不耐热,58℃10分钟可被杀死,5℃的低温下还能生长是该菌的特点。该菌广泛分布于自然界,在土壤、江河水、污水、蔬菜、鱼类、蝇类及甲壳动物、各种食品及健康带菌者和动物的粪便中均可检测到该菌。

在李斯特菌属中可以引起食物中毒的主要是单核细胞增多性李斯特菌。该菌由12种菌体抗原与4种鞭毛抗原组合成14个血清型,侵袭人体的主要有Ⅰa、Ⅰb及Ⅳb型。

（2）流行病学

1）季节性:多为散发性,夏末秋初多发,发病率呈季节性上升趋势。

2）中毒食品:乳及乳制品(如软奶酪等)、肉类制品、水产品、蔬菜及水果,久存于冰箱的各种食品。

3）引起中毒的原因:①消毒不彻底的牛奶和污染的奶制品;②在屠宰和销售过程中,带菌食品从业人员的手污染了肉体;③冰箱冷藏不当,食品间交叉污染。

（3）发病机制:大量单核细胞增多性李斯特活菌经小肠绒毛膜上皮细胞吞噬作用进入机体所致,此外,侵入机体的李斯特菌可随单核细胞经血液播散,并在无免疫力的单核吞噬细胞内增殖,产生李斯特溶血素O,发挥毒性作用。

（4）临床表现:侵袭型的潜伏期一般为2~6周。中毒表现为发病突然,初期症状为胃肠炎和发热、感冒症状,免疫功能低下者出现败血症、脑膜炎等;妊娠妇女为易感者,可造成流产或死胎。腹泻型的潜伏期一般为 8~24 小时,可出现明显的腹痛、腹泻与发热。除老幼体弱者外,一般预后良好。如有神经症状者,特别是累及脑干者预后较差,病死率达 20%~50%。

（5）诊断与治疗:中毒判定原则:依据临床特点、流行病学资料及可疑食品和病人粪便检验结果确诊。微生物学检验按《食品安全国家标准　食品微生物学检验　单核细胞增生李斯特菌检验》(GB 4789.30—2016)中所规定的方法进行。

6. 金黄色葡萄球菌食物中毒

（1）病原

1）病原菌:葡萄球菌为革兰氏阳性兼性厌氧菌,最适温度为 30~37℃,最适 pH 为 6.0~7.0,耐盐性强,在 7.5%NaCl 培养基上亦可生长。能产生肠毒素的葡萄球菌主要是金黄色葡萄球菌。

2）肠毒素:肠毒素是一种可溶性蛋白质,耐热,经 100℃煮沸 30 分钟不被破坏,也不受胰蛋白酶的影响。根据抗原性可分为 A、B、C_1、C_2、C_3、D、E 和 F,共 8 个血清型,其中以 A、D 型引起的食物中毒较多见,其次为 B、C 型,F 型为引起毒性休克综合征的毒素。食物中的毒素需煮沸 120 分钟方能被完全破坏,故一般烹调方法不能将其破坏。

（2）流行病学

1）季节性:全年均有发生,一般以夏秋季较多。

2）中毒食品:一般以剩饭、凉糕、奶油糕点、奶类及其制品、鱼虾与熟肉等为常见,其他食品亦有发生。

3）食品被污染的原因及肠毒素形成的条件

食物中葡萄球菌的来源:①带菌者对各种食物的污染:葡萄球菌广泛分布于自然界,人和动物的鼻腔、咽、消化道带菌率均很高。健康人带菌率为 20%~30%,上呼吸道金黄色葡萄球菌感染的患者,鼻咽带菌率可高达 83.3%,医院患者和医护人员带菌率可高达 60%~80%。②奶牛化脓性乳腺炎时,其乳汁中可能带有葡萄球菌。③畜、禽患其他化脓性感染时,感染部位的葡萄球菌对其肉尸的污染。

肠毒素形成影响因素:①食物受葡萄球菌污染的程度:食物中葡萄球菌污染越严重,繁殖越快,越易形成毒素;②适宜的温度:在 37℃范围内,温度越高,产生肠毒素需要的时间越短;③食品的种类及性状:一般而言,富含蛋白质与水分,且含一定淀粉的食物(如奶油糕点、冰激凌、剩米饭、凉糕等)或含油脂较多的食物(如油炸鱼罐头、油煎荷包蛋)受葡萄球菌污染后易形成毒素;④食物存放的环境:当通风不良、氧分压低时,肠毒素易于形成,如污染葡萄球菌的剩饭在通风不良的条件下存放,极易形成毒素。

（3）发病机制:肠毒素作用于胃肠道黏膜,引起充血、水肿与糜烂等炎症变化及水电解质代谢紊乱,导致腹泻;此外,肠毒素以完整的分子经消化道吸收入血,刺激迷走神经和交感神经腹腔丛到达呕吐中枢从而引起反射性呕吐。

（4）临床表现:潜伏期 1~5 小时,平均 3 小时。主要症状为恶心、剧烈而频繁的呕吐,并伴有上腹部剧烈疼痛。约 80% 患者发生腹泻,多为水样便或黏液便。体温正常或稍有微热。病程一般短,多在 1~2 天内恢复正常,预后一般良好。儿童对肠毒素比成人敏感,故发病率高,病情重。

（5）诊断与治疗:符合该菌的流行病学特点、临床表现及实验室检查;按《葡萄球菌食物中毒诊断标准及处理原则》(WS/T 80—1996)进行诊断。实验室细菌学检查:按《食品安全

国家标准 食品微生物学检验 金黄色葡萄球菌检验》（GB 4789.10—2016）操作。

轻者一般无需治疗；重症患者严重失水者可补充水和电解质，一般不需用抗生素。

7. 肉毒梭菌食物中毒

（1）病原：是厌氧的革兰氏阳性杆菌。在无氧气、20℃以上和必要的营养物质条件下，可大量繁殖并产生神经毒性为特征的肉毒毒素，其对碱和热敏感，80℃加热3分钟或煮沸5~20分钟即被破坏，但其芽孢耐热力很强，湿热100℃6小时或120℃4分钟才能被杀死；E型菌芽孢抵抗力较弱，90℃加热5分钟或100℃加热1分钟可杀死。人的最小口服致死量为5×10^{-9}~5×10^{-8}g。

按其毒素抗原性可分为A、B、C_1、C_2、D、E、F和G，共8型。A、B、E、F、G型仅含本型的毒素抗原，而C和D型除含有大量本型毒素抗原外，还含有彼此能发生交叉反应的少量毒素抗原。引起人类食物中毒的主要为A、B、E三型，偶然发生F型引起的人类毒血症；C_2和D型主要对家畜致病；C_1型则主要引起野水禽中毒。

（2）流行病学

1）季节性：一年四季都可发生，以冬春季为最多。

2）中毒食品：国内多见于家庭自制的发酵食品如臭豆腐、豆瓣酱、面酱等。国外则多发生于家庭自制的各种罐头食品（如鱼、蔬菜、水果等）和熏制或腌制食品。近年报道，婴儿食用的蜂蜜、饴糖及砂糖等中检出了肉毒梭菌。

3）中毒发生的原因：食品中肉毒梭菌来源于土壤、地面水、尘埃与粪便。肉毒梭菌或其芽孢污染食品，并在适宜的温湿度、不高的渗透压和酸度、以及厌氧的条件下繁殖，形成毒素，最后在食用前又未再进行彻底加热处理。

（3）发病机制：进入机体的肉毒毒素，大部分在小肠上部被吸收，通过淋巴管到达血液。它主要作用于中枢神经系统的脑神经核、神经肌肉接头处及自主神经末梢，尤其是对运动神经与副交感神经有选择性作用，通过抑制神经末梢传导介质乙酰胆碱的释放，引起运动障碍和肌肉弛缓性瘫痪。

（4）临床表现：潜伏期一般为12~36小时，最短的有2小时，长的达10天，潜伏期长短与毒素量、菌株型别和毒性、患者个体差异等因素有关；特征性临床表现为对称性脑神经受损。初期症状为头痛、头晕、乏力，继而出现眼部神经麻痹症状，如视力模糊、复视、眼睑下垂、瞳孔散大、对光反射减退等。同时或稍后出现舌硬，说话不清，咀嚼和吞咽困难，面肌麻痹无表情等，最后，可因呼吸肌神经麻痹引起呼吸衰竭或合并感染而死亡。查体时，体温一般正常。

如及时治疗，多在4~10天内好转，呼吸、吞咽困难和语言障碍首先恢复，随之肌肉麻痹消失，但视力恢复较慢。愈后无任何后遗症。

（5）诊断与治疗

判定原则：结合本菌流行病学特点、临床表现及实验室肉毒毒素检测进行诊断。按照《肉毒梭菌食物中毒诊断标准及处理原则》（WS/T 83—1996）进行诊断。

实验室检查：详见《食品安全国家标准 食品微生物学检验 肉毒梭菌及肉毒毒素检验》（GB 4789.12—2016）。

治疗：应采取综合治疗法，治疗既要早期使用多价抗肉毒毒素血清，也要及时应用支持疗法及有效的护理，特别注意预防呼吸肌麻痹和窒息。

上述及其他细菌性食物中毒详见表7-11。

表 7-11　细菌性食物中毒

食源性致病细菌	潜伏期	症状及感染剂量	病程	孢子形成	耐热性	革兰氏染色及有氧/无氧	来源及相关食品‡
肉毒梭菌	12~36小时，长者可达8~10天	对称性脑神经受损，表现为头晕、无力，随后出现视力模糊、复视、眼睑下垂、口干，和呼吸困难。早期症状包括吸吐和轻度微腹泻 感染剂量：0.005~0.5μg毒素	从数日到几个月不等	是	毒素在80℃加热3分钟可被破坏；孢子：蛋白水解型：$D_{100}=25$分钟 非蛋白水解型：$D_{100}<0.1$分钟	革兰氏阳性、专性厌氧菌	土壤、淤泥、鱼类和哺乳动物的肠道，罐头食品、烟熏和腌制鱼和肉，蜂蜜
金黄色葡萄球菌	1~5小时	恶心、呕吐、腹痛、腹泻 感染剂量：<1.0μg毒素	1~2天	否	肠毒素耐热（100℃煮沸30分钟不被破坏）	革兰氏阳性、兼性厌氧菌	带菌者、带有病原菌的乳汁、被污染的禽畜肉
蜡样芽孢杆菌 呕吐型	0.5~5小时	恶心、呕吐 感染剂量：>10^5CFU/g	8~10小时	是	耐热性毒素：耐热性极高（126℃加热90分钟仍稳定）。孢子：D_{121}=0.03~2.35分钟	革兰氏阳性、兼性厌氧菌	土壤、灰尘及植物；熟米饭、谷物和谷物制品、辛香料
蜡样芽孢杆菌 腹泻型	8~16小时	腹痛、腹泻 感染剂量：>10^5CFU/g	16~36小时	是	不耐热性肠毒素：一般烹饪温度下可破坏，但可形成耐热孢子 孢子：D_{121}=0.03~2.35分钟	革兰氏阳性、兼性厌氧菌	土壤、灰尘；牛奶、蔬菜、肉
产气荚膜梭菌	8~24小时	腹泻和严重腹痛 感染剂量：>10^6CFU/g	1~2天	是	一般烹饪温度下可破坏，但可形成耐热孢子 孢子：D_{121}=1.3~2.8分钟	革兰氏阳性、专性厌氧菌	土壤、动物粪便；肉、禽类、酱汁、干粮和预先烹饪好和预制的食品
弯曲菌属	3~5天	腹泻和严重腹痛、血便，吸吐罕见，并发症不常见 感染剂量：<500CFU/g	1~7天	否	一般烹饪温度下可破坏	革兰氏阴性、微需氧菌	禽类、牛、苍蝇、水源；未熟透禽肉、生牛乳、畜肉、贝类

续表

食源性致病细菌	潜伏期	症状及感染剂量	病程	孢子形成	耐热性	革兰氏染色及有氧/无氧	来源及相关食品‡
李斯特菌	腹泻型：8~24小时；侵袭型：2~6周	腹泻、腹痛、发热 感染剂量：不明 初期胃肠炎症状，可进展为脑膜炎和/或败血症症 受感染孕妇可出现流产、死产、早存婴儿易患脑膜炎 感染剂量：不明	从数日到几周不等	否	一般烹饪温度下可破坏	革兰氏阳性；兼性厌氧菌	软质乳酪、生牛乳、午餐肉、肉酱、香肠、生蔬菜、冰激凌、海鲜
沙门菌	通常12~36小时，最长72小时	发热、腹痛、恶心、呕吐，在幼儿、老年人和免疫功能低下者中可致命 感染剂量：10^6CFU/g；特殊食物在特殊情况下（高脂肪低水活度食物如巧克力或乳酪能保护细菌免受胃酸的破坏），少量细菌（100CFU/g）足以导致年幼者和老年人患病	2~5天	否	一般烹饪温度下可破坏	革兰氏阴性；兼性厌氧菌	水源、土壤、动物粪便；生海鲜、生肉、禽类、蛋、生牛乳和其他奶制品、蔬菜水果
副溶血性弧菌	10~24小时	腹泻、腹部绞痛、恶心、水样便、呕吐、头疼、发热、发冷 感染剂量：>10^6CFU/g	1~3天	否	一般烹饪温度下可破坏	革兰氏阴性；兼性厌氧菌	沿海和河口水域鱼类和贝类
创伤弧菌	24~48小时	伤口感染、肠胃炎、败血症 感染剂量：健康人群未知；易感人群<100CFU/g	数天到数周		一般烹饪温度下可破坏	革兰氏阴性；兼性厌氧菌	沿海水域、沉淀物、浮游生物、贝类、生蚝、蛤、螃蟹
小肠结肠炎耶尔森菌	3~7天	腹泻、腹痛和发热 感染剂量：不明	1~2周		一般烹饪温度下可破坏	革兰氏阴性；兼性厌氧菌	动物（牲畜、宠物）和水源、未煮透的猪肉、生牛乳

（二）真菌毒素和霉变食品食物中毒

1. 赤霉病麦中毒　赤霉病麦食物中毒是由摄入被赤霉菌侵染并污染了赤霉病麦毒素的麦类引起的。麦类赤霉病是粮食作物的一种重要病害，有赤霉病的麦粒从外观上可见外壳呈灰红色，谷皮皱缩，麦粒不饱满并有胚芽发红等特征。赤霉病麦中毒在我国长江中、下游地区较为多见，在东北、华北地区也有发生。

（1）病原菌：赤霉菌是引起赤霉病麦的一种真菌，属于镰刀菌属，其中最主要的为禾谷镰刀菌，此外，还有串珠镰刀菌、木贼镰刀菌、黄色镰孢。

有毒成分为赤霉病麦毒素，已经鉴定出的至少有 42 种，其中主要的是单端孢霉烯族化合物中的雪腐镰孢霉烯醇、脱氧雪腐镰孢霉烯醇、镰刀菌烯酮 -X、T-2 毒素等霉菌代谢产物，其化学性质稳定，微溶于水，一般的烹调方法不能去毒。该类化合物主要毒性作用为致呕吐，以 T-2 毒素作用最强。

（2）临床表现：潜伏期一般为 30 分钟，短者几分钟，长者达 1~5 小时。轻症仅有头昏、腹胀等症状。年老体弱者或食用较多者，可出现较重症状，表现为眩晕、头痛、恶心、呕吐、全身乏力，少数伴有腹泻、流涎、颜面潮红、步态不稳、形似醉酒，故有"醉谷病"之称。重症病人可出现呼吸、脉搏加快，体温、血压略有升高。

（3）治疗：此病一般是起病急、症状轻、病程短、预后好，一般不需治疗，停止食用后可自行恢复。严重呕吐者应给予补液。

2. 霉变甘蔗中毒　霉变甘蔗食物中毒是指食用了保存不当而霉变的甘蔗所引起的急性食物中毒。主要发生在北方的初春季节，以 2~4 月多见。发病者多见于儿童，且病情严重，常危及生命。

（1）病原菌：产毒真菌是节菱孢霉菌，产生的毒素为 3- 硝基丙酸，是一种小分子量神经毒，主要损害中枢神经系统，引起脑组织水肿、缺血、缺氧、坏死。

（2）临床表现：潜伏期短，最短 10 分钟，最长几小时。中毒初期为一时性消化功能紊乱的表现，恶心、呕吐、腹痛、腹泻，部分中毒者可出现黑便。随后出现神经系统症状，头晕、头痛、复视。重者出现阵发性、强直性抽搐，抽搐时四肢强直、屈曲内旋、手呈鸡爪状、眼球向上偏凝视，瞳孔散大，大小便失禁，继而进入昏迷。患者体温初期正常，以后可升高。幸存者可留下严重的后遗症，以锥体外系神经损害为主要表现，导致终生残疾，病死率较高。

（3）治疗：尽早尽快洗胃、灌肠以排除毒物，并对症治疗，如保护肝、肾，有脑水肿者使用脱水剂和激素；重症病人应给予促进脑组织代谢的药物；昏迷病人给予苏醒剂。

（三）有毒动植物食物中毒

有毒动植物食物中毒是由于食用了某些含有天然有毒成分或因贮存不当产生大量有毒成分的动物或植物后引起的中毒。本身含有天然有毒成分的动植物有河豚鱼、毒蕈、木薯、苦杏仁和鲜黄花菜等；由于贮存不当产生大量有毒成分的动植物有鲐鱼、发芽马铃薯和鱼类组胺等。自然界有毒的动植物种类很多，所含的有毒成分也较复杂，这里介绍一些常见的动植物食物中毒。

1. 河豚鱼中毒　河豚鱼又称河鲀，是一种味道鲜美又含剧毒的鱼类。引起中毒的种类主要是东方鲀，中毒多发区为日本、东南亚和我国沿海各地及长江下游，均系误食引起。

（1）有毒成分：河豚鱼体内的有毒成分为河豚毒素（TTX），分子量为 319，分子式 $C_{11}H_{17}N_3O_8$，是一种毒性极强的非蛋白质神经毒素。对热稳定，煮沸、盐腌以及日晒均不能使其破坏。

河豚毒素在体内分布很广,肝、脾、肾、卵巢和眼球等组织都含有毒素,随着季节、品种、存在部位的不同,其毒素毒力大小有差异,其中以卵巢毒性最大,肝脏次之。每年春季2~5月为生殖产卵期,毒性最强;6~7月,卵巢退化后,毒性减弱,肝脏也以春季产卵期毒性最强。新鲜洗净的鱼肉一般不含毒素,但如果鱼刚死不久,毒素可从内脏渗入肌肉中。个别品种的河豚鱼肉也有毒性。

(2)中毒机制:河豚毒素主要作用于神经系统,是一种钠通道的强阻滞剂,可抑制神经细胞膜对钠离子的通透性,从而阻断神经肌肉间冲动的传导,使神经末梢和中枢神经麻痹、首先是视觉神经麻痹,继而运动神经麻痹,最后是呼吸中枢和血管运动中枢麻痹。

(3)中毒表现和治疗:河豚鱼中毒的特点是发病急,潜伏期一般为10分钟至3小时。患者摄食初期,即感觉全身不适,出现恶心、呕吐、腹痛和腹泻等消化系统症状;然后出现感觉神经麻痹症状,如口唇、舌尖、指端麻木刺痛,感觉消失;继而出现运动神经麻痹症状,如手、臂肌肉麻痹,抬手困难,腿部肌肉无力致运动失调,身体摇摆,平衡失调,最后全身麻痹呈瘫痪状态,出现舌头发硬、言语不清、瞳孔散大、血压和体温下降、昏迷、呼吸由迟缓浅表到困难,常因呼吸循环衰竭于摄食4~6小时内死亡。病程超过8小时者多能恢复。病死率较高,可达40%~60%。

河豚毒素中毒尚无特效解毒剂。一旦发生河豚鱼中毒必须迅速抢救,以催吐、洗胃和导泻为主,以排出尚未吸收的毒素,并辅以对症治疗。

2. 毒蕈中毒　蕈类亦称蘑菇,属真菌植物,种类繁多,资源丰富。蕈类又分为可食蕈、条件可食蕈和毒蕈三类。我国约有可食蕈300余种,毒蕈100余种,其中含有剧毒能致人死亡的不足10种,常见的有黑伞蕈属、乳菇属、毒肽和毒伞肽、光盖伞属、橘黄裸伞与花菌等。

(1)有毒成分:毒蕈所含毒素种类,可因地区、季节、品种、生长条件和形态大小不同而异。毒蕈的有毒成分十分复杂,一种毒蕈可含有几种毒素,一种毒素又可能存在于多种毒蕈中。引起胃肠毒型中毒的毒素主要为黑伞蕈属和乳菇属的某些蕈种毒素如类树脂物质苯酚、苯甲酚类物质。神经精神型毒素主要包括毒蝇碱、蜡子树酸及其衍生物、光盖伞素及脱磷酸光盖伞素和幻觉原;溶血型毒素主要为鹿花蕈素,而脏器损害型毒素主要是毒伞肽类和毒肽类。

(2)中毒表现

1)胃肠炎型:潜伏期较短,一般为0.5~6小时,主要为胃肠炎症状,恶心、呕吐、剧烈腹泻,每日可达十余次,多为水样便,上腹部或脐部阵发性疼痛,体温不高。病程较短,一般持续2~3天,预后良好,死亡率低。

2)神经、精神型:潜伏期短,10分钟至4小时,主要表现为副交感神经兴奋的症状,如流涎、大汗、流泪、瞳孔缩小、对光反射消失、脉缓、呼吸急促等,有部分病人出现胃肠道症状。重症患者表现出谵妄、幻视、幻听、狂笑、行动不稳、意识障碍、精神错乱。病程一般1~2天,死亡率低。

我国云南省曾报道食用牛肝蕈引起的中毒,表现出特有的"小人国幻视症",患者主诉可见一尺高、身着鲜艳衣服的小人在眼前跑动。重者惊恐不安、哭喊跳跃,经治疗后数日内痊愈,一般无后遗症。

3)溶血型:潜伏期一般为6~12小时,最短2小时。开始表现为胃肠道症状,恶心、呕吐、腹泻与腹痛。发病3~4天后出现溶血性黄疸、血红蛋白尿、急性贫血、肝脾大等。严重者可昏迷、肾衰竭。一般病程2~6天,死亡率不高。

4）脏器损害型：潜伏期6小时至数日，进入恶心、呕吐、腹痛、腹泻水样便等胃肠炎症状期，继而转入无明显症状的假愈期，轻者由此进入恢复期，而重者则进入肝肾损害期，表现为肝、肾、心、脑等实质性器官的损害。以急性中毒性肝炎为主要症状，严重者出现肝坏死；肾脏受损时，肾脏水肿、变性、坏死。

可因肝昏迷引起烦躁不安、抽搐、惊厥、昏迷、休克甚至死亡，死亡率高达60%~80%。经过积极治疗的患者，一般在2~3周后进入恢复期，各项症状和体征逐渐好转并痊愈。

（3）急救与治疗原则

1）应及时采用催吐、洗胃和灌肠等方法，迅速排除未吸收的毒素。

2）及时应用特效解毒剂和对症治疗：胃肠炎型可按一般食物中毒对症处理；神经精神型可用阿托品拮抗；溶血型毒蕈中毒可用肾上腺皮质激素，贫血严重者应及时输血；一般情况差或出现黄疸者应使用较大量的氢化可的松，同时注意保护肝肾。肝肾损害型用二巯基丙磺酸钠或二巯基丁二酸钠。

3. 其他常见动植物性食物中毒　见表7-12。

表7-12　其他常见动植物性食物中毒

分类	食物	有毒成分	存在部位	主要临床表现特点	急救与预防
动物性天然毒素	部分贝类	石房蛤毒素	肠腺中	潜伏期短，数分钟至20分钟，以麻痹症状为主，末梢感觉减退、运动失调、呼吸困难等	无有效解毒药，对症处理；预防性监测等
	部分热带鱼	组胺	全身	潜伏期短，数分钟至数小时，全身皮肤潮红、眼结膜充血、头痛、血压下降、荨麻疹等	抗组胺药，如盐酸苯海拉明等和对症处理；防止鱼类腐败变质
植物性天然毒素	马铃薯	龙葵素	发芽部分	潜伏期数分钟至数小时，咽部瘙痒、发干，胃部烧灼，恶心，呕吐，腹痛，腹泻，伴头晕、耳鸣、瞳孔散大	催吐、洗胃、对症处理；马铃薯贮存于干燥阴凉处，食用前挖去芽眼、削皮等
	麦角	麦角胺、麦角新碱、麦角毒碱	麦穗呈紫棕时	坏疽性麦角中毒的症状包括剧烈疼痛，肢端感染和肢体出现发黑等坏疽症状，严重时需要截肢。痉挛性麦角中毒的症状是神经失调，出现麻木、失明、瘫痪和痉挛等症状	催吐、洗胃、对症处理；防止麦穗受潮
	霉变米	黄曲霉毒素	整个米粒	早期有胃部不适、腹胀、厌食、呕吐、肠鸣音亢进、一过性发热及黄疸等。严重者2~3周内出现肝脾大、肝区疼痛、皮肤黏膜黄染、腹腔积液、下肢水肿、黄疸、血尿等症状。也可出现心脏扩大、肺水肿、胃肠道出血、昏迷甚至死亡	催吐、洗胃或导泻，对症处理；防止大米霉变，储存不宜过久

分类	食物	有毒成分	存在部位	主要临床表现特点	急救与预防
	苦杏仁、桃仁、李子仁等含氰苷类食物	氰苷释放的氢氰酸	果仁	潜伏期1~2小时,主诉口内苦涩、流涎、头晕、恶心、心悸、四肢无力与呼吸困难	迅速彻底洗胃,特效解毒药亚硝酸异戊酯等;宣传勿食苦杏仁
	棉籽	棉酚、棉酚紫、棉酚绿	棉籽油	烧热病如皮肤潮红烧灼难忍、口干、无汗;不孕如精子减少、子宫萎缩;肢体软瘫等	催吐、洗胃、导泻,对症治疗,支持治疗;宣传教育,勿食粗制的生棉籽油
	四季豆、扁豆	皂素、植物血凝素	两头和豆荚毒素最多	潜伏期几分钟至5小时,症状为恶心呕吐、腹痛、腹泻、头晕、冷汗和四肢发麻	早期排毒、对症处理;加热要彻底如豆角煮熟、煮透
	鲜黄花菜	类秋水仙碱	整菜	潜伏期0.5~4小时,症状以呕吐、腹泻为主,伴头晕头痛、口渴、咽干	及时洗胃,对症处理;用干黄花菜,如食鲜黄花菜要水浸泡或开水烫炒煮

(四)化学性食物中毒

化学性食物中毒是指由于食用了含有化学性有毒有害物质的食品或化学物质引起的食物中毒。中毒食品主要包括:①被有毒有害化学物质污染的食品;②误为食品、食品添加剂、营养强化剂的有毒有害的化学物质;③添加非食品级的或伪造的或禁止使用的食品添加剂和营养强化剂的食品;④超量使用食品添加剂的食品;⑤食物营养素发生化学变化的食品。

常见的化学性食物中毒有亚硝酸盐、毒鼠强、砷、锌以及农药中毒等,其具有潜伏期短、中毒症状严重、预后不良与病死率高的特点。

1. 亚硝酸盐中毒

(1)中毒的原因:①误将外观与食盐相似的亚硝酸钠($NaNO_2$)和亚硝酸铵(NH_4NO_2)等用作调料;②大量进食了储存不当、腐烂变质以及煮后放置过久的蔬菜及腌制菜;③食用加工肉制品时,过多添加亚硝酸盐;④饮用苦井水。亚硝酸盐中毒量为0.2~0.5g,参考致死量为1~3g。

(2)中毒机制:亚硝酸盐对血管运动中枢和血液呈现毒性作用。它使血液中正常的二价铁血红蛋白氧化成三价铁血红蛋白,使血液内的高铁血红蛋白增加,形成高铁血红蛋白症。这种高铁血红蛋白不仅失去了携带氧的作用,还能阻止正常血红蛋白释放氧的功能,因而导致组织缺氧而中毒。

(3)临床表现:中毒表现的主要特点是由组织缺氧所导致的发绀现象。潜伏期短,一般为10~20分钟;中毒如为腌制不当或变质蔬菜而致,潜伏期多为1~3小时。主要中毒特征为口唇、耳廓、指(趾)甲青紫,尤以口唇青紫最为普遍(乌嘴病),并伴有头昏、头痛、乏力、胸闷与恶心,重者可有心悸、呼吸困难,甚至心律失常、惊厥、休克、昏迷,皮肤、黏膜明显发绀,继续加重可出现呼吸困难、昏迷不醒,并出现痉挛、血压下降与心律不齐、大小便失禁等症状,亦可发生循环衰竭与肺水肿,最后因呼吸麻痹而死亡。

（4）及时治疗:流行病学特点及临床表现符合亚硝酸盐中毒,有进食亚硝酸盐或含亚硝酸盐蔬菜史,从中毒剩余食品或呕吐物中检出超过限量的亚硝酸盐;测定血液中高铁血红蛋白含量超过 10%;对可疑食物、呕吐物等检验详见《食品安全国家标准　食品中亚硝酸盐与硝酸盐的测定》(GB 5009.33—2016)。

临床治疗应及时洗胃、催吐和导泻,结合特效药亚甲蓝和维生素 C 等。

2. 毒鼠强中毒　毒鼠强又名没鼠命、四二四、三步倒;化学名为四次甲基二砜亚胺,其化学性质稳定,可经口腔和咽部黏膜迅速吸收。毒鼠强对所有温血动物都有剧毒,没有选择性毒力,且可滞留体内,易造成二次药害。此外还有内吸作用,可长期滞留在植物体内。

（1）中毒机制及临床表现:毒鼠强对中枢神经系统,尤其是脑干有强烈刺激作用,主要表现为抽搐。本品对 γ- 氨基丁酸有拮抗作用,主要是由阻断 γ- 氨基丁酸受体所致,此作用为可逆性的。

急性中毒潜伏期短,误食后数分钟即可发病。主要症状为进食后即感上腹不适,轻者头晕、恶心、呕吐和四肢无力;重者在数分钟内出现阵发性强直性抽搐,双目上吊,口吐白沫,颈项强直,四肢抽动,意识障碍以及小便失禁(癫痫样大发作)。发作持续数分钟后自然缓解,意识可完全恢复,但反复发作。

（2）诊断及治疗:对本症尚无特效解毒药,临床可作对症处理。

3. 其他化学性食物中毒　见表 7-13。

表 7-13　其他化学性食物中毒

类型	有毒成分	临床表现	处理与预防
砷中毒	三氧化二砷、砷酸钙、亚砷酸钠等	潜伏期 15 分钟至 5 小时,初期消化道症状,继而流涎、口中金属味、咽喉及上腹部烧灼感,随后出现反复呕吐,腹泻,严重时出现意识消失,肝肾、神经损害的症状	快速及时彻底排毒,包括催吐、洗胃并保护细胞膜,特效解毒药二巯丙磺酸钠;严管农药及其容器用具,防误食
锌中毒	锌及锌有机酸	潜伏期几分钟至 1 小时,主要是胃肠道症状如恶心、持续性呕吐、上腹绞痛、腹泻,口腔灼痛;重者脱水、胃穿孔等	特效解毒药二巯基丁二酸;禁止用镀锌容器或用具装食品
钡盐中毒	氯化钡、碳酸钡	潜伏期 0.5~24 小时,恶心、呕吐、进行性、向心性肌肉麻痹,困难呼吸,呼吸肌麻痹,甚至死亡	硫酸钠溶液洗胃等、补钾、二巯基丙醇;严格管理,防误食,钡并盐必须除钡
急性有机磷农药中毒	有机磷化合物	潜伏期 2 小时以内,轻度者出现头晕、恶心、多汗、视力模糊、瞳孔缩小;中度者肌束震颤、呼吸困难、流涎、步态蹒跚;重度者肺水肿、脑水肿、呼吸麻痹和昏迷	反复多次洗胃迅速排毒,特效药阿托品、胆碱酯酶复能剂;专人管理农药并合理使用,注意自我防护

三、食物中毒调查与处理

发生可疑食物中毒事故时,卫生行政部门应按照《食物中毒事故处理办法》《食物中毒诊断标准及技术处理总则》《食品卫生监督程序》的要求及时组织和开展对病人的紧急抢救、现场调查和对可疑食品的控制、处理等工作,同时注意收集与食物中毒事故有关的违反《中华人民共和国食品安全法》的证据,做好对肇事者追究法律责任的证据收集工作。

(一)落实食物中毒报告制度

1. 一般报告制度

(1)发生食物中毒或者疑似食物中毒事故的单位和接收食物中毒或者疑似食物中毒病人进行治疗的单位,应当及时向所在地人民政府卫生行政部门报告食物中毒事故的单位、地址、时间、中毒人数、可疑食品等有关内容。

发生食物中毒或者疑似食物中毒事故的单位在向所在地人民政府卫生行政部门报告的同时,应立即停止其生产经营活动;协助卫生机构救治病人;保留造成食物中毒或者可能导致食物中毒的食品及其原料、工具、设备和现场;配合卫生行政部门进行调查,按卫生行政部门的要求如实提供有关材料和样品;落实卫生行政部门要求采取的其他措施。

(2)县级以上地方人民政府卫生行政部门接到食物中毒或者疑似食物中毒的报告,应当及时填写《食物中毒报告登记表》,并报告同级人民政府和上级卫生行政部门。

(3)卫生行政部门在接到食物中毒报告后一个月内填报原卫生部《食物中毒调查报告表》,分别上报上级、省级卫生行政部门和卫健委指定机构。一个月内未调查终结的要继续进行补报。

2. 紧急报告制度 县级以上地方人民政府卫生行政部门对发生在管辖范围内的下列食物中毒或者疑似食物中毒事故,实施紧急报告制度:

(1)中毒人数超过30人时,应当于6小时内报告同级人民政府和上级人民政府卫生行政部门。

(2)中毒人数超过100人或死亡1人以上的,应当于6小时内上报国家卫生行政部门,并同时报告同级人民政府和上级人民政府卫生行政部门。

(3)中毒发生在学校、地区性或者全国性重要活动期间的应当于6小时内上报国家卫生行政部门,并同时报告同级人民政府和上级人民政府卫生行政部门。

(4)其他需要实施紧急报告制度的食物中毒事故。

(二)食物中毒诊断标准及处理总则

食物中毒的诊断主要以流行病学调查资料、中毒病人的潜伏期、特有的临床表现为依据,并经过必要的实验室诊断确定中毒的病因。

1. 食物中毒现场调查处理的基本任务和要求

(1)迅速将患者送医急救。

(2)保留剩余食物及患者呕吐、排泄物留存冰箱冷藏(不可冷冻),以便卫生单位检查。

(3)尽快查明食物中毒暴发事件发病原因:①确定食物中毒病例;②查明中毒食品;③确定食物中毒致病因素;④查明中毒原因(致病因素来源及其污染、残存或增殖的原因)。

(4)提出和采取控制食物中毒的措施。

(5)提出预防类似事件再次发生的措施和建议。

（6）积累食物中毒资料，为制定食品卫生政策措施提供依据。

2. 食物中毒诊断标准　食物中毒诊断标准主要以流行病学调查资料及病人的潜伏期和中毒的特有表现为依据，实验室诊断是为了确定中毒的病因而进行的。

（1）中毒病人在相近的时间内均食用过某种共同的中毒食品，未食用者不中毒。

（2）潜伏期较短，发病急剧，病程亦较短。

（3）所有中毒病人的临床表现基本相似。

（4）一般无人与人之间的直接传染。

（5）从中毒食品和中毒病人的生物样品中检出能引起与中毒临床表现一致的病原。

（6）食物中毒的确定应尽可能有实验室诊断资料，由于采样不及时或已用药或其他技术、学术上的原因而未能取得实验室诊断资料时，可判定为原因不明食物中毒，必要时可由三名副主任医师以上的食品卫生专家进行评定。

3. 食物中毒处理总则

（1）及时报告当地卫生行政部门。

（2）对病人采取紧急处理：①停止食用中毒食品；②采集病人血液、尿液、吐泻物等样本，以备送检；③进行急救处理，包括催吐、洗胃和清肠；④对症治疗和特殊治疗，如纠正水和电解质失衡，使用特效解毒药，防止心、脑、肝、肾损伤等。

（3）对中毒食品控制处理：①保护现场，封存中毒食品或疑似中毒食品；②采集剩余可疑中毒食品，以备送检；③追回已售出的中毒食品或疑似中毒食品；④对中毒食品进行无害化处理或销毁。

（4）根据不同的中毒食品，对中毒场所采取相应的消毒处理。

（三）预防食物中毒要诀

一是要原料新鲜、储存得当；二是要注意烹调前处理卫生，烹调煮熟煮透，熟食处理干净；三是要注意剩余食品的保存与再加工；四是要注意烹调人员的健康问题。

第五节　食物过敏和处理

一、概述

食物过敏已成为 21 世纪人们日益关注的食品安全和公共卫生关键问题之一。据估计，目前全球约有 1% 的成人和 2%~2.5% 的儿童患有食物过敏，我国尚未有大规模人群流行病学调查结果，但已有诸多区域性调查结果表明食物过敏发生率在不断上升。原因可能包括现代文明生活方式的改变、生产和生活环境卫生条件的改善、人群膳食结构的调整甚至全球气候的变化等方面。

WHO 建议，有Ⅰ型超敏反应免疫机制参与的食物超敏反应才能称为食物过敏，否则应归类为非过敏性食物超敏反应，即食物不耐受。食物不耐受是人体免疫系统对进入体内的某些食物产生的过度保护性免疫反应，它可引起全身多个系统的慢性症状。食物不耐受的产生机制目前认为可能是因为人体缺乏一些消化酶，或是食物中含有某些特殊的化学成分，或是胃肠道的屏障作用被破坏等，使得人体不能充分消化食物中的大分子，这些分子或多肽进入肠道后被机体当作外来有害物质识别,产生食物特异性的 IgG 抗体,这些 IgG 抗体与食物分子形成免疫复合物,引发Ⅲ型超敏反应,引起一系列全身多个系统的慢性症状和疾病。由此可见,食物不耐受与 IgG 相关,食物过敏却是与 IgE 相关。此外,食物过敏和食物不耐受更明显的区别是,食物过敏发病快,症状明显,属于急性病,而食物不耐受发病较缓慢,症状不明显和隐蔽,往往在进食了不耐受的食物数小时或数天后才显现,影响可累及全身多个系统。

二、常见食物致敏原和症状

导致食物过敏和食物不耐受的"罪魁祸首"是能引起过敏反应的食物,食物致敏原是直接诱因。食物致敏原是指食物中能使机体产生过敏反应的抗原分子,是一种分子质量在 10~40kD、具有稳定三维结构的蛋白质或糖蛋白,一般很难通过加热或消化的方式去除,目前已经证实有 160 多种食物可能引起过敏体质人群产生过敏反应。

(一)常见食物致敏原

1999 年国际食品法典委员会第 23 届会议审议通过了一个与 IgE 介导反应有关的常见致敏食物名单,在全球范围内这些食物归属于 8 类,包括花生、大豆、牛奶、鸡蛋、鱼类、甲壳类动物、小麦、坚果,90% 以上的食物过敏或食物不耐受都是由这 8 大类食物致敏原引起的。我国 2011 年修订发布的《预包装食品标签通则》(GB 7718—2011),参照国际食品法典标准,增加了食品致敏物质推荐性标示要求,列出了上述 8 类致敏物质,鼓励企业自愿标识以提示消费者回避。此外,蔬菜水果中的芹菜和苹果,食品添加剂中的亚硫酸盐、咖啡因、日落黄和谷氨酸钠引起的食物过敏也越来越多地被报道和关注。不同的致敏食物中有不同致敏原组分。比如,小麦中的主要致敏原是储藏蛋白、抗氧化蛋白、可溶性蛋白等。虾中主要的致敏原为 Pen a1,属原肌球蛋白。鸡蛋中的致敏原主要存在于蛋清中,主要是蛋清中的卵类黏蛋白、卵白蛋白、卵转铁蛋白和溶菌酶。

食品安全国家标准《预包装食品标签通则》(GB 7718—2011)对主要的致敏物质列举如下,并且为防止食物过敏,对以下可能导致过敏反应的食品及其制品,如果用作配料,宜在配料表中使用易辨识的名称在配料表邻近位置加以提示:

1. 含有麸质的谷物及其制品(如小麦、黑麦、大麦、燕麦、斯佩耳特小麦或它们的杂交品系)。

2. 甲壳纲类动物及其制品(如虾、蟹等)。

3. 鱼类及其制品。

4. 蛋类及其制品。

5. 花生及其制品。

6. 大豆及其制品。

7. 乳及乳制品(包括乳糖)。

8. 坚果及其果仁类制品。

(二)食物过敏的症状

食物过敏症状一般在食用引起过敏食物后几分钟至一小时内出现,可以持续数天甚至数周。

过敏反应的特定症状和严重程度受摄入的过敏原量以及过敏者敏感性的影响。

食物过敏引起的临床症状主要如下：皮肤症状如发痒、发红、肿胀等；胃肠道症状如腹痛、恶心、呕吐、腹泻、口腔发痒和肿胀等；呼吸道症状如鼻和喉发痒和肿胀、哮喘等。除此之外，还有眼睛发痒和肿胀等；以及心血管系统症状如胸部疼痛、心律不齐、血压降低、昏厥、丧失知觉甚至死亡。

三、食物过敏的预防和处理

可以围绕食物过敏发生的三方面因素：个体、食物和环境，综合预防食物过敏的发生。

（一）食物过敏的影响因素

食物过敏的发生受到食物、个体、环境三方面的影响。食物是首要因素，理论上任何含蛋白质的食物均为人类潜在的致敏原，包括天然存在、人工修饰和食物加工过程中产生的致敏物质。以天然食物为例，目前已发现 8 大类 160 多种致敏原。食物过敏往往没有非常明确的剂量 - 反应关系，诱发个体过敏反应的剂量差异较大，对于有食物过敏史的人，往往极微量的致敏原就可以诱发过敏反应。食品的加工和烹饪过程也可以影响食物的致敏性，主要表现在对食物致敏原的蛋白质结构和致敏特性的改变上。不同的加工方式对致敏原的影响不一样，比如烘焙可以明显增加花生的致敏性，而水煮却可以降低花生的致敏性。即便是同样的加工方式对不同致敏原的致敏性改变也是不一样的。比如，焙烤可以明显降低榛子的致敏性，却可以增加花生的致敏性。

个体因素在过敏反应的发生、发展和预后中往往也会起到决定性的影响。过敏性疾病的发生与过敏性体质也就是个体易感性密切相关。食物过敏还有年龄依赖性特征，比如婴幼儿随着年龄的增长，对牛奶、鸡蛋过敏的比例会逐渐降低，大多数牛奶过敏的幼儿到 3 岁时就能喝牛奶了，可能与幼儿的免疫、生理功能成熟有关，也可能与特定致敏原的暴露频率有关。食物过敏明显的遗传易感性也常表现在食物过敏的家族聚集性上。另外，一些研究也表明，高龄孕妇、早产儿、足月低体重儿也是食物过敏发生的高危因素。

环境因素对食物过敏的影响主要表现在生命早期暴露于致敏原的时间和途径（母亲孕期和哺乳期的膳食情况、喂养方式等）、分娩方式及环境卫生条件等方面。

（二）处理方法和原则

1. 认识过敏原，禁食确认过敏的食物　一旦被确诊为食物过敏患者，个人应严格禁食对自己致敏的食物，有些食物通过禁食可以脱敏，比如牛奶、鸡蛋，但花生、坚果、鱼和甲壳类海产品无法通过禁食脱敏，需要终身避免摄入。为保证充足的营养，一些食物可以使用替代品，如对牛奶过敏的患者可以使用羊乳或马乳代替。对于有遗传倾向的个体，建议处于孕期和哺乳期的母亲食用去除可疑致敏原的食物，同时适当延长婴儿的哺乳期、合理选择婴儿辅助食品和添加时机，可一定程度上预防有遗传易感性的婴儿发生过敏性疾病。美国儿科学会和英国卫生部建议怀孕期间应避免摄入花生等高风险的致敏食物，但未对牛奶和鸡蛋这些营养丰富的食物提出回避建议，可能还有考虑特殊时期的禁食需要结合营养学的需求，平衡风险。食物过敏高发的年龄在 1 岁以内，尤其好发于刚开始添加辅食的 4~6 月龄婴儿。为避免和尽量减少婴儿发生食物过敏的风险，在辅食添加过程中应注意：①尽量母乳喂养，避免过早添加辅食；②注意辅食品种的选择和添加顺序，辅食添加按照谷物→蔬菜→水果→肉鱼蛋类，较易引起过敏反应的食物如蛋清、花生、海产品等，应在 1 岁以后才添加。采取循序渐进的辅食添加原则,即由一种到多种,由少到多,由粗到细,由稀到稠,密切观察婴儿对新添加食物品种的身体反应和不适症状,保护性拒食常常也是婴儿对食物过敏的一种反应。

2. **食物选购,认识食品致敏原的标识** 食品致敏原的标识是目前最重要和最常用的管理手段,尤其是对于现代食品生产工艺条件下生产的预包装食品,一种食品成分往往来源于几种甚至几十种原料,且广泛使用食品添加剂,若生产者没有对一些食品致敏原进行标签标识的意识,消费者很容易因误食诱发食物过敏反应。目前美国、加拿大、澳大利亚、欧盟、日本、南非等国家或地区都颁布了食品致敏原标识法规,通过法律规范市售食品致敏原的控制管理,尽量避免食物过敏事件的发生,未按规定标识致敏原也常常是这些国家的企业或政府监管部门发起食品召回令的主要原因。我国 2011 年修订发布的《预包装食品标签通则》(GB 7718—2011),新加入了食品致敏物质推荐性标示要求,可方便消费者根据自身情况科学选择食品。虽然通则只是提出了一个非强制性的致敏原标签建议,但这已经是我国食品致敏原标识的重要里程碑。通则第六十二条"关于致敏物质的标示"规定:食品中的某些原料或成分,被特定人群食用后会诱发过敏反应,有效的预防手段之一就是在食品标签中标示所含有或可能含有的食品致敏物质,以便提示有过敏史的消费者选择适合自己的食品。本标准参照国际食品法典标准列出了八类致敏物质,鼓励企业自愿标识以提示消费者,有效履行社会责任。对于八类致敏物质以外的其他致敏物质,生产者也可自行选择是否标示。具体标示形式由食品生产经营企业参照以下自主选择。致敏物质可以选择在配料表中用易识别的配料名称直接标示,如:牛奶、鸡蛋粉、大豆磷脂等;也可以选择在邻近配料表的位置加以提示,如:"含有……"等;对于配料中不含某种致敏物质,但同一车间或同一生产线上还生产含有该致敏物质的其他食品,使得致敏物质可能被带入该食品的情况,则可在邻近配料表的位置使用"可能含有……""可能含有微量……""本生产设备还加工含有……的食品""此生产线也加工含有……的食品"等方式标示致敏物质信息。

3. **烹饪加工过程的影响** 对食品进行恰当的加工烹饪也可一定程度上降低食物过敏的发生风险。因为食物致敏原一般多为蛋白质,对于症状较轻的食物过敏患者可采用充分蒸煮加热使食物致敏原变性的方法避免诱发过敏。比如,对一些生食桃、李、番茄等瓜果过敏的人,可以将瓜果蒸熟后再进食。对牛奶、乳糖或肉类过敏的患者,可以试用一些相应的酶(如糜蛋白酶、凝乳酶、乳糖酶、胰蛋白酶、胃蛋白酶等)对食物进行处理,破坏、消除或减低食物中致敏原后再进食。随着生物技术的发展,人们开始尝试通过基因工程手段来减少食物致敏性,比如目前常用的培育不含或含较少致敏原品种的技术育种学方法、基因工程方法及非致敏成分的抽出再重组方法等,但应加强基因修饰食品的安全性评估。

总的说来,关于食物过敏流行趋势的不断上升已达成普遍共识,其引起的巨大社会经济影响和疾病负担也已引起公共卫生、临床医学和食品安全等领域的高度关注,通过各种手段综合预防食物过敏的发生,降低食物过敏的流行需要企业、个人、政府和社会多方面不懈的关注和努力。

第六节　转基因食品

转基因食品（GMF）是指利用基因工程技术将某些生物的有利基因转移到其他的植物、动物和微生物等细胞内，改造它们的遗传特性，使其在性状、营养品质、消费品质等方面向人们所需要的目标转变，以这些生物为原料制成的食品或添加剂称之为转基因食品；由此产生的新动植物或微生物就称为遗传修饰生物体（GMO）。

依照转基因食品的类型和特征不同，可分为三类：①转基因动物、植物和微生物产品；②转基因动物、植物和微生物产品直接加工品；③转基因动物、植物和微生物产品或其直接加工品原料生产的食品和食品添加剂。

从20世纪80年代初至今，转基因食品的研究和开发进入高速发展阶段，但目前多数的转基因食品主要来源为植物性转基因作物。国际上获得转基因植株的植物已有100余种，其中已涉及的食物有粮食类（如大米、玉米和马铃薯等）、蔬菜与野菜类（如番茄、黄瓜，茄子和苜蓿等）、瓜果类（如苹果、李子和甜瓜等）和油作物类（如大豆油等）；动物性转基因食品研究也有突破，如瘦肉猪、改变了成分的牛奶、肉鸡和蛋鸡等。但是，由于动物转基因生产周期长、成本高，死亡率高以及不遗传等问题，给大规模生产动物转基因食品带来了更多的困难。

转基因食品主要的特征：①耐受除草剂植物；②抗病虫害生物农药；③改善食物成分，提高其营养价值或商品价值；④延长食品的货架期。

一、转基因食品的安全性和营养质量评价的原则

转基因食品的安全性评价目的是从技术上分析转基因生物及其产品的潜在危险，确定评价方法、安全等级与制定控制措施。

2002年，原卫生部颁发的《转基因食品卫生管理办法》第八条规定转基因食品食用安全性和营养质量评价采用实质等同性、个案处理和危险性评价等原则，目前，"实质等同性原则"已成为欧美和国际组织进行转基因食品安全性和营养质量评价的一个通用模式。

（一）实质等同性原则

1993年，国际经济合作与发展组织（OECD）在《现代生物技术食品的安全性评价概念和原则》中提出"实质等同性"原则的概念，其意义是如果某个新食物或食物成分与现有的食物或食物成分大体相同，那么在安全方面就应采取同样的措施；换言之，如果可以确保某种食物或食物成分与普通食物或食物成分大体等同，那么它们是同等安全的。

确定"实质等同性"时需要对某食品进行详细比较，主要内容：①受体的基本资料，如与其他生物体间的关系、食用史、毒性、生理活性或营养特性；②供体基因资料，如基因结构与组成成分；③基因表达的水平与稳定性；④GMO的资料，如分子、表型特征和关键组成成分等。根据实质等同性原则可将转基因食品分为三类，这种分类法决定了对转基因食品要进行哪些安全性评估。

第一类：转基因食品或食品成分与传统的对应食品具有实质等同性。如受体与转基因生物为同一传统食品物种，外源基因的插入对食品的组成和特性没有影响，即为完全等同或基本等同。一般认为这类食品与其传统的对应食品一样安全，不需要作进一步的安全性评估。

第二类：转基因食品或食品成分除存在已完全明确的差异外，与传统的对应食品是实质等同的。如受体与转基因生物为同一传统物种，目的基因的插入对食品的某一组成和特性有所改变，即为部分等同或主要等同。安全性评估的重点应集中在这些差异上。

第三类：转基因食品或食品成分无法找到同类的传统的对应食品。如受体虽为传统食品物种，但转入了一种全新的基因，使产物的组成和特性发生了显著变化的转基因食品产品，或受体为非传统食品物种，但产物与传统食品相似的转基因食品。由于不能确定其差异性，或没有适当可比的对应食品，即为不等同。对这类食品的营养与安全性则需做进一步的安全性评价。

（二）个案处理原则

个案处理是对接受评价的每一个转基因食品，根据其生产原料、工艺、用途等方面的特点，借鉴现有的已经通过评价的相应案例，通过科学的分析，发现其可能发生的特殊效应，以确定其潜在的安全性问题，为安全性评价和验证工作提供目标和线索。它在发现和确定某些不可预见的效应及危害中起到了独特的作用。

个案处理原则的主要内容和方法：①根据每一个转基因食品个体或者相关的生产原料、工艺、用途的不同特点，通过与相应或相似的既往评价案例进行比较，应用相关的理论和知识进行分析，提出潜在的安全性问题；②通过制定有针对性的验证方案，对潜在的安全性问题的假设进行科学求证；③通过对验证个案的总结，为合理正确进行评价和验证工作提供有用的新案例。

（三）危险性评价原则

危险性评价是按照一定的程序，对已知的危害人类健康的因素在食品中的存在、含量、来源和危害性进行评价，以确定该危害因素的危险性，为制定相应的标准和控制措施提供科学的依据，危险性评价由危害识别、危害的剂量 - 反应关系、暴露量的评估和危险特征的描述等几个环节构成。

1. **危害识别**　对被评价对象中存在的对人和动物的健康造成不可接受的生物性、化学性、物理性危害因素进行识别和分析。根据流行病学、动物实验、体外试验、结构 - 反应关系等科学数据，确定人体在暴露于某种危害后是否会对健康发生不良作用。

2. **危害的剂量 - 反应关系**　对各种确定的危害因素的危害性进行评估。主要是通过剂量反应、半定量或 / 和定量评估暴露于某种或某些危害因素对人和动物的健康所造成的危害，以及危害因素、环境因素、宿主因素的条件和状态等对危害产生的影响程度。

3. **暴露量的评估**　对个体或人群暴露于各种确定的危害因素的概率测算。主要通过特定数学模型对暴露的途径、数量、概率、变异性、不确定性进行评估。

4. **危险特征描述**　根据危害特征描述和暴露量的评估所得到的资料和数据，对发生危害事件的概率及严重性进行评估。可按高、中、低和忽略不计四种危害水平进行危险特征的描述。

实质等同性评价和食品毒理学安全性评价的主要内容如下：

实质等同性评价：①营养成分，如宏量营养素和微量营养素；②抗营养因子比较，如各种营养素和食品中的抗营养成分（如胰蛋白酶抑制剂、芥酸和植酸等）；③致敏原比较，如组胺或酪胺等；④天然毒物比较，如河豚鱼毒素、有毒贝类、毒蕈和苦杏仁等；⑤致病微生物比较，如痢疾杆菌、伤寒与副伤寒杆菌以及肠出血性大肠杆菌等，该研究可涉及多种动物营养代谢利用率试验和与影响动物生长发育相关的代谢试验；⑥表观特征比较，如色泽、粒度和大小。

食品毒理学安全性评价：①目的基因表达产物的研究：包括急性毒性试验、遗传毒性和致畸试验、90 天喂养、繁殖和代谢试验、慢性毒性和致癌试验；②动物和微生物的体内外基因水平转移试验。

二、转基因食品的安全管理

(一)国际社会转基因食品安全管理的现状

目前，针对转基因食品安全管理，欧盟、美国、日本与加拿大等先后出台了相应的法律和管理办法，主要包括食用安全性评价和实行强制标识或自愿标识，让消费者自己选择是否使用转基因食品。

美国政府参与转基因植物及其产品的管理已有 12 年的历史。美国农业部动植物健康检验局（USDA-APHIS）负责管理转基因植物的开发和田间试验；美国环境保护署（EPA）负责对转基因植物的环境影响进行评估；而食品药品监督管理局（FDA）则负责转基因食品和饲料的安全性评估。2001 年，FDA 要求开发商在转基因食品进入市场之前至少 120 天，向FDA 提出申请并提供此类食品的相关研究资料，以确认此类食品与相应的传统产品具有同等的安全性。最近美国白宫科技政策办公室规定，即使是在风险还不明显的小规模种植阶段，投入田间试验的转基因作物也需接受 FDA、EPA 等部门的安全性评估。

欧盟对转基因食品作出了严格的法律规定：制造商或进口商在转基因生物体释放环境或投放市场前必须向准备投放市场的那个欧盟成员国提交详细的申请材料，如果不通过，就不批准上市。如果评估结果很好，还要将申请进一步提交给欧盟委员会和其他欧盟成员国，如果在规定时间内没有反对，则由最初接受申请的国家颁发许可，转基因食品可以在所有欧盟国家上市。但对于食品中转基因成分超过 1% 的，必须强制性贴加标签，标签上必须注明该食物的组成、营养价值和食用方法。

加拿大、挪威、瑞士、俄罗斯等国家都对转基因食品有着严格的标签标识管理制度。

(二)我国转基因食品安全管理的现状

我国在开始转基因技术研究的同时，国务院各部门就非常重视转基因技术的安全问题。1993 年 12 月，国家科委就发布了《基因工程安全管理办法》，提出了转基因技术的申报、审批和安全控制。1996 年 7 月，农业部发布了《农业生物基因工程安全管理实施办法》，强调登记审查制度。2001 年 5 月，国务院公布了《农业转基因生物安全管理条例》，规定了转基因生物的研究、试验和生产要有转基因生物安全证书、生产许可证和经营许可证等。2002 年 3 月，农业部又发布了《农业转基因生物标识管理办法》《农业转基因生物安全评价管理办法》《农业转基因生物进口安全管理办法》；2002 年 4 月，卫生部发布了《转基因食品卫生管理办法》和配套的《转基因食品安全与营养评价指南》。2007 年 12 月，卫生部颁布了《新资源食品管理办法》，并从当日起开始施行，该办法替代《转基因食品卫生管理办法》，把转基因食品归类为新资源食品进行管理。《中华人民共和国食品安全法》对转基因的食品安全管理定有相应的法律规定。

（刘　娅　徐海滨　刘羽欣　方　芳　武立萌　王　君　黄　琼）

本 章 要 点

1. 食品的生物性污染、化学性污染以及物理学污染的来源、性质、类型和作用特点。

2. 各类食品的卫生要求及管理。

3. 食物中毒的定义及特点,并分别介绍了常见的细菌性食物中毒、真菌污染食物并产毒所致的食物中毒,以及食物中毒的调查处理。

思 考 题

1. 如何理解"三大"食品污染对健康的影响?

2. 简述肉类制品感官评价方法。

3. 简述常见动植物食物中毒的表现和急救措施。

4. 发生食物中毒时,应如何调查处理?

5. 简述常见致敏原及应对方法。

技 能 操 作

一、食品中酸价的测定

(一)实验目的

1. 掌握食品中酸价的测定原理及方法。

2. 熟练掌握滴定法操作技巧。

(二)实验原理

用有机溶剂将油脂试样溶解成样品溶液,再用氢氧化钾或氢氧化钠标准滴定溶液中和滴定样品溶液中的游离脂肪酸,以指示剂相应的颜色变化来判定滴定终点,最后通过滴定终点消耗的标准滴定溶液的体积计算油脂试样的酸价。

(三)实验用品

1. **实验材料** 酸败植物油。

2. **实验仪器** 滴定管、天平或称量瓶、恒温水浴锅、恒温干燥箱、烧杯等。

3. **实验试剂** 邻苯二甲酸氢钾、酚酞指示剂、氢氧化钾、95% 乙醇、乙醚等。

(四)操作步骤

1. 清洗所用的仪器并烘干。

2. **配制** 50ml 0.1mol/L KOH-乙醇标准溶液:取 0.28g KOH 定容至 50ml 95% 乙醇中。

注意:KOH 不是基准物质,在空气中易吸收水分和 CO_2,直接配置不能获得准确的溶液,而是先配成近似的浓度溶液,而后用基准物质(邻苯二甲酸氢钾)进行标定。

3. **KOH 的标定** 称取 0.3~0.4g 邻苯二甲酸氢钾,烘箱中烘至恒重(105~110℃,约 40 分钟),加 50ml 蒸馏水使其溶解(至澄清透明),滴入 2 滴酚酞指示剂,用待标定的 KOH 溶液滴定至微红色,30 秒不褪色(注意滴定管读数,记下 KOH 消耗体积)。

计算公式为：

$$C_{(KOH)} = \frac{m_{(KHC_8H_4O_4)} \times 100}{V_{(KOH)} \times M_{(KHC_8H_4O_4)}}$$

m——邻苯二甲酸氢钾质量（g）

V（KOH）——消耗 KOH 体积（ml）

M——邻苯二甲酸氢钾摩尔质量（204g/mol）

配好的溶液要用棕色瓶存贮，橡皮塞塞紧。

4. 10g/L 的酚酞指示剂配制 即 0.5g 酚酞用 95% 乙醇定容至 50ml。

5. 乙醚与 95% 乙醇混合液（用于溶解油脂）的处理（除去其中有可能存在的油脂杂质的影响） 乙醚与 95% 乙醇按体积比为 1∶1 混合，每 100ml 混合溶剂中加入 0.3ml 指示剂，并用前面标定过的 KOH-95% 乙醇溶液中和，至指示剂终点（无色变为粉色）。管中仍为 KOH-95% 乙醇溶液，此步目的是为了去除乙醚、乙醇中可能含有的油脂，相当于除去杂质的影响。所需 KOH 量很少，逐滴加入（可能就 1 滴）。

6. 油脂的溶解 准确称取 10g[（10±0.02）g] 样品（称样量参照 GB 5009.229—2016 表 1 预估），置于 250ml 锥形瓶中，加入 50~100ml 乙醚 - 乙醇混合液（步骤 5 溶液）中，并使样品充分溶解（搅匀，不能有分层）。

7. 酸价的滴定分析 用 KOH 标准滴定液滴定试样溶液（步骤 6 溶液）至指示剂终点（无色变为深红色）。此时可能颜色较深，记下此时耗去的体积。

8. 平行两次测定。

（五）结果计算

$$酸价 = \frac{V \times C \times 56.1}{m}$$

V——KOH-95% 乙醇标准液体积（6 中得出，ml）

C——KOH 准确浓度（前面计算得出，mol/L）

m——试样质量（5 中得出，g）

KOH 摩尔质量 =56.1g/mol

二、食品中菌落总数的测定

（一）实验目的

1. 学习和掌握测定食品中菌落总数的基本方法。

2. 学会菌落总数的报告方式。

（二）实验材料

1. 仪器与设备 恒温培养箱、托盘天平、电炉、吸管、三角瓶、平皿、试管、试管架、酒精灯、灭菌刀或剪刀、75% 酒精棉球、玻璃蜡笔。

2. 培养基和试剂 75% 乙醇、0.85% 生理盐水、琼脂培养基：胰蛋白胨 5.0g、酵母浸膏 2.5g、葡萄糖 1.0g、琼脂 15.0g、蒸馏水 1 000ml、pH 值 7.0±0.2。

3. 检样 鲜牛奶 250ml。

（三）实验方法与步骤

1. 检验程序 菌落总数检验程序：

样品→做成几个适当倍数的稀释液→选择 2~3 个适宜稀释度的稀释液各 1ml 分别入灭菌平皿内→每皿内加入 46℃15~20ml 营养琼脂→置（36±1）℃恒温箱内培养（48±2）小时取出→计数菌落数→报告。

2. 检样稀释及培养

（1）无菌操作，将样品包装打开，用吸管取 25ml 鲜牛奶，放于含有 225ml 灭菌生理盐水的 500ml 灭菌玻璃三角瓶内（瓶内预先置适当数量的玻璃珠），经充分振摇做成 1：10 的均匀稀释液。

（2）用 1ml 灭菌吸管吸取 1：10 稀释液 1ml，沿管壁徐徐注入含有 9ml 灭菌生理盐水的试管内（注意吸管尖端不要触及管内稀释液，下同），振摇试管混合均匀，做成 1：100 的稀释液。

（3）另取 1ml 的灭菌吸管，按（2）中操作顺序做 10 倍递增稀释液，如此每递增稀释一次，即换用 1 支 1ml 灭菌吸管。

（4）根据食品卫生检验标准要求和样品的菌落数量，选择 3 个连续适宜稀释度即 10、10^{-1}、10^{-2}，分别在做 10 倍递增稀释的同时，即以吸取该稀释度的吸管移 1ml 稀释液于灭菌平皿内，每个稀释度做两个平皿。

（5）稀释液移入平皿后，应及时将凉至 46℃营养琼脂培养基注入平皿 15~20ml，并转动平皿使与稀释样品混合均匀，同时将营养琼脂培养基倾入加有 1ml 稀释液（不含样品）的灭菌平皿内作空白对照。

（6）等琼脂凝固后，翻转平板，置（36±1）℃恒温箱内培养（48±2）小时取出，计算平板内菌落数目乘以倍数，即得 1ml 样品所含菌落总数。

（四）菌落总数的计算与报告

1. 菌落计数方法 做平板菌落计数时，可用肉眼观察，必要时用放大镜检查，以防遗漏。在记下各平板的菌落数后，求出同稀释度的各平板平均菌落总数。

2. 菌落计数的报告

（1）平板菌落数的选择：选取菌落数在 30~300CFU 之间的平板作为菌落总数测定标准。一个稀释度使用两个平板，应采用两个平板平均数。

（2）稀释度的选择：应选择平均菌落数在 30~300CFU 之间的稀释度，乘以稀释倍数报告。

若有两个稀释度，其生长的菌落数均在 30~300（CFU）之间，按以下公式计算：

$$N = \sum C \big/ {(n_1 + 0.1n_2)d}$$

N＝样品中菌落数

$\sum C$＝含适宜范围 CFU 的平板菌落数之和

n_1＝第一稀释度（低稀释度）平板个数

n_2＝第二稀释度（高稀释度）平板个数

d＝稀释因子（第一稀释度）

若所有稀释度的平均菌落数均大于 300CFU，则应按稀释度最高的平均菌落数乘以稀释倍数报告。

若所有稀释度的平均菌落数均小于 30CFU，则应按稀释度最低的平均菌落数乘以稀释倍数报告。

若所有稀释度及样品原液均无菌落生长,则以小于 1 乘以最低稀释倍数报告。

若所有稀释度的平均菌落数均不在 30~300CFU 之间,其中一部分大于 300CFU 或小于 30CFU 时,则以最接近 30CFU 或 300CFU 的平均菌落数乘以稀释倍数报告。

(3)菌落总数的报告:菌落数小于 100CFU 时,按"四舍五入"原则修约,以整数报告。

菌落数大于或等于 100CFU 时,第 3 位数字采用"四舍五入"原则,取前 2 位数字,后面用 0 代替位数;也可用 10 的指数形式来表示,按"四舍五入"原则,采用两位有效数字。

若所有平板上为蔓延菌落而无法计数,则报告菌落蔓延。

若空白对照上有菌落生长,则此次检测结果无效。

称重取样以 CFU/g 为单位报告,体积取样以 CFU/ml 为单位报告。

3. 实验结果与记录

实验结果记录表

皿号	稀释度			报告数
	10	10^{-1}	10^{-2}	
1				
2				
稀释液对照皿				
空白皿				

判定所检测样品菌落总数是否符合国家标准。

参 考 文 献

[1] 孙长颢. 营养与食品卫生学 [M]. 8 版. 北京:人民卫生出版社,2017.

[2] 中国营养学会. 中国居民膳食营养素参考摄入量(2013 版)[M]. 北京:科学出版社,2014.

[3] 中国营养学会. 食物与健康——科学证据共识 [M]. 北京:人民卫生出版社,2016.

[4] 中国营养学会. 中国居民膳食指南 2016[M]. 北京:人民卫生出版社,2016.

[5] 杨月欣,王亚光,潘兴昌. 中国食物成分表 [M]. 2 版. 北京:北京大学医学出版社,2009.

[6] 陈辉. 食品安全概论 [M]. 北京:中国轻工业出版社,2011.

[7] 吴坤. 营养与食品卫生学实习指导 [M]. 2 版. 北京:人民卫生出版社,2000.

[8] 高永清. 营养与食品卫生学实习 [M]. 北京:科学出版社,2017.

第八章 餐饮卫生和服务管理

本章主要从餐饮食品安全相关制度及其制度管理、餐饮食品安全硬件管理、餐饮安全与保障以及餐饮服务管理、餐饮成本控制与管理五部分内容入手，对餐饮企业食品安全制度、从业人员安全管理以及量化分级管理进行了阐述，同时对餐饮企业选址、场所、设备设施、采购、库存、烹调加工、进餐环境、餐饮消费需求、餐饮成本核算与控制进行了详细论述。通过本章的学习，学习者可以了解餐饮生产过程中的食品安全管理、硬件管理以及餐饮产品服务质量管理相关内容，同时掌握餐饮生产过程中涉及的食品安全制度，对通过例题形式进行深入浅出论述的餐饮产品成本核算也会有深刻的理解。

第一节 餐饮食品安全制度管理

"民以食为天"，食品无疑是百姓生活必不可少的重要物品，是人们生产生活的物质基础、力量源泉，因此，餐饮在消费市场中占有很大比重。如今，消费者对食品的质量要求日益增高，但安全问题层出不穷，为了保障餐饮食品的安全，餐饮企业必须建立相关的安全管理制度。

一、餐饮业市场类别

餐饮业市场类别一般可分为营利性与非营利性两种，其差异性比较见表8-1。

（一）营利性餐饮业

营利性餐饮业包括一般社会化公共餐厅、连锁快餐店、便利商店。一般公共餐厅是指市场上常见的餐饮店，有中式餐厅、西式餐厅、日本料理店、咖啡简餐、自助餐、火锅店等。连锁快餐店如常见的西式和中式快餐店。便利商店指提供可带走餐食的店铺。

（二）非营利性餐饮业

非营利性餐饮业常指机关、学校等内部人员餐厅，不对外开放。常见有学校团膳（公办公营）、员工餐厅、军队伙食、医院膳食四种。学校团膳（公办公营）如校园的厨房，提供学生用餐。员工餐厅包括工业区、机关、企业内部供应员工餐食的餐厅。军队伙食指为营区内的官兵提供用餐。

（三）其他 其他类型的还很多，如结合型、临时型等。医院膳食是针对不同疾病，设计调配供病人食用。

表8-1 营利性与非营利性团体膳食的差异性比较

分类/比较项目	营利性	非营利性
目的	利用不同营销等方式,求取利润为目的	提供特定人员的餐食,并可视情形提供营养宣教等
消费市场	以菜色、口碑和用餐环境气氛来吸引消费者	用餐人员固定
满意度	积极迎合消费者的需求,方能增加来客数	须满足团体内成员及单位委托员的需求
制备量	可预估用餐人数、方式,便于准备供应量	固定用餐人数,采购、制备方便
营业时间	视市场需求,无明显用餐限定时间	配合单位行政考虑,有固定用餐时间
预算	视状况预估,调整弹性	因有固定用餐人数,故要编列预算
菜单设计	供膳对象为流动人口,故菜单内容变化不大,较无压力	供餐对象固定,故须设计有变化性菜单

针对不同的餐饮业市场种类,餐食的制备亦会不相同,一般分为小量制备与大量制备的方式,其异同点见表8-2。

表8-2 团餐制备与小量制备的异同点

相同点	差异点
1. 对食物卫生安全及作业要求大体相同 2. 菜单命名方法及食品质量好坏之判断是一样的 3. 原料储存的方法、原理是相同的 4. 称量方法标准是一致的,例如:1杯=240克 5. 烹制过程中,尽量保存食物中的营养素 6. 制备成品力求色、香、味齐全 7. 皆以促进人体健康为宗旨	1. 数量 大量制备对于数量的控制,更为严谨,否则易造成差之毫厘,失之千里的可能 2. 验收 大量制备更须系统化的抽样评估,对于采购食物要列出抽样评估表 3. 预算控制 大量制备金额大,采购作业须设立预算控管策略及防弊措施 4. 机械设备 大量制备由于数量大,须用到机械设备辅助,例如:切菜机等,可缩短成品制成时间,并减少人事成本等负担 5. 人员管理 大量制备所需人员多,如何做好人员管理,相对提升食品安全卫生性等都是需要考虑的问题,故使其制度化及组织化是必须的

市场上不同性质餐饮业的经营及原则,归纳为表8-3。

表8-3 不同餐饮业市场经营原则

餐饮业市场	经营原则
快餐店	1. 连锁店面经营,统一建筑规格,品牌风格明确 2. 落实 Q.S.C.V 经营理念,严格执行质量(quality)、服务(service)、卫生(cleanness)、价值(value)原则 3. 产品风味独特、生产方法标准

餐饮业市场	经营原则
普通公共餐饮（自助餐等均是）	经营理念有 4P：好的产品（product）、好的环境（place）、合理的价格（price）、促销活动（promotion） 1. 好的产品　注重成品供餐流程中的质量、服务、卫生及价值感 2. 好的环境　用餐空间环境的设计，可提升用餐气氛及餐食的价值感 3. 合理的价格　供应合理价格的餐食，可吸引消费者消费 4. 促销活动　不定时地推出促销，可增加来客数
便利店	经营原则有 3S：生产专业化（specialization）、生产标准化（standardization）、工作简单化（simplification） 1. 生产专业化　依循危害分析与关键控制点（HACCP）方法生产 2. 生产标准化　成品有一定品管要求 3. 工作简单化　将复杂性菜单，化为简单易烹调之菜单
学校（营养午餐）	1. 普及化　价格便宜，让学童父母可以负担得起，并能接受它 2. 工业化　公办民营等方式，吸引食品工厂进驻校园制备午餐 3. 国策化　由国家来推动营养午餐，政府相关单位须配合
医院（膳食供应）	1. 提供营养，使病人能早日康复 2. 注意色、香、味调配，使病人有食欲
社会福利机构	1. 注意营养　设立循环菜单，事先采购 2. 菜式求变化

二、餐饮食品安全管理制度

餐饮经营企业建立健全完善的各项食品安全管理制度是保证其生产经营的食品达到相应食品安全要求的基本前提。通过建立相关规章制度，把法律有关规定变成餐饮经营企业的规章制度，加强对所生产经营产品的安全管理，严格食品安全的自我控制，提高食品生产合格率，保证餐饮产品的安全，是餐饮经营企业的法定义务。

餐饮企业生产经营资质要求包括：应按照国家工商、市场监管、环保等部门的行政管理要求，取得相应的审批许可；具有与经营的食品品种、数量相适应的食品原料处理和食品加工、包装、销售、贮存等场所，保持该场所环境整洁，并与有毒、有害场所以及其他污染源保持规定的距离；具有与经营的食品品种、数量相适应的经营设备或者设施，有相应的消毒、更衣、盥洗、采光、照明、通风、防腐、防尘、防蝇、防鼠、防虫、洗涤以及处理废水、存放垃圾和废弃物的设备或者设施；具有专职或者兼职的食品安全专业技术人员、食品安全管理人员和保证食品安全的规章制度；餐具、饮具和盛放直接入口食品的容器，使用时应当洗净、消毒，炊具、用具用后应当洗净，保持清洁；具有合理的设备布局和工艺流程，防止待加工食品与直接入口食品、原料与成品交叉污染，避免食品接触有毒物、不洁物；用水应当符合国家规定的生活饮用水卫生标准；使用的洗涤剂、消毒剂应当对人体安全、无害及符合法律、法规规定的其他条件。

企业的食品安全管理制度应是涵盖从原料采购到食品加工、包装、贮存、运输等的全过程,具体可包括设备保养和维修制度,卫生管理制度,从业人员健康管理制度,食品原料、食品添加剂和食品相关产品的采购、验收、运输和贮存管理制度,进货查验记录制度,食品原料仓库管理制度,防止污染的管理制度,食品出厂检验记录制度,食品召回制度,食品安全全程追溯制度,培训制度和文件管理制度等。

餐饮经营企业的主要负责人应当落实企业食品安全管理制度,对本企业的食品安全工作全面负责。作为餐饮经营企业,履行好这个责任,落实生产经营企业主要负责人的主体责任是关键,这样既可以促使其行使职权,认真负责地做好食品安全工作,又可以按照法定义务追究其应承担的责任。在食品生产经营企业的食品安全保障中,其主要负责人居于中心地位,起决定性作用,只有其带头认真落实好本企业的食品安全管理制度,依照法律、法规和食品安全标准从事生产经营活动,才能保证本企业的食品安全,因此必须以法律形式明确其职责,强化其责任,使之尽职尽责。如果食品生产经营企业出现违法行为,违反了保证食品安全的法定义务,危害到公众的身体健康和生命安全,其生产经营企业的主要负责人应受到惩罚。

三、从业人员安全管理

餐饮从业人员是指餐饮食品提供者中从事食品采购、保存、加工、供餐服务和安全营养管理等工作的人员。餐饮从业人员的安全管理主要包括营养健康管理、培训管理等方面。

(一)从业人员健康管理制度

餐饮经营者建立并执行从业人员健康管理制度,是食品生产经营安全管理制度的重要内容之一,主要是为了防止食品生产经营从业人员因其所患疾病污染食品。食品从业人员的健康直接关系到广大消费者的健康。食品生产经营过程中很容易受到病原体的污染,从而成为食源性疾病,特别是肠道传染疾病的媒介。

企业建立从业人员的健康管理制度,可以从制度层面规范食品生产经营者的用人行为,对于不符合法定条件的从业人员,一律不得安排其从事相关的食品生产经营活动。《中华人民共和国食品安全法》第45条规定了患有国务院卫生行政部门规定的有碍食品安全的疾病人员,禁止从事接触直接入口食品的工作。需要注意的是,餐饮经营者不得歧视患有疾病的从业人员,更不得以患有国务院卫生行政部门规定的疾病人员不能从事生产经营活动为借口,辞退职工。对于患有有碍食品安全疾病的,只限定在不能从事接触直接入口食品的生产经营,不影响其从事其他岗位的工作,如从事行政工作、管理工作等。

定期进行健康检查。餐饮经营人员生活在复杂的自然环境中,身体状况在不断变化,有可能感染或患有某些不适宜直接从事食品生产经营的疾病,因此在通过健康体检后不能一劳永逸,应当每年进行健康检查,及时了解自己的身体健康情况。发现患有国务院卫生行政部门规定的有碍食品安全疾病的人员,应当及时向所在企业、单位报告,不得从事接触直接入口食品的工作,应当及时采取调整工作岗位、治疗等措施。从事接触直接入口食品工作的食品生产经营人员应当每年进行健康检查,取得健康证明后方可上岗工作。健康证明过期的,应当立即停止其食品生产经营活动,待其重新进行健康体检后,才能继续上岗。

(二)从业人员的培训和考核

餐饮经营企业应当配备食品安全管理人员并进行培训和考核。企业是食品安全的第一责任人,企业食品安全管理水平的高低,在相对程度上决定了食品是否安全。每个餐饮经营企业都要配备食品安全管理人员,可以是专职人员,也可以是兼职人员。餐饮经营单位应当对职工进行食品安全知识培训,加强食品检验工作,依法从事生产经营活动。从保障食品安全的需要出发,法律规定了食品生产企业对从业人员进行安全生产教育和培训的义务。培训对提高食品从业人员的食品安全知识水平,增强保证食品安全的自觉性,保障食品安全,具有十分重要的意义。餐饮经营企业应当强化企业内部从业人员的素质管理,通过各种形式,对职工进行安全知识培训,使职工树立"食品安全无小事"的意识,不断增强食品安全意识的自觉性和责任心,提高职业素养。宣传普及食品安全法律、食品安全标准和其他食品安全知识,使其掌握与其本岗位工作密切相关的法律、法规的内容和各项标准的具体规定,使食品从业人员树立起食品安全的法治观念,增强守法的自觉性,加强食品检验工作,依法从事生产经营活动。

食品安全营养管理人员在日常检测、监督过程中可以及时发现食品安全问题、营养质量问题,采取必要的措施,降低各种食品安全风险。在上岗前,餐饮经营企业应当对其进行考核,了解是否具有营养师证书、安全管理证书、营养配餐证书等,是否掌握食品安全相关知识和能力,对考核不合格的,不能安排其上岗工作,因此要求企业加强对其培训,确保其掌握所在岗位必需的相关法律法规、食品安全标准及相关食品安全知识,具备相应的食品安全营养管理能力,让其可以从专业的角度对食品进行检测、监督。监管部门要随时抽查了解企业是否配备食品安全营养管理人员等情况,并将考核结果予以公布,以便督促那些不合格企业尽快改正。

四、量化分级管理

餐饮服务食品安全监督量化分级管理是全面落实餐饮服务食品安全责任,以诚信经营和规范操作为重点,坚持日常监管与量化分级相结合,动态考评与年度考评相结合,统一要求与因地制宜相结合,旨在提高餐饮服务单位食品安全管理水平的一种食品安全监督管理制度。依照食品安全法律法规等要求,对取得餐饮服务许可证的各类餐饮服务单位开展食品安全监督量化分级管理。

(一)餐饮服务食品安全监督量化等级

餐饮服务食品安全监督量化等级分为动态等级和年度等级。

1. 动态等级　动态等级为监管部门对餐饮服务单位食品安全管理状况每次监督检查结果的评价。动态等级分为优秀、良好、一般3个等级,分别用大笑、微笑和平脸3种卡通形象表示。

餐饮服务食品安全监督动态等级评定,由监督人员按照《餐饮服务食品安全监督动态等级评定表》(表8-4)进行现场监督检查并评分。评定总分除以检查项目数的所得,为动态等级评定分数。检查项目和检查内容可合理缺项。

表8-4　餐饮服务食品安全监督动态等级表

序号	评定分数	动态等级
1	9.0分及以上	优秀
2	7.5~8.9分	良好
3	6.0~7.4分	一般
4	低于6.0分	不评定动态等级

餐饮企业 2 项以上（含 2 项）关键项不符合要求的，不评定动态等级。

对新办《餐饮服务许可证》的餐饮服务单位，在《餐饮服务许可证》颁发之日起 3 个月内，不给予动态等级评定；在《餐饮服务许可证》颁发之日起 4 个月内，完成动态等级评定。对造成食品安全事故的餐饮服务单位，要求其限期整改，并依法给予相应的行政处罚，6 个月内不给予动态等级评定，并收回餐饮服务食品安全等级公示牌，同时监管部门加大对其监督检查频次，6 个月期满后方可根据实际情况评定动态等级。

动态等级评定过程中，发现餐饮服务单位存在严重违法违规行为，需要给予警告以外行政处罚的，2 个月内不给予动态等级评定，并收回餐饮服务食品安全等级公示牌，同时监管部门加大对其监督检查频次，2 个月期满后方可根据实际情况评定动态等级。

2. **年度等级**　年度等级为监管部门对餐饮服务单位食品安全管理状况过去 12 个月期间监督检查结果的综合评价，年度等级分为优秀、良好、一般 3 个等级，分别用 A、B、C 3 个字母表示（表 8-5）。

表 8-5　餐饮服务食品安全监督年度等级表

序号	年度平均分	年度等级
1	9.0 分及以上	优秀（A）
2	7.5~8.9 分	良好（B）
3	6.0~7.4	一般（C）

餐饮服务食品安全监督年度等级评定，由监督人员根据餐饮服务单位过去 12 个月期间的动态等级评定结果进行综合判定。某餐饮企业量化等级见图 8-1。

（二）等级评定程序

对餐饮服务单位进行动态等级评定，可以提高餐饮服务食品安全监管效能和水平，增加社会监督透明度，保障消费者权益。通常程序包括评定、公示等过程（图 8-2）。

等级评定通常是由属地监管部门选派 2 名执法人员进行现场检查。检查人员按照《餐饮服务食品安全监督动态等级评定表》检查内容，对被检查餐饮服务单位食品安全管理状况进行量化评定，并由检查人员和被检查餐饮服务单位食品安全管理人员签字。

餐饮服务食品安全等级公示牌应摆放、悬挂、张贴在餐饮服务单位门口、大厅等显著位置，严禁涂改、遮盖。

通常监管部门应在监督检查餐饮服务单位后的 15 个工作日内，公示其动态等级评定结

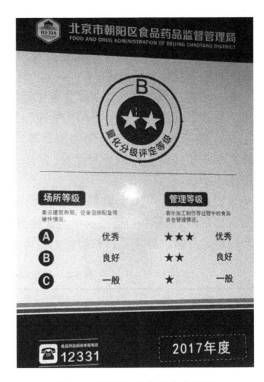

图 8-1　某餐饮企业量化分级图

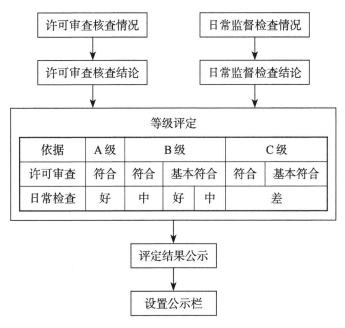

图8-2　餐饮服务食品安全等级评定程序图

果,并将其作为餐饮服务单位食品安全监管信用信息进行管理。

等级评定为动态的较低等级的,餐饮服务单位可在等级评定 2 个月后向属地监管部门申请等级调整。

(三)网络餐饮服务食品安全监督管理

网络餐饮服务是近年来新的餐饮业态,为了满足广大消费者的安全营养要求,网络餐饮服务供应商在资质、送餐、服务等方面都需要满足一定的要求。

1. **网络餐饮服务资质**　入网餐饮服务提供者应当具有实体经营门店并依法取得食品经营许可证,并按照食品经营许可证载明的主体业态、经营项目从事经营活动,不得超范围经营。网络销售的餐饮食品应当与实体店销售的餐饮食品质量安全保持一致。县级以上地方市场监督管理部门查处的入网餐饮服务提供者有严重违法行为的,应当通知网络餐饮服务第三方平台提供者,要求其立即停止对入网餐饮服务提供者提供网络交易平台服务。

网络餐饮服务第三方平台提供者需要履行建立食品安全相关制度、设置专门的食品安全管理机构、配备专职食品安全管理人员、审查登记并公示入网餐饮服务提供者的许可信息、如实记录网络订餐的订单信息、对入网餐饮服务提供者的经营行为进行抽查和监测等义务;入网餐饮服务提供者需要履行公示信息、制定和实施原料控制、严格加工过程控制、定期维护设施设备等义务。

2. **送餐人员及配送环节要求**　送餐人员应当保持个人卫生,使用安全、无害的配送容器,保证配送过程食品不受污染。送餐单位要加强对送餐人员的培训和管理。配送有保鲜、保温、冷藏或冷冻等特殊要求食品的,要采取能保证食品的保存、配送安全的措施。

3. **网络餐饮服务的监管**　国家市场监督管理总局负责指导全国网络餐饮服务食品安全监督管理工作,并组织开展网络餐饮服务食品安全监测。国家市场监督管理总局组织监测发现网络餐饮服务第三方平台提供者和入网餐饮服务提供者存在违法行为的,通知有关省级市场监督管理部门依法组织查处。省、自治区、直辖市的地方性法规和政府规章对小餐饮网络经营做出规定的,按照其规定执行。《网络餐饮服务食品安全监督管理办法》对网络餐饮服务食品安全违法行为的查处未作规定的,按照《网络食品安全违法行为查处办法》执行。

五、HACCP概念

HACCP是"hazard analysis and critical control point"的英文缩写,即危害分析和关键控制点。HACCP体系被认为是控制食品安全和风味品质的最好、最有效的管理体系。HACCP体系是国际上共同认可和接受的食品安全保证体系,主要是对食品中微生物、化学和物理危害进行安全控制。

国家标准《食品工业基本术语》(GB/T 15091—1994)对HACCP的定义为:生产(加工)安全食品的一种控制手段;对原料、关键生产工序及影响产品安全的人为因素进行分析;确定加工过程中的关键环节,建立、完善监控程序和监控标准,采取规范的纠正措施。国际标准1997年修订的第3版《食品卫生通则》(CAC/RCP-1)对HACCP的定义为:鉴别、评价和控制对食品安全至关重要的危害的一种体系。

HACCP是预防性的食品安全保证体系,但它不是一个孤立的体系,必须建筑在良好操作规范(GMP)和卫生标准操作程序(SSOP)的基础上。每个HACCP计划都反映了某种食品加工方法的专一特性,其重点在于预防,在设计上防止危害进入食品,尽量减少食品安全危害的风险。HACCP不是零风险体系,但可以使食品生产最大限度趋近于"零缺陷",恰如其分地将食品安全的责任首先归于食品生产商及食品销售商。HACCP强调加工过程,需要工厂与政府的交流沟通,政府检验员通过确定危害是否正确地得到控制来验证工厂HACCP实施情况,克服传统食品安全控制方法(现场检查和成品测试)的缺陷,当政府将力量集中于HACCP计划制定和执行时,对食品安全的控制更加有效。HACCP也可使政府检验员将精力集中到食品生产加工过程中最易发生安全危害的环节上。HACCP概念可推广延伸应用到食品质量的其他方面,控制各种食品缺陷,也有助于改善企业与政府、消费者的关系,树立食品安全的信心。

六、相关政策要求

《中华人民共和国食品安全法》经过2009年2月28日第十一届全国人民代表大会常务委员会第七次会议通过,2015年4月24日第十二届全国人民代表大会常务委员会第十四次会议修订;根据2018年12月29日第十三届全国人民代表大会常务委员会第七次会议《关于修改〈中华人民共和国产品质量法〉等五部法律的决定》第一次修正;根据2021年4月29日第十三届全国人民代表大会常务委员会第二次会议《关于修改〈中华人民共和国道路交通安全法〉等八部法律的决定》第二次修正,形成现行的《中华人民共和国食品安全法》。

《中华人民共和国食品安全法》共分十章,一百五十四条,对食品安全风险监测和评估、食品安全标准、食品生产经营、食品检验、食品进出口、食品安全事故处置、监督管理以及法律责任等方面进行了相应的规定和约束,对保证我国食品安全,保障公众健康和生命安全,具有十分重要的意义。

国家卫生健康委联合八个部委出台了关于健康食堂、健康餐厅等相关管理办法和标准,对进一步指导餐饮业营养健康提出了具体要求。

国务院印发的《健康中国行动(2019—2030年)》《国民营养计划(2017—2030年)》等文件都对公共餐饮提出了配备专兼职营养师的要求。

第二节 餐饮业设计和规划

随着社会经济的不断发展,餐饮业在人们生活中所占位置日益重要。在餐饮空间中,人们已经不再局限于对菜品的要求,反而对空间环境、心理感受及服务体验等有了更多诉求。为了顺应这一发展趋势,餐饮空间已经从单一的向顾客销售食品和饮料的空间,逐渐发展成为推广饮食文化、体现人文内涵的新型文化空间。设计者可以根据空间使用性质,运用美学原理和技术手段,结合各类不同材质的特性创造出功能合理、适用舒适、形式美观并且能反映其文化内涵的餐饮环境。

一、餐厅选址和布局

从事餐饮经营首先要进行必要的经营管理可行性分析,而餐饮营业场所位置的选择是决定能否成功运营的重要因素。餐饮企业在进行餐厅选址时,对周围环境的商业分布、人流量、繁华程度等因素都会考虑得非常仔细,但同时也应关注餐厅选址的卫生要求。餐饮服务企业应远离污染场所、污染源,远离工业区,餐饮企业周围基础设施良好,交通便利,给排水、电力、气、通讯、宽带、光纤、排污等条件应齐备。同时符合规划、环保和消防的有关要求。

(一)选址原则

选址一般先确定第一经营区;找出直接竞争对手和间接竞争对手;估计第一经营区的顾客数量及类型;开展问卷调查。主要遵循原则见表8-6。

表8-6 餐饮企业选址需要遵循原则

序号	原则	内容
1	市场原则	与目标客源所属地区相吻合
2	投资回报原则	地价、租金、基础设施、劳动力成本、原材料供应等税费问题
3	方便性原则	靠近顾客所在地、方便顾客前来消费
4	稳定性原则	当地经济稳定;社会秩序安定;所选场地"安全"
5	可见度原则	从任何角度都能看到餐馆的规模和外观为佳

(二)选址影响因素

影响餐饮经营地段选择的因素很多,微不足道的因素往往也会产生巨大的影响,如由于特定的交通规则(如不允许左转弯)对经营地段的可进入性的影响等。影响餐饮经营地段选择的宏观因素包括地理位置、交通状况、文化背景、区域规划、经济发展、政府政策等因素。微观因素包括可进入性、可见性、人流量、停车设施、扩展空间以及竞争状况等因素。

(三)餐厅布局

餐饮服务业是一类经营方式、规模和品种差别很大的行业,其经营的品种、每餐次的加工量与经营场所的面积、设施和加工能力是否适应,将对餐饮食品安全产生重要影响。餐饮业的建筑结构、布局和面积应符合《饭馆(餐厅)卫生标准》等法规要求。

二、餐饮场所管理

餐饮服务场所公共标识应符合《公共信息图形符号》(GB/T 10001.1—2012)的规定。主要功能区域、安全指引等应具备中英文标识。临街的餐饮经营单位,不得超出门窗店外经营。餐饮业生产经营用水应符合中华人民共和国《生活饮用水卫生标准》(GB 5749—2006)规定。

(一)建筑结构及布局

1. 建筑结构应坚固耐用、易于维修、易于保持清洁和避免有害动物的侵入和栖息。

2. 厨房应采用耐火极限不低于 2 小时的防火隔墙与其他部位分隔,墙上的门、窗应采用乙级防火门、窗,确有困难时,可采用防火卷帘,但应符合相关防火卷帘设置规定要求。

3. 酒楼饭馆应设置粗加工、烹调、贮藏、切配及备餐、餐用具清洗消毒、就餐等专用场所,在合理位置设置原料半成品储存、切配和备餐场所,根据需要设置食品库房和其他专用操作场所。进行凉菜、裱花蛋糕、生食海水产品等制作、送餐分装等直接入口食品短时间存放或处理操作的,应分别设相应专间。集中备餐的食堂和快餐店应设有备餐专间(室)。中央厨房以及待配送食品贮藏的,应分别设置食品加工专间(室)。食品冷却、包装应设置食品加工专间(室)或专用设施。

4. 食品处理区各加工操作场所均应设置在有良好围护结构的室内。

5. 各加工操作场所应按照原料处理、半成品加工、成品供应的顺序合理布局,食品加工处理流程应为生进熟出的单一流向,并应能防止在存放、操作中产生交叉污染。成品通道、出口与原料通道、入口应分开设置,与使用后的餐饮具回收通道、入口宜分开设置。

6. 肉类、水产品原料和蔬菜原料的清洗水池应分开设置。

7. 食品处理区及其各加工操作场所的面积必须与就餐场所面积和供应就餐人数相适应。

8. 清洁工具的存放场所应与食品处理区分开,加工经营场所面积 500m² 以上的餐饮经营单位应设置独立存放隔间。

(二)地面与排水

1. 食品处理区地面应用无毒、无异味、不透水、不易积垢的材料铺设,且须平整、无裂缝。

2. 粗加工,切配,餐饮具、工用具清洗消毒和烹调等经常潮湿场所的地面应易于清洗、防滑,并应有一定的排水坡度(不小于1.5%)及排水沟。

3. 排水沟应有坡度、保持通畅、便于清洗,沟内不应设置其他管路,侧面和底面接合处应有一定弧度(曲率半径不小于3cm),并设有可拆卸的盖板。

4. 排水的流向应由高清洁操作区流向低清洁操作区,并有防止废水逆流的设计。

5. 排水沟出口应有防止有害动物侵入的装置。

6. 清洁操作区内不得设置明沟,地漏应采用可防止废弃物流入及浊气逸出的形式(如带水封地漏)。

7. 废水应排至废水处理系统或经其他适当方式处理。

(三)墙壁与门窗

1. 食品处理区墙壁应采用无毒、无异味、不透水、平滑、不易积垢的浅色材料构筑。其墙角及柱角(墙壁与墙壁间、墙壁及柱与地面间、墙壁及柱与天花板间)应具有一定的弧度,曲率半径宜在3cm以上,以防止积垢和便于清洗。

2. 粗加工,切配,餐饮具、工用具清洗消毒和烹调等场所应有1.5m以上的光滑、不吸水、浅色、耐用和易清洗的物料(例如瓷砖或不锈钢)材料制成的墙裙,各类专间应铺设到墙顶。

3. 食品处理区的门、窗应装配严密,与外界直接相通的门和可开启的窗应设有易拆下清洗且不生锈的纱网或空气幕,与外界直接相通的门和与各类专间直接相通的门应能自动关闭,专间内如有窗户应为封闭式;窗户不宜设室内窗台,若有窗台台面应向内侧倾斜(倾斜度宜在45°以上),以防止灰尘积聚。

4. 粗加工,切配,餐饮具、工用具清洗消毒和烹调等场所和各类专间的门应以易清洗、不透水的坚固材料制成。

5. 不采用专间方式的集中备餐场所或供应自助餐的,就餐场所窗户应为封闭式或装有防蝇防尘设施,门不与外界直接相通或设有空气幕。

(四)屋顶与天花板

1. 加工经营场所天花板的设计应易于清扫,能防止害虫藏匿和灰尘积聚,避免长霉或脱落等情形发生。

2. 食品处理区天花板应选用无毒、无异味、不吸水、表面光洁、耐腐蚀、耐温的浅色材料涂覆或装修,天花板与横梁或墙壁结合处宜有一定弧度;水汽较多场所的天花板应有适当坡度,在结构上减少凝结水滴落。

3. 清洁操作区、准清洁操作区及其他半成品、成品食品暴露场所,屋顶若为不平整的结构或有管道通过,应加设平整易清扫的吊顶。

4. 烹调场所天花板应离地面2.5m以上,或采用机械通风,换气量符合《饮食建筑设计标准》(JGJ 64—2017)要求。

(五)厕所

1. 厕所数量应足以供员工和就餐者使用,员工使用的厕所宜单独设立。

2. 厕所门口不得面向食品处理区或与之直接相通,厕所的外门应能自动关闭。

3. 厕所应采用冲水式,地面、墙壁、便槽等应采用不透水、易清洗、不易积垢且其表面可清洗的材料。

4. 厕所内的洗手设施,宜设置在出口附近。

5. 厕所应设有效排气(臭)装置,并有适当照明,门窗应设置不锈钢或其他严密坚固、易于清洁的纱门及纱窗。

6. 厕所排污管道应与食品加工经营场所的排水管道分设,且应有可靠的防臭气水封。

(六)更衣室

1. 更衣室应独立隔间,且宜男女分设;更衣室内应有适当的照明且通风良好,并配有洗手设施。

2. 更衣室应有足够大小的空间,以便员工更衣之用。应按员工人数设足够衣柜、鞋柜及可照全身的更衣镜。

(七)库房

1. 食品不得和有毒有害物质(如:鼠药、杀虫剂、洗涤剂、消毒剂等)同库存放,食品和非食品宜分开设置库房。

2. 食品库房宜根据食品性质和储存条件的不同分别设置,必要时应设有冷藏(冻)库。

3. 同一库房储存性质不同的食品时,应适当隔离,并有明确的标示。

4. 库房的构造应能使储存保管中的食品品质的劣化减至最低程度,并有防止污染的构造,且应以无毒、坚固的材料建成,易于维持整洁,并应有防止有害动物侵入的装置。

5. 库房应设置数量足够的搁板,并使储藏食品距离墙壁、地面均在 10cm 以上,以利空气流通及物品的搬运。

6. 除冷库外的库房应有良好的机械通风设施。

7. 冷藏(冻)库应设可正确指示库内温度的温度计。普通库房宜设置干湿温度计,室内湿度不得高于 70%。

(八)专间

1. 专间应为独立隔间,专间内应设有专用工用具清洗消毒设施和空气消毒设施,专间内温度应不高于 25℃,宜设有独立的空调机。专间入口处应设有洗手、消毒、更衣设施的通过式缓冲室。

2. 以紫外线灯作为空气消毒装置的,紫外线灯应按 30W/10~15m^2 设置,悬挂于操作台上方距离地面 2 米以下的位置。

3. 凉菜、裱花蛋糕制作、生食海水产品专间应同时设有专用冷藏设施,需可直接接触成品的饮用水,还应设净水设施。

4. 备餐、送餐分装专间的操作台下宜设食品加热装置。

5. 专间内外食品的传送应为可开闭的窗口形式,窗口大小应以可通过传送食品为宜,不应过大。

6. 专间的面积必须与就餐场所面积和供应就餐人数相适应,各类酒楼的凉菜专间最低面积要求应符合规定要求。

三、餐饮设施设备管理

餐饮企业经营过程中会涉及各种各样设施设备,餐饮设施设备的配备和使用,是保证餐饮产品正常生产的重要基础,是保障餐饮产品安全的重要环节。

(一)设施管理

餐饮设施主要包括洗手消毒设施、供水设施、通风排烟设施、餐用具清洗消毒设施、防虫、防鼠、防尘设施、采光照明设施、污水处理设施以及废弃物暂存设施等。

1. 洗手消毒设施

(1)更衣室内和食品处理区内适当而方便的地点应设置足够数量的洗手及干手设施,各类专间在入口处的缓冲室内应设置洗手消毒设施。

(2)洗手设施的排水应具有防止逆流、有害动物侵入及臭味产生的装置。在洗手设施附近应备有液体清洁消毒剂及简明易懂的洗手方法标示。

(3)洗手池应使用以不锈钢或陶瓷等不透水材料,结构应不易积垢并易于清洗。

(4)水龙头宜采用脚踏式、肘动式或感应式等非手动式开关或可自动关闭的开关,并宜提供温水,其附近有足够数量的清洗、消毒用品和干手设施。

2. 供水设施

(1)供水须保证符合加工需要,水质应符合《生活饮用水卫生标准》(GB 5749—2006)。

(2)加工中需可直接接触成品的饮用水,应设净水设施或煮沸后使用(食用冰制作应使用净水）。

（3）不与食品接触的非饮用水（如冷却水、污水或废水等）的管道系统与食品加工用水的管道系统间，颜色区分明显，并以完全分离的管路输送，不得有逆流或相互交接现象。

3. 通风排烟设施

（1）食品处理区应保持良好通风，及时排除潮湿和污浊的空气。空气流应从高清洁区流向低清洁区，防止食品、餐饮具、加工设备设施遭受污染。

（2）热加工场所应采用机械排风。产生油烟的设备上部，应加设附有机械排风及油烟过滤的排气装置，过滤器应便于清洗和更换。

（3）产生大量蒸汽的设备上方除应加设机械排风外，还宜分隔成小间，防止结露并做好凝结水的引排。

（4）排气口应装有易清洗、耐腐蚀的网罩，防止有害动物侵入；进气口必须距地面2米以上，远离污染源和排气口，并设有空气过滤设备。

4. 餐用具清洗消毒设施

（1）餐饮具和接触直接入口食品的工用具、容器应用热力方法为主进行消毒，因材质等原因无法采用的除外。

（2）清洗消毒水池应专用，严格与食品原料、清洁用具及接触非直接入口食品的工用具、容器清洗水池分开。水池应使用以不锈钢或陶瓷等不透水材料，结构应不易积垢并易于清洗。采用化学消毒的，应至少设有3个专用水池。

（3）清洗消毒设备设施的大小和数量应能满足加工需要，并保证消毒效果达到卫生标准和要求。

（4）采用自动清洗消毒设备的，设备上应有温度计和清洗消毒剂自动添加装置。

（5）应设密闭式专用保洁柜，存放消毒后的餐饮具、工用具、容器。保证待用餐具干燥，放入管理。

5. 防尘、防鼠、防虫害设施

（1）生产经营场所门窗应设置防尘、防鼠、防虫害设施。

（2）食品处理区宜设捕虫灯，防止或排除有害昆虫。捕虫灯宜位于较暗的场所，悬挂于距地面2m左右高度，且应与食品加工操作保持一定距离。

（3）排水沟出口和排气口应有网眼孔径小于6mm的金属隔栅或网罩，以防老鼠侵入。

6. 采光照明设施

（1）加工经营场所应有充足的自然采光或人工照明，加工场所工作面不应低于220lx，其他场所不应低于110lx。光源应不至于改变食品的颜色。

（2）照明设施安装在暴露食品的正上方时应使用防爆型照明设施，以防止破裂时玻璃碎片污染食品。

7. 污水处理设施

（1）带有油脂的废水，须经隔油池才可排放，符合环保要求。

（2）所有废水排放管道应能适应废水排放量需要。

8. 废弃物暂存设施

（1）食品处理区内可能产生废弃物或垃圾的场所均应设有废弃物容器。

（2）废弃物容器配有盖子，以坚固及不透水的材料制造，能防止有害动物的侵入、不良气味或污水的溢出,内壁应光滑以便于清洗。

（3）食品加工过程中废弃的食用油脂必须集中存放在有明显标志的容器内,定期按照《食品安全法》《食品安全法实施条例》等相关法律法规,以及《国务院办公厅关于加强地沟油整治和餐厨废弃物管理的意见》予以处理。

（二）设备及工用具管理

餐饮设备及工用具主要包括餐饮家具、针织品、餐具、服务用具和厨房用具等。这些设备及工用具的管理主要集中在设备及工用具的结构设计和材质上,这些是餐饮设备及工用具正常清洗、使用、消毒的保证,也是餐饮产品安全的重要保障。

1. 结构设计

（1）食品加工用设备和工用具其设计和构造应有利于保证食品卫生、易于清洗消毒、易于检查,应有避免润滑油、金属碎屑、污水或其他可能引起污染的物质混入食品的构造。

（2）食品接触面应平滑、无凹陷或裂缝,以减少食品碎屑、污垢及有机物的聚积,使微生物的生长减至最低程度。

（3）设计应简单,且为易排水、易保持干燥的构造。

（4）在食品处理区,不与食品接触的设备与用具,也应为易保持清洁状态的构造。

（5）用于原料、半成品、成品的工用具和容器,必须有明显的区分标志。

2. 材质

（1）所有用于食品处理区及可能接触食品的设备与用具,应由无毒、无臭味或异味、耐腐蚀、不易发霉且可承受重复清洗和消毒的材料制造,同时应避免使用会发生接触腐蚀的不当材料。

（2）除工艺上必须使用的外,食品接触面原则上不可使用木质材料。必须使用的木质材料工用具,应保证不会对食品产生污染。

第三节　食物采购与安全

餐饮产品的安全与餐饮原材料的采购、验收、存放、加工过程的安全息息相关,本节主要从原材料的采购、验收、存放以及加工过程等方面对餐饮产品的安全生产进行阐述。

一、原料采购

餐饮产品生产过程的源头是餐饮原料采购,直接关系到餐饮产品的品种、风味和质量。因此,食品原材料采购、验收、存放管理是餐饮生产管理的关键环节。

（一）原料采购要求

采购人员应熟知所购物品的质量标准、卫生标准和成本标准,并按照规定的采购流程进行采购,不得采购《中华人民共和国食品安全法》等相关法规规定禁止生产经营的食品。清真餐饮企业应采购符合清真食品要求的原材料。采购时应索取采购清单、发票等购货凭证,做好记录,便于溯源。向食品生产单位、批发市场等批量采购食品的,还应索取食品经营许可证、检验（检疫）合格证明等。清真餐馆应索取并留存有关肉源性原材料的清真食品证明。

1. 原料采购人员的素质要求　食品原材料采购是一项专业性和独立性较强的工作,采购人员的素质直接影响采购业务活动的开展和成本消耗。采购人员需要具有事业心和责任感,具有丰富的专业知识,并且还要具备良好的沟通交流能力。

2. 原料采购的方式拟定 食品原材料采购管理组织形式是由餐饮经营管理体制决定的。现阶段,我国饭店、餐厅的食品原材料采购管理的组织形式主要有两种,分别为企业采购部组织形式和餐饮部门采购组织形式。

食品原材料采购涉及餐饮部门、采购部门和食品库房三个环节。原材料种类不同,进货间隔期不同,采购业务组织方法也不同。其采购过程的组织要区别不同的情况,分别采用不同的方法。食品原材料的采购方法主要有正式(公开)和非正式方法,非正式采购法有市场采购、选择采购、调价采购,正式采购法有招标采购、定点采购、合作采购等方法。

原料采购包括申请订货、订货、验收、支付货款四个步骤(图8-3)。

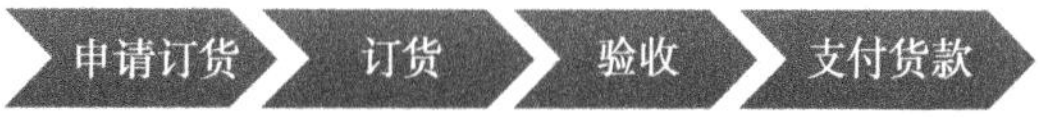

(二)原料采购控制原则

图8-3 原料采购程序

原料采购计划以书面形式(其中多为表格)规定原料采购的项目、规格、单位、数量、质量要求等。原料采购有适质、适价、适时、适地、适量等原则。

适质原则:采购人员根据所要购买的原料种类及数量,挑选营养平衡、符合食用卫生标准的优质原料进行采购,避免采购品质不良的原料,造成不必要的管理费用增加、成本增加等现象。

适价原则:采购人员必须掌握所购材料的产地、规格、型号及数量,多渠道进行询价、比价和议价,货比三家,按质优价廉的原则,选择一些规模大、信誉好的企业作为定点采购单位,签订供货合同。

适时原则:现代企业竞争非常激烈,原料不依时间采购,造成停工待料,增加管理费用,影响销售和信誉;过早采购囤积原料,又会造成资金积压,场地浪费,原料变质等不利影响。所以依据生产计划制定采购计划,适时进料,既能使生产销售顺畅,又可节约成本,提高市场竞争力。

适地原则:供货商离企业距离近,运输费用低,机动性高,协调沟通方便,成本降低。所以原料采购时尽量选择本地原料供应商,既能保证原料的新鲜度,又可以降低企业运营成本。

适量原则:采购量多,价格相对就会便宜,但不是采购越多越好,要根据企业资金的周转率、储存成本以及原料需求计划等综合计算出最经济的采购量。

对餐饮原料的采购,不仅要保证质量,而且还要做到数量适中。

1. 质量

(1)依据农产品认证标准来采购,避免农残添加剂超标。

(2)优质农场订购。

(3)时令蔬果。

(4)包装食品标准。

2. 数量

(1)标准库存量:对各项非易坏性原料(干货或罐装食品类)确定标准库存量。标准库存量(par stock)是指一项物资在库房中存储的最高存量。小型餐饮企业可根据份量、产出率和耗损率计算需要量和采购量。

$$标准库存量 = 日需要量 \times 定期采购间隔天数 + 安全储存量$$

（2）定期采购法：定期采购法（periodic order system）是干货原料采购中最常用的一种方法，是一种订货周期固定不变，即进货间隔时间（一周、一旬、半个月或一个月等）不变，但每次订货数量任意的方法。管理人员可根据库房的储存面积、原料的可得性和流动资金多少确定同类原料（或向同一供货商）采购的间隔天数定期采购，计算原料的采购量。

$$采购量 = 运输期需要量 + 安全库存量 + 定期固定需要量 - 现有库存量$$

有效的采购工作目标之一是用理想的价格获得满意的原料和服务。原料的价格受各种因素的影响，诸如市场的供求状况、餐饮的需求程度、采购的数量、食品本身的质量、供应单位的货源渠道和经营成本、供应单位支配市场的程度、其他供应者对其影响等。

3. 原料运输　原料运输前，运输车辆或容器需要进行清洁，防止食品受到污染。运输过程中，做好防尘、防水，食品与非食品、不同类型的食品原料（动物性食品、植物性食品、水产品，下同）应分隔，食品包装完整、清洁，防止食品受到污染。不得将食品与有毒有害物品混装运输，运输食品和运输有毒有害物品的车辆不得混用。运输食品的温度、湿度应符合相关食品安全要求，需冷藏或冷冻的食品原料应冷链运输。

二、贮存管理

（一）原料验收和入库管理

食品原材料验收管理是指对到货的原材料按照标准检查或试验后，认为合格再收受。有时对各种食材很难有一套标准来依照执行。因此国家制定的系列抽检指标和标准是验收食材的重要参考。餐饮管理人员应建立一套合理、完整的验收体系，保证整个验收工作在机制、体系上完善。具体还包括：

1. 有能力的验收人员　具备良好的责任感和技术能力，熟知食品知识和验收程序，明确了解品质需求。

2. 良好的验收工作环境　包括充足的光线和仪器设备，方便进货检查，缩短时间。

3. 一套完整食物采购单和质量手册。

验收入库时须特别注意的事项见下表8-7。

表8-7　验收入库步骤表

步骤	内容
价格物品验收	确定出货单所载物品，与所下订单物品是否一致，并确认价格是否正确
数量及重量验收	不同食材均须进行数量或重量的数点、称重（有包装或外箱、篮者，须扣除重量再称重）
质量验收	（1）在进行数点数量过程中，也须进行质的检查（例如：不良品） （2）大宗产品验收，以产品验收标准规格书内容进行验收 （3）冷冻品须注意冷冻车是否在 –18℃下运送，及抽验是否有再冷冻的产品（呈现一整块冰块状） （4）干料货品须注意保存期限，罐头货品须注意是否有膨罐品
验收报表记录	（1）记录当日验收物品结果，并将数量记录进货入库量表中 （2）不良品及品质不合格物品，填写退货单交予厂商

(二)原料贮存管理

采购量和贮存期应平衡考虑。适当的存库是重要的,但应考虑库存成本、损耗等。

$$标准库存量 = 定期固定需要量 + 安全库存量$$

食材的储存即是维持质量的过程。由于食材种类繁多,当验收完毕准备入库储存时,须了解各类食材的特性,并依其适当之储存条件妥善地送入库房中,不同食材的储存期变化见表8-8。

表 8-8　不同食材储存期变化

食材	储存期变化
肉类	一般肉品在屠宰后,会于冷藏空间放置一段时间,让肉品本身的蛋白质自行分解成较小分子的多肽类或氨基酸,使肉质变得更加柔嫩,此现象称为自体消化,因此在自体消化后的肉品,在验收入库时,就须特别注意储存条件和方法 1. 重量变化　由于在冷冻冷藏中,一旦包装不佳,便容易造成水分的散发,使重量减少 2. 颜色改变　低温保存时,肉品原有的氧化肌红蛋白和氧化血红蛋白所呈现的红色,会变成褐色的变性肌红蛋白及变性血红蛋白 3. 微生物的生长　冷冻肉品控制在 −18℃以下,可以有效地抑制细菌与霉菌的生长 4. 杀灭寄生虫　肉品中的寄生虫,在冷冻的过程中,将很容易被杀灭,尤其猪肉中较常见的旋毛虫
鱼类	鱼贝类在死后 1~3 小时时,将产生自体消化作用,将肝糖转变成乳酸,蛋白质转变成氨基酸,故要避免摆放在室温空间太长的时间
蛋类	蛋有外壳,不易看见内部的变化,但若不注意储存条件,则下列这些现象将易发生 1. 收缩现象　因水分散发掉,造成蛋品收缩 2. 液化作用　在高温的不良储存条件下,水分会由蛋白渗入蛋黄中,蛋黄将会变稀,加速液化的产生 3. 碱度增加　蛋品内的二氧化碳散失,造成蛋白变成偏碱性,一般储存较久的蛋品,其蛋白的 pH 值会由 7.6 变成 9.0,蛋黄则会从 6.0 变成 6.8 4. 细菌造成败坏　蛋壳上存在着许多的细菌,若储存过久的话这些细菌将渗透入蛋品内,加速蛋的败坏
乳品类	1. 炼乳储存期间,由于乳糖与蛋白质发生化学反应,会使乳品的颜色变深,时间愈长的话,色泽会愈深 2. 奶粉的储存期间,若保存不当,易使奶粉中的油脂发生自动氧化,而产生氧化味等问题,故须放置阴凉,并在没有阳光直射的地方保存 3. 鲜奶不适合冷冻保存,因为冷冻过程会造成脂肪球的破坏,更易造成奶品的败坏,且若结冻后,会产生酪蛋白钙的沉淀
谷类	1. 谷类在储存中仍然会进行呼吸、氧化及酵素分解等化学作用 2. 储存时的相对湿度在 75% 以上时,会加增谷类的呼吸作用,加速腐败的可能性
蔬果类	1. 蔬果采收后仍然进行着呼吸(后熟)作用,易受温度、湿度、氧气与二氧化碳的影响 2. 温度高低与储存时间长短呈反比现象 3. 水分易于储存期蒸散,故须注意,避免有凋萎现象产生 4. 储存条件不适、湿度过高,易发生腐败及微生物繁殖

食材	储存期变化
蔬果类	5. 含硫成分的蔬菜(例如:大蒜、洋葱、韭菜),易在储存期间产生气味,造成其他蔬果的异味,最好能分别储存
	6. 甘薯易于储存期间发生黑斑病及碰撞伤害,要特别留意储存条件(最适储存条件为温度10~15℃、相对湿度85%~90%,其储存时间会较长)
油脂类	1. 温度、空气、光线均会造成油脂氧化,须注意
	2. 油脂与空气的接触面积愈大,愈易引起酸败问题
	3. 金属离子易促进油脂氧化的发生,故勿用金属制的容器来储存油脂
	4. 食物中的盐分或血红蛋白也会加速油脂的氧化,故油炸后食物的油脂,其保存期限将会缩短
	5. 不同油脂种类混合,也易造成油脂酸败
	6. 高温油炸后的油脂,其氧化速率加快而不易储存

原料库房一般根据原料的储存温度和原料性质分类,主要分为5种类型,见表8-9。

表8-9　原料库房分类及功能

序号	库房种类	功能
1	干货调料库	以正常室温为主,以 5~22℃ 为宜,相对湿度 20%~50%,湿度高易发霉
2	冷藏库(低温库)	3~7℃,一般温度最高不超过 10℃,可以储存日常使用的鲜活原料,同时可以化解冷冻的食品原料,如鱼类(-5~1℃)、肉类(-1~3℃)、蔬菜水果(1~7℃)等
3	冷冻库	主要储存保存期较长的食品原料,保存期一般在 6~15 天,温度要求控制在 -18℃ 以下至 -10℃
4	极冷库	温度一般在 -25℃ 至 -15℃,物品原料冷冻储存较长,可达半年以上
5	酒水库	主要用于储存酒水饮料,对温度没有特别要求,一般设在地下室

库房管理人员应注意以下要求:

1. 验收人员应严格检查库存货物的质量、卫生情况。每天定时检查贮藏环境温度,并做好记录。

2. 食品应隔墙离地,分类、分架存放,定期检查,变质和过期食品应及时处理。

3. 食品冷藏、冷冻的温度应符合相应要求。

(1)冷藏、冷冻原料、半成品、成品应分开保存。冷藏、冷冻柜(库)应有明显区分标志,宜设外显式温度(指示)计,以便于冷藏、冷冻柜(库)内部温度的监测。

(2)食品在冷藏、冷冻柜(库)内时,应做到分类摆放,不得堆积、挤压,食品中心温度应达到冷藏或冷冻的温度要求。

(3)冷藏、冷冻柜(库),应定期除霜、清洁和检修。

4. 所有食品在贮藏前应标明通用名称、日期、贮藏环境要求、保质期等,并密封保存。

5. 具有潜在危害的食品贮藏时应避免与其他食品接触。

(三)原料领用管理

各厨房、餐厅、酒吧、宴会厅领用食品原材料和餐茶用品,必须填写"库房领料单"或"内部调拨单",经使用部门经理或主管签字方能领取。库房管理员接到领料单或调拨单后,验明品名、规格、数量、用途后,方可发货。严禁先发货,后补手续,严禁白条发货。

按单发货。所有食品原材料和餐茶用品出库,必须在库房办公地点或指定的地点发货,不得到库内发货。发货时须按领料单或调拨单的要求,逐件点清。食品原材料和烟、酒、饮料出库,必须坚持"三先一不"原则,即先进先出,易腐易变的先出,有效期短的先出,腐败变质的不出。凡是验收离开后发生的短缺,一概由收货员自负,库房不负补偿责任。

签字出库。库房管理员所发出的食品原材料和餐茶用品,必须当场做好登记,填制"库房出库单",双方签字。其中,"食品原材料出库单"分送餐饮成本核算员、使用部门和财务部门,作为财务记账和厨房成本核算的依据。

计划补充。厨房每月领用食品原材料,必须在月度终了前规定的时间内向库房管理员报送下月食品原材料和餐茶用品补充进货计划,时间一般为每月 25 日左右,临时补充进货必须提前 3~4 天报库房管理员,以便仓管部汇总、制定月度采购订货计划。不按时报送进货补充计划造成的食品原材料短缺,由使用部门负责。

原材料出库需要符合以下要求:

1. 货品领用遵循先进先出原则,做好出库记录。

2. 发放人员应利用感官检验方法检查发货时存货的质量。食品接近保质期时,应要求领用人对发放食品的气味、感官和形状进行可接受程度检查。

(四)加工过程管理

餐饮产品生产过程直接关系到产品质量和风味特点,影响客源数量、成本控制和经济效益。餐饮产品生产管理具有很强的特殊性,其管理内容包括餐饮产品生产初加工、凉菜制作、热菜制作、面点制作等方面。

1. **初加工**　食品原材料的初加工受产品风味、原料种类、质量及不同部位的用途等多种因素的影响,因此各种食品原料的具体加工方法是不同的。为做好初加工过程控制的组织工作,应重点满足以下要求:

(1)初加工操作人员保持个人卫生,工作服穿戴整齐。

(2)需要清洗的食品原料在使用前应分池洗净。对肉类、水产品、蔬菜等原料加工应按需求量和菜品工艺要求进行。初加工后的食品原料应分类存放,易腐食品应尽量缩短在常温下的存放时间,加工后的原料应及时使用或冷藏。

(3)生熟食品的加工工具及容器应分开使用并有明显标识。

2. **凉菜制作**　专人加工制作凉菜,非操作人员不得擅自进入加工间。加工间每餐(或每次)使用前应进行空气和操作台的消毒,使用紫外线灯消毒的,应在无人工作时开启30 分钟以上,并做好消毒记录。加工间内应使用专用的设备、工具、容器,用前消毒,用后洗净并保持清洁。

制作凉菜用的蔬菜、水果等食品原料,未经清洗处理,不得带入加工间。制作好的凉菜宜当餐用完。剩余尚可食用的应存放于专用冰箱中冷藏或冷冻,食用前加热处理应符合食品再加热的要求。

3. **生食海产品加工**　加工人员操作前应清洗、消毒手部,操作时佩戴口罩。用于加工的生食海产品应符合相关食品安全要求。用于生食海产品加工的工具、容器应专用,用前消毒,用后洗净,并在专用保洁设施内存放。加工操作时应避免生食海产品的可食部分受到污染。加工后的生食海产品应放置在密闭容器内冷藏保存,或者放置在食用冰中保存并用保鲜膜分隔。放置在食用冰中保存时,加工后至食用的间隔时间不得超过1小时。

4. **热菜制作**　热菜应严格按照产品质量标准和工艺流程制作,不得将餐桌回收的食品再次供应,需要熟制加工的菜肴应充分加热,其中心温度不低于70℃。菜品制作过程中,厨师品尝食品应符合卫生要求,避免制作过程中的食品污染。需要冷藏或冷冻的熟制品,应迅速冷却后再冷藏或冷冻。冷冻熟食品应彻底解冻,经充分加热方可食用。

5. **面点制作**　严格按照面点产品的质量标准和工艺要求进行加工,确保产品质量。奶类原料应冷藏。未用完的点心馅料、半成品,应冷藏或冷冻,并在规定存放期限内使用。含奶、蛋、油脂较高的产品应在确保产品品质的条件下贮藏。

6. **饮料现榨及水果拼盘制作**　制作人员操作前应清洗、消毒手部,操作时佩戴口罩。加工设备、工具、容器应专用,每次使用前消毒,用后洗净并在专用保洁设施内存放。用于饮料现榨和水果拼盘制作的蔬菜、水果应新鲜,未经清洗处理,不得使用。用于制作现榨饮料、食用冰等食品的水,应为通过符合相关规定的净水设备处理后或煮沸冷却后的饮用水。制作的产品当餐不能用完的,不得重复利用。

三、专间操作卫生要求

专间是指对环境、卫生、人员操作等要求最高的区域,顾名思义,专间就是专门的房间,是指处理或短时间存放直接入口食品的专用加工制作间。专间按专用要求进行管理,要做到"五专"(专用房间、专人制作、专用工具容器、专用冷藏设施、专用洗手设施);其他人员不可随意进出。

1. 专间应为独立隔间,专间内应设有专用工具容器清洗消毒设施和空气消毒设施,专间内温度应不高于25℃,应设有独立的空调设施。中型以上餐馆(含中型餐馆)、快餐店、学校食堂(含托幼机构食堂)、供餐人数50人以上的机关和企事业单位食堂、集体用餐配送单位、中央厨房的专间入口处应设置有洗手、消毒、更衣设施的通过式预进间。不具备设置预进间条件的其他餐饮服务提供者,应在专间入口处设置洗手、消毒、更衣设施。

2. 专间应有完好的防蝇、防尘、防污染设施。每次(餐)使用前要进行空气和操作台消毒,使用紫外线灯消毒的,应在无人工作时开启30分钟以上。以紫外线灯作为空气消毒设施的,紫外线灯(波长200~275nm)应按功率不小于$1.5W/m^3$设置,紫外线灯应安装反光罩,强度大于$70\mu W/cm^2$。专间内紫外线灯应分布均匀,悬挂于距离地面2m以内高度。

3. 凉菜间、裱花间应设有专用冷藏设施。需要直接接触成品的用水,宜通过符合相关规定的水净化设施或设备。中央厨房专间内需要直接接触成品的用水,应加装水净化设施。

4. 专间应设一个门,如有窗户应为封闭式(传递食品用的除外)。专间内外食品传送窗口应可开闭,大小宜以可通过传送食品的容器为准。

5. 专间的刀具、案板、容器、加工设备等用具必须专用。制作凉菜、生食水产品的用具要分开,用前须消毒,用后应洗净,保持清洁。砧板应做到三面光洁(面、边、底)。水产品清洗要有单独的清洗水池。

6. 专间操作人员应指定专人，其他人员不得随意进出。个人生活用品及杂物不得带入食品制作专间。专间操作人员工作衣帽穿戴整洁，头发梳理整齐置于帽内，不留长指甲，不涂指甲油，不佩戴饰物等。在预进间按照规范将手洗净、消毒；工作时须戴口罩和一次性手套。

7. 供加工凉菜用的蔬菜、水果等食品原料必须洗净消毒，未经洗净处理的不得带入食品制作专间。

8. 各种凉菜现配现用，尽量当餐用完，隔餐隔夜的改刀熟食及冷盘凉拌不能再做凉菜供应。各种凉菜装盘后不可交叉重叠存放，传菜须从食品输送窗口进行，服务员不得直接进入食品制作专间端菜。

9. 加工熟食、卤菜要先检查食品质量，原料不新鲜不加工。熟食、卤菜要在另间加工，加工后进专间改刀配置。制作肉类、水产品类凉菜拼盘的原料，应尽量当餐用完，剩余尚需使用的须存放在专用的熟食冰箱内冷藏或冷冻。

10. 加工结束后，应及时清理专间，操作台无油渍、污渍、残渍，地面卫生清洁，对空气紫外线消毒30分钟，保持清洁状态。

11. 食品安全管理员应定期对专间管理情况进行检查，做好检查记录，发现问题提出整改意见，督促落实。

四、其他

餐饮用具使用过后需要清洗、消毒，保证下一次使用的清洁和安全，需要满足以下要求：

餐用具使用后应及时洗净，定位存放，保持清洁。消毒后的餐用具应贮藏在专用保洁设施内备用，保洁设施应有明显标识。餐用具保洁设施应定期清洗，保持洁净，已消毒和未消毒的餐用具应分开存放。定期检查消毒设备、设施，确保处于良好状态。保洁设施内不得存放其他物品。

餐用具宜用热力方法进行消毒，因材质、大小等原因无法采用的除外。采用化学方法消毒的，应定时测量有效消毒浓度。

消毒后的餐用具应符合《食品安全国家标准　消毒餐饮具》（GB 14934—2016）规定。不得重复使用一次性餐用具，盛放调味料的器皿应定期清洗消毒。

第四节　餐饮服务管理

餐饮业是典型的服务行业，通过有形产品与无形服务相结合向消费者提供综合性的餐饮服务来实现经营活动。餐饮经营活动的重要场所是餐厅，这也是消费者接受餐饮服务的重要场所。餐饮服务管理是促使餐厅的每一项工作都围绕着给宾客提供满意的服务来展开，是进行餐饮服务质量控制的目的。

一、餐厅服务管理的基本环节

餐厅是提供菜品、酒水和服务来满足顾客饮食、精神及心理需要的经营性场所。因此，餐厅既是餐饮经营者为顾客提供餐饮服务的场所，也是餐饮消费者消费餐饮产品的地点，餐饮服务主要体现为餐厅服务。

（一）基本环节管理

1. **预订服务**　餐厅服务人员在接受预定时,应准确记录预订人姓名、联系电话、单位名称、预订日期(具体时间)、人数、经办人姓名等信息。明确并记录消费者预定的消费场所(餐厅名称、桌号等)、菜单、酒水要求、消费标准、付款方式以及消费者需要提供的服务事项等信息。

2. **服务前的准备**　餐饮产品服务前,相关人员需要做好营业场所的卫生清洁,门窗、墙壁、桌椅、地面洁净,无尘垢,照明、空调等设施保持运行良好。按接待规模和消费标准备足餐具、饮具及佐料和用品、用具,备足当天供应的酒水等,检查冷饮机、扎啤机、保鲜柜等设备,确保安全并运行良好。服务人员需要熟悉当天供应的菜品、酒水的品种、规格及价格,检查商品与物价标签,确保完好、无质量问题。

收银员应备足当天需用的备用金、发票,熟悉电子方式等各种结账形式的操作流程及要求。当次就餐时段未使用的餐具应收回,经再次消毒后保洁贮藏。员工着工装上岗,佩戴工牌,保持良好的仪表、仪容。

3. **接待服务**　负责接待的员工应热情、礼貌迎接消费者进店,主动介绍餐厅经营品种、风味特色及有关的服务项目,准确记录消费者点餐菜单和特殊要求,及时将菜单信息传递给厨房。服务人员根据不同的消费需求,摆好与之相适应的餐具、饮具,及时提供餐中服务。上菜报菜名,时鲜、名贵及特色风味菜点宜做介绍。

4. **结账送客服务**　餐饮服务结束时,服务员应查看结账清单,核实无误后打印,并将账单提供给消费者确认,结账服务应准确无误,收银员应认真核查单据、审验现金或支票,应确保无差错,严格执行发票管理制度,开具的发票内容完整、准确、清楚。

5. **客户资料管理**　加强客户资料管理,可以大大节约餐饮促销和公关活动的成本,提高餐饮员工培训效益,节约培训成本。可见,餐饮客户资料管理是餐饮成本控制的重要手段。加强客户资料管理,是餐饮企业管理进入现代化的一个明显标志。餐饮客户信息是指根据前来消费客人膳食后的消费需求和具体意见进行收集,并以文字、图标记录整理的信息资料。

通常客户信息分为以下几项归档(表 8-10)。

表 8-10　客户管理归档

序号	归档类型	归档内容
1	客人常规信息	建立记录有关用餐客人的姓名、性别、年龄、来自的地区、工作单位、用餐形式、用餐时间、消费规模等信息,特别要记住客人的姓名,当客人第二次来消费时,如果服务员能记住对方的姓名,客人就会倍感亲切,增加来用餐的信心和兴趣
2	客人个性信息	建立记录有关前来用餐的客人言谈、举止、外貌特征、服饰、性格、爱好、志趣、经历、交往等信息
3	客人习俗信息	建立记录有关客人的民族风俗、民族习惯、饮食习惯、宗教信仰、颜色习惯、各种禁忌等资料。应该全面了解用餐客人的饮食习惯,掌握客人喜欢吃的菜肴、口味、菜系、荤菜、素菜等
4	客人反馈意见信息	建立记录有关客人对餐厅设施的要求、对餐饮服务质量的评价、对某个服务员的印象、对餐饮服务的批评意见和表扬信件以及投诉、对餐饮服务的建设性意见等信息。餐饮客户信息因对象不同、餐饮规模差异,客户信息内容也有所不同

营销部门负责总体客户信息的补充、更新与管理,餐饮部门负责餐饮客户信息的补充、更新与管理,保持同步,信息互动共享。营销部门每月对新开发的客户进行回访,并协同餐饮部每月进行有针对性的回访。会同餐饮部门负责人每月召开一次客户信息补充更新专题会,确定月度重点关注的客人名单。

(二)基本特点

1. 餐饮服务的一次性　餐饮服务的一次性是指餐饮服务只能当次使用,当场享受,不能被储存以备后用。表现在餐饮服务不能被保存以应对将来之需。顾客对所接受的服务的感受同样是一次性的,不存在事后弥补的问题。虽然仓库可以储存酒店在数月内所需的食品原料,但厨房却不能在一天内生产一周营业所需的餐饮产品。同样,餐厅服务员因闲暇无事而浪费掉的时间,也不可能延迟到第二天再使用。

2. 餐饮服务的差异性　餐饮服务包含大量的手工劳动,员工的工作态度、技能技巧各有不同,因此,餐饮服务不可避免地产生质量和水平上的差异。餐饮服务的差异性是指同一家餐厅所提供的服务存在着较大差异,具体表现为同一员工在不同的时间、不同的场合或对于不同的服务对象所提供的同一餐饮产品或服务往往水平不一,质量不同。

3. 餐饮服务的无形性与有形性　餐饮服务具有无形性的特点。餐饮服务只能在顾客购买并享用餐饮产品后,凭借生理和心理的满足程度来评估其质量的优劣,所能带走的也只是服务产生的效果,即服务对顾客所产生的生理、心理、感官上的作用和影响。同时,餐饮服务又是有形的,顾客品尝的菜肴、酒水是有形的产品。

4. 餐饮服务的直接性　餐饮服务的直接性表现为餐饮产品的生产、销售、消费是同步进行的。餐饮产品的生产过程,实际上就是产品的销售过程和顾客的消费过程。餐饮服务同步性决定了餐饮产品不可储存,同时也决定了顾客参与产品的生产过程。

二、餐饮服务质量管理

餐饮服务是指餐饮企业为顾客提供食品、酒水饮料和一系列劳务服务行为的总和。即向顾客提供有形的食物产品(食品、酒水)和无形的服务(劳务行为)的有机结合。

餐饮服务质量是指餐饮企业以其拥有的设备设施为依托,为客人提供的服务在使用价值上适合和满足客人物质需要和心理需要的程度。适合是指餐饮企业为客人提供的服务的使用价值能否为客人所接受和喜爱;满足是指该使用价值能为客人带来身心的愉悦和享受。

(一)服务质量的内容

餐饮服务是有形产品和无形劳务的有机结合,餐饮服务质量则是有形产品质量和无形产品质量的完美统一。有形产品质量是无形产品质量的凭借和依托,无形产品质量是有形产品质量的完善和体现,两者相辅相成,构成完整的餐饮服务质量的内容。

因此,餐饮服务质量具体包含4个方面的内容,即餐厅的设施条件、服务水平、菜肴质量及餐饮价格。

1. 餐厅的设施条件　餐厅的设备设施须齐全、先进、方便、舒适,能够满足客人物质享受和精神享受的需要,这是提高餐饮服务质量的物质基础和硬件要求,也是其基础条件。

2. 服务水平　服务水平主要体现在服务人员的仪容仪表、礼节礼貌、服务态度、服务技能、服务效率和清洁卫生等方面。

3. **菜肴质量** 菜肴质量是有形产品质量的重要构成内容之一,餐饮管理者必须认识到餐点酒水在客人心目中的重要性。

4. **餐饮价格** 餐饮价格是指餐饮服务单位的产品和服务,按市场价值规律制定相应的价格。客人有一定数量的花费,就应该享受与其相称的一定数量和质量的产品或服务。如果使客人感到高兴,经营的经济效益和社会效益都能实现。

餐饮服务在餐厅运营管理中占据非常重要的位置,餐饮服务的特点见表8-11。

表8-11 餐饮服务的特点

序号	特点	内容
1	餐饮服务质量生产的标准化	标准化生产是当今许多产业所要求的,它对于降低生产成本,提高生产效率和产品质量具有十分重要的意义。餐饮服务过程的程序性使服务的标准化变得十分有必要,同时也给它的实施提供了便利
2	餐饮服务质量对员工素质的规范化	有了标准化的程序,就需要员工在服务过程中遵循服务操作流程,进行有效的、可量化的服务,这是实现全面质量管理的关键。例如,企业可以制定服务规范手册
3	餐饮服务质量内容的个性化	生产的标准化并不意味着每一个服务环节都必须一模一样,毫无差别,特别是对于服务产品来说,人们的需求千差万别,必须根据不同的顾客,在不同的时间、不同的场合,提供不同的服务
4	餐饮服务质量管理的现代化	对于餐饮服务的过程管理来说,最现实的就是与时俱进,积极吸收先进的管理理念、优秀的管理思想,充分利用现代高科技辅助手段进行管理,以实现生产效率和产品质量的提高,最终达到企业利润的最大化
5	餐饮服务企业的创造性	这要求企业建立学习型组织。在餐饮服务过程中,企业、员工应积极学习,不断思考,努力创新,不断改进现有的服务,为顾客提供更加优质体贴的服务

(二)服务质量控制及意义

餐饮服务质量直接关系到餐饮业的发展。现代餐饮业的竞争,是服务质量的竞争,服务质量是餐饮企业赖以生存和发展的基础。

1. **服务质量的控制** 根据现代全面质量管理的基本原理,结合餐饮服务的3个阶段(准备阶段、执行阶段和结果阶段),餐饮服务质量控制可相应地分为预先控制、现场控制和反馈控制。

(1)餐饮服务质量的预先控制:所谓预先控制,就是为使服务结果达到预定的目标,在开餐前所做的一切管理上的努力。预先控制的目的是防止开餐服务中所使用的各种资源在质和量上产生偏差。

1)人力资源的预先控制:餐厅应根据自己的特点,灵活安排人员班次,以保证人力资源的充足和有效利用。

2)物资用品的预先控制:开餐前必须按规格摆好餐台,准备好餐车、托盘、菜单、点菜单、订单、开瓶工具及工作台小物件等。

3)卫生质的预先控制:卫生质量控制是餐饮服务质量控制的重要一环。目前,顾客关于餐饮企业卫生质量方面的投诉占了总投诉量的很大一部分,因此,进行卫生质量的预先控制尤为重要。

4）事故的预先控制：餐厅主管在开餐前的巡视工作中，除了检查外在的物资配备和环境卫生，还要注意餐厅中、餐厅与厨房之间的通道是否顺畅，地面是否有油污或水渍，对于不能及时清除的路面障碍或潜在危险因素，应要求服务员在工作时提醒顾客注意，防止出现顾客滑倒、踩踏等事件。

（2）餐饮服务质量的现场控制：所谓现场控制，是指现场监督正在进行的餐饮服务，使其规范化、程序化，并迅速妥善地处理意外事件。餐饮服务质量的现场控制是餐饮服务的主要职责之一。餐饮部经理也应将现场控制作为管理工作的重要内容。

1）服务程序的现场控制：开餐期间，餐厅主管应始终站在第一线，亲身观察、判断、监督与指挥服务员按标准服务程序服务，发现偏差，及时纠正。

2）上菜时机的控制：上菜时机要根据顾客用餐的速度、菜肴的烹制时间等因素决定，做到恰到好处，既不要让顾客等太久，也不应将所有的菜肴一下全部都上去。

3）意外事件的控制：餐饮服务是面对面的直接服务，容易引起客人的投诉。一旦引起投诉，主管一定要迅速采取弥补措施，以防事态扩大，影响其他顾客的用餐情绪。

4）人员控制：开餐期间，服务员虽然实行分区看台负责制，在固定区域服务，但是，主管应根据客情变化，进行再次分工。

（3）餐饮服务质量的反馈控制：所谓反馈控制，就是通过质量信息的反馈，找出服务工作在准备阶段和执行阶段的不足，采取措施加强预先控制和现场控制，提高服务质量，使顾客更加满意。

综上所述，提高服务质量、提供优质服务是餐饮业发展的重要途径。提高服务质量是手段，推动餐饮业发展是目的。

2. 服务质量对顾客的影响

（1）优质的餐饮服务质量有助于提升消费额，促进餐饮业发展：服务质量是客户对服务的期望（即期望服务质量）与其实际感知的服务（即体验的服务质量）的对比。当感知超出期望时，服务被认为具有特别质量，否则服务就被认为是不符合客户的质量要求的。服务的无形性、差异性和不可分离等特性，使服务质量的概念与有形产品的质量在内涵上有很大的不同。优质的服务会给顾客留下良好的印象，并吸引顾客再次消费。

（2）优质的餐饮服务质量是餐饮业发展的必要条件：我国推行社会主义市场经济，目前我国的主要矛盾已成为"供需矛盾"。随着人民生活水平的逐步提高，服务质量已成为消费者购买商品和服务的重要因素。在我国的现代化建设中，服务质量的提高是体现现代化的一个重要方面。

同时，提高服务质量也是加强商业职业道德建设的需要。它有助于构筑商家的诚信体系，培养员工的敬业精神，塑造文明礼貌的职业形象，养成规范服务的良好职业习惯，是加强商业职业道德建设的重要途径。

（3）优质的餐饮服务质量是符合顾客需求的前提：服务质量是客户对服务的期望与其实际感知的服务的对比。它必须是针对顾客而言的。价值是要通过价格来实现的，如果顾客不消费，再昂贵的商品也无法实现它的价值。

第五节　餐饮成本控制与管理

餐饮成本是凝结在产品中的物化劳动价值和活劳动消耗中为补偿自身劳动价值所需的货币表现。从理论上讲,物化劳动价值包括食品原材料价值和生产过程中的厨房、餐厅设备、餐茶用品、水电燃料消耗等的价值。这些物化劳动的价值有的以直接消耗的形式加入成本,有的以间接消耗的方式加入成本,成为餐饮产品成本的基本组成部分。活劳动消耗中为补偿自身劳动的价值主要指为维持餐饮经营者劳动力的生产和再生产所需要的价值,它们以劳动工资和奖金福利的形式加入成本,成为餐饮产品成本的必要组成部分。

一、餐饮成本构成

餐饮成本中由于生产、销售、服务统一在售价里实现,除了原料(主料、配料、调料)成本和燃料成本之外,其他费用,如职工工资、租金、税金、水电费用、经营管理费用等,很难在售价里将其逐一划分清楚。因此,餐饮业传统的习惯是产品成本就只算主料、配料、调料、燃料费用。经营管理费用则另用百分比来表示,例如,用销售毛利率30%、40%、50%、60%等来实现。

(一)餐饮成本的分类

成本分类是做好成本核算和成本管理工作的基础。餐饮成本与其他成本一样,可以按多种标准进行分类。餐饮成本分类的目的在于根据不同成本采取不同的控制策略。餐饮产品成本根据其考虑问题的角度不同,分类方法也不同。其基本分类与作用见表8-12。

表8-12　餐饮产品成本分类比较

角度	成本类型	成本概念及主要表现	作用
按与产品形成关系划分	直接成本	在产品生产过程中直接耗用而加入到成本中去的那些成本。其主要包括原料成本、酒水成本和商品成本三部分。如,餐厅烹制菜肴和制作点心所需的各种原材料费,包括主料、配料、调料等就属于直接成本	主要为部门和全企业成本核算提供理论依据。部门以直接成本核算为主,全企业以间接成本核算为主
	间接成本	那些不属于产品成本的直接支出,而必须用其他方法分摊的各项耗费。如,工资、水电费、燃料费、修理费、固定资产折旧、销售费用等	
按成本可控程度划分	可控成本	指在餐饮管理中基层和部门通过自身的努力所能控制的成本。即在短期内可以改变其数额大小的那些成本,主要包括食品原料、餐茶用品、水电能源等	主要为成本控制分工和重点掌握提供了依据。基层部门以可控成本控制为主。高中层人员以不可控成本控制为主
	不可控成本	基层和部门人员通过努力也难于控制,只有高层管理才能掌握的那些成本,主要包括折旧费用、管理、维修、保险费用等	

角度	成本类型	成本概念及主要表现	作用
按成本的性质划分	固定成本	不随业务量(产量、销售量或销售额)的变动而变动的那些成本。如,固定资产折旧费,在一定时期内按财务制度规定所提取的折旧费的大小,是不随业务量的变动而变化的	主要是为利润分析和成本控制提供理论论据。高层管理以固定成本控制为主;中低层管理以变动成本控制为主,尽量降低成本费用
	变动成本	在一定时期和一定经营条件下,随着业务量的变动而变化的那些成本。例如,原料成本、水电能源、洗涤费用等为主	
按成本计算对象划分	总成本	一定时期某种、某类、某批或全部菜点成品的成本总额	餐饮业计算成本的对象,是单件餐饮产品,精确计算餐饮产品的单位成本和总成本是成本核算的核心
	单位成本	单个产品的生产耗费称为单位产品成本	
按成本与决策关系划分	边际成本	在餐饮生产管理中增加一定产销量所追加的成本。当边际成本等于边际收入时,企业利润最大	主要为领导决策提供理论依据。前者用于生产价格决策,后者可用于采购、设备购置、管理方案选择决策
	机会成本	从多种方案中选择一个优化方案时,被放弃的次优方案所丧失的潜在利益,是实际并未发生的成本	

餐饮成本相关事项常应用于:

1. **耗材成本** 如鲜货、干货、半成品、调味品、燃料等。
2. **固定成本** 包括员工工资和福利、新品研发、固定资产折旧费、租金、修理费等。
3. **变动成本** 如差旅费、广告费、检验费等。
4. **其他费用**。

餐饮部门的成本费用中,除餐饮产品原料外,在营业费用中还有物料消耗等一部分变动成本。这些成本和费用随销售数量的增加而成正比增加。这个特点意味着餐饮价格折扣的变化幅度不能像客房价格那么大。

除营业成本中的折旧、大修理费、维修费等不可控制的费用外,其他大部分费用成本以及餐饮原料成本,都是餐饮管理人员能够控制的费用。这些成本发生额的多少直接与管理人员对成本控制的好坏相关,并且这些成本和费用占营业收入的比例很大。

(二)成本控制原则

成本泄漏点,是指餐饮经营活动过程中可能造成成本流失的环节。餐饮成本的大小受经营管理的影响很大。在菜单计划 - 采购 - 验收 - 贮存 - 发料 - 加工切配 - 烹调 - 餐饮服务 - 餐饮推销 - 销售控制 - 成本核算等各环节中,都存在着成本泄漏的机会,即都可能成为成本泄漏点。其具体表现为:

1. 菜单计划和菜品的定价,影响顾客对菜品的选择,决定菜品的成本率。
2. 对餐饮产品饮料的采购、验收控制不严,或采购价格过高、数量过多,会造成浪费,数量不足则影响销售。

3. 采购原料不能如数入库,采购原材料质量不好都会导致成本提高。

4. 贮存和发料控制不佳,会引起原料变质或被盗造成损失。

5. 对加工和烹调控制不好会影响餐饮产品的质量,还会加大餐饮产品饮料的折损和流失量,对加工和烹调的数量计划不好也会造成浪费。

6. 餐饮服务不仅关系顾客的满意程度,也会影响顾客对高价菜的挑选,从而影响成本率。餐饮推销的好坏不仅影响收入,也影响成本率,例如加强宴会上饮料的推销会降低成本率。

7. 销售控制不严,销售餐饮产品的数量与标准收入不符,使成本比例增大。

8. 企业若不加强成本的核算和分析,就会放松对各个环节的成本控制。

对上述任何一个环节控制不严,都会产生成本泄漏,导致成本率增高。

二、餐饮成本核算

餐饮总成本是由原料成本和经营费用两大类构成的。掌握原料成本的核算对餐饮总成本的计算是非常重要的。能够吃进口里的支出,称为原料成本(简称为成本),如肉类、蔬菜、海河鲜、调味料等;不能吃进口的支出统称为经营费用(简称费用),如水电、租金、折旧等。

原料成本由三个要素构成。一是主料,是指构成各个具体品种的主要原料,通常是指动物性原料;二是配料,是指构成各个具体品种的辅助原料,通常是指植物类的原料;三是调料,是指烹制品种的各种调味料。主配料的分类是行业约定俗成的,不一定是量上的区别,具有相对性。虽然原料成本的构成因素只有三个,但由于食品原料范围非常大,原料来源不同,特点、味性也不同,所以要认识每一种原料的特点和味性也不是容易的事。

(一)成本核算

1. 有关原料的概念

毛料,是指未经加工处理的食品原料,及原料采购回来的市场形态。有些原料本身是半成品,但对餐饮企业来说,采购回来还只是市场状态,因为这些原料半成品还需要经过加工才能参与配菜,一旦经过加工后,其原料成本已经发生变化(尽管有时这种变化不是很大)。

净料,是指经加工后、可用来搭配和烹制菜点的半成品。所有原料采购回来,都必须经过加工(如清洗、热处理等),就算是一些本身已经是半成品的原料,也要经相应的处理,如鲮鱼罐头,开罐后倒出也存在着一种成本变化。

起货成本,是指由毛料精加工处理后成为净料的变化,又称为净料成本。

起货成率,是指净料重量占毛料重量的百分比,又称为净料率。

$$净料率 = 净料重量 \div 毛料重量$$
$$损耗率 = 损耗重量 \div 毛料重量$$
$$毛料重量 = 净料重量 \div 净料率$$
$$净料重量 = 毛料重量 \times 净料率$$

2. 影响起货成率的因素

起货成本核算是品种成本核算的基础。影响起货成本的因素:

首先是进货价格,原料的采购价格高低直接决定了起货成本的高低。其次是进货质量,进货质量的好坏，也会影响到起货成本的高低。例如采购回来的菜心质量不好，500g 菜心剪成菜后只有 100g。按照正常的起货成率计，每 500g 的菜心剪成菜应该有 150g，这在无形中就影响了起货成率，虽然是同样的原料，但产地不同，质量不同，其起货成率也会不同。

3. 起货成本计算　大部分采购回来的食品原料经过加工后都会有起货成本的变化，这样其单位成本也发生了变化，所以必须要进行起货成本的核算，核算公示如下：

$$起货成本 =（毛料总值 - 副料总值）÷ 起货成率$$

毛料总值就是指采购回来的食品原料的市场形态。副料总值就是指对毛料加工后剔除出来的原料还可以作为其他用途的部分。例如，毛鸡经宰杀后，剔除出来的鸡血、鸡肾、鸡肠还可以作为其他用途，应另计算。起货成率一般都有行业约定俗称的百分比。

这个公式是计算所有食品原料的起货成本的基本公式。根据原料的加工方式和用途不同，这个公式的运用可分为一料一用，一料多用等，所有的分类计算是这个公式的变通。

毛料经过加工处理后，只有一种净料，成为一料一用。公式为：

$$起货成本 = 毛料总值 ÷ 起货成率$$

因为没有副料值，不用减去副料值。

例1：

菜心每 500g 进货价格是 1 元，每 500g 的菜心改成菜是 125g，求每 500g 菜心的起货成本。

$$菜心起货的成本 = 1 元 ÷（125g ÷ 500g）= 4 元$$

毛料经过处理，得到的是一种净料，同时又有可另作他用的副料，须先以一半总值减去副料总值，再除以起货成率。

例2：

光鸡每 500g 进价是 8 元，每 500g 光鸡起货成率为 55%，剔除出来的鸡翅、鸡骨的总重量是 220g，每 500g 的鸡翅和鸡骨的成本价格是 5 元，求光鸡肉的起货成本。

$$副料值成本 = 220g ÷ 500g × 5 元 = 2.2 元$$

$$光鸡肉起货成本 =（8 元 - 2.2 元）÷ 55\% = 10.55 元$$

半成品成本核算是指经过制馅或热处理后的半成品，如虾饺、鱼饺等。

半成品成本核算公式：

$$半成品成本 =（毛料总值 - 副料总值 + 调味成本）÷ 起货成率$$

例3：

每 500g 鱼肉的进货价格是 8 元，制作虾饺的调味料成本是 1 元，由鱼肉制作虾饺的起货成本是 95%，无副料值，求虾饺的起货成本率和销售毛利率。

$$虾饺起货成本 =（8 元 + 1 元）÷ 95\% = 9.47 元$$

（二）产品成本核算

按照烹饪习惯，产品的成本构成一般有主料成本、配料成本、调味成本（或酱汁成本）3 种。

产品成本核算就是指烹调品种所有耗用起货成本的总和。也就是在核算各种原料起货成本的基础上，按照品种配菜的标准，计算出各种用量起货成本的总和。

根据品种制作的类型，成品成本核算可分为两种，一种是单件品种成本核算，另一种是批量品种成本核算。

1. 单个品种成本核算　单个品种成本核算就是把构成某个品种的主料成本、配料成本和调味成本全部加起来,就是单位品种成本,它适用于厨房部分的品种计算。

计算公式:单位品种成本＝主料成本＋配料成本＋调味成本

例4:

"碧绿鲜带子",鲜带子每500g的进价是21元,起货成率是95%,用量是150g,西蓝花每500g的进价是2元,起货成率是65%,用量是200g,调味料成本是1元,求该品种成本。

鲜带子起货成本＝(21元÷95%)×(150g÷500g)=6.63元

西蓝花起货成本＝(2元÷65%)×(200g÷500g)=1.23元

原料总成本＝6.63元+1.23元+1元=8.86元

这是一个较标准的品种成本核算,即是将各种主料、配料的每500g起货成本乘以用量,然后按照品种标准成本配置(无论有多少种主配料)相加到一起就是该品种的原料总成本。

2. 批量品种成本核算　批量品种成本核算就是按批量制作的品种所使用的原料总成本除以制作出来的品种数量,其结果就是单位品种成本。它适用于点心品种制品和烧卤的品种制作。批量品种成本核算的公式:

单位品种成本＝本批品种所耗用的原料总成本÷品种数量

例5:

凤爪2 300g(6元/500g),烧汁460g(12元/500g),精盐23g、味精46g、白糖14g等调味成本共计5元,食用油120g(5元/500g),花生酱70g、海鲜酱50g、辣椒酱50g等酱汁成本共计6元。求每份产品"美味凤爪"的原料成本。

凤爪成本＝(2 300g÷500g)×6元=27.6元

叉烧汁成本＝(460g÷500g)×12=11.04元

调味料成本＝5元

酱汁成本＝6元

每份"美味凤爪"的成本＝(27.60元+11.04元+5元+6元)÷30=1.65元

相对来说,批量制作的品种成本核算比单个品种成本的计算要简单一点。

(三)价格核算方法

为确保膳食供应者正常运营并获取合法收益,合理制定定价成为较为重要的考量。

国内常用餐饮价格的构成因素计算方法:售价＝原料成本＋毛利额,也有按照食材成本百分比计算定价。

原料成本就是主料、配料和调味料经加工后的成本总和,即起货成本的总和。毛利额是经营费用加上应得利润的总和。

一方面原料因产地、季节和组合方式而造成起货成本的差异,使原料成本的变化千差万异。另一方面,毛利额是个绝对值,在实际使用中,难以表达出所应承担的费用和应获取的利润,故多用毛利率概念,即用百分比表示。而且,计价方法也是使用毛利率而不是使用毛利额。第三方面,不同的品种和销售对象就有不同的毛利率。这样,原料成本与毛利间可有数不清的多种组合,还受到多种因素影响而变动。所以,实际使用起来,其价格的内容和计算显得相当繁杂。

原料成本包括原料进货价、起货成率和组合成本。进货价是决定原料成本的主要因素,起货成率主要是指行业公认的经验数据,组合成本即是品种主料、配料和味料的总和,这三种是决定品种售价的主要因素。加工和管理费用,即实际的烹调操作水平和人工成本,操作水平较稳定,成本变化也稳定,反之,成本就容易产生上下浮动。经营方针,即经营档次和经营特色对品种定价的影响,主要表现为毛得率的影响。利润期望值,即管理者希望能实现的毛利率水平,对每一类销售品种,都有确定的毛利率标准。一般而言,利润控制在18%~30% 范围内,若以菜肴成本而定的话,高成本菜肴也有一定变化。

1. 定价原理 定价原理是以价值为基础,使价格尽可能接近价值。在品种的价格结构中,原料成本一般占比重较大,固然原料成本是商品价值主要部分的货币表现,但它不是商品价值的全部。作为全部商品价值的货币表现的价格,除了原料成本之外,还有其他费用和利润。一个餐饮企业要持续或扩大再生产,在餐饮产品销售中所获得的营业收入,不仅要使原料成本得到补偿,还要补偿其他运作费用,向国家缴纳税金和取得一定的利润。这样,制订品种价格时,就要在原料成本的基础上,加上毛利率(包含着费用和利润),从而形成价格的最高经济界限。

(1)考虑市场供求对价格的影响:价格与供求的关系十分密切。餐饮品种价格的高低,会引起品种供应量与潜求量的增减速;反过来,品种的需求情况,也调节着行业价格的高低,引起品种价格的涨落。

(2)实行合理的商品差价:这些差价在餐饮产品的定价过程中主要表现在地区差价、季节差价、质量差价。

2. 定价原则

(1)合理稳定:这是指企业的价格形象,是构成整个企业形象的组成部分,所谓合理就是能符合目标市场对价格的承受力,又能满足经营者对毛利率和利润的期望,即在供求之间达到均衡,如果这两者产生偏差,就会造成价格形象的畸形。所谓稳定,即是指价格在不同时期应具有承上启下的连续性,不能忽高忽低。稳定并不是说价格不变,而是不像波浪式地变,应该是一种平衡的、循序渐进的变化。

(2)按质论价:按质论价就是按照原料质量和品种质量来论价。原料质量的高低,是通过进货价格来影响成本的,因而进货价越高,售价就相对越高。反之,就相对越低。品种质量越高,对烹调技术的要求就越高,品种价格也就相对越高,反之,就相对越低。在这个意义上说,并不存在着绝对的价廉物美。

(3)分等论价:分等论价就是依照不同的经营档次和经营类别来定价。在一个餐饮或餐饮企业里,餐厅总有档次之分,如美食街与零点餐厅,一般大厅与宴会厅,这些不同档次的餐厅,经营方式和经营对象不同,其毛利率水平也是不同的。同样道理,在同一个餐厅里,经营品种也有档次之分,因而也有价格的高低之分。

(4)时菜时价:时菜就是时令菜,还包括一些流行的品种。所谓时菜时价,就是对这些时令菜及流行品种采取当时进货价为成本核算依据来计算售价,而不必拘泥于用公式计算出来的理论售价。一般地说,时菜的售价都较高,因为时菜的进货价较高,还有一些流行的品种,也是采用高位价格策略的。

(5)随行就市:对某些品种来说,因其进货价格是每隔一段时期浮动一次,因而其售价就要采取随着进货行情而浮动的策略。另外,一些品种售价的制定也不必拘泥于用公式计算出来的数字,而应采用公认的市场价格,也即采用这个行业的平均价格,只有这样,才能使品种的供给与顾客的需求达到均衡。

一般而言,餐饮业的定价需考虑三个方面:食材成本、加工和管理费用以及利润。

举例:设定蒜苗香肠的定价(表8-13)。

每客供应量标准:每份蒜苗香肠约60g,包括6片青蒜苗片。

份数:100人。

表8-13　蒜苗香肠定价设定表

食材规格	重量 /kg	单价 /(元·kg⁻¹)	价格 /元
香肠(CAS 优良肉品)	5.0	100.0	500.0
蒜苗	1.2	50.0	60.0
总价			560.0
调味料 & 香辛料(8%)			44.8
总材料成本			604.8
每份初估成本			6.05
切割及烹调损耗(10%)			0.61
每份实际成本			6.66
每份蒜苗香肠定价			15

定价 = 每份实际成本 ÷ 实际食材成本百分比 =6.66÷45%=15 元。

三、餐饮成本控制

餐饮成本控制是以餐饮企业的目标成本或标准成本为基础,对餐饮产品的各成本因素进行严格控制、监督和调节,以纠正偏差、控制消耗、提高经济效益,保证实现餐饮企业成本目标的一种管理方法。

餐饮成本控制的原则:以顾客为中心;科学分析生产过程,靠自身力量降低成本;要持续地降低成本,有客观、准确、适用的控制标准;鼓励员工参与制定标准;让员工了解企业的困难和实际情况;建立适当的奖励措施。

(一)餐饮成本控制要素

餐饮成本控制是一个系统工程。其构成要素包括控制目标、控制主体、控制客体、成本信息、控制系统和控制方法。

1. **控制目标**　控制目标是管理者通过科学的方法制定出的在成本控制前期所进行的成本预测、成本决策和成本计划。控制目标是饭店以最理想的成本达到预先规定的餐饮质量,成本控制必须以控制目标为依据。餐饮成本控制目标必须是可衡量的,并用一定的文字或数字表达清楚,用于估算未来经营目标。

2. **控制主体**　控制主体是指餐饮成本控制责任人的集合。由于在经营中,成本发生在每一个经营环节,而影响餐饮成本的各要素和各动因分散在其生产和服务的各环节中。因此,在餐饮成本控制中,控制的主体不仅包括财务人员、食品采购人员和餐饮部的管理人员,还包括生产人员(厨师)、收银员和服务员等基层工作人员。

3. **控制客体和成本信息**　控制客体是指餐饮经营过程中所发生的各项成本和费用的

总和。根据餐饮成本统计,餐饮控制的客体包括食品成本、人工成本及经营费用等。

解决方案通常包括:①采购制度化,如采购程序、定点、食物成本、验收方法、保存期限等问题处理规定;②标准食谱的使用,统一规格的材料,固定食材进货数量;③标准生产量和价格的预定。

一个有效的成本控制系统可及时收集、整理、传递、总结和反馈有关餐饮成本的各项信息。因此,做好餐饮成本控制工作的首要任务是做好成本信息的收集、传递、总结和反馈并保证信息的准确性。不准确的信息不仅不能实施有效的成本控制,而且还可能得出相反或错误的结论,从而影响其成本控制的效果。

4. **控制系统**　餐饮成本控制系统常由 7 个环节和 3 个阶段构成(表 8-14)。在餐饮成本控制体系中,运营前控制、运营中控制和运营后控制是一个连续而统一的系统。它们紧密衔接、互相配合、互相促进并且在空间上并存,在时间上连续,共同推动成本管理的完善和深入,构成了结构严密、体系完整的成本控制系统。没有运营前控制,成本整体控制系统会缺乏科学性和可靠性;运营中控制是餐饮成本控制的实施过程。作为成本管理而言,如果没有运营后的控制,就不能及时地发现偏差,从而不能确定成本控制的责任及做好成本控制的业绩评价,也不能从前一期的成本控制中获得有价值的经验,为下一期成本控制提供依据和参考。

表 8-14　餐饮成本控制系统

主要环节	成本决策、成本计划、成本实施、成本核算、成本考核、成本分析和纠正偏差
控制阶段	运营前、运营中和运营后

5. **控制方法**　控制方法是指根据所要达到的餐饮成本目标采用的手段和方法。根据餐饮成本管理策略,不同的成本控制环节有不同的控制方法或手段。在原料采购阶段,应通过比较供应商的信誉度、原料质量和价格等因素确定原料采购的种类和数量并以最理想的采购成本为基础。在原料储存阶段,建立最佳库存量和储存管理制度;在生产阶段,制定标准食谱和酒谱,根据食谱和酒谱控制餐饮生产成本;在服务阶段,企业应及时获取顾客满意度的信息,用理想的和较低的服务成本达到顾客期望的服务质量水平。

(二)影响成本控制的因素

成本控制的影响因素主要来源于人工费用、技术因素、规划因素以及管理因素等。

1. **人工费用的影响**　影响人工费用成本的因素主要有政府政策、工资及福利水平、经营的季节性、营业收入、产品的制作难度、员工职业培训程度等。

2. **技术因素**　生产技术的提升与改良也可以使企业的生产成本大幅降低。

3. **规划因素**　成本是在设计阶段决定,而不是在执行阶段决定。成本控制早在规划的阶段就已经决定了 80% 的成本。

经营决策或经营方式规划不当,会对企业的经营成本产生重要的影响,从事成本控制与改善,如果不从规划面下手,而只是在执行面的枝枝节节上打转,恐怕也只是见树不见林而助益有限。

企业若在规划阶段做对的事情,就是做了最好的成本控制。正确的决策与规划,依赖事前完善的资料收集与分析,最后做出正确的判断与决策。

4. 管理因素　改善成本最有效的方法,应该是从企业的技术面及规划面去着手检讨,其次才是进行管理活动的改善。

(三)餐饮成本控制方法和内容

餐饮企业在构建成本控制体系和方法时,为了发挥好成本控制的作用,实现成本控制目标,应遵守及时性原则、节约性原则、责权利相结合原则、互相协调原则。

(1)及时性原则:是指成本控制系统能及时反映成本控制过程中实际发生与控制标准之间的偏差,使之能及时消除偏差,恢复正常。当成本控制系统中出现偏差而没有及时发现并采取措施予以纠正时,间隔越长,企业遭受的经济损失就越大。因此,在成本控制过程中,应及时纠正偏差,以减少失控期间的损失。

(2)节约性原则:实施成本控制一般会产生一些费用,如人员工资费、办公费等,这些费用一般称为控制成本。实施成本控制的目的就是通过实行有效的控制活动,在花费一定支出的同时为企业带来更大收益,如果控制成本超出控制收益,则该项控制活动是不可行的。实施成本控制一定要符合节约性原则。

(3)责权利相结合原则:为调动企业内部各单位的积极性,许多企业都在推行责任会计制度。在实施成本控制时,就要同企业所实行的责任会计制度相结合,对于成本控制的结果要进行具体的分析,落实奖惩措施,才能促进成本控制和责任会计制度的加强,调动各单位的积极性。

(4)互相协调原则:成本控制是一项系统工程,涉及企业的各个部门、每个职工。要做好成本控制工作,仅靠成本管理部门的努力是不够的。在实施成本控制工作中,成本管理部门要加强与其他部门的沟通协作,确保成本控制工作能实现目标。

1. 餐饮成本控制的内容　餐饮企业可以实行标准成本控制阀,对菜肴的成本支出实行定额管理,通过"三标准"来控制成本(表8-15)。

表8-15　餐饮成本控制的"三标准"

序号	名称	控制内容
1	标准分量	即制作的菜肴出售给顾客时每一份的分量都是标准化的,不能出现分量不均的状况,使大多数顾客难以接受,也使成本难以控制
2	标准菜谱	标准菜谱是制作菜肴的标准配方卡,上面标明每一种菜肴所需各种原料、配料、调料的准确数量、制作成本、烹饪方法、售价等,作为控制成本的依据
3	标准采购规格	对具体商品的质量、尺寸、重量、价格等的具体要求

(1)餐饮原料成本控制:原料成本是餐饮产品成本的主要内容。它包括食品原材料成本和饮料成本两种。其中,又以食品原料成本控制为主。原料成本的形成要先后经过进货、储存、加工烹饪和餐厅销售等过程,因此其成本可控制的具体内容也必然与此相适应,必然包括采购成本控制、库房成本控制、厨房成本控制和餐厅成本控制等。

(2)餐饮人工成本控制:餐饮管理的新增加值和利润都是由人的劳动创造的。人工成本是餐饮成本中必不可少的组成部分。餐饮人工成本控制的内容包括用工数量和工资消耗的合理程度。这些成本控制仍然要以目标成本,即实现预算的人工成本为客观依据。

(3)餐饮费用消耗控制:在餐饮成本中,除原料成本和人工成本外,餐饮费用还包括水、电、燃料与洗涤费用、餐饮用品消耗费用、餐饮管理费用、装饰费用、维修费用、折旧费用等。具体项目很多，而每一项费用消耗又相对较少。这些费用有的是部门员工能够控制的，有的是要由酒店高层管理人员来控制的。因此，餐饮费用消耗的内容以可控制费用为主。

2. 餐饮成本控制的方法

（1）制度控制法：是利用国家及饭店内部各项成本费用管理制度来控制成本费用开支。从财务管理角度出发，国家规定了成本开支范围及费用开支标准，财政、税务及上级主管单位也都有各自的规定，这些都是饭店进行成本费用控制时应该遵循的。作为饭店本身来讲，为有效地控制成本费用，必须建立健全各项成本费用控制制度和相应的组织机构。制度控制法在餐饮中的应用范围很广，如各项开支消耗的审批制度、日常考勤考核制度、各项设施的维修保养制度、各种材料物资的采购、验收、保管、领发制度及程序、报审批制度等。成本费用控制制度中还要包括奖惩制度，对成本控制效果显著的予以重奖，对成本费用控制不力造成超支的要予以惩罚，只有这样才能真正调动员工节约成本、降低消耗的积极性。

（2）预算控制法：预算是企业未来一定时期计划的货币数量表现。预算成本是按标准成本计算的一定业务量下的成本开支额。这种控制方法是以预算指标作为控制成本费用支出的依据，通过分析对比，找出差异，采取相应的改进措施，来保证成本费用预算的顺利实现。为了与先行的会计核算制度相衔接，更好地实现预算制度，必须按不同的经营项目，分别预算营业成本与营业费用，并且将预算时期进行更细的划分，如划分为月度成本预算，这样才便于分部门、分项目、分时期地进行成本费用控制。为了更好地实现预算控制，必须编制弹性预算。

（3）标准成本控制法：标准成本计算，又称标准成本控制制度，是为产品成本规定各项标准，并适用于企业管理工作中对产品成本进行有效控制的一种成本计算方法。标准成本的主要目标在于尽可能降低产品成本。如果企业生产产品的销售价格在相关范围内相对稳定，则产品销售利润可以由于产品成本的降低而增加。标准成本是控制产品成本和提高企业经营成果的一种有效方法。标准成本在工业企业中得到广泛的应用。目前，在西方国家凡有条件制定标准成本的企业大都实行标准成本控制制度。标准成本实际上是单位产品的目标成本，工业企业标准成本中所包含的成本项目，一般都分为材料、人工、费用三项，其中直接材料、直接人工构成主要成本，与工厂间接费用构成工厂成本。标准成本一般计算至工厂成本为止，再加上一般管理费用和销售费用构成总成本，后两项共称为经营费用，经营费用实行预算控制。

目前，国外会计学界与实际会计工作者认识到标准成本的有效作用不仅取决于标准制定的合理性，而且一定程度上也取决于企业全体职工的工作态度和劳动热情。职工的工作态度和劳动热情又受到企业的组织机构、考核制度、奖惩制度的影响。因此，企业在实施标准成本控制方法的同时，注意建立和健全考核制度，调整组织结构，正确实行奖惩办法，充分调动人的主观能动性，重视人的行为对标准成本贯彻实施的影响，才能使标准成本发挥其应有的作用。

（4）目标成本控制法：目标成本控制是一种以目标成本为对象的管理概念，是目标管理的一种具体形式，是企业目标管理的重要内容。它具体是指企业资本经营活动中，把成本目标从企业目标体系中抽取和突出出来，围绕成本目标降低经营费用，开展各项经营活动和其他管理活动，用它来指导、规划和控制成本的发生和费用的支出，以达到提高资本增值效益的目的。可见，它是一种有效地降低成本、提高盈利的手段，是一种科学的现代成本经营方法。由此可见，目标成本和目标成本控制两者是辩证统一的关系。目标成本是目标成本控制的对象和奋斗目标；目标成本控制是达到和实现目标成本的手段和方法，缺乏目标成本的制定和控制，目标成本的实现便成为空中楼阁，没有保证。

（姜　慧　蒋　燕　杨月欣）

本 章 要 点

1. 餐饮服务的食品安全监督量化管理。
2. 餐饮服务质量的内容和特点。
3. 食物验收原则和贮存分类管理。
4. 餐饮成本的类型和控制点。

思 考 题

1. 餐饮经营企业食品安全管理制度有哪些方面的制度？
2. 餐饮成本控制有哪些要素？
3. 说明团餐机构采购食物原料时，如何做到安全、营养、价廉物美？
4. 营养管理人员职责和岗位思考。

参 考 文 献

[1] 信春鹰. 中华人民共和国食品安全法解读 [M]. 北京：中国法制出版社，2015.

[2] 中国法制出版社. 食品安全法新解读 [M]. 北京：中国法制出版社，2017.

[3] 倪楠，舒洪水，苟震. 食品安全法研究 [M]. 北京：中国政法大学出版社，2016.

[4] 马勇，周娟. 旅游管理学理论与方法 [M]. 北京：高等教育出版社，2004.

[5] 贺志东. 怎样在餐饮企业做会计 [M]. 长沙：湖南人民出版社，2010.

[6] 王天佑. 饭店管理概论 [M]. 北京：北京交通大学出版社，2010.

[7] 熊敏. 餐饮业食品安全控制 [M]. 北京：化学工业出版社，2012.

[8] 李勇平. 酒店餐饮业务管理 [M]. 北京：旅游教育出版社，2011.

[9] 徐文燕. 餐饮管理 [M]. 2版. 上海：上海人民出版社，2014.

[10] 黄文波. 餐饮管理 [M]. 天津：南开大学出版社，2010.

[11] 李贤政. 餐饮服务与管理 [M]. 北京：高等教育出版社，2014.

附　录

附录1　中国居民膳食营养素参考摄入量表（DRIs）

附表1-1　中国居民膳食能量需要量（EER）、宏量营养素可接受范围（AMDR）、
蛋白质参考摄入量（RNI）

人群	EER/(kcal·d⁻¹)		AMDR				RNI	
	男	女	总碳水化合物 /%E^b	添加糖 /%E	总脂肪 /%E	饱和脂肪酸 U-AMDR/%E	蛋白质 /(g·d⁻¹)	
							男	女
0~6月龄	90kcal/(kg·d)	90kcal/(kg·d)	—ᵃ	—	48(AI)	—	9(AI)	9(AI)
7~12月龄	80kcal/(kg·d)	80kcal/(kg·d)	—	—	40(AI)	—	20	20
1岁	900	800	50~65	—	35(AI)	—	25	25
2岁	1 100	1 000	50~65	—	35(AI)	—	25	25
3岁	1 250	1 200	50~65	—	35(AI)	—	30	30
4岁	1 300	1 250	50~65	< 10	20~30	< 8	30	30
5岁	1 400	1 300	50~65	< 10	20~30	< 8	30	30
6岁	1 400	1 250	50~65	< 10	20~30	< 8	35	35
7岁	1 500	1 350	50~65	< 10	20~30	< 8	40	40
8岁	1 650	1 450	50~65	< 10	20~30	< 8	40	40
9岁	1 750	1 550	50~65	< 10	20~30	< 8	45	45
10岁	1 800	1 650	50~65	< 10	20~30	< 8	50	50
11岁	2 050	1 800	50~65	< 10	20~30	< 8	60	55
14~17岁	2 500	2 000	50~65	< 10	20~30	< 8	75	60
18~49岁	2 250	1 800	50~65	< 10	20~30	< 10	65	55
50~64岁	2 100	1 750	50~65	< 10	20~30	< 10	65	55
65~79岁	2 050	1 700	50~65	< 10	20~30	< 10	65	55
80岁~	1 900	1 500	50~65	< 10	20~30	< 10	65	55
孕妇（早）	—	1 800	50~65	< 10	20~30	< 10	—	55
孕妇（中）	—	2 100	50~65	< 10	20~30	< 10	—	70
孕妇（晚）	—	2 250	50~65	< 10	20~30	< 10	—	85
乳母	—	2 300	50~65	< 10	20~30	< 10	—	80

　　a：未制定参考值者用"—"表示；b：%E 为占能量的百分比；c：EER：能量需要量，AMDR：可接受的宏量营养素范围，RNI：推荐摄入量。

附表 1-2　中国居民膳食矿物质的推荐摄入量(RNI)或适宜摄入量(AI)

人群	钙/ mg·d⁻¹ RNI	磷/ mg·d⁻¹ RNI	钾/ mg·d⁻¹ AI	钠/ mg·d⁻¹ AI	镁/ mg·d⁻¹ RNI	氯/ mg·d⁻¹ AI	铁/ mg·d⁻¹ RNI 男	铁/ mg·d⁻¹ RNI 女	碘/ μg·d⁻¹ RNI	锌/ mg·d⁻¹ RNI 男	锌/ mg·d⁻¹ RNI 女	硒/ μg·d⁻¹ RNI	铜/ mg·d⁻¹ RNI	氟/ mg·d⁻¹ AI	铬/ μg·d⁻¹ AI	锰/ mg·d⁻¹ AI	钼/ μg·d⁻¹ RNI
0岁~	200(AI)	100(AI)	350	170	20(AI)	260	0.3(AI)		85(AI)	2.0(AI)		15(AI)	0.3(AI)	0.01	0.2	0.01	2(AI)
0.5岁~	250(AI)	180(AI)	550	350	65(AI)	550	10		115(AI)	3.5		20(AI)	0.3(AI)	0.23	4.0	0.7	15(AI)
1岁~	600	300	900	700	140	1 100	9		90	4.0		25	0.3	0.6	15	1.5	40
4岁~	800	350	1 200	900	160	1 400	10		90	5.5		30	0.4	0.7	20	2.0	50
7岁~	1 000	470	1 500	1 200	220	1 900	13		90	7.0		40	0.5	1.0	25	3.0	65
11岁~	1 200	640	1 900	1 400	300	2 200	15	18	110	10.0	9.0	55	0.7	1.3	30	4.0	90
14岁~	1 000	710	2 200	1 600	320	2 500	16	18	120	11.5	8.5	60	0.8	1.5	35	4.5	100
18岁~	800	720	2 000	1 500	330	2 300	12	20	120	12.5	7.5	60	0.8	1.5	30	4.5	100
50岁~	1 000	720	2 000	1 400	330	2 200	12	12	120	12.5	7.5	60	0.8	1.5	30	4.5	100
65岁~	1 000	700	2 000	1 400	320	2 200	12	12	120	12.5	7.5	60	0.8	1.5	30	4.5	100
80岁~	1 000	670	2 000	1 300	310	2 000	12	12	120	12.5	7.5	60	0.8	1.5	30	4.5	100
孕妇(早)	800	720	2 000	1 500	370	2 300	—a	20	230	—	9.5	65	0.9	1.5	31	4.9	110
孕妇(中)	1 000	720	2 000	1 500	370	2 300	—	24	230	—	9.5	65	0.9	1.5	34	4.9	110
孕妇(晚)	1 000	720	2 000	1 500	370	2 300	—	29	230	—	9.5	65	0.9	1.5	36	4.9	110
乳母	1 000	720	2 400	1 500	330	2 300	—	24	240	—	12.0	78	1.4	1.5	37	4.8	103

a：未制定参考值者用"—"表示。

附表 1-3　中国居民膳食维生素推荐摄入量(RNI)或适宜摄入量(AI)

人群	维生素A/(μgRAE·d⁻¹)ᶜ RNI 男	女	维生素D/(μg·d⁻¹) RNI	维生素E/(mgα-TE·d⁻¹)ᵈ AI	维生素K/(μg·d⁻¹) AI	维生素B₁/(mg·d⁻¹) RNI 男	女	维生素B₂/(mg·d⁻¹) RNI 男	女	维生素B₆/(mg·d⁻¹) RNI	维生素B₁₂/(μg·d⁻¹) RNI	泛酸/(mg·d⁻¹) AI	叶酸/(μg DFE·d⁻¹)ᵉ RNI	烟酸/(mg NE·d⁻¹)ᶠ RNI 男	女	胆碱/(mg·d⁻¹)ᶠ AI 男	女	生物素/(μg·d⁻¹) AI	维生素C/(mg·d⁻¹) RNI
0岁~	300(AI)		10(AI)	3	2	0.1(AI)		0.4(AI)		0.2(AI)	0.3(AI)	1.7	65(AI)	2(AI)		120		5	40(AI)
0.5岁~	350(AI)		10(AI)	4	10	0.3(AI)		0.5(AI)		0.4(AI)	0.6(AI)	1.9	100(AI)	3(AI)		150		9	40(AI)
1岁~	310		10	6	30	0.6		0.6		0.6	1.0	2.1	160	6		200		17	40
4岁~	360		10	7	40	0.8		0.7		0.7	1.2	2.5	190	8		250		20	50
7岁~	500		10	9	50	1.0		1.0		1.0	1.6	3.5	250	11	10	300		25	65
11岁~	670	630	10	13	70	1.3	1.1	1.3	1.1	1.3	2.1	4.5	350	14	12	400		35	90
14岁~	820	630	10	14	75	1.6	1.3	1.5	1.2	1.4	2.4	5.0	400	16	13	500	400	40	100
18岁~	800	700	10	14	80	1.4	1.2	1.4	1.2	1.4	2.4	5.0	400	15	12	500	400	40	100
50岁~	800	700	10	14	80	1.4	1.2	1.4	1.2	1.6	2.4	5.0	400	14	12	500	400	40	100
65岁~	800	700	15	14	80	1.4	1.2	1.4	1.2	1.6	2.4	5.0	400	14	11	500	400	40	100
80岁~	800	700	15	14	80	1.4	1.2	1.4	1.2	1.6	2.4	5.0	400	13	10	500	400	40	100
孕妇(早)	—ᵃ	+0ᵇ	+0	+0	+0	—	+0	—	+0	+0.8	+0.5	+1.0	+200	—	+0	—	+20	+0	+0
孕妇(中)	—	+70	+0	+0	+0	—	+0.2	—	+0.2	+0.8	+0.5	+1.0	+200	—	+0	—	+20	+0	+15
孕妇(晚)	—	+70	+0	+0	+0	—	+0.3	—	+0.3	+0.8	+0.5	+1.0	+200	—	+0	—	+20	+0	+15
乳母	—	+600	+0	+3	+5	—	+0.3	—	+0.3	+0.3	+0.8	+2.0	+150	—	+3	—	+120	+10	+50

注：a. 未制定参考值者用"—"表示；b."+"表示在同龄人群参考值基础上额外增加量；c. 视黄醇活性当量(RAE, μg)＝膳食或补充剂来源全反式视黄醇(μg)+1/2 补充剂纯品全反式β-胡萝卜素(μg)+1/12 膳食全反式β-胡萝卜素(μg)+1/24 其他膳食维生素A原类胡萝卜素(μg)；d. α-生育酚当量(α-TE)，膳食中总 α-TE 当量(mg)＝1×α-生育酚(mg)+0.5×β-生育酚(mg)+0.1×γ-生育酚(mg)+0.02×δ-生育酚(mg)+0.3×α-三烯生育酚(mg)；e. 膳食叶酸当量(DFE, μg)＝天然食物来源叶酸(μg)+1.7×合成叶酸(μg)；f. 烟酸当量(NE, mg)＝烟酸(mg)+1/60 色氨酸(mg)。

附录 2　中国居民平衡膳食宝塔

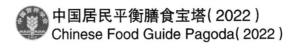

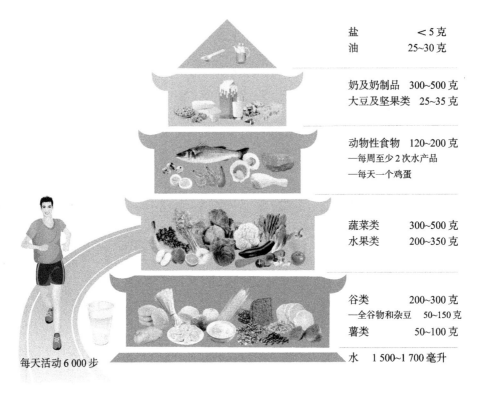

中国居民平衡膳食宝塔（2022）
Chinese Food Guide Pagoda（2022）

盐	＜5 克
油	25~30 克
奶及奶制品	300~500 克
大豆及坚果类	25~35 克
动物性食物	120~200 克
—每周至少 2 次水产品	
—每天一个鸡蛋	
蔬菜类	300~500 克
水果类	200~350 克
谷类	200~300 克
—全谷物和杂豆	50~150 克
薯类	50~100 克
水	1 500~1 700 毫升

每天活动 6 000 步

附录 3　常见食物的血糖生成指数

　　食物血糖生成指数（glycemic index，GI）是食物的一种生理学参数，是衡量食物引起餐后血糖反应的一项有效指标，它表示含 50g 可利用碳水化合物的食物和相当量的葡萄糖或白面包在一定时间内（一般为 2 小时）体内血糖应答水平百分比值，公式表示如下：

$$GI = \frac{含有 50g 可利用碳水化合物的食物的餐后血糖应答}{50g 葡萄糖（或白面包）的餐后血糖应答} \times 100$$

餐后血糖应答值一般用血糖应答曲线下的面积来表示。

　　一般认为：当血糖生成指数在 55 以下时，该食物为低 GI 食物；当血糖生成指数在 55~70 之间时，该食物为中等 GI 食物；当血糖生成指数在 70 以上时，该食物为高 GI 食物。但食物的血糖生成指数受多方面因素的影响，如受食物中碳水化合物的类型、结构、食物的化学成分和含量以及食物的物理状况和加工制作过程的影响等。

　　高 GI 的食物,进入胃肠后消化快、吸收率高,葡萄糖释放快,葡萄糖进入血液后峰值高;低 GI 食物,在胃肠中停留时间长,吸收率低,葡萄糖释放缓慢,葡萄糖进入血液后的峰值低,下降速度慢。食物血糖生成指数可以用于对糖尿病患者、高血压患者和肥胖者的膳食管理,也可应用于运动员的膳食管理。

附表 3-1　常见食物血糖生成指数表

食物类	食物名称	GI
糖类		
	1　葡萄糖	100
	2　绵白糖	84
	3　蔗糖	65
	4　果糖	23
	5　乳糖	46
	6　麦芽糖	105
	7　蜂蜜	73
	8　胶质软糖	80
	9　巧克力	49
	10　MM巧克力	32
	11　方糖	65
谷类及制品		
	12　小麦(整粒煮)	41
	13　粗麦粉(蒸)	65
	14　面条(强化蛋白质,细煮)	27
	15　面条(全麦粉,细)	37
	16　面条(白细,煮)	41
	17　线面条(实心,细)	35
	18　面条(硬质小麦粉,细煮)	55
	19　面条(小麦粉,硬,扁粗)	46
	20　面条(硬质小麦粉,加鸡蛋,粗)	49
	21　馒头(全麦粉)	82
	22　馒头(富强粉)	88.1
	23　烙饼	79.6
	24　油条	74.9
	25　大米粥	69.4
	26　大米饭	83.2
	27　黏米饭(含直链淀粉高,煮)	50.0
	28　黏米饭(含直链淀粉低,煮)	88.0

食物类		食物名称	GI
	29	糙米(煮)	87.0
	30	稻麸	19.0
	31	糯米饭	87.0
	32	大米糯米粥	65.3
	33	黑米粥	42.3
	34	大麦(整粒,煮)	25.0
	35	大麦粉	66.0
	36	黑麦(整粒煮)	34.0
	37	玉米(甜,煮)	55.0
	38	玉米面(粗粉,煮)	68.0
	39	玉米面粥	50.9
	40	玉米糁粥	51.8
	41	玉米片	78.5
	42	玉米片(高纤维)	74.0
	43	小米(煮)	71.0
	44	小米粥	61.5
	45	米饼	82.0
	46	荞麦(黄)	54.0
	47	荞麦面条	59.3
	48	荞麦面馒头	66.7
	49	燕麦麸	55.0
薯类、淀粉及制品			
	50	马铃薯	62.0
	51	马铃薯(煮)	66.4
	52	马铃薯(烤)	60.0
	53	马铃薯(蒸)	65.0
	54	马铃薯(用微波炉烤)	82.0
	55	马铃薯(烧烤,无油脂)	85.0
	56	马铃薯泥	73.0
	57	马铃薯粉条	13.6
	58	甘薯[山芋]	54.0
	59	甘薯(红,煮)	76.7
	60	藕粉	32.6
蔬菜类			
	61	甜菜	64.0
	62	胡萝卜[金笋]	71.0
	63	南瓜[倭瓜,番瓜]	75.0

食物类		食物名称	GI
	64	山药 [薯蓣]	51.0
	65	芋头（蒸 [芋艿,毛芋]）	47.7
水果类及制品			
	66	苹果	36.0
	67	梨	36.0
	68	桃	28.0
	69	桃（罐头,含果汁）	30.0
	70	桃（罐头,含糖浓度低）	52.0
	71	桃（罐头,含糖浓度高）	58.0
	72	杏干	31.0
	73	杏（罐头,含淡味果汁）	64.0
	74	李子	24.0
	75	樱桃	22.0
	76	葡萄	43.0
	77	葡萄干	64.0
	78	葡萄（淡黄色,小,无核）	56.0
	79	猕猴桃	52.0
	80	柑	43.0
	81	柚	25.0
	82	巴婆果	58.0
	83	菠萝	66.0
	84	芒果	55.0
	85	芭蕉 [甘蕉,板蕉]	53.0
	86	香蕉	52.0
	87	香蕉（生）	30.0
	88	西瓜	72.0
种子类			
	89	花生	14.0
	90	腰果	25.0
乳及乳制品			
	91	牛奶	27.6
	92	牛奶 / 加糖和巧克力	34.0
	93	牛奶 / 加人工甜味剂和巧克力	24.0
	94	全脂牛奶	27.0
	95	脱脂牛奶	32.0
	96	低脂牛奶	11.9

续表

食物类	食物名称	GI
	97 降糖牛奶	26.0
	98 老年奶粉	40.0
	99 克糖奶粉	47.6
	100 酸奶/加糖	48.0
	101 酸乳酪/普通	36.0
	102 酸乳酪/低脂	33.0
	103 酸乳酪/低脂,加人工甜味剂	14.0
	104 豆奶	19.0
	105 冰淇淋	51.0
	106 酸奶(水果)	41.0
速食食品		
	107 大米(即食,煮1分钟)	46.0
	108 大米(即食,煮6分钟)	87.0
	109 小麦片	69.0
	110 荞麦方便面	53.2
	111 比萨饼(含乳酪)	60.0
	112 汉堡包	61.0
	113 白面包	87.9
	114 面包(全麦粉)	69.0
	115 面包(粗面粉)	64.0
	116 面包(黑面粉)	65.0
	117 面包(小麦粉,高纤维)	68.0
	118 面包(小麦粉,去面筋)	70.0
	119 面包(小麦粉,含水果干)	47.0
	120 面包(50%~80%碎小麦粒)	52.0
	121 面包(75%~80%小麦粒)	34.0
	122 面包(50%大麦粒)	46.0
	123 面包(80%~100%大麦粉)	66.0
	124 面包(黑麦粒)	50.0
	125 面包(45%~40%燕麦麸)	47.0
	126 面包(80%燕麦粒)	65.0
	127 面包(混合谷物)	45.0
	128 新月形面包	67.0
	129 棍子面包	90.0
	130 燕麦粗粉饼干	55.0

附录4 食物等量交换表

附表4-1 谷类食物等量交换表

类别	每份重量/g	能量/kcal	蛋白质/g	脂肪/g	碳水化合物/g	主要食物
谷类（原型食物）	25（0.5两）	90	2.5	0.5	19.0	大米、面粉、玉米面、杂粮等（干、生、非加工类制品）
谷类制品（主食类）	35（0.7两）	90	2.5	0.4	18.0	馒头、花卷、大饼、烧饼、米饭、面条等（不包括干面条）
全谷物类（原型食物）	25（0.5两）	90	2.5	0.7	18.0	玉米粒（干）、高粱米、小米、荞麦、黄米、燕麦、藜麦等
杂豆类	25（0.5两）	90	5.5	0.5	15.0	绿豆、赤小豆、芸豆、蚕豆、豌豆、眉豆等
糕点和油炸类	20（0.4两）	90	1.4	2.6	13.0	蛋糕、江米条、油条、油饼等
薯类	80（1.6两）	90	1.2	0.2	20.7	甘薯（红心）、甘薯（白心）、木薯等

注：表格中数据都是以食物的可食部的营养成分计算获得。

附表4-2 蔬菜类等量交换表

类别	每份重量/g	能量/kcal	蛋白质/g	脂肪/g	碳水化合物/g	主要食物
蔬菜类（综合）	250（5两）	90	4.5	0.7	16.0	常见蔬菜（不包含干、腌制、罐头类制品）
根茎类	300（6两）	90	2.8	0.4	19.0	红萝卜、白萝卜、胡萝卜、甜菜头等（不包括马铃薯、芋头）
鲜豆类	165（3.3两）	90	6.8	1.3	12.6	豇豆、扁豆、四季豆、刀豆、豌豆（鲜，带荚）等
深色叶花茎类菜	300（6两）	90	7.3	1.2	14.0	油菜、乌菜、菠菜、鸡毛菜、香菜、萝卜缨、茴香、苋菜等（胡萝卜素含量≥300μg）
白色系叶菜	330（6.6两）	90	8.2	0.5	14.0	大白菜、奶白菜、圆白菜、白笋、竹笋、百合等
茄果类	375（7.5两）	90	3.8	0.7	18.0	茄子、西红柿、柿子椒、辣椒、西葫芦、黄瓜、丝瓜、南瓜等

续表

类别	每份重量/g	能量/kcal	蛋白质/g	脂肪/g	碳水化合物/g	主要食物
薯芋类	100（2两）	90	2.0	0.2	21.0	山药、芋头、大薯、豆薯、马铃薯等
蘑菇类（鲜）	280（5.6两）	90	7.6	0.6	14.0	香菇、草菇、平菇、白蘑、金针菇、牛肝菌等鲜蘑菇
蘑菇类（干）	30（0.6两）	90	6.6	0.8	17.0	香菇、木耳、茶树菇、榛蘑等干制品

注：表格中数据都是以食物的可食部的营养成分计算获得。

附表 4-3　水果类等量交换表

类别	每份重量/g	能量/kcal	蛋白质/g	脂肪/g	碳水化合物/g	主要食物
水果类（综合）	150（3两）	90	1.0	0.6	20.0	常见水果（不包干、糖渍、罐头类制品）
柑橘类	200（4两）	90	1.7	0.6	20.0	橘子、橙子、柚子、柠檬
仁果、核果、瓜果类	175（3.5两）	90	0.8	0.4	21.0	苹果、梨、桃、李子、杏、樱桃、甜瓜、西瓜、黄金瓜、哈密瓜等
浆果类	150（3两）	90	1.4	0.5	20.0	葡萄、石榴、柿子、桑椹、草莓、无花果、猕猴桃等
枣和热带水果	75（1.5两）	90	1.1	1.1	18.0	各类鲜枣、芒果、荔枝、桂圆、菠萝、香蕉、榴莲、火龙果等
干果	25（0.5两）	90	0.7	0.3	19.0	葡萄干、杏干、苹果干等

注：表格中数据都是以食物的可食部的营养成分计算获得。

附表 4-4　肉类等量交换表（可食部分）

类别	每份重量/g	能量/kcal	蛋白质/g	脂肪/g	碳水化合物/g	主要食物
畜肉类（综合）	50（1两）	90	8.0	6.7	0.7	常见禽畜肉类
畜肉类（脂肪含量≤5%）	80（1.6两）	90	16.0	2.1	1.3	纯瘦肉、牛里脊、羊里脊等
畜肉类（脂肪含量6%~15%）	60（1.2两）	90	11.5	5.3	0.3	猪里脊、牛腱子、羊腿肉等
畜肉类（脂肪含量16%~35%）	30（0.6两）	90	4.5	7.7	0.7	前臀尖、猪大排等
畜肉类（脂肪含量≥85%）	10（0.2两）	90	0.2	8.9	0	肥肉、板油等

类别	每份重量/g	能量/ kcal	蛋白质/ g	脂肪/ g	碳水化 合物/g	主要食物
禽肉类	50(1两)	90	8.8	6.0	0.7	鸡、鸭、鹅、火鸡等
蛋类	60(1.2两)	90	7.6	6.6	1.6	鸡蛋、鸭蛋、鹅蛋、鹌鹑蛋等
鱼类	75(1.5两)	90	13.7	3.2	1.0	鲤鱼、草鱼、鲢鱼、鳙鱼、黄花鱼、带鱼、鲳鱼、鲈鱼等
虾蟹贝类	115(2.3两)	90	15.8	1.5	3.1	河虾、海虾、河蟹、海蟹、河蚌、蛤蜊、蛏子等

瘦肉的脂肪含量 < 10%,肥瘦肉的脂肪含量 10%~35%,肥肉、五花肉脂肪含量一般超过 50%,应减少用。

注:表格中数据都是以食物的可食部的营养成分计算获得。

附表 4-5　坚果类等量交换表

类别	每份重量/g	能量/ kcal	蛋白质/ g	脂肪/ g	碳水化 合物/g	主要食物
淀粉类坚果(碳水化合物≥40%)	25(0.5两)	90	2.5	0.4	16.8	板栗、白果、芡实、莲子
脂类坚果(脂肪≥40%)	15(0.3两)	90	3.2	7.7	2.9	松子、核桃、葵花籽、南瓜籽、杏仁、榛子、开心果、芝麻等
坚果类(脂肪在20%到40%之间)	20(0.4两)	90	3.2	6.5	5.3	腰果、亚麻籽、核桃(鲜)、白芝麻等

注:表格中数据都是以食物的可食部的营养成分计算获得。

附表 4-6　油脂分类参考表

类别	每份重量/g	能量/ kcal	蛋白质/g	脂肪/g	碳水化合 物/g	特征性脂肪酸
油脂类	10(1汤匙)	90	0	10.0	0	
饱和脂肪酸类代表	椰子油、棕榈仁油、类可可脂(65%) 棕榈液油、猪油、牛油 牛油、猪油					超过 70% 超过 45%
单不饱和脂肪酸类代表	茶籽油、橄榄油 菜籽油					超过 70% 超过 60%
多不饱和脂肪酸代表	亚麻籽油、核桃油、红花油、葡萄籽油 大豆油、玉米油、葵花籽油					超过 70% 超过 50%
比例较均衡类	米糠油、稻米油、花生油					
其他	DHA 特征的鱼油,n-3 丰富的亚麻籽油					